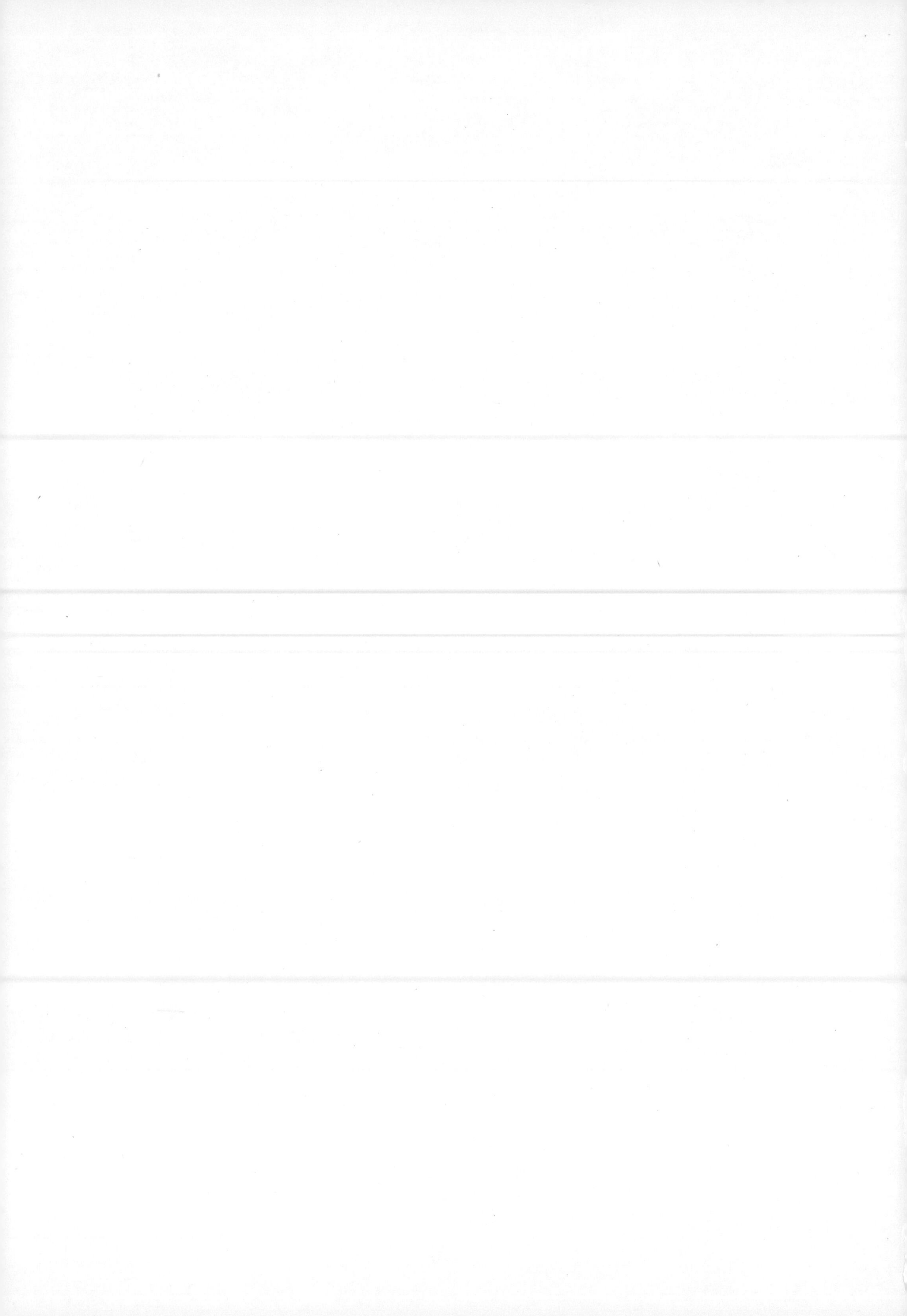

Percutaneous Tumor Ablation in Medical Radiology

肿瘤微创介入消融学

原　著　[德] Thomas J. Vogl
[德] Thomas K. Helmberger
[德] Martin G. Mack
[德] Maximilian F. Reiser
主　审　肖越勇
主　译　张　肖

中国科学技术出版社
·北　京·

图书在版编目（CIP）数据

肿瘤微创介入消融学 /（德）托马斯 · J. 沃格尔等原著；张肖主译. — 北京：中国科学技术出版社，2022.4
书名原文：Percutaneous Tumor Ablation in Medical Radiology
ISBN 978-7-5046-9311-2

Ⅰ. ①肿… Ⅱ. ①托… ②张… Ⅲ. ①肿瘤－导管消融术 Ⅳ. ① R730.56

中国版本图书馆 CIP 数据核字（2021）第 239329 号

著作权合同登记号：01–2021–5812

First published in English under the title
Percutaneous Tumor Ablation in Medical Radiology
edited by Thomas J. Vogl, Thomas K. Helmberger, Martin G. Mack, Maximilian F. Reiser

---

策划编辑　孙　超　焦健姿
责任编辑　孙　超
文字编辑　弥子雯
装帧设计　华图文轩
责任印制　徐　飞

出　　版　中国科学技术出版社
发　　行　中国科学技术出版社有限公司发行部
地　　址　北京市海淀区中关村南大街 16 号
邮　　编　100081
发行电话　010–62173865
传　　真　010–62179148
网　　址　http://www.cspbooks.com.cn

开　　本　889mm×1194mm　1/16
字　　数　355 千字
印　　张　13.5
版　　次　2022 年 4 月第 1 版
印　　次　2022 年 4 月第 1 次印刷
印　　刷　天津翔远印刷有限公司
书　　号　ISBN 978-7-5046-9311-2 / R · 2819
定　　价　158.00 元

译校者名单

主　审　肖越勇

主　译　张　肖

副主译　张啸波

译校者（以姓氏汉语拼音为序）

郭兰坤　李　竞　孟凡银　孟亮亮　单鹄声

王小娜　张　晶　张　肖　张啸波　张忠亮

周健涛

内容提要

本书引进自 Springer 出版社，由世界知名介入医学专家 Thomas J. Vogl 教授领衔编写，涵盖了肿瘤消融治疗的各项技术。书中详细介绍了射频消融、微波消融、激光诱导间质热疗、冷冻消融等消融技术，就不同消融技术及各脏器消融治疗的临床应用进行了探讨，包括操作要点、适应证与禁忌证、在各种临床条件下的疗效等，全面分析了各项消融技术的优势及治疗策略。本书内容丰富、深入浅出，适合介入科、放射科、肿瘤科及其他相关科室的医师、技师及医学生参考阅读。

主审与主译简介

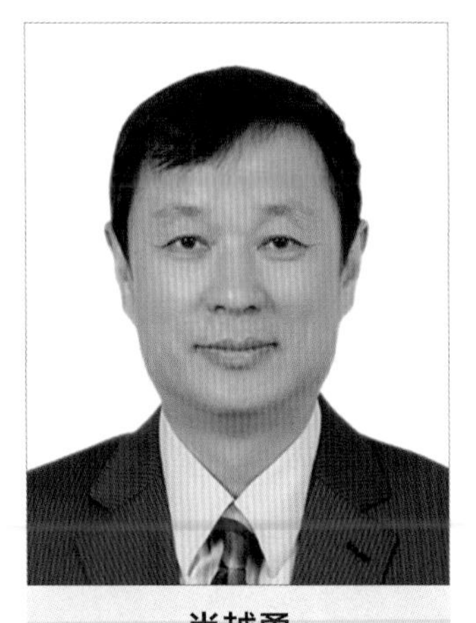

肖越勇

中国人民解放军总医院第一医学中心放射科主任医师、教授，博士研究生导师。国际冷冻治疗学会主席，中国医药教育协会介入微创专委会主任委员，中国抗癌协会肿瘤微创专业委员会候任主任委员。承担国家自然科学基金、科技部重大专项等多项课题，主编 / 主译相关图书、教材多部。荣获第四届国之名医“卓越建树”荣誉称号。

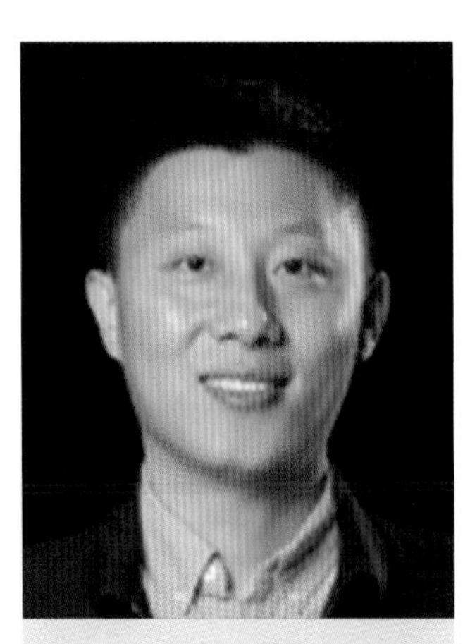

张 肖

中国人民解放军总医院第一医学中心放射科介入中心副主任医师、副教授，硕士研究生导师。国际冷冻治疗学会委员，亚洲冷冻治疗学会秘书长兼常委，中国抗癌协会青年理事及肿瘤微创治疗专委会常委，中国医药教育协会介入微创专委会秘书长，中华放射学会介入分会青年委员。入选北京市科技新星计划。承担及参与多项国家级及省部级课题，近年来以第一作者发表 SCI 及国内核心期刊论文 20 余篇，申请多项发明专利。

中文版序

介入医学在中国的发展已有四十余年的历史。随着各种技术的研发和普及应用，消融治疗小肝癌和肺结节的效果已堪媲美外科手术，对于晚期肿瘤同样具有很高的应用价值，值得临床重视和推广。

本书内容丰富，图文并茂，理论与实践相结合，涵盖了常见的消融技术，并针对一些前沿新技术进行了介绍。可作为基础读物，供介入相关医护人员学习和参考，有助于全面理解相关技术的原理、操作要点、适应证的选择及并发症的处理等，从而提高治疗效果和安全性。书中收载病例具有一定借鉴和提示作用，相信能够对大家的工作、学习有所帮助。

中国人民解放军总医院第一医学中心 張金山

原书序

近年来，在介入放射学领域中，肿瘤微创介入消融治疗已广泛应用于临床并取得重大进展。

经过数代介入学及肿瘤学专家的不懈努力，从技术革新、动物实验与临床应用等方面进行了深入研究与实践，最终使经皮肿瘤消融技术得以问世。

肿瘤微创介入消融治疗包括热消融（如射频消融、微波消融、激光诱导间质热疗等）、化学消融及选择性内照射治疗等。

本书全面介绍了肿瘤微创介入消融的相关知识，不仅囊括消融治疗的新理念、新模式、新技术，还介绍了本领域资深专家多年以来积累的丰富经验，并对各项消融技术的适应证及治疗策略给出合理建议。

本书可读性强，图文并茂，内容侧重于临床。不但有助于读者学习、提高经皮肿瘤微创介入治疗的操作技巧，还有助于进一步拓展临床思路，在肿瘤多学科诊疗中充分发挥消融技术的作用。

在此，我要对本书的编写团队致以最真诚的感谢，感谢他们在肿瘤消融治疗这一充满前景、快速发展的领域为我们提供了如此具有吸引力的一部参考书。

相信从事介入医学及肿瘤学相关工作的人员都会对本书深感兴趣。本书一定会获得读者的广泛认可。

Albert L. Baert

译者前言

随着介入医学的不断发展，尤其是微创介入消融技术的进步，其已逐渐成为肿瘤非手术治疗的首选方法。

在介入前辈和老师的指导下，我在解放军总医院研习肿瘤消融技术已近二十年，从射频消融、冷冻消融、化学消融、微波消融至最新的纳米刀消融。伴随着我们的成长，肿瘤消融治疗也已成为肿瘤临床治疗的重要手段。

Thomas J. Vogl 教授是全球著名的介入专家，编写过多部介入医学著作，本书也是该教授的成名作之一。书中所述涵盖了血管介入技术和非血管介入技术，从临床实际出发，详细介绍了全身各部位消融技术的临床操作要点，内容翔实且图文并茂，可读性强。

在新冠疫情肆虐期间，经与 Thomas J. Vogl 沟通交流，依托解放军总医院介入团队多年的理论研究和临床经验，在肖越勇教授带领下，我们团队将此书翻译成中文版，将肿瘤消融技术的历史、原理、操作要点、适应证选择、并发症处理等展示给介入相关医护人员。希望本书的出版能够给国内肿瘤消融技术的进一步发展带来些许帮助。

中国人民解放军总医院 张肖

原书前言

肿瘤介入治疗技术的进步和快速发展，为临床恶性肿瘤微创治疗提供了更多选择。近年来，局部热消融、化疗药物灌注等多种介入治疗技术均取得了长足进展。本书全面阐述了肿瘤微创消融治疗的各个方面，并对该领域的突破性技术进展和应用进行了总结分析，系统且深入地介绍了肿瘤消融治疗的原理与技术。此外，肝癌、肺癌消融治疗的新理念，以及消融技术在原发性和继发性骨肿瘤、原发性乳腺癌、肾癌和头颈部肿瘤中的应用，也在书中得以充分讨论。本书还详细介绍了目前消融相关的官方指南及疗效评价等内容，并对不同影像引导技术（如超声引导、CT 引导及 MRI 引导）在肿瘤消融治疗中的应用也进行了讨论。

总体来说，编写本书的目的在于为读者提供一部理论与实践并重的参考书，帮助读者学习肿瘤微创介入消融的相关知识，从而更加安全、有效地完成临床介入诊疗工作。

Thomas J. Vogl

Thomas K. Helmberger

Martin G. Mack

Maximilian F. Reiser

目 录

上篇 肿瘤微创消融概论

中篇 消融治疗技术临床应用

下篇 微创消融治疗策略

上　篇

肿瘤微创消融概论

Percutaneous Tumor Ablation

第 1 章 肿瘤学基本原理

Basic Principles in Oncology

Thomas j. Vogl 著
孟凡银 译 张肖 校

一、概述

肿瘤治疗领域技术繁杂，目前影像引导微创介入治疗技术更加蓬勃发展。因此，介入治疗迫切需要针对介入术语、手术操作、手术标准流程等方面进行规范化的构建，才能与其他肿瘤治疗方式相互配合，顺应肿瘤综合治疗的大趋势。理论上，消融治疗为肿瘤介入治疗的主要组成部分，包括化学消融（无水乙醇、醋酸、化疗药物等）、局部热消融（射频消融、激光消融、微波消融、冷冻消融等）。进行各种消融治疗前后，均须严格进行精确评估，通过影像学和病理学检查可充分评价患者病情。综合多种评估手段有助于提高整体疗效，改善预后。

二、介入治疗

“肿瘤消融”的定义是直接利用温度变化或化学疗法针对某一区域的肿瘤进行治疗，以达到完全灭活或部分灭活肿瘤的目的。消融治疗有别于常规口服药物或经血管给药的治疗模式。将经血管肿瘤介入治疗技术（如局部区域化疗和化疗栓塞）与经皮热消融技术联合形成新的肿瘤治疗方案，在临床应用中越来越受到重视。在这些消融技术应用中，需要相应的影像技术（如 X 线、超声、CT、MRI）进行经皮穿刺引导，这些技术可联合或交叉采用，具有精准、微创的特点。因此，在概念上要重视“影像引导”的理念。“微创治疗”是指所有相对于传统外科开放手术创伤较小的技术手段，不局限于经皮穿刺消融技术。临床上许多外科医生也都在进行微创手术操作。理论上，经皮穿刺只作为微创治疗的一种技术手段。

总体来说，肿瘤消融一般可分为两大类：化学消融和热消融。但除此之外，其他的一些肿瘤介入技术也需要被界定，如放射性粒子植入和经导管化疗栓塞等。

对于“化学消融”，可通过治疗时所注入的药物来进行分类，如无水乙醇、醋酸等，可造成肿瘤凝固性坏死。通常，乙醇消融也称为经皮穿刺无水乙醇灌注（PEI）。此外，还有其他可用于灌注的化学药物。因此，化学消融相关器械和参数必须严格选择和设定，如注药途径（经静脉、经动脉、间质内注射）、注射药物剂量、介入器械（穿刺针或导管的型号、规格）及注射速率（快速注射或定速定量灌注）。

“热消融”泛指利用所有能量进行肿瘤灭活的消融治疗，包括高温消融（射频消融、激光消融等）和低温消融（氩氦刀液氮）。在消融治疗过程中，可针对一个或多个肿瘤进行一次或多次消融；且在一例肿瘤患者的整体治疗过程中，可包括一次或多次消融治疗。消融能量通过“发射器”进行释放，射频发射器称为“电极针”，微波发射器称为“天线”，冷冻消融的能量发射器则称为“探针”。

射频消融通过施加≤ 900kHz 的高频电流造成肿瘤凝固性坏死，目前大部分射频设备输出功率在 375～500kHz，可分为单极和多极系统，在临床技术应用中也分为多点电极针、可扩展电极针、内冷式电极针及灌注电极针等。每一种射频电极针的工作参数也应当区分细化，如斜坡能量沉积、阻抗调节和发射器型号等，其他的参数如单极或多极系统、消融持续时间和能量输出（电流或功率）。还有一些辅助技术手段，如注入生理盐水以改变消融过程中的电导率和热导率，并且辅助手段的细节也需要进行明确，如药物浓度、注射速率、给药途径和给药时间。

“激光消融”泛指所有通过光能进行消融的治疗方法。目前激光技术临床应用广泛，如接触 / 非接触模式下浅表病变的治疗和经皮病灶消融等。经皮激光间质消融是通过经皮途径直接穿刺植入光纤，产生能量针对病灶组织进行治疗。明确激光消融的参数（如光源、精准波长、设备特性方面的参数等）十分重要。应注意选择光纤的类型（灵活度 / 玻璃弧度），根据尺寸和材料（穿刺针长度和光纤直径）进行治疗头（尖端）的调整（灵活的扩散器尖端或散射圆顶）及光纤数目的确定。激光消融能量按照每厘米有效长度功率、总持续的能量输出、每个肿瘤平均接收的能量和范围进行计算和统计。此外，需要记录激光输出前的能量，即根据光纤或圆顶在消融前后的实际能量输出精确计算消融能量。

“微波消融”是利用＞ 900kHz 的高频电流进行肿瘤组织破坏。目前已有多种微波消融系统应用于临床，这些系统的工作参数一般为电流频率 915kHz，消融功率 40W。据报道，肿瘤经微波消融和射频消融治疗后具有相似的影像学和病理学特点。微波天线辐射段的长度可能是决定消融范围的重要因素。微波消融突破了一些限制，相较于射频消融具有一定优势。微波消融不依靠电流传导和组织电阻，其消融范围和效率不受碳化的影响，因此微波消融可使消融区域的温度轻易达到 100℃，这将获得更大的消融区域，在更短的消融时间内实现更彻底的消融。对于直径＞ 2cm 的肿瘤，微波消融由于能量涵盖范围的增大，其消融范围更大且消融更为完全。热池效应对微波消融影响较小，因此相比于其他消融方式，微波消融对邻近血管的病灶消融疗效更好。微波消融设备的电流频率最高不超过 2450MHz，消融功率最高不超过 150W。总体而言，微波消融的优势在于针对血管旁病灶的治疗，以及可同时进行多针联合消融以取得更大范围且更加完全的消融。

超声消融可通过体外消融和直接穿刺两种途径来实现。高强度聚焦超声（HIFU）即为体外超声消融的方法。直接超声消融则是指经皮穿刺或经腹腔镜植入超声发射装置。

“冷冻消融”是利用温度的急剧降低造成肿瘤组织坏死。以往临床直接利用液氮，通过一种闭合冷冻探针直接针对病灶进行治疗，如颈部、胸部、腹部、盆腔及四肢病灶。目前，临床一般采用液氮 / 氮气或者氩气进行冷冻治疗，冷冻探针在针尖及针尾均可测温。然而，不管采用何种冷冻设备，选择哪种气体、探针及冷冻循环数目，在进行治疗时均应高度重视冷冻温度的监测和控制。

对于所有的肿瘤消融治疗，均要重视瘤旁血流的影响，因为血液流动将造成温度的丧失导致肿瘤的不完全消融，即所谓的热池效应。当瘤旁血管直径＞ 1mm 时将会造成热池效应，由于流动的血液将热量带走，肿瘤的消融形状将会改变，消融区域缩小，虽然这具有保护大血管、防止出血的优点，但也是造成消融不完全的主要因素。消融还可造成另一种现象，“热 / 冷介导灌注减低”，瘤旁大血管导致热池效应，而其周围毛细血管水平的微循环同样受到冷 / 热能量的影响，造成组织实质的变化。已有学者在既往研究和正在进行的研究（经动脉栓塞及化疗栓塞、术中肝门阻断术）中探讨消融过程中血流减少及微血管栓塞造成的药物动力学减缓的问题。对于这些问题需要引起足够的重视。

需要明确消融操作“影像引导”的表达，消融治疗影像学可独立、明确地分为以下几种方式：①手术计划引导；②超声引导；③ CT 引导；④ MRI 引导；⑤ PET 引导。

第2章　经皮消融技术

Ablative Techniques (Percutaneous)

一、热消融技术

（一）射频消融

Thomas K. Helmberger　著

孟凡银　译　张　肖　校

交替射频电流引起生物学组织热效应，最初是由法国生理学家 Jaques D' Arsonval（1851—1940）在 19 世纪晚期发现的。此后，射频技术在许多医学领域便占有了非常重要的地位。各种外科射频设备的研发主要利用其凝固作用广泛用于手术组织切除和止血。20 世纪 90 年代，用于组织间质热消融的针状经皮穿刺类射频设备首次报道（McGahan 等，1990；Rossi 等，1990），自此经皮穿刺射频技术开始了飞速发展和广泛应用。

基于初期射频消融技术应用于肝脏肿瘤治疗累积的临床经验，目前该技术已被广泛应用于实质脏器（如肾脏及肾上腺、肺脏、骨骼及软组织等）肿瘤病灶的治疗并证实具有明确的疗效。相对于传统外科手术切除，射频消融具有能够最大限度保留组织功能、创伤小等独特优势，且临床适应证更为广泛。

1. 射频消融相关基本概念

(1) 物理原理：总体而言，热消融技术的分类取决于其能量来源的物理原理（如射频、微波、激光、超声聚焦）。射频是交流电在一定高频范围内的振荡电流，射频消融的原理是基于高频（450～500kHz）电流对生物学组织的相互作用，依靠离子间相互摩擦产生高温。在射频电极针间产生磁场，造成射频振荡电流，振荡频率和磁场强度呈正相关，足够能量的施加使离子振荡摩擦产热，从而导致肿瘤组织发生凝固性坏死。

射频消融在紧贴于电极针的周围产生热量，并通过热传导消融和对流效应进行热量的远处传播（McGahan 等，1990）。射频摩擦产热幅度与其能量输出呈正相关，而靶病灶的热消融程度和范围取决于温度和持续时间。当温度达到 42℃时，消融组织对放化疗的敏感度增加；温度达到 45℃并持续数小时，将导致细胞不可逆的损伤；温度达到 50～60℃时，细胞毒性反应可在数分钟内急剧增强；温度达到 60～100℃时，将导致肿瘤组织即刻发生凝固性坏死，细胞线粒体、胞浆酶及 DNA 产生不可逆损伤；温度达到 100～110℃，甚至更高时，组织将气化和碳化（Goldberg，2001；Goldberg 和 Gazelle，2001）。

由于射频电极针与分散电极片（负极板）之间特定的组织阻抗和能量分散，施加射频脉冲后可迅速产生能量的衰减导致针尖周围组织产热，组织温度的衰减与距针尖的距离呈指数型衰减（$T=1/r^4$；其中 T 代表温度，r 代表电极周围半径）。这就意味着能够有效造成组织破坏的区域比较有限，一般单根射频电极针最大消融直径为 2.2～2.4cm（图 2-1）。射频能量的输出非常精确，因此其消融范围相对固定，一般不太可能导致距离电极针较远组织的热损伤。扩大消融范围可采用多次布针叠加消融的方式来实现，通过部

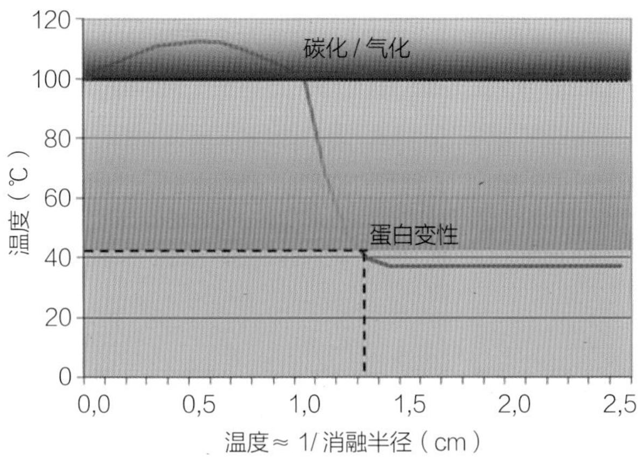

▲ 图 2-1　**单针电极周围半径距离与消融温度的相关关系**
当距离电极＞ 1cm 后，温度迅速衰减，从而使消融达到聚焦效果

分的消融区域适当重叠可有效避免病灶遗漏。虽然多次布针将延长手术时间，但采用这种消融设计方案可使消融区域的直径达到 5cm（Raman 等，2000；Scott 等，2000）。最终消融体积还是会不可避免地受到组织本体特性的影响，如热传导率和对流率（图 2-2）。以下两种情况必须要重视：热池效应和烤箱效应。

热池效应为受到大血管（主要是肝静脉）的影响导致热量的丧失；在临床上，可短暂性阻断血流，以增加消融范围（如球囊阻塞肝静脉、Pringle's manoeuvre 法短暂性阻断门静脉）（DE Baere 等，2002；Elias 等，2004）。

对肝细胞癌病灶进行射频消融时，特别是在肝硬化背景下，易出现所谓的烤箱效应。由于肿瘤“假包膜”的形成，热量被局限在包膜内肿瘤实质区域，造成边界非常清晰的消融区域，其实际范围可超过预计的消融范围。

影响射频消融效率的因素主要包括以下几方面。

- 输出能量的功率与持续时间。
- 布针方案和电极针设计。
- 肿瘤固有特性(热传导特性和热转换效率)。
- 热池效应和烤箱效应。

在生物学组织中，特殊能量变化下各参数的改变一般不可能严格遵循精准的线样反馈调节机制，即便是在特定生物学环境中也无法做到，因此对其消融范围和效果不能完全准确预测（图 2-2）。在基于某些理论构建的系统环境中，通过以下几种方式，如 Penn 方程或热波生物传热模型（Liu 等，1999），可计算出众多影响因素。在实际情况下，这些复杂的理论都将通过肿瘤组织的消融（凝固性坏死）情况来证实。

- 能量在传输过程中被一些未知或可能的组织特殊因素所影响，这导致在消融过程中比预计需要更多的能量输出。
- 组织特定冷却效应导致部分能量丧失，如血管灌注、隔热效应等。

在临床实践过程中，必须充分理解以下几点。

- 明确消融能量，J=W×t，其中 J 代表能量（J），W 代表功率（W），t 代表时间（s）。
- 组织特性可变（不可预测）
- 评估消融结果与实际消融情况存在一定误差。

在临床应用中，可采取以下措施来增强消融的疗效：①增加热传导率；②减少肿瘤耐热性；③提高能量沉积。

为增加热传导，可在局部注入生理盐水，离子数量的增加可显著提升局部电流（Goldberg 和 Gazelle，2001；Kettenbach 等，2003）。基于相同的原理，局部注入氧化铁颗粒可获得增加电子流动（Merkle 等，1999）的效果。但在临床上这些方法（特别是注入大量生理盐水）尚未普及，主要是由于存在一些潜在的风险：①随着盐水的不规则流动，消融范围无法准确估计，同时也显著增加了能量输出；②离子数量的增加导致局部能量输送不足。

理论上，影响消融的因素中最主要的是组织灌注。通过肝静脉阻断方案，证实了组织灌注对消融效果具有较大的影响。阻断局部血流可增加消融疗效，然而这一方案的实施非常复杂，且可能是继发性并发症的来源。从药理学层面出发，可更微创地减少肿瘤灌注，通过阻塞肿瘤血管，注入无水乙醇和醋酸可显著增加消融范围，虽然该技术已经非常成熟，但其大规模普遍应用为时

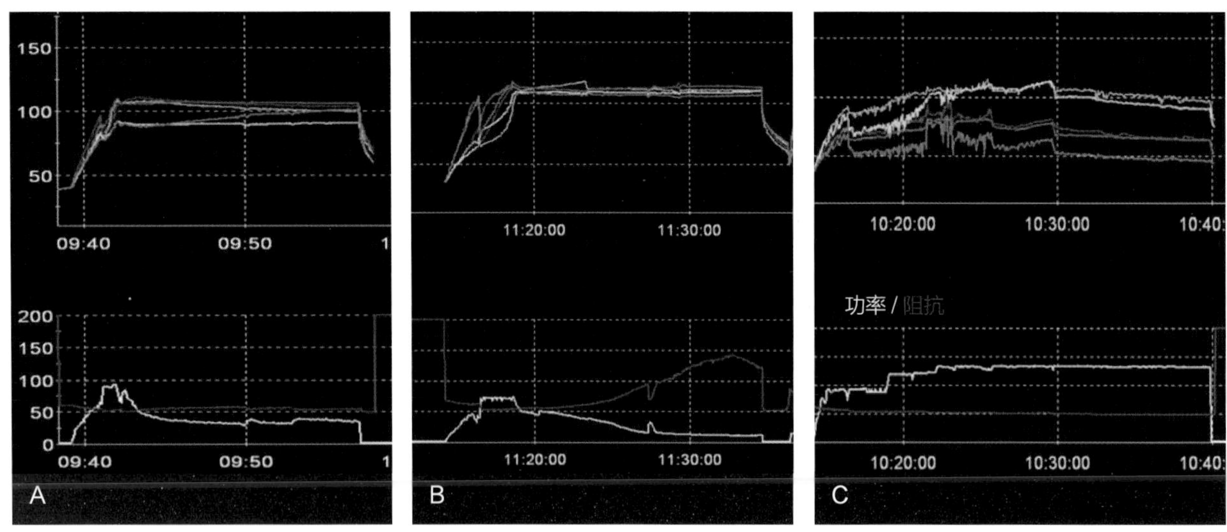

▲ 图 2-2 病灶组织类型可影响消融进程，以 3 种类型的肿瘤为例

A. 结肠癌肝转移灶，在消融初期提高输出功率使瘤内温度达到 100℃后（白线），降低功率维持温度恒定（5 条彩色线，见图上半部分），肿瘤阻抗维持不变（红线，见图下半部分）；B. 原发性肝细胞癌，消融温度曲线几乎与结肠癌肝转移灶的消融一致，但其输出功率和阻抗变化完全不同，整个消融过程中阻抗持续升高，需要降低输出功率以保持温度恒定；C. 转移性肉瘤，即使按照最大输出功率进行消融，仍然未能使瘤内各个部位达到预期的 100℃消融温度（5 条彩色线，见图上半部分）。温度曲线上的尖峰提示气泡形成。对于此类病灶，需重新布针以获得肿瘤完全消融

尚早（Lubienski 等，2005）。最后，肿瘤的耐热性可能还受到之前放化疗的影响，但相关辅助治疗对消融疗效的准确影响程度还未进行系统性的评估（Goldberg 等，1999）。

(2) 单极系统：在单极系统的技术架构中，人体作为一个大的电阻体，被充当为射频闭合回路循环系统中的一个分散电极片（贴附在患者大腿上的负极板），而电极针或天线作为回路的另一端（正极），这样在患者体内形成交变电场，并在非隔热的电极针周围聚集能量。相对于金属电极，肿瘤组织的阻抗较高，在电极针周围形成有较强的粒子振荡，从而达到聚集能量以杀灭肿瘤细胞的目的（Ni 等，2000；Goldberg 和 Gazelle，2001；Brieger 等，2003；Lee，Haemmerich 等，2003；Lee，Han 等，2003；Pereira 等，2003）。

(3) 双极系统：双极系统中两个非绝缘的正负极在电极针的同一位置，从物理学的观点来看，双极系统的能量集中在电极针尖，可更好的避免单极系统正负极之间的能量分散。目前双极系统已在临床应用于肿瘤消融。无论是单极系统还是双极系统，其物理特性相同，射频电流的穿透深度也是一致的，因此通过射频电极针形成均匀消融区域的效率主要取决于电极针的设计。例如，采用多根双极针组合的多路复合从状射频系统（Olympus-Celon）可在所有电极间进行任意电流转换和控制（Burdio 等，2003；Tacke 等，2004；Frericks 等，2005；Clasen 等，2006，2007）。

(4) 电极针设计：射频电极针一般由绝缘的金属杆和释放能量的非绝缘针尖组成，具有多种的长度和设计。在由射频发生系统、电极针及患者组成的闭合系统中，主要是通过穿刺入病灶的针尖部分进行消融治疗。

为增加消融区域，针对电极针进行了特殊设计，如增加针尖的长度（从状针、伞状针或倒伞状针），或采用冷循环降低针尖周围组织碳化，避免形成绝缘层影响能量传递（图 2-3）。目前所使用的消融电极针的消融直径一般在 2～5cm。

Pereira 等通过活体动物实验对 4 种消融系统（灌注电极针、内冷式电极针、12 尖从状针及 9 尖从状针）进行对比（Pereira 等，2004）。该研究数据显示，采用灌注电极和内冷式从状电极可获得较大的消融体积，采用 12 尖从状针可获得更

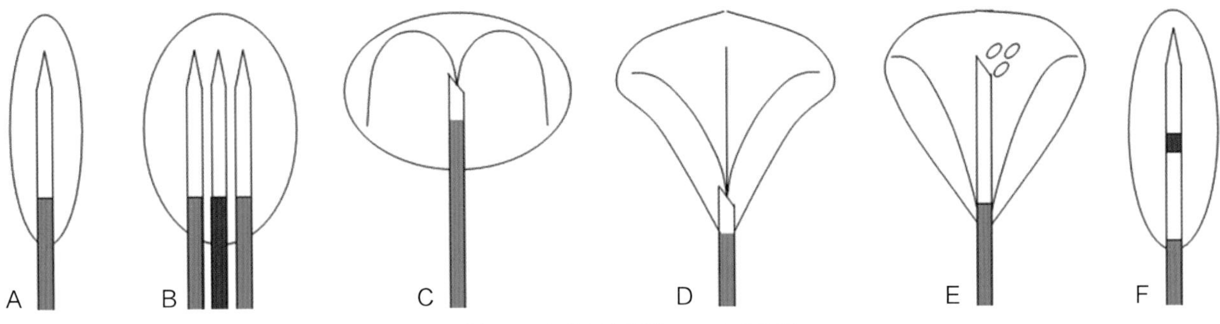

▲ 图 2-3　各类射频消融（**RF**）电极针

A. 单针设计（Cool Tip, Valleylab System, Tyco）；B. 集束电极针（Cool Tip Cluster, Valleylab, Tyco）；C. 多尖端（伞状）电极针（LeVeen, Radiotherapeutics, Boston Scientific）；D.Starburst XL 电极针；E. 灌注型 Talon 电极针（AngioDynamics-RITA）；F. 内冷式双极单针（Olympus Celon）

大的消融区域，而采用 9 尖丛状针则可获得更好的重复消融。但需要注意，该实验中未按照所采用消融系统的推荐功率进行消融，其消融功率具有很大的差异性（60～250W）。

除消融针的设计外，对消融系统的合理操作和使用及术者的经验对于肿瘤消融的影响也至关重要（Poon 等，2004；Lu 等，2005）。Poon 及其同事进行回顾性研究发现，经过系统的培训学习后，利用单极或多极针进行经皮穿刺、腹腔镜下穿刺或开腹穿刺射频治疗的成功率和有效消融率明显提升。此外，该研究还对直径＜ 3cm 与＞ 3cm 肿瘤患者的临床疗效、并发症及死亡率等进行了对比，发现对于肿瘤体积较大（直径＞ 3cm）的患者而言，不同治疗方式（经皮、腹腔镜或开放手术）的并发症、死亡率及成功率无明显差异（Poon 等，2004b）。Lu 等的研究结果也证实了这些结论（Lu 等，2005），影响手术成功率的主要因素是肿瘤大小，其次是电极针的设计（集群针对比多极针）。

(5) 射频发生器：不同的厂家的射频发生器的设计及控制会稍有差异，这也会体现在消融治疗过程中。内冷式单极和集群电极系统（Cool-tip, Valleylab，Tyco Healthcare）的主要原理是在较短时间内（10～15min）传输较高的脉冲能量，无反馈控制；带有阻抗控制的多电极系统（Boston Scientific）和带有双极的单针或多针系统（Olympus Celon）的消融原理是根据组织脱水导致的阻抗变化，进行能量的阶梯式的增加或定量的输出。采用第 2 代多极系统（AngioDynamics RITA）进行消融时，可通过针尖的热敏电阻实施测温，进一步调控能量输出。

综上所述，影响射频消融疗效的因素很多，在临床应用中不能根据理论知识一概而论。因此，需要收集大量的个人学习曲线，对其临床个人经验进行总结，针对射频消融进行深入理解和实际操作，确保肿瘤消融的有效性和安全性（Poon 等，2004b）。

2. 适应证及禁忌证

采用射频消融治疗原发和继发肿瘤目前临床应用已较为广泛，随着设备和器械的不断进步，消融效果也进一步提升，但疗效仍会受到恶性病灶持续进展的影响。对于恶性肿瘤的射频消融，特别是肝转移灶（如结肠癌肝转移灶），必须强调多学科综合诊治（如与化疗联合）的理念。

近年来，肿瘤微创热消融技术已在全身各部位实质脏器广泛应用，包括肺脏、肾脏、前列腺、头颈部淋巴结、骨与软组织、神经及乳腺等部位，并证实有确切疗效（Neeman 和 Wood，2002；Wood 等，2002；Lau 等，2003；Gervais 等，2005b）。无论在目前还是未来，探索如何更好地在这些组织器官组织中开展射频消融治疗都是迫切需要进行的研究。现有制定的射频消融适应证和禁忌证针对所有部位的肿瘤基本一致，并未考虑到其组织来源和病灶位置（表 2-1）。

表 2-1 软组织肿瘤射频消融治疗的适应证及禁忌证

先决条件	• 针对所有病灶进行全面评估 • 基于综合治疗理念进行消融 • 开展多学科团队合作，权衡微创治疗优缺点
适应证	• 无法经外科手术切除的病灶 • 多发病灶 • 医疗因素 • 病灶数目＜ 4～5 个 [a] • 病灶直径＜ 3.5～5cm（肝脏、肾脏、肺肿瘤）[a]
绝对禁忌证	• 全身疾病进展期 • 病灶数目＞ 5 个，直径＞ 5cm • 结肠癌转移灶，直径＜ 3.5cm[a] • 门静脉血栓（单支？） • 败血症，凝血障碍 • 肿瘤体积＞组织体积的 50%
相对禁忌证	• 肝癌术后胆肠吻合 • 植入心脏起搏器 • 肿瘤邻近重要脏器 [b]

a. 各医疗机构的临床经验，尚未达成广泛共识；b. 见下文“并发症”

3. 肿瘤大小及位置对射频消融的影响

目前对于不同大小和位置肿瘤的射频消融治疗在官方指南中尚无特别的推荐，但考虑到射频消融系统的电生理学特性、电极针的设计以及肿瘤特性，为达到完全消融，针对病灶的大小和位置需要有一些特殊的考虑（Kuvshinoff 和 Ota，2002）。

为达到肿瘤细胞的完全灭活，参照目前外科手术标准，消融范围需超出肿瘤边界 0.5～1.0cm。在病理生理学上，可见肿瘤边缘还存在散在肿瘤细胞，而这些细胞在影像学上不可见。如果消融治疗只针对可见肿瘤病灶进行治疗，忽视了安全边界内的散在肿瘤细胞，极易造成肿瘤复发。目前常采用的电极针单次消融所形成的球形消融区域直径可达 4～5cm，因此，对于直径 3～4cm 的病灶足以达到足够的完全消融边界。Dodd 等通过电脑模拟了直径 1～3cm 病灶的消融过程，结果显示通过单次消融范围可达 3～5cm 的电极针可实现肿瘤完全消融，而对于直径 4.25～6.30cm 的病灶进行消融时，采用 6～14 根电极针进行复合消融非常有必要（Dodd 等，2001）。但在大多数病例中，进行复合消融时，采用＞ 3 根电极针进行适形分布在操作上往往非常困难。

近年研究结果也证实了上述观点。肝脏原发及继发肿瘤消融治疗的复发率与肿瘤大小呈正相关，对体积较大的肿瘤需要多次消融以达到病灶的完全消融（Poon 等，2002，2004a，2004b；Gervais 等，2005a；Lencioni 等，2005；Lu 等，2005；Suh 等，2005；Choi 等，2007；Yamakado 等，2007）。除去病灶解剖学位置和病理学特征方面的考虑，射频消融治疗病灶的最理想直径为3cm以下。

影响手术成功率的另一个独立因素是病灶紧邻大血管造成的热池效应。Lu 等利用多极和丛状射频电极针，通过经皮和开放手术的方式对 105 个肿瘤病灶进行消融治疗，病灶平均直径为 2.4cm，结果显示距离大血管 3mm 以上的病灶不完全消融率仅为 7%，而邻近大血管的病灶其不完全消融率则高达 48%（Lu 等，2003）。

在肿瘤射频消融的理念中，必须非常重视影响手术成功率的两个独立因素 – 病灶大小和热池效应。目前，基于不同解剖位置和病理类型，射频消融针对肝脏、肾脏、肺脏及骨组织肿瘤的手术成功率可达 70%～95%。在后文中将针对不同部位和组织类型的病灶治疗细节进行阐述。

4. 射频消融术的标准流程

(1) 影像引导及消融监测：射频消融是一种微创治疗手段，可在患者局部麻醉状态下进行经皮穿刺操作，甚至可应用于门诊手术，全身麻醉一般很少见。射频消融也可在腹腔镜或开放手术中应用，但尚无确切数据和文献支持其优于经皮穿刺途径（Poon 等，2004a，2004b）。

临床多用超声、CT、MRI 等影像学手段引导射频电极针穿刺，进行消融治疗。其中超声是最常用的影像引导方式。所有影像引导手段均有其优缺点，目前还缺乏一种理想的影像学手术对射频消融及其他消融技术进行引导和监测。

超声引导的最大优势是可实时监测进针的方向和角度，但其受限于个体的解剖和病理学特点，不能针对所有的病灶进行清晰显示以进行引导。

此外，超声监测消融过程是根据组织加热产生的微气泡（图 2-4）来进行监测，这就导致了在消融过程中很难辨认针尖和病灶及评估消融效果。有研究显示，超声造影有可能会解决这个问题，但目前还不明确（Solbiati 等，2004）。将超声与 CT、MRI 图像进行融合有望解决这一难题(图2-5)。

CT 同样也是介入放射学常用的影像引导方式，其能够清晰的显示组织结构和病灶形态，可利用增强显示潜在的病灶，但受限于 CT 机架和电离辐射。对于消融前后超声显示无明显变化的病灶可利用 CT 进行鉴别。射频术后即刻行增强扫描可显示消融区域无强化，在术后 12～18h 即可清晰的显示全部消融范围。

相对于超声和 CT，MRI 是唯一能够实时监测组织温度的手段。目前有几种方式可进行组织测温，如化学位移成像和 T_1 加权成像。但 MRI

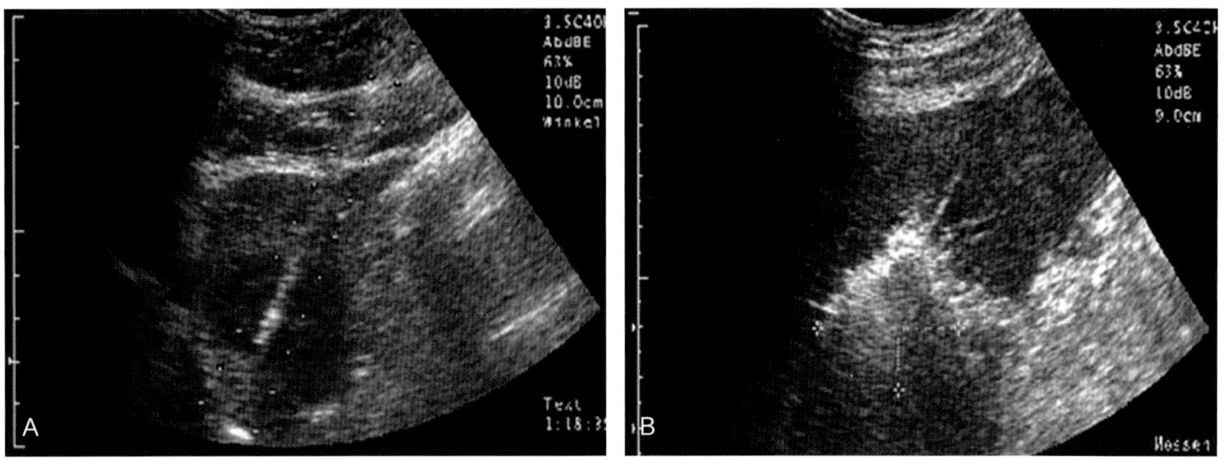

▲ 图 2-4　超声引导下肝细胞癌射频消融

A. 声像图中电极针显示为强回声，肿瘤显示为低回声区；B. 消融初期可见肿瘤内出现强回声微气泡影，但其不能准确显示消融范围

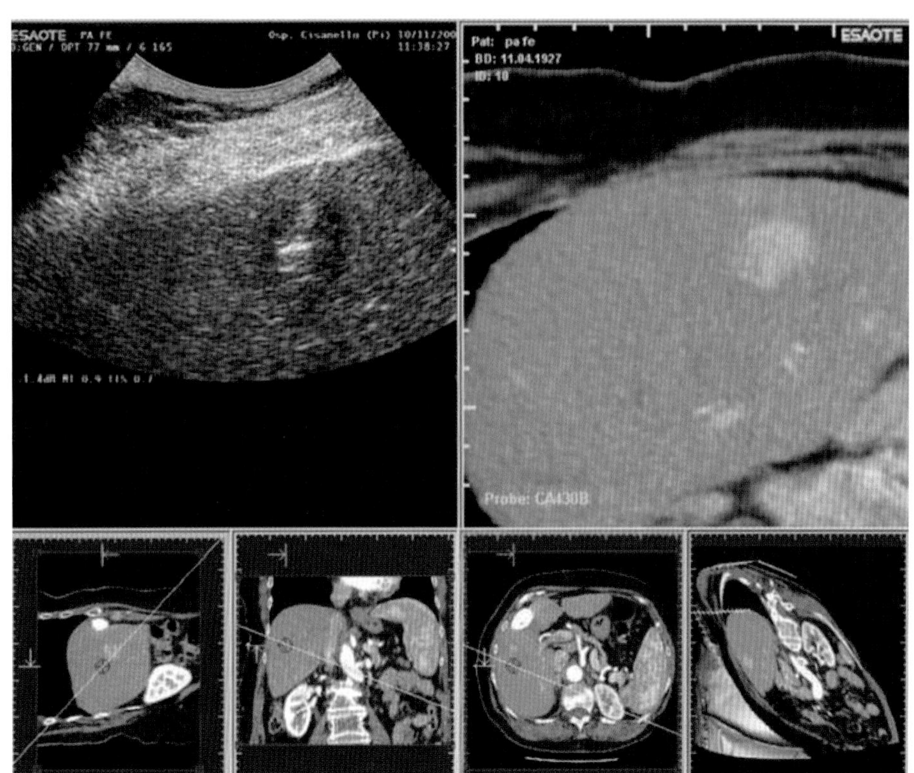

◀ 图 2-5　结合超声引导的实时性及 CT 或 MRI 图像高分辨率的特点，融合系统（由 Laura Crocetti，University of Pisa，Italy 提供）的应用使消融治疗的引导和监测更加便捷、准确

引导热消融受限于磁共振兼容的探针和设备及其兼容性。此外，其还具有与 CT 相似的不足：受制于设备机架的限制、技术复杂性及成本高。

(2) 能量输出：对肿瘤消融过程的控制主要通过对消融设备进行调节来实现。射频消融所产生的热能导致肿瘤组织脱水、凝固、坏死，导致其阻抗升高（见上文）。对于大部分射频消融设备进行调节的原理为通过相对升高的阻抗作为触发点来调控，当肿瘤组织阻抗升高时，设备自动降低输出功率。目前仅有一种射频系统在电极针的头端装备了多个热敏电阻，用于提供温度的实时监控。

总体来说，在射频消融过程中，采用单根电极针需要 10～30min 的消融时间才能造成肿瘤组织完全坏死。

5. 并发症

从技术和操作的层面出发，射频消融被认为是一种安全且微创的技术。射频电极针的直径仅为 14～17.5G，与穿刺活检针直径相仿，但具备烧灼凝固的特性，可避免穿刺点周围出血和肿瘤沿穿刺针道转移（推荐对穿刺针道进行消融）。

并发症有可能在术后即刻发生，也可能延迟发生。造成并发症的原因多样，如穿刺损伤、消融损伤、患者的潜在疾病和自身状况（de Baere 等，2003）。急性并发症可以是代谢性、血管相关或非血管相关的，而迟发性并发症一般为复杂代谢反应、感染、胆道梗阻及肿瘤种植等。

(1) 代谢性并发症：对于接受消融手术的患者而言，往往由于患者的潜在疾病和自身状况等原因，这类并发症的发生率较高。术中血压的变化、疼痛敏感度、激素的变化（针对肾上腺或神经内分泌肿瘤治疗时）会明显影响患者的状况。因此，术前必须充分了解患者的病史，以便于采取必要的措施预防可能的并发症。

治疗具有激素分泌功能的肿瘤，常需与内分泌科医师密切合作。针对肾上腺肿瘤进行部分消融或完全消融时，采用糖皮质激素和类皮质激素替代疗法可降低肾上腺危象的发生率。对于激素分泌旺盛的肿瘤（如嗜铬细胞瘤、醛固醇瘤、胰岛细胞瘤及类癌等）进行消融时，大量的激素分泌可导致高血压危象和低血糖症。因此，在术中需要密切监测血压，治疗嗜铬细胞瘤时应用 α、β 受体阻断药，治疗胰岛细胞瘤要注意补充血糖（Abraham 等，2000；Pacak 等，2001）。

(2) 血管相关并发症：出血发生率与患者凝血机制、病灶位置、毗邻组织器官、穿刺途径及病灶内部结构有关。对于凝血机制障碍的患者，需提前进行相应的准备和处理，以纠正凝血异常状态，如注入血小板或冰冻血浆，停止抗凝药物的使用等。

射频电极针穿刺造成的机械性损伤和持续消融造成的热损伤可导致出血、假性动脉瘤、动静脉瘘或动门静脉瘘及肝静脉、门静脉血栓，甚至于发生肝梗死。这些并发症在超声或 CT 引导下精准进针一般都可以有效避免（图 2–6）。

尽管如此，在消融过程中仍可能会导致肿瘤毛细血管损伤，此时可以观察到术区周边出血或出血性渗出改变，这种情况一般是自限性的。

如果消融术中怀疑出现血管源性并发症，术后 3h 内应及时进行影像学检查，尤其是出现术中出血、剧烈且持续的疼痛，则必须进行严密随访观察（Curley 等，1999；Mulier 等，2002；de Baere 等，2003；Chuang 等，2005）。针对可疑出血的病例，应尽早进行血管造影检查进行介入止血，稳定凝血机制，对于避免或减少出血并发症至关重要。

不管如何，基于热消融组织凝固的特性，射频导致靶病灶的出血少见。为避免针道出血，一般推荐完成消融治疗后进行针道消融。近年研究显示，射频消融导致出血的发生率≤ 2%，且其中大部分具有自限性。

(3) 感染：射频消融导致感染较为少见，但在患者处于全身感染、免疫系统疾病（如糖尿病）等情况下或胆肠吻合术后肝脏肿瘤消融情况下，其发生率明显增高。患者接受 Whipple 手术后，胆道细菌的异位增殖可造成消融区内感染，导致

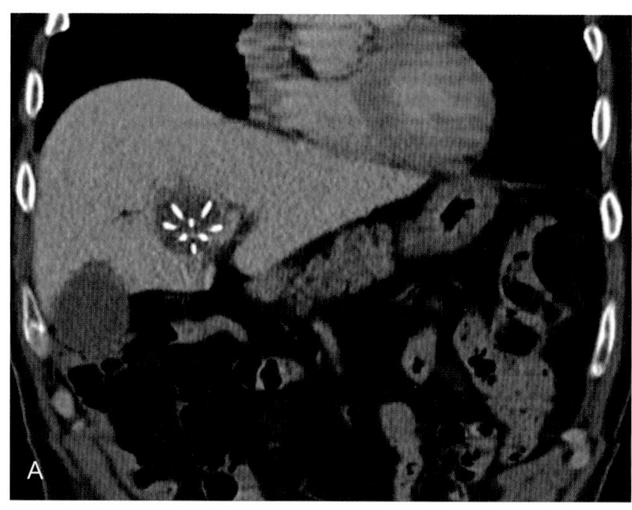

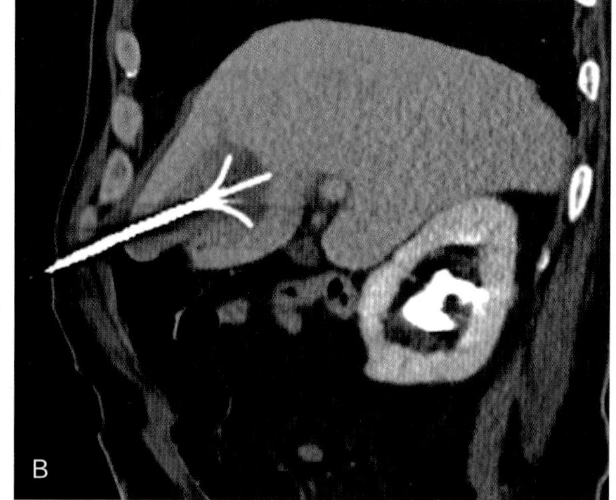

▲ 图 2-6 **3D CT 多层面重建图像精准评估电极针的分布**
冠状位（A）和矢状位（B）显示多极射频电极针完美覆盖病灶进行消融治疗（电极针未完全展开）

脓肿形成（de Baere 等，2003；Elias 等，2006；Kvitting 等，2006）。如射频消融术后 2～3 周患者出现持续性或周期性发热，则高度怀疑出现迟发性感染或脓肿形成。此外，对经碘油栓塞治疗后的肝细胞肝癌患者行射频消融术时，出现感染的风险更高。不过，射频消融术后出现感染的总体发生率并不高，仅为 1.5%（Shibata 等，2003；Choi 等，2005）。

(4) 肿瘤种植：肿瘤种植是指肿瘤细胞沿着穿刺针道散播，导致出现这种情况的原因为技术操作不当，通常发生在术后 3～12 个月出现（Decker 等，2003；Liu 等，2003；Espinoza 等，2005）。在消融电极针穿刺角度和深度合适的情况下，这种情况很少出现，否则就是肿瘤细胞将被推挤到边缘形成的种植转移。保留足够的消融边界及在退针时进行针道消融，能够有效降低肿瘤种植的发生率。Llovet 研究报道，肿瘤种植的发生率达 12.5%（4/32）；而意大利的一项纳入了超过 2000 例患者的多中心研究结果显示，肿瘤种植的发生率仅为 0.6%（Llovet 等，2001；Livraghi 等，2003）。总之，对于多发或体积较大的肿瘤，需进行多针穿刺。肝包膜或胸膜下肿瘤及分化较差的肿瘤，易出现种植转移。

(5) 非靶区热损伤：非靶区热损伤主要是指消融病灶区域以外由金属物产热导致的并发症，其中金属物包括贴在皮肤上的电极片、体内金属植入物（如起搏器电线和心脏导管）等。

在电极片体积过小或在多极射频系统工作中电极片位置不当等情况下，电极片将具有类似于电极针的作用而导致产热，从而造成非靶区热损伤。射频设备能量输出越多，由电极片产热导致热损伤的发生率越高，所以当射频消融需要进行大功率输出时，建议采用贴附较多且较大的电极片以防非靶区热损伤。此外，当电极片没有完全充分贴附皮肤时，射频能量无法有效分散，会导致接触点产生高电流而造成热损伤。电极针绝缘层和金属针管如果出现问题，也将导致皮肤穿刺点部位的热损伤（图 2-7）。

射频消融导致病灶边缘（距离＜ 1cm）重要组织脏器（如膀胱、肾盏等）的热损伤更为严重，周密的手术计划和完美的技术操作有助于有效避免此类并发症（Ogan 等，2002；Yamakado 等，2003）。临床操作中，热池效应和一些组织脏器（如胃、小肠等）的自主运动将会具有一定的保护作用。尽管如此，继发性胃肠道热损伤仍可能导致致命性并发症（Choi 等，2001；Meloni 等，2002；Livraghi 等，2003；Rhim 等，2003）。通过注射空气或葡萄糖溶液分离消融区和邻近危险脏器，将显著降低热损伤的风险（图 2-8）。因此，术前充分考虑重要脏器的组织特性和解剖特性，通过合理的规划和精准的操作，可避免热损伤导致的相关并发症。

(6) 轻微并发症：射频消融的常见并发症包括穿刺点疼痛、腹膜刺激、恶心、呕吐、中度发热、疲倦及头痛。其中发热、恶心、呕吐及疲倦是消融后综合征的主要症状，约有 2/3 的患者出现了这种症状，可持续数周，一般采用轻度镇痛药物和非甾体消炎药对症处理即可（Ahrar 等，2005；Rhim 2005；Konety 2006）。

与其他微创消融技术相比，射频消融并发症发生率相对较低（表 2–2）。根据美国介入学会并发症分类，意大利的一项多中心研究纳入了 2320 例患者的 3554 个病灶，结果显示射频消融主要并发症的发生率仅为 2.4%（Livraghi 等，2003）。

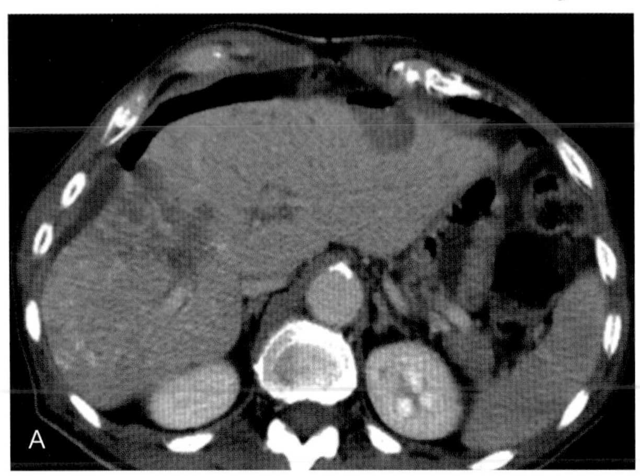

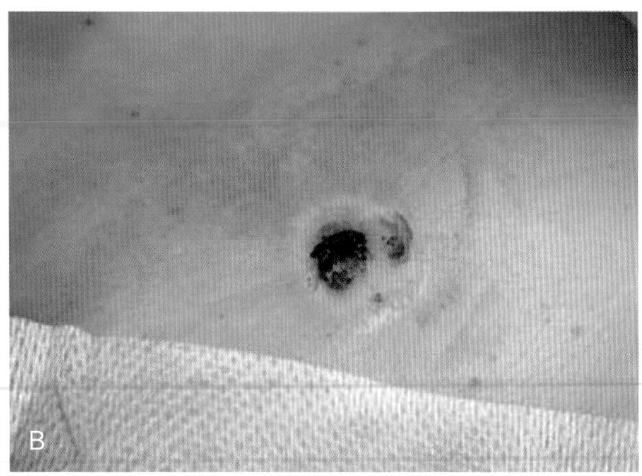

▲ 图 2–7　乳腺癌肝转移患者

A. 病灶位于肝左叶包膜下，经皮斜行进针，入皮点位于上腹部（该部位既往接受选择性体内放射治疗，导致肝右叶组织不规则改变，转移性病灶不能清晰显示）。消融后，可见病灶内气体和针道内气泡，腹膜与肝脏之间的软组织水肿；B. 由于绝缘层问题，在皮肤穿刺点出现了三度烧伤，距针尖约 5cm。穿刺点被纱布覆盖，局部麻醉患者未感到明显疼痛，导致术后才发现穿刺点局部热损伤

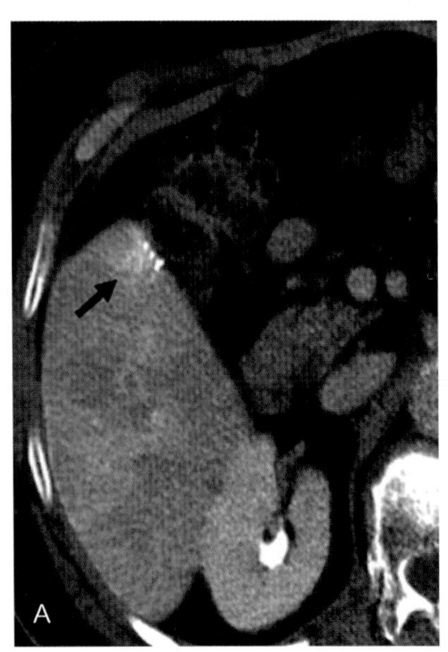

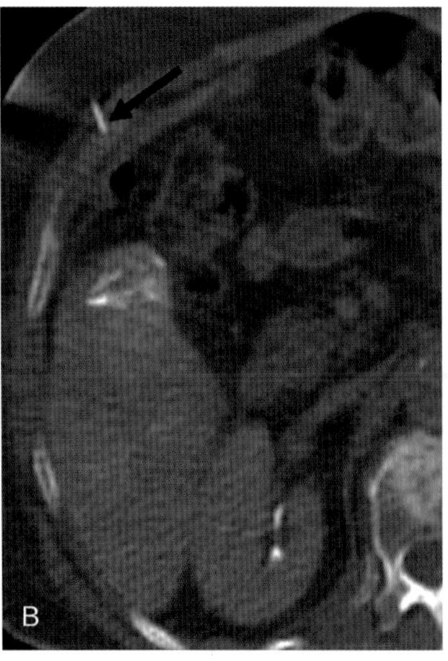

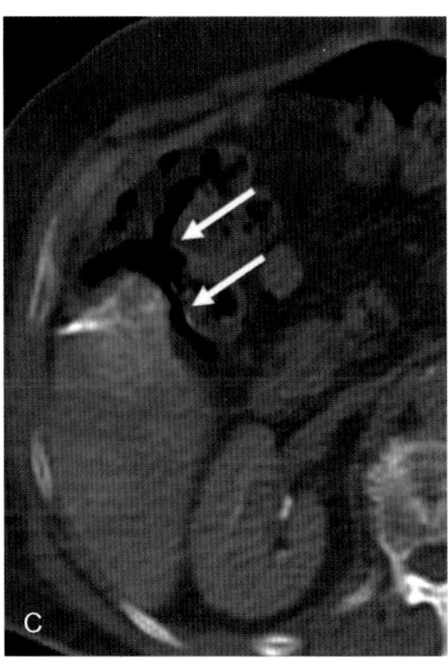

▲ 图 2–8　肝移植术后复发患者

A. 病灶位于被膜下邻近结肠（箭）。由于血管增生，病灶 CT 表现为边界不清的高密度影，肝被膜下可见腹腔镜肝脏部分切除后残留的高密度金属夹；B. 当电极针到位及部分释放后，在开始消融前采用一根 21G 穿刺针（箭）于结肠和肝被膜间注入空气；C. 注入 20ml 空气后，将 21G 穿刺针置于结肠和肝被膜之间（箭），术中可根据情况再注入适量空气。由于气垫将消融区域和结肠进行了隔离，可安全进行包膜下病灶的消融治疗

表 2–2　在 2 项多中心研究及 1 项综合性 Meta 分析研究中腹部实体肿瘤射频消融的并发症发生率（Mulier 等，2002；Livraghi 等，2003；Rhim 等，2003）

并发症类型	发生率（%）
腹部出血	0.5～1.6
腹腔感染如脓肿	0.3～1.1
胆道损伤如胆汁湖	0.07～1.0
肝脏衰竭	0.07～0.8
肺部并发症如气胸	0.2～0.8
电极片皮肤损伤	0.2～0.6
肝脏血管损伤	0.07～0.6
脏器损伤	0.2～0.5
心血管并发症如血管迷走反应	0.13～0.4
肌红蛋白尿	0.2
肾脏衰竭	0.07～0.1
肿瘤种植	0.2～0.5
凝血障碍	0.2
激素相关并发症	0.1

在另一项涉及韩国 11 家医疗机构的研究中，纳入了 1139 例患者共 1663 个病灶，射频消融发生率为 2.43%（Rhim 等，2003，2004）。这两项研究报道的总死亡率分别为 0.3% 和 0.09%，该结果与一项涉及 82 项[illegible]的 Meta 分析所得出的 0.5% 死亡率的结果[illegible]近（Mulier 等，2002）。Mulier 等研究发现经[illegible]刺射频消融的总体并发症发生率为 7.2%，[illegible]于腹腔镜下射频消融（9.5%）、术中射频消[illegible]9.5%）及局部切除术联合射频消融（31.8%）[illegible]

基[illegible]以上临床研究，轻微并发症总发生率在 4.6%[illegible]6%，有一些并发症是可预期但难以避免的[illegible]ulier 等，2002；Livraghi 等，2003；Rhim 等，2[illegible]，2004）。

6. 结论

经过数十年的发展和临床应用，射频消融术已广泛应用于临床。超声、CT、MRI 均可显示病灶并用于对射频消融操作进行引导和监测，合适的消融计划和精准的穿刺有助于获得理想的消融疗效。但射频消融也存在一些缺点，如尚无一种影像学技术能够清晰显示射频消融区域，精确评估消融范围，以及对于体积较大的肿瘤消融疗效仍欠佳等。在一些研究中，有学者尝试通过多学科团队协作对肿瘤进行综合治疗，将射频消融与其他治疗方式（如化疗）相结合，以期能够增强和稳定局部肿瘤控制效果。

参考文献

[1] Abraham J, Fojo T, Wood BJ (2000) Radiofrequency ablation of metastatic lesions in adrenocortical cancer. Ann Intern Med 133(4):312–313.

[2] Ahrar K, Matin S, Wood CG et al. (2005) Percutaneous radiofrequency ablation of renal tumors: technique complications and outcomes. J Vasc Interv Radiol 16(5):679–688.

[3] Brieger J, Pereira PL, Trubenbach J et al. (2003) In vivo effi ciency of four commercial monopolar radiofrequency ablation systems: a comparative experimental study in pig liver. Invest Radiol 38(10):609–616.

[4] Burdio F, Guemes A, Burdio JM et al. (2003) Bipolar salineenhanced electrode for radiofrequency ablation: results of experimental study of in vivo porcine liver. Radiology 229(2):447–456.

[5] Choi H, Loyer EM, DuBrow RA et al. (2001) Radio-frequency ablation of liver tumors: assessment of therapeutic response and complications. Radiographics 21 [Spec No]:S41–S54.

[6] Choi D, Lim HK, Kim MJ et al. (2005) Liver abscess after percutaneous radiofrequency ablation for hepatocellular carcinomas: frequency and risk factors. AJR Am J Roentgenol 184(6):1860–1867.

[7] Choi D, Lim HK, Rhim H et al. (2007) Percutaneous radiofrequency ablation for recurrent hepatocellular carcinoma after hepatectomy: long-term results and prognostic factors. Ann Surg Oncol 14(8):2319–2329.

[8] Chuang CH, Chen CY, Tsai HM (2005) Hepatic infarction and hepatic artery pseudoaneurysm with peritoneal bleeding after radiofrequency ablation for hepatoma. Clin Gastroenterol Hepatol 3(11):A23.

[9] Clasen S, Schmidt D, Boss A et al. (2006) Multipolar radiofrequency ablation with internally cooled electrodes: experimental study in ex vivo bovine liver with mathematic modeling. Radiology 238(3):881–890.

[10] Clasen S, Schmidt D, Dietz K et al. (2007) Bipolar radiofrequency ablation using internally cooled electrodes in ex vivo bovine liver: prediction of coagulation volume from applied energy. Invest Radiol 42(1):29–36.

[11] Curley SA, Izzo F, Delrio P et al. (1999) Radiofrequency ablation of unresectable primary and metastatic hepatic malignancies: results in 123 patients. Ann Surg 230(1):1–8.

[12] de Baere T, Bessoud B, Dromain C et al. (2002) Percutaneous radiofrequency ablation of hepatic tumors during temporary

venous occlusion. AJR Am J Roentgenol 178(1):53–59.
[13] de Baere T, Risse O, Kuoch V et al. (2003) Adverse events during radiofrequency treatment of 582 hepatic tumors. AJR Am J Roentgenol 181(3):695–700.
[14] Decker GA, Gores GJ, Roberts LR (2003) Tumor seeding complicating radiofrequency ablation of hepatocellular carcinoma. J Hepatol 38(5):692.
[15] Dodd GD 3rd, Frank MS, Aribandi M et al. (2001) Radiofrequency thermal ablation: computer analysis of the size of the thermal injury created by overlapping ablations. AJR Am J Roentgenol 177(4):777–782.
[16] Elias D, Santoro R, Ouellet JF et al. (2004) Simultaneous percutaneous right portal vein embolization and left liver tumor radiofrequency ablation prior to a major right hepatic resection for bilateral colorectal metastases. Hepatogastroenterology 51(60):1788–1791.
[17] Elias D, Di Pietroantonio D, Gachot B et al. (2006) Liver abscess after radiofrequency ablation of tumors in patients with a biliary tract procedure. Gastroenterol Clin Biol 30(6–7):823–827.
[18] Espinoza S, Briggs P, Duret JS et al. (2005) Radiofrequency ablation of needle tract seeding in hepatocellular carcinoma. J Vasc Interv Radiol 16(5):743–746.
[19] Frericks B, Ritz JP, Roggan A et al. (2005) Multipolar radiofrequency ablation of hepatic tumors: initial experience. Radiology 237(3):1056–1062.
[20] Gervais DA, Arellano RS, McGovern FJ et al. (2005a) Radiofrequency ablation of renal cell carcinoma: part 2. Lessons learned with ablation of 100 tumors. AJR Am J Roentgenol 185(1):72–80.
[21] Gervais DA, McGovern FJ, Arellano RS et al. (2005b) Radiofrequency ablation of renal cell carcinoma: part 1. Indications results and role in patient management over a 6-year period and ablation of 100 tumors. AJR Am J Roentgenol 185(1):64–71.
[22] Goldberg SN (2001) Radiofrequency tumor ablation: principles and techniques. Eur J Ultrasound 13(2):129–147.
[23] Goldberg SN, Gazelle GS (2001) Radiofrequency tissue ablation: physical principles and techniques for increasing coagulation necrosis. Hepatogastroenterology 48(38):359–367.
[24] Goldberg SN, Stein MC, Gazelle GS et al. (1999) Percutaneous radiofrequency tissue ablation: optimization of pulsedradiofrequency technique to increase coagulation necrosis. J Vasc Interv Radiol 10(7):907–916.
[25] Kettenbach J, Kostler W, Rucklinger E et al. (2003) Percutaneous saline-enhanced radiofrequency ablation of unresectable hepatic tumors: initial experience in 26 patients. AJR Am J Roentgenol 180(6):1537–1545.
[26] Konety BR (2006) Percutaneous radiofrequency ablation of renal tumors: technique complications and outcomes. In: Ahrar K, Matin S, Wood CG et al The Department of Diagnostic Radiology. The University of Texas, MD Anderson Cancer Center, Houston, Tex. Urol Oncol 24(1):85–86.
[27] Kuvshinoff BW, Ota DM (2002) Radiofrequency ablation of liver tumors: influence of technique and tumor size. Surgery 132(4):605–611; discussion 611–612.
[28] Kvitting JP, Sandstrom P, Thorelius L et al. (2006) Radiofrequency ablation of a liver metastasis complicated by extensive liver necrosis and sepsis caused by gas gangrene. Surgery 139(1):123–125.
[29] Lau WY, Leung TW, Yu SC et al. (2003) Percutaneous local ablative therapy for hepatocellular carcinoma: a review and look into the future. Ann Surg 237(2):171–179.
[30] Lee FT Jr, Haemmerich D, Wright AS et al. (2003) Multiple probe radiofrequency ablation: pilot study in an animal model. J Vasc Interv Radiol 14(11):1437–1442.
[31] Lee JM, Han JK, Kim SH et al. (2003) A comparative experimental study of the in-vitro efficiency of hypertonic saline-enhanced hepatic bipolar and monopolar radiofrequency ablation. Korean J Radiol 4(3):163–169.
[32] Lencioni R, Cioni D, Crocetti L et al. (2005) Early-stage hepatocellular carcinoma in patients with cirrhosis: long-term results of percutaneous image-guided radiofrequency ablation. Radiology 234(3):961–967.
[33] Liu C, Frilling A, Dereskewitz C et al. (2003) Tumor seeding after fine needle aspiration biopsy and percutaneous radiofrequency thermal ablation of hepatocellular carcinoma. Dig Surg 20(5):460–463.
[34] Liu J, Chen X, Xu LX (1999) New thermal wave aspects on burn evaluation of skin subjected to instantaneous heating. IEEE Trans Biomed Eng 46(4):420–428.
[35] Livraghi T, Solbiati L, Meloni MF et al. (2003) Treatment of focal liver tumors with percutaneous radio-frequency ablation: complications encountered in a multicenter study. Radiology 226(2):441–451.
[36] Llovet JM, Vilana R, Bru C et al. (2001) Increased risk of tumor seeding after percutaneous radiofrequency ablation for single hepatocellular carcinoma. Hepatology 33(5):1124–1129.
[37] Lu DS, Raman SS, Limanond P et al. (2003) Infl uence of large peritumoral vessels on outcome of radiofrequency ablation of liver tumors. J Vasc Interv Radiol 14(10):1267–1274.
[38] Lu DS, Yu NC, Raman SS et al. (2005) Radiofrequency ablation of hepatocellular carcinoma: treatment success as defined by histologic examination of the explanted liver. Radiology 234(3):954–960.
[39] Lubienski A, Dux M, Lubienski K et al. (2005) Radiofrequency thermal ablation: increase in lesion diameter with continuous acetic acid infusion. Cardiovasc Intervent Radiol 28(6):789–794.
[40] McGahan JP, Browning PD, Brock JM et al. (1990) Hepatic ablation using radiofrequency electrocautery. Invest Radiol 25(3):267–270.
[41] Meloni MF, Goldberg SN, Moser V et al. (2002) Colonic perforation and abscess following radiofrequency ablation treatment of hepatoma. Eur J Ultrasound 15(1–2):73–76.
[42] Merkle EM, Goldberg SN, Boll DT et al. (1999) Effects of superparamagnetic iron oxide on radio-frequency-induced temperature distribution: in vitro measurements in polyacrylamide phantoms and in vivo results in a rabbit liver model. Radiology 212(2):459–466.
[43] Mulier S, Mulier P, Ni Y et al. (2002) Complications of radiofrequency coagulation of liver tumours. Br J Surg 89(10):1206–1222.
[44] Neeman Z, Wood BJ (2002) Radiofrequency ablation beyond the liver. Tech Vasc Interv Radiol 5(3):156–163.
[45] Ni Y, Miao Y, Mulier S et al. (2000) A novel cooled-wet electrode for radiofrequency ablation. Eur Radiol 10(5):852–854.
[46] Ogan K, Jacomides L, Dolmatch BL et al. (2002) Percutaneous radiofrequency ablation of renal tumors: technique limitations and morbidity. Urology 60(6):954–958.
[47] Pacak K, Fojo T, Goldstein DS et al. (2001) Radiofrequency

ablation: a novel approach for treatment of metastatic pheochromocytoma. J Natl Cancer Inst 93(8):648–649.
[48] Patterson EJ, Scudamore CH, Owen DA et al. (1998) Radiofrequency ablation of porcine liver in vivo: effects of blood flow and treatment time on lesion size. Ann Surg 227(4):559–565.
[49] Pereira PL, Trubenbach J, Schmidt D (2003) Radiofrequency ablation: basic principles techniques and challenges. Rofo 175(1):20–27.
[50] Pereira PL, Trubenbach J, Schenk M et al. (2004) Radiofrequency ablation: in vivo comparison of four commercially available devices in pig livers. Radiology 232(2):482–490.
[51] Poon RT, Fan ST, Lo CM et al. (2002) Long-term survival and pattern of recurrence after resection of small hepatocellular carcinoma in patients with preserved liver function: implications for a strategy of salvage transplantation. Ann Surg 235(3):373–382.
[52] Poon RT, Ng KK, Lam CM et al. (2004a) Effectiveness of radiofrequency ablation for hepatocellular carcinomas larger than 3 cm in diameter. Arch Surg 139(3):281–287.
[53] Poon RT, Ng KK, Lam CM et al. (2004b) Learning curve for radiofrequency ablation of liver tumors: prospective analysis of initial 100 patients in a tertiary institution. Ann Surg 239(4):441–449.
[54] Raman SS, Lu DS, Vodopich DJ et al. (2000) Creation of radiofrequency lesions in a porcine model: correlation with sonography CT and histopathology. AJR Am J Roentgenol 175(5):1253–1258.
[55] Rhim H (2005) Complications of radiofrequency ablation in hepatocellular carcinoma. Abdom Imaging 30(4):409–418.
[56] Rhim H, Yoon KH, Lee JM et al. (2003) Major complications after radio-frequency thermal ablation of hepatic tumors: spectrum of imaging findings. Radiographics 23(1):123–134; discussion 134–136.
[57] Rhim H, Dodd GD 3rd, Chintapalli KN et al. (2004) Radiofrequency thermal ablation of abdominal tumors: lessons learned from complications. Radiographics 24(1):41–52.
[58] Rossi S, Fornari F, Pathies C et al. (1990) Thermal lesions induced by 480 KHz localized current field in guinea pig and pig liver. Tumori 76(1):54–57.
[59] Scott DM, Young WN, Watumull LM et al. (2000) Development of an in vivo tumor-mimic model for learning radiofrequency ablation. J Gastrointest Surg 4(6):620–625.
[60] Shibata T, Yamamoto Y, Yamamoto N et al. (2003) Cholangitis and liver abscess after percutaneous ablation therapy for liver tumors: incidence and risk factors. J Vasc Interv Radiol 14(12):1535–1542.
[61] Solbiati L, Ierace T, Tonolini M et al. (2004) Guidance and monitoring of radiofrequency liver tumor ablation with contrast-enhanced ultrasound. Eur J Radiol Suppl 51: S19–S23.
[62] Suh R, Reckamp K, Zeidler M et al. (2005) Radiofrequency ablation in lung cancer: promising results in safety and effi cacy. Oncology (Williston Park) 19 [11 Suppl. 4]:12–21.
[63] Tacke J, Mahnken A, Roggan A et al. (2004) Multipolar radiofrequency ablation: fi rst clinical results. Rofo 176(3):324–329.
[64] Wood BJ, Ramkaransingh JR, Fojo T et al. (2002) Percutaneous tumor ablation with radiofrequency. Cancer 94(2):443–451.
[65] Yamakado K, Nakatsuka A, Akeboshi M et al. (2003) Percutaneous radiofrequency ablation of liver neoplasms adjacent to the gastrointestinal tract after balloon catheter interposition. J Vasc Interv Radiol 14(9 Pt 1):1183–1186.
[66] Yamakado K, Hase S, Matsuoka T et al. (2007) Radiofrequency ablation for the treatment of unresectable lung metastases in patients with colorectal cancer: a multicenter study in Japan. J Vasc Interv Radiol 18(3):393–398.

（二）微波消融

Andreas Boss　Damian Dupuy
Philippe L. Pereira　著
孟凡银　译　张　肖　校

1. 背景

微波消融相较于其他热消融技术（如射频消融等）具有一些优势，如消融温度更高、治疗时间更快、热池效应影响小、可针对囊性病变治疗、更易达到多极消融、无须贴附电极片及可避免其导致的热损伤等。微波消融可在影像学引导下、腹腔镜引导下和开放手术下进行，这是肿瘤消融技术的一大发展。微波消融是利用电磁微波使肿瘤组织水分子产生振荡和自旋，导致组织产热、蛋白变性、细胞坏死。初期研究表明，微波消融在全身原发和继发肿瘤病灶（如肝脏、肺脏、肾脏肿瘤及骨转移瘤等）的治疗上具有巨大潜力。

2. 概述

肿瘤消融技术利用化学药物和热能使靶病灶组织细胞死亡，进一步导致组织结构破坏。利用电能加热原理进行临床治疗的理论由 Jacques-Arsène d’Arsonval 在 1892 年提出。在目前的肿瘤治疗中，利用热能输出进行治疗的多种技术迅速发展，包括射频消融（Goldberg 和 Gazelle，2001）、激光诱导间质热疗（LITT）（Vogl 等，2002）、高强度聚焦超声（HIFU）（Huber 等，2001）及微波消融（Shibata 等，2002）。热消融以外的一些肿瘤消融技术，如无水乙醇或醋酸灌注消融，在临床应用中的疗效相对较差，目前已较少采用。微波消融具有便于定位、消融范围大、创伤小及价格低等优点，但目前临床尚未广泛普及。

微波消融利用电能输出进行靶组织加热，其能量输出以 GHz 为单位，对比射频消融具有很多优势（表 2-3），包括瘤内加热温度更高、治疗时间更快、消融范围更大、易行多极布针、热池效应较小、可对囊性病灶进行治疗、无须贴附电极片及可避免其导致的热损伤等。微波消融的脉冲频率对 MR 设备接收频率无影响，因此可在 MRI 准实时监测下进行消融治疗，而这一点射频消融难以实现。

通过热消融设备，靶病灶的温度可达 48～50℃度，导致细胞凝固性坏死。消融时间、热量的空间分布及可达最高消融温度与治疗方式密切相关。引起肿瘤细胞产生不可逆损伤的温度越高，其达到细胞死亡和组织坏死的必要治疗时间越短。高温下组织热损伤可通过生物物理学方法进行预测，如 Pennes 热传导方程（Pennes，1948）、Arrhenius 分析（Dewey，1994）、Sapareto-Dewey 等效应热剂量关系（Sapareto 和 Dewe，1984）。这些方法在几个体内系统进行了测试，结果表明在一定温度范围内，靶组织热损伤与治疗时间呈线样增长关系，与温度呈指数增长关系。此外，不同组织具有不同的温度敏感性（Dewey，1994）。

在影像学引导下，经皮组织消融具有创伤小、费用低、并发症少的优点。临床上广泛应用 CT 和超声进行引导和监测消融，但通过这两种引导方法都无法对肿瘤是否完全消融进行准确判断。利用超声进行监测时，微气泡的产生严重干扰消融区域的显示。当 CT 作为引导方式时，凝固组织在 CT 图像上仅有轻微的影像学改变（温度每升高 1℃，密度下降 0.4HU）。在 MRI 引导消融过程中，由于自由水分子的减少，T_2WI 信号强度减低，因此可通过 MRI 对消融过程进行准实时监测，以提高治疗效率。微波消融过程中，凝固性坏死区域边缘温度稍低，但仍具有杀伤细胞的作用，可使肿瘤细胞在 2～7 天内死亡。由于周围反应带生理学上的炎性反应、血流增快、血管通透性增加，MRI 和增强 CT 检查均可显示周围反应带的轮廓。为避免肿瘤复发，凝固性坏死范围至少应超过肿瘤边界 5～10mm，保证肿瘤的完全消融。

此部分重点介绍肿瘤微波消融技术、微波热消融的原理、经皮穿刺介入技术。基于目前的临床应用和实验研究进行总结与分析。

3. 微波消融原理

微波是指波长 30cm（频率 1GHz）至 1mm（300GHz）的电磁波，比红外线的波长更长，比无线电波的波长更短，但在不同的科学领域和工

表 2-3　微波消融 vs. 射频消融

项　目	微波消融	射频消融
电流频率	约 1GHz（915MHz）	365～480kHz
能量输出原理	电磁波导致水分子振荡摩擦	交流电阻抗加热
设备能量控制	无反馈	温度反馈或阻抗反馈
内冷式装置	无	有
MR 兼容设备	无	有
多极针设备	可能（振幅、相位）	限制
可用设备	经 FDA 批准	经 FDA 批准

FDA. 美国食品药品管理局

程领域，其范围不尽相同。目前微波应用于多个技术领域，特别是通讯领域（移动电话、无线互联网、微波电视）。在医疗领域微波频率一般采用915MHz 至 2.4GHz，不与航空频率和军事频率相冲突。当水分子呈现出电偶特性时，微波磁场产生谐波振荡，水分子随交流电场重新排列导致摩擦产热，其余的大分子并不直接受此影响，而是通过热量传导被加热。

微波频率为 1～2GHz，电磁能量的 50%～60% 仍能够有效吸收，水分子最低共振频率为22.2GHz。由于微波是电磁波的一种，可被组织临界面反射或折射。当微波频率＞ 1GHz 时，金属导体将产生强反射，难以进行能量传输而导致自身产热。因此，微波消融设备的工作频率一般＜ 1GHz。

4. 微波消融 vs. 射频消融

射频消融其依靠阻抗产热，其交流电频率在 365～480kHz，而微波消融由于消融原理不同相较射频消融具有一些优势。微波天线发射电磁辐射而非依靠电流产热，导致与射频消融一致的组织凝固性坏死（Simon 等，2005；Wright 等，2005）。基于此原理，微波消融能量传输不受碳化和组织加热沸腾所产生气泡的影响，能够获得较射频消融更高的组织加热温度（可达 150℃）。温度的升高和细胞的死亡呈指数关系，微波消融造成恶性肿瘤完全凝固性坏死仅需要很短的时间。由于微波消融并无电流通过人体，因此也无须在体表贴附电极片。此外，在高阻抗区域（如血管壁、贴附电极片处皮肤），热损伤并发症的发生率也明显减低。

据报道，射频消融和微波消融可形成类似大小的治疗区域。采用不同的射频消融系统（多极针、内冷式针、丛状针），一般能够得到 2～4cm 大小的消融区域（Pereira 等，2004）。基于不同形状的微波电极可形成不同大小的消融范围：直针可形成直径 2.5cm 的凝固性坏死区，而使用环形针能够获得直径 3.5cm 的消融范围（Shock 等，2004）。为增加消融体积，临床常采用多极组合消融（联合应用多极射频设备和微波消融设备）。在射频消融过程中，随着消融能量的升高，热损伤风险也明显增高，而微波消融则相对安全。射频消融电流通过人体的途径取决于解剖组织结构，消融区的几何构型极易受到不同组织结构的影响，这就明显降低了射频消融的疗效。射频消融另一个缺点在于采用多根传统单极针进行组合消融时，电流受到屏蔽效应的限制（Goldberg 等，1995），导致消融范围和形态无法评估。上述这些情况在微波消融过程中未出现（Wright 等，2003）。多极微波系统有 3 种不同的能量输出方式（Haemmerich 和 Lee，2005）：通过发生器对每根消融天线进行连贯能量输出，这是通常所采用的方法；也可通过发生器在每根消融天线间快速变换进行不连贯输出。为提高能量输出的均匀性，可对消融天线之间的相位调制进行调整。目前对于后两种方法尚未进行充分的研究。

热池效应可导致邻近血管消融区域能量的沉积，造成消融效率降低（Goldberg 等，1998）。近年研究中（Goldberg 等，1998；Deardorff 等，2001；Wright 等，2003），微波消融治疗区域刚好与上述描述热池效应相反，部分消融区可选择性的沿着血管分布，但目前针对这种效应尚缺乏完整的详细解释。这就暗示了在微波消融过程中，能量的分布可能受血管的影响，导致能量的形变或者扩散（Deardorff 等，2001）。对于邻近肝静脉的病灶，微波消融比射频消融效率更高、复发率更低。但其出现大血管血栓的风险也相应增高。

5. 常用的微波消融设备

主要有两种微波消融设备在亚洲地区应用，分别是日本生产的微波消融设备（Microtaze；Nippon Shoji，Osaka，Japan）（Sato 等，1996；Matsukawa 等，1997；Shimada 等，1998；Ohmoto 等，1999；Midorikawa 等，2000；Ido 等，2001；Shibata 等，2002）和中国生产的微波消融设备（UMC–I Ultrasound–Guided Microwave Coagulator，Institute 207 of the Aerospace Industry

Company，Beijing，China，and Department of Ultrasound of Chinese PLA General Hospital，Beijing，China）（Lu 等，2001；Dong 等，2003），这两种设备的工作发射频率均为2.45MHz，功率分别达 90W 和 80W。日本微波系统所配备的直针其直径为 1.6mm（14G），有效尖端长度为 2cm；中国微波系统所配备直针的直径同样为1.6mm，但有效尖端长度达 2.7cm。

近年来，有关另外两种新型微波消融设备的临床应用已有报道，其工作发射频率均为915MHz，输出功率分别为 60W（Vivant Medical，Mountain View，Calif，USA）和 2450MHz（Microsulis，Bath，England）（Shock 等，2004；Simon 等，2005），由于电缆内的电磁反射提升了对流特性，有可能降低了能量损耗，其消融直针的直径为1.5mm（14.5G）。3 根消融天线可间隔 1.5～2.5cm，呈三角形排列。此外，还有一种 24G（0.5mm）的可膨胀型环形天线，其直径为 2.7cm。

6. 治疗过程

微波消融可在开放手术、腹腔镜和影像引导下经皮穿刺等几种方式下进行，其中经皮穿刺介入方式因其更为微创且显著缩短了术后恢复时间、降低了总体医疗成本而越来越受关注。因此，此部分中还详细介绍了影像引导下治疗的过程。

肿瘤经皮穿刺介入热消融适应证的选择必须经过多学科团队综合评估，包括肿瘤科、外科、介入放射科等。恶性肿瘤热消融局部治疗方案应该强调综合化治疗理念，包括外科手术、化疗、放射治疗、介入治疗等。治疗方案应基于患者病史、一般状况、实验室检查、患者意愿、影像学检查以及肿瘤的恶性程度。临床上，一般应用超声或 CT 进行引导。图 2-9 所示为在 CT 引导下

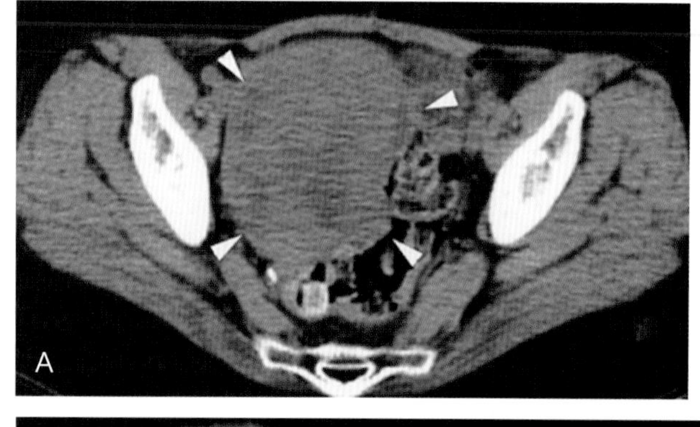

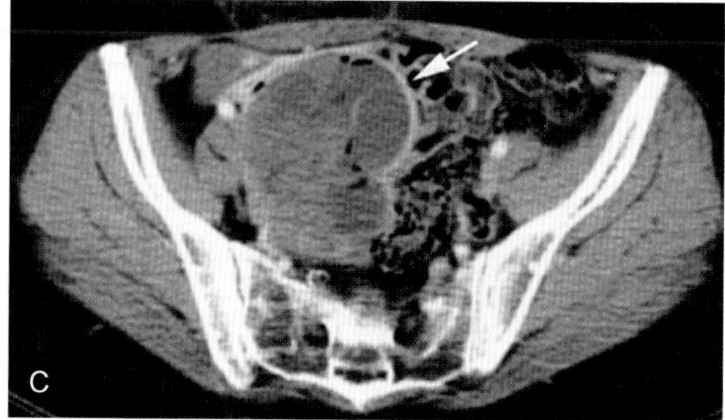

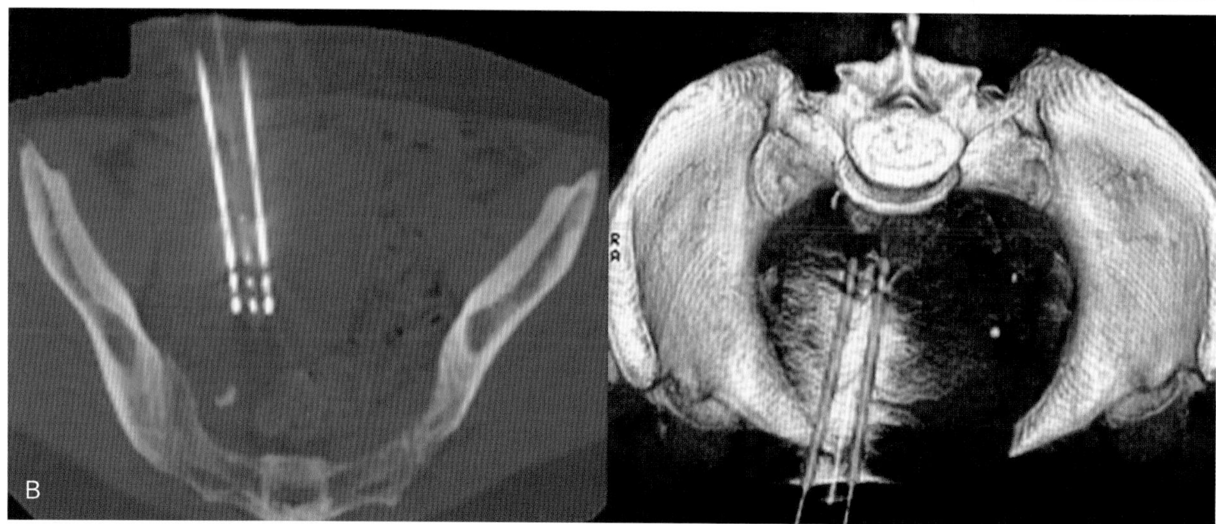

▲ 图 2-9 女性，42 岁，乳腺癌盆腔转移

A. CT 显示右侧盆腔卵巢区域巨大转移瘤（10.7cm×8.0cm× 10.0cm），导致顽固性疼痛；B. CT 引导下行微波消融，每次以功率 45W 消融 7min，共 2 个循环；C. 术后即刻增强 CT 显示无强化凝固性坏死区，边缘可见环形强化边，其内可见气体形成

对 1 例 42 岁乳腺癌盆腔转移的女性患者进行微波消融。在图 2-10 中，则显示了 1 例 70 岁膀胱癌右髋臼转移的男性患者的微波消融。目前微波消融 MR 兼容设备还未在临床广泛应用。

患者术前应提前 24h 入院，完善术前实验室检查，签署知情同意书。经皮穿刺消融术一般在患者清醒镇静下进行，采用 100～150mg 哌替啶，2.5～5mg 咪达唑仑，仅部分患者需要进行全麻下手术。通过影像学检查确认病灶位置，规划手术方案，选择消融器械型号，消毒铺巾后皮下注射 1% 利多卡因 10～20ml。在超声和 CT 的引导监测下，将消融针穿刺入肿瘤病灶。此外，还可在消融针旁植入热电偶以便监测消融温度。确认消融针位置无误后，开始进行微波消融，一般消融时间为 5～10min。

7. 实验研究

在一些实验研究中，将微波消融后的组织进行切除，针对细胞损伤进行组织病理学相关分析。Wright 等（Wright 等，2005）采用 915MHz 微波消融设备对比射频消融，在活体猪肝进行消融对比研究，结果显示两者具有相似的影像学和病理学特征。热池效应对微波消融（3.5%×5.3 偏差）的影响较射频消融（26.2%×27.9 偏差）小，实验室检查结果两者相似。

Simon 等（Simon 等，2005）在当地医学伦理委员会批准下，对 1 组肝脏和肺脏恶性肿瘤病例进行研究，对所有患者行消融治疗后再行局部切除。肝脏组患者在切除前行经皮微波消融术（915MHz），测量病灶的体积和直径，组织切片进行标准苏木精 – 伊红染色（HE 染色）和磷酸烟酰胺腺嘌呤二核苷酸染色，还原（NADH）。3 根微波消融天线呈三角形排列。据报道，凝固性消融区直径可达 5.5cm（5.0～6.5cm），消融体积可达 50.4cm^3（30.3～58.9cm^3）。邻近肝脏大血管进行消融时其热池效应仍不明显。病理学 H-E 染色显示微波天线针尖旁组织凝固性坏死程度最高。NADH 染色后，均匀一致的细胞失活消融区可清晰显示。肺部恶性肿瘤组结果与之相似，肺内消融直径可达 4.0cm（3.0～5.0cm），消融体积达 23.4cm^3（9.8～35.4cm^3）。

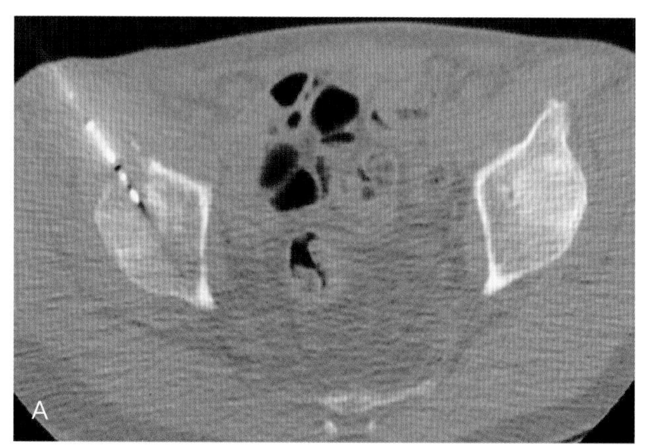

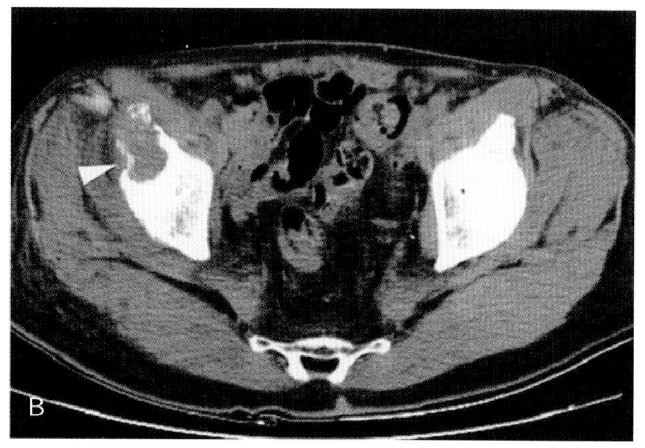

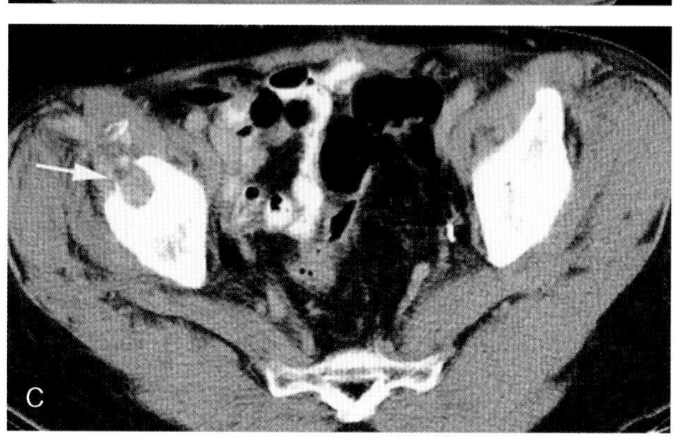

▲ **图 2-10 男性，70 岁，膀胱癌右髋臼转移，病灶直径 3cm**

A. 采用尖端有效长度 3.5cm 微波天线消融进行微波消融 10min。术前患者持续性疼痛，经放射治疗后仍无法行走；B. 术后 CT 显示 4.5cm×4.0cm×3.5cm 无强化凝固性坏死区覆盖整个病灶（箭头）；C. 15 个月后复查 CT 显示病灶消融区稳定缩小，大小为 3.5cm×1.9cm，右髂骨边缘硬化，符合消融后改变。患者无明显临床症状

Shock 等（Shock 等，2004）报道了一种环形天线（915MHz）设备，在活体小型猪模型中进行测试。这种环形天线自带电凝止血装置，可产生更大的消融范围 [平均消融直径（4.3±0.6）cm]，较直针明显增大。但在其中心区域发现组织存活。如希望达到完全消融，则需要将两根环形天线进行垂直交叉分布。

8. 临床研究

有关微波的临床随机对照研究仍较少。在亚洲地区，目前大多利用发射频率 2.450MHz 微波设备针对恶性肿瘤进行微创介入治疗。

Seki 等首次报道了微波消融临床研究（Seki 等，1994），纳入 18 例不可切除单发肝细胞肝癌病例，病灶直径< 2cm，对每个病灶治疗≤ 4 次，采用微波消融术进行治疗，术后无明显并发症，术后 11～22 个月复查无局部复发，仅 3 例患者于肝脏以外的其他位置出现新发病灶。

Murakami 等（Murakami 等，1995）基于 9 例肝细胞肝癌病例报道了进行微波消融的经验，病灶直径< 3cm，对每个肿瘤治疗≤ 12 次，术后 CT 扫描显示病灶即刻完全灭活，无明显并发症，但 4 例患者出现复发。Lu 等（Lu 等，2001）在超声引导下针对 50 例患者 107 个肝癌结节病灶进行经皮微波消融，根据肿瘤大小分为两组，其中一组病灶直径< 2cm，另一组病灶直径> 2cm，以术后 1 个月 CT 增强扫描病灶消融区无强化为治疗成功的指标，病灶直径< 2cm 组的治疗成功率为 98%，直径> 2cm 组的治疗成功率为 92%；总体患者的 3 年生存率为 73%。

在 Dong 等（Dong 等，2003）进行的一项研究中，纳入 234 例患者 339 个肝癌病灶，在超声引导下采用微波消融进行治疗，并统计 5 年生存率，术后利用增强 CT 或 MRI 进行评估，结果显示病灶完全消融率达 89.3%。对 194 个结节进行了术后活检，其中 180 个病灶无可见肿瘤细胞（92.8%）。患者 3 年生存率达 72.9%，5 年生存率达 56.7%。目前鲜见 915MHz 微波设备的相关文献报道。

参考文献

[1] Deardorff DL, Diederich CJ, Nau WH (2001) Control of interstitial thermal coagulation: comparative evaluation of microwave and ultrasound applicators. Med Phys 28:104–117.

[2] Dewey WC (1994) Arrhenius relationships from the molecule and cell to the clinic. Int J Hyperthermia 10(4): 457–483.

[3] Dong B, Liang P, Yu X, Su L, Yu D, Cheng Z, Zhang J (2003) Percutaneous sonographically guided microwave coagulation therapy for hepatocellular carcinoma: results in 234 patients. AJR Am J Roentgenol 180:1547–1555.

[4] Goldberg SN, Gazelle GS (2001) Radiofrequency tissue ablation: physical principles and techniques for increasing coagulation necrosis. Hepatogastroenterology 48:359–367.

[5] Goldberg SN, Gazelle GS, Dawson SL, Rittman WJ, Mueller PR, Rosenthal DI (1995) Tissue ablation with radiofrequency using multiprobe arrays. Acad Radiol 2:670–674.

[6] Goldberg SN, Hahn PF, Tanabe KK, Mueller PR, Schima W, Athanasoulis CA, Compton CC, Solbiati L, Gazelle GS (1998) Percutaneous radiofrequency tissue ablation: does perfusion-mediated tissue cooling limit coagulation necrosis? J Vasc Interv Radiol 9:101–111.

[7] Haemmerich D, Lee FT Jr (2005) Multiple applicator approaches for radiofrequency and microwave ablation. Int J Hyperthermia 21:93–106.

[8] Huber PE, Jenne JW, Rastert R et al (2001) A new noninvasive approach in breast cancer therapy using magnetic resonance imaging-guided focused ultrasound surgery. Cancer Res 61:8441–8447.

[9] Ido K, Isoda N, Sugano K (2001) Microwave coagulation therapy for liver cancer: laparoscopic microwave coagulation. J Gastroenterol 36(3):145–152.

[10] Lu MD, Chen JW, Xie XY, Liu L, Huang XQ, Liang LJ, Huang JF (2001) Hepatocellular carcinoma: US-guided percutaneous microwave coagulation therapy. Radiology 221:167–172.

[11] Matsukawa T, Yamashita Y, Arakawa A, Nishiharu T, Urata J, Murakami R, Takahashi M, Yoshimatsu S (1997) Percutaneous microwave coagulation therapy in liver tumors. A 3-year experience. Acta Radiol 38(3):410–415.

[12] Midorikawa T, Kumada K, Kikuchi H, Ishibashi K, Yagi H, Nagasaki H, Nemoto H, Saitoh M, Nakano H, Yamaguchi M, Koh Y, Sakai H, Yoshizawa Y, Sanada Y, Yoshiba M (2000) Microwave coagulation therapy for hepatocellular carcinoma. J Hepatobiliary Pancreat Surg 7:252–259.

[13] Murakami R, Yoshimatsu S, Yamashita Y, Matsukawa T, Takahashi M, Sagara K (1995) Treatment of hepatocellular carcinoma: value of percutaneous microwave coagulation. Am J Roentgenol 164:1159–1164.

[14] Ohmoto K, Miyake I, Tsuduki M, Shibata N, Takesue M, Kunieda T, Ohno S, Kuboki M, Yamamoto S (1999) Percutaneous microwave coagulation therapy for unresectable hepatocellular carcinoma. Hepatogastroenterology 46:2894–2900.

[15] Pennes HH (1948) Analysis of tissue and arterial blood temperatures in the resting human forearm. J Appl Physiol 1:93–122.

[16] Pereira PL, Trubenbach J, Schenk M, Subke J, Kroeber S, Schaefer I, Remy CT, Schmidt D, Brieger J, Claussen CD (2004) Radiofrequency ablation: in vivo comparison of four commercially available devices in pig livers. Radiology

232:482–490.
[17] Sapareto SA, Dewey WC (1984) Thermal dose determination in cancer therapy. Int J Radiat Oncol Biol Phys 10:787–800.
[18] Sato M, Watanabe Y, Ueda S, Iseki S, Abe Y, Sato N, Kimura S, Okubo K, Onji M (1996) Microwave coagulation therapy for hepatocellular carcinoma. Gastroenterology 110:1507–1514.
[19] Seki T, Wakabayashi M, Nakagawa T, Itho T, Shiro T, Kunieda K, Sato M, Uchiyama S, Inoue K (1994) Ultrasonically guided percutaneous microwave coagulation therapy for small hepatocellular carcinoma. Cancer 74:817–825.
[20] Shibata T, Iimuro Y, Yamamoto Y et al (2002) Small hepatocellular carcinoma: comparison of radio-frequency ablation and percutaneous microwave coagulation therapy. Radiology 223:331–337.
[21] Shimada S, Hirota M, Beppu T, Matsuda T, Hayashi N, Tashima S, Takai E, Yamaguchi K, Inoue K, Ogawa M (1998) Complications and management of microwave coagulation therapy for primary and metastatic liver tumors. Surg Today 28:1130–1137.
[22] Shock SA, Meredith K, Warner TF, Sampson LA, Wright AS, Winter TC 3rd, Mahvi DM, Fine JP, Lee FT Jr (2004) Microwave ablation with loop antenna: in vivo porcine liver model. Radiology 231:143–149.
[23] Simon CJ, Dupuy DE, Mayo-Smith WW (2005) Microwave ablation: principles and applications. Radiographics 25 [Suppl 1]:S69–S83.
[24] Vogl TJ, Straub R, Eichler K, Woitaschek D, Mack MG (2002) Malignant liver tumors treated with MR imaging-guided laser-induced thermotherapy: experience with complications in 899 patients (2,520 lesions). Radiology 225:367–377.
[25] Wright AS, Lee FT Jr, Mahvi DM (2003) Hepatic microwave ablation with multiple antennae results in synergistically larger zones of coagulation necrosis. Ann Surg Oncol 10:275–283.
[26] Wright AS, Sampson LA, Warner TF, Mahvi DM, Lee FT Jr (2005) Radiofrequency versus microwave ablation in a hepatic porcine model. Radiology 236:132–139.

（三）激光消融

Martin G. Mack　Thomas J. Vogl　著
孟凡银　译　张　肖　校

1. 概述

激光诱导间质热疗（LITT）是一种微创介入技术，适用于实体肿瘤局部治疗，利用光纤将高能量的激光传递至组织病灶。组织吸收光能，局部温度增高（可达 120℃），导致凝固性坏死。利用 MRI 可引导激光光纤头端的置入，并监测消融过程。MR 热敏感监测序列是实施实时消融的关键，可准确评估实际热消融的程度和范围。

因此，激光消融既可直接灭活肿瘤组织，又可避免对周围组织的损伤。实验研究已证实光纤头部周围可形成边界清楚的凝固性坏死区，而对周边的组织结构损伤较小。一项临床试验研究已证实激光消融技术可用于肝肿瘤的姑息治疗。激光消融主要依靠光纤传输能量到达靶区，并可实时监测治疗过程，及时评估消融程度和范围。治疗的关键是如何合理应用影像学技术进行精准引导。

MRI 引导激光消融具有诸多优势：① MRI 具有优异的软组织对比度和空间分辨率，能够清晰的显示组织解剖结构；②通过 MRI 独有的温度敏感序列可监测瘤内和周围组织温度升高情况，精准实时判断凝固性坏死的区域，避免周围组织热损伤引起的并发症；③相较于外科姑息性手术，接受激光消融的患者其术后恢复时间、住院治疗时间均明显缩短，感染及其他并发症发生率也明显减低；④相比于手术治疗方式，激光消融治疗的费用大幅降低。此外，由于激光消融的微创特点，患者体表损伤极小，有利于患者心理状况的恢复。

激光消融能够在 MRI 引导下进行治疗是其相较于射频消融的一大优势。MR 扫描仪需要发射射频脉冲以获得图像，当射频消融设备放置于 MR 机房内，其射频脉冲会干扰 MR 扫描仪的成像，即使采用磁共振兼容射频电极针，在 MR 扫描时也需断开与射频发生器的连接，在治疗过程中极为不便。

激光消融的另一个优势是可在肝脏不同部位的病灶分别置入光纤电极进行同时消融，因为不同的激光电极针并不会相互干扰，而射频电极针之间则存在相互干扰的问题。因此，对于 2 个或 3 个转移性病灶，可利用激光消融同时治疗（门诊局麻下即可进行治疗），如采用射频消融则可能只能逐个病灶进行治疗，因此激光消融的治疗时间明显缩短。

2. 激光消融技术

(1) 激光消融系统及操作：利用特殊设计的可弯曲激光电极，通过钕－钇铝石榴石激光使靶组织发生凝固性坏死（图 2-11）（Dornier MediLas 5060 or Dornier MediLas 5100）。此外，使用相关配套装置有助于进行经皮穿刺和消融治疗。

激光通过发射电极产生，波长为 1046nm，可深度穿透生物组织，通过光子吸收和热传递致使靶组织温度升高，进而发生凝固性坏死。组织损伤可能即刻发生也可延迟发生。

通过内冷式激光消融系统（SOMATEX，Germany）可在 MRI 引导下进行软组织肿瘤热消融治疗，并配备四方斜尖式 MR 兼容套管针（长 20cm，直径 1.3mm），导丝（长 100cm），9F 针鞘，可注射生理盐水降温的 7F 耐热保护套管及探针（温度可达 400℃）。通过冷却激光发射器表面改变温度的分布，可使高温达到深层组织。保护导管可防止激光发射器与患者正常组织的直接接触，确保完全拔出发射器，尤其在治疗中出现损伤时。这些装置提高了手术安全性，简化了手术流程。激光辐射导管可耐受 400℃高温，针鞘上的标记和保护套管可在病灶内清晰的显示，便于精准定位（图 2-12）。

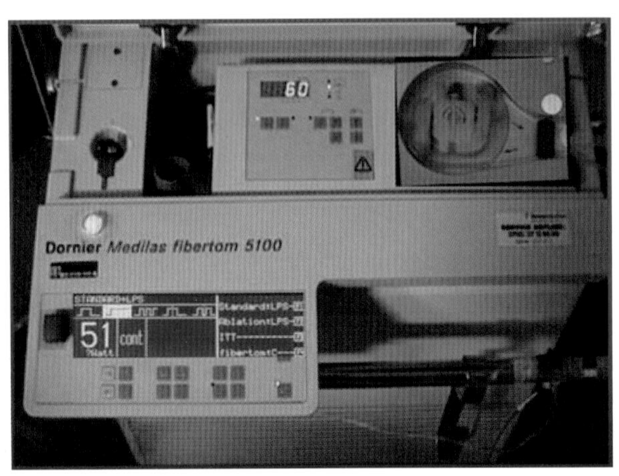

▲ 图 2-11 Dornier MediLas 5100 激光消融设备

激光消融系统与 MR 设备完全兼容。激光电极上的磁标记物可在穿刺时清晰显示，亦有助于定位。

激光发射设备可放置于手术室外（图 2-13），通过一根 10 米长的光纤进行传输。

激光消融术前所有患者必须接受 CT 检查，包括术前 2 天进行增强 MRI 检查。通过 CT 检查对肿瘤病灶进行定位后，皮下注射 1% 甲哌卡因（Scandicain，AstraZeneca，Wedel，Germany）20～30ml 进行局部麻醉。系统自动计算穿刺距离和角度。

在 CT 引导下，发射电极穿刺病灶并确认位置无误后，将患者转移至 MR 扫描室。治疗前，首先贴附磁性标记物，便于对激光电极系统进行定位。确认激光电极系统与病灶的位置无误后，移除磁性标记物，导入激光电极。大多数病例有效激光电极长度为 3cm（2～4cm）。对于较大病灶进行消融时，需要使用多电极布针方案（图 2-14）和退针消融方案。

针对多个病灶进行激光消融时多个电极可同时开启，以便于获得协同作用。因此，所有患者需在 T_1 加权热图监测下进行激光消融治疗，并且

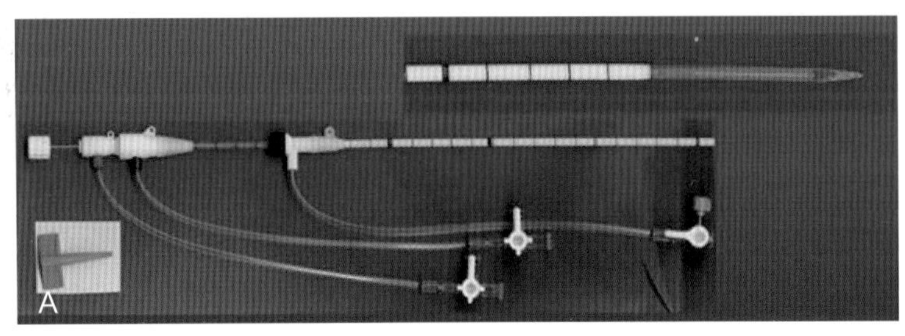

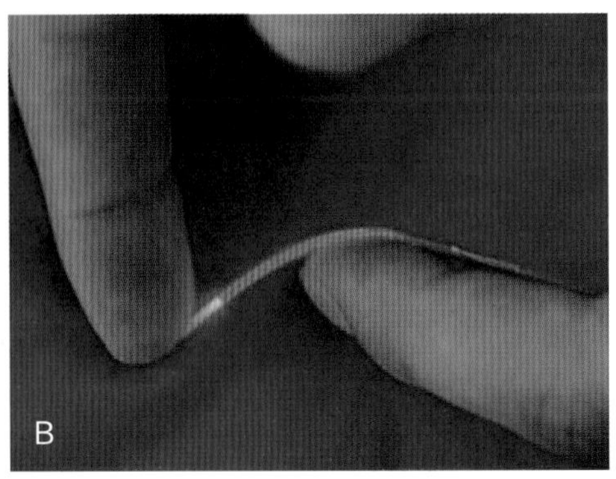

▲ 图 2-12 内冷式激光消融系统（A）及其激光辐射导管（B）

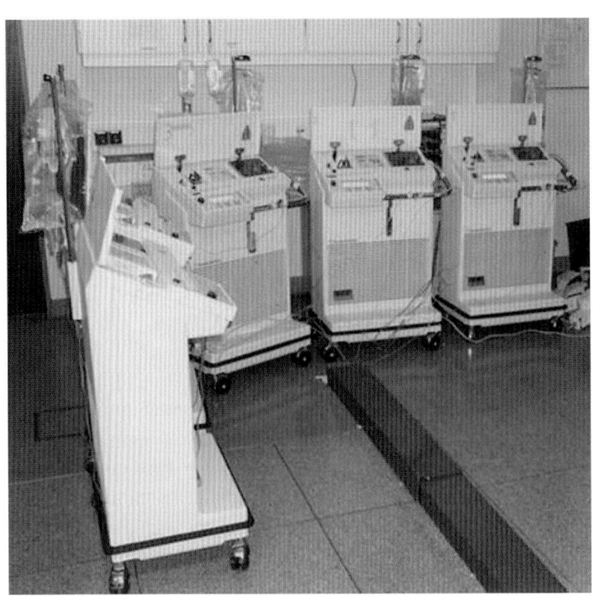

▲ 图 2-13　置于手术室外的激光发射设备

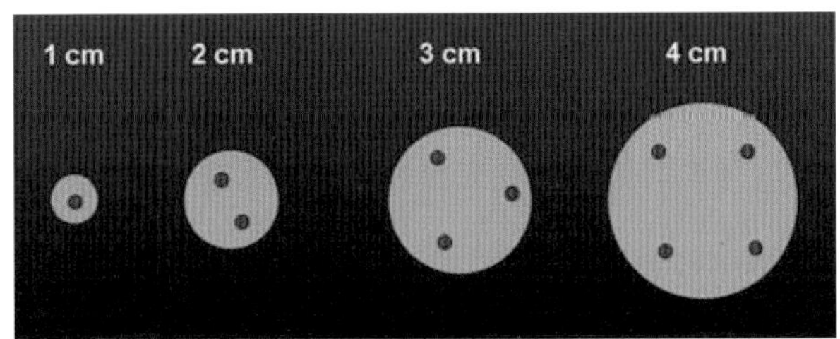

▲ 图 2-14　采用多极系统获得更大的消融范围

需要根据术中情况进行消融时间的调整。退针消融根据热图成像进行，在保护导管协同下，穿刺针纵轴上退针 1～3cmn，旨在扩大凝固性坏死区域（根据病灶大小、毗邻结构以及热图成像）。消融过程中，应基于消融时间和能量输出进行调整。

如利用 0.5T MR 扫描仪（Privilig，Escint，Israel）引导激光消融治疗，采用 T_1 加权成像扫描（TR/TE=140ms/12ms，FA=80°，矩阵 128×256，层数 5，层厚 8mm，interslice gap 30%，采集时间 15s）进行常规轴位扫描和沿穿刺针长轴方向的扫描，这两个序列每分钟扫描一次。组织升温可导致 T_1 弛豫时间的延长，造成信号的降低（图 2-15）。

整个激光消融过程采用局部麻醉，静脉注射止痛药物［哌替啶 10～80mg（Dolantin，Aventis Pharma，Frankfurt，Germany）、哌腈米特 5～15mg（Dipidolor，Janssen-CILAG，Neuss，Germany）］和镇静药物［（咪达唑仑 2～10mg（Hoffmann-La

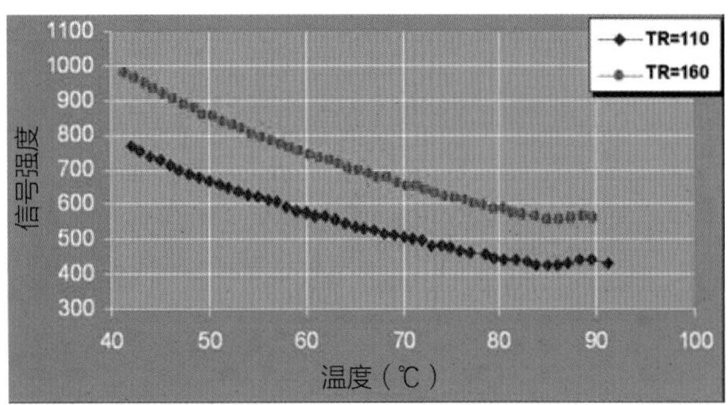

▲ 图 2-15　组织温度与 MRI 信号强度的关系

Roche，Grenzach-Wyhlen，Germany）］。

(2) MRI 随访：术后对行 MR 平扫和增强扫描（注射 Gd-DTPA，0.1mmol/kg，Magnevist，Schering，Berlin，Germany），以明确消融范围。包括轴位屏气 T_2 加权 TSE 序列（TR/TE=3000ms/92ms，矩阵 154×256，FA=150°）、快速自旋回波序列（TR/TE=1000/60，矩阵 178×256，FA=147°），以及轴位和矢状位 T_1 加权平扫和增强序列（FLASH 2D，TR/TE=110ms/5ms，矩阵 178×256，FA=90°）。激光消融术后复查建议采用 1.5T MR 扫描仪（Symphony Quantum，Siemens，Erlangen，Germany），术后 1 天行首次 MRI 复查，术后 3 个月行第二次复查。

参考文献

[1] Anzai Y, Lufkin RB, Saxton RE, Fetterman H, Farahani K, Layfield LJ, Jolesz FC, Hanafee WH, Castro DJ (1991) Nd: YAG interstitial laser phototherapy guided by magnetic resonance imaging in an ex vivo model: dosimetry of laser-MR-tissue interaction. Laryngoscope 101:755.

[2] Castro DJ, Saxton RE, Layfi eld LJ, Fetterman HR, Castro DJ, Tartell PB, Robinson JD, To SY, Nishimura E, Lufkin RB et al (1990) Interstitial laser phototherapy assisted by magnetic resonance imaging: a new technique for monitoring laser-tissue interaction. Laryngoscope 100:541.

[3] Chapman R (1998) Successful pregnancies following laserinduced interstitial thermotherapy (LITT) for treatment of large uterine leiomyomas by a minimally invasive method. Acta Obstet Gynecol Scand 77:1024.

[4] De Poorter J (1995) Noninvasive MRI thermometry with the proton resonance frequency method: study of susceptibility effects. Magn Reson Med 34:359.

[5] De Poorter J, De Wagter C, De Deene Y, Thomsen C, Stahlberg F, Achten E (1995) Noninvasive MRI thermometry with the proton resonance frequency (PRF) method: in vivo results in human muscle. Magn Reson Med 33:74.

[6] Eyrich GK, Bruder E, Hilfi ker P, Dubno B, Quick HH, Patak MA, Gratz KW, Sailer HF (2000) Temperature mapping of magnetic resonance-guided laser interstitial thermal therapy (LITT) in lymphangiomas of the head and neck. Lasers Surg Med 26:467.
[7] Fiedler VU, Schwarzmaier HJ, Eickmeyer F, Muller FP, Schoepp C, Verreet PR (2001) Laser-induced interstitial thermotherapy of liver metastases in an interventional 0.5 Tesla MRI system: technique and first clinical experiences. J Magn Reson Imaging 13:729.
[8] Gewiese B, Beuthan J, Fobbe F, Stiller D, Muller G, Bose Landgraf J, Wolf KJ, Deimling M (1994) Magnetic resonance imaging-controlled laser-induced interstitial thermotherapy. Invest Radiol 29:345.
[9] Harth T, Kahn T, Rassek M, Schwabe B, Schwarzmaier HJ, Lewin JS, Modder U (1997) Determination of laserinduced temperature distributions using echo-shifted TurboFLASH. Magn Reson Med 38:238.
[10] Hynynen K, Darkazanli A, Damianou CA, Unger E, Schenck JF (1993) Tissue thermometry during ultrasound exposure. Eur Urol 1:12.
[11] Kahn T, Bettag M, Ulrich F, Schwarzmaier HJ, Schober R, Furst G, Modder U (1994) MRI-guided laser-induced interstitial thermotherapy of cerebral neoplasms. J Comput Assist Tomogr 18:519.
[12] Le Bihan D, Delannoy J, Levin RL (1989) Temperature mapping with MR imaging of molecular diffusion: application to hyperthermia. Radiology 171:853.
[13] Mack MG, Straub R, Eichler K, Engelmann K, Roggan A, Woitaschek D, Bötger M, Vogl TJ (2001) Percutaneous MR imaging-guided laser-induced thermotherapy of hepatic metastases. Abdom Imaging 26:369.
[14] Matsumoto R, Oshio K, Jolesz FA (1992) Monitoring of laser and freezing-induced ablation in the liver with T1- weighted MR imaging. J Magn Reson Imaging 2:555.
[15] Orth K, Russ D, Duerr J, Hibst R, Steiner R, Beger HG (1997) Thermo-controlled device for inducing deep coagulation in the liver with the Nd:YAG laser. Lasers Surg Med 20:149.
[16] Panych LP, Hrovat MI, Bleier AR, Jolesz FA (1992) Effects related to temperature changes during MR imaging. J Magn Reson Imaging 2:69.
[17] Peters RD, Chan E, Trachtenberg J, Jothy S, Kapusta L, Kucharczyk W, Henkelman RM (2000) Magnetic resonance thermometry for predicting thermal damage: an application of interstitial laser coagulation in an in vivo canine prostate model [In Process Citation]. Magn Reson Med 44:873.
[18] Vogl TJ, Mack MG, Muller P, Phillip C, Bottcher H, Roggan A, Juergens M, Deimling M, Knobber D, Wust P et al (1995) Recurrent nasopharyngeal tumors: preliminary clinical results with interventional MR imaging-controlled laserinduced thermotherapy. Radiology 196:725.
[19] Vogl TJ, Mack MG, Hirsch HH, Müller P, Weinhold N, Wust P, Philipp C, Roggan R, Felix R (1997) In-vitro evaluation of MR-thermometry for laser-induced thermotherapy. Fortschr Rötgenstr 167:638.
[20] Vogl TJ, Mack MG, Straub R, Roggan A, Felix R (1997) Magnetic Resonance Imaging – guided abdominal interventional radiology: laser-induced thermotherapy of liver metastases. Endoscopy 29:577.
[21] Vogl TJ, Mack MG, Roggan A, Straub R, Eichler KC, Muller PK, Knappe V, Felix R (1998) Internally cooled power laser for MR-guided interstitial laser-induced thermotherapy of liver lesions: initial clinical results. Radiology 209:381.
[22] Vogl TJ, Muller PK, Mack MG, Straub R, Engelmann K, Neuhaus P (1999) Liver metastases: interventional therapeutic techniques and results, state of the art. Eur Radiol 9:675.
[23] Vogl TJ, Eichler K, Straub R, Engelmann K, Zangos S, Woitaschek D, Bottger M, Mack MG (2001) Laser-induced thermotherapy of malignant liver tumors: general principals, equipment(s), procedure(s) – side effects, complications and results. Eur J Ultrasound 13:117.
[24] Zhang Y, Samulski TV, Joines WT, Mattiello J, Levin RL, LeBihan D (1992) On the accuracy of noninvasive thermometry using molecular diffusion magnetic resonance imaging. Int J Hyperthermia 8:263.

二、血管消融技术

（一）局部灌注化疗

Herwart Müller 著
张忠亮 译 张 晶 校

区域化疗是一种抗癌疗法，近年发展迅速。细胞毒性药物区域施用的基本原则一方面是为了提高局部效力，另一方面是为了减少全身不良反应。在病灶局限未出现广泛转移的情况下，推荐抗癌药物局部给药。根据肿瘤组织特性，选择性地局部注入高浓度抗癌药物可提高疗效，临床已进行过很多尝试。采用合适的给药途径，有助于使药物只作用于癌症组织，而不进入正常组织，从而将细胞生长抑制药物对正常组织的毒性作用降至最低，则此种抗癌治疗对患者最为有益。

在过去的30年中，区域化疗采用过多种形式和技术。优化这种复杂的治疗模式，需要对现有抗肿瘤药物的代谢动力学特性有清楚的了解，并且要对分子和细胞生物学转化有最新的认识。

如今的区域化疗已经有了各种不同的施用形式。例如，动脉内输注有时会采用化疗栓塞的形式、胸腔内输注或腹腔内灌注等腔内施用技术及肢体灌注或骨盆血流阻断灌注等隔离灌注技术。截至目前，这些技术中只有少数能够在疗效优于常规全身化疗的局部区域化疗方法，达到标准化水平，成为肿瘤学界认可的标准疗法。

1. 药代动力学原理

药代动力学特性可通过药物治疗过程中的不同阶段进行确定，如药物的吸收、分布、代谢和排泄，确切了解各种抗癌治疗药物的药代动力学特性是取得最大疗效的基础。

(1) 剂量反应关系：自 Collins 基础研究之后，普遍认为细胞毒性药物的剂量反应曲线较为陡峭，即在药物暴露增加较小的情况下，细胞毒性会大幅增加（Collins 和 Dedrick，1982）。药物浓度在接受区域灌注的目标器官中达到很高水平可增加肿瘤细胞坏死的程度；并且如果输送到全身血管腔隙的药物较少，则快速分裂的正常细胞（例如骨髓祖细胞）受到的药物暴露较少，可降低全身药物毒性。

根据细胞毒性药物的剂量反应关系，区域化疗的目标如下。

- 通过提高局部药物浓度，增强对治疗区域的疗效。
- 通过减少全身的药物暴露量，避免产生全身毒性。
- 如无须预防全身毒性，可采取全身和区域联合化疗，使局部疗效和全身药物达到足够高的水平，从而有效治疗微转移癌灶。

(2) 腹膜内施用：由于药物从腹膜腔进入血浆的速率（腹膜清除率）相对于全身清除率通常较慢，因此在腹膜腔与体循环之间会产生浓度差。腹膜内治疗的药代动力学特性最好是通过三腔隙模型来进行理解。药物直接给到含有肿瘤的腔隙（第一腔隙）后被吸收到血流（第二腔隙）之中，再分布到与血液循环接触的所有其他组织中（第三腔隙）。药物注入腹膜腔后，随着药物进入体循环、分布到其他组织、代谢或排出体外，药物的浓度会逐渐下降，其下降的速率取决于以下因素：腹膜腔容积（V）、药物扩散所通过的腹膜表面面积（A）、腹膜的渗透性（P）及腹腔（C_{pc}）与血浆（C_{pl}）之间的游离药物浓度差。函数相关定量公式（Los 2000）如下。

$$\frac{dC_{pl}}{dt}=\frac{PA(C_{pc}-C_{pl})}{V}$$

通过以上公式显示与静脉给药相比，体循环的清除率越高、腹膜腔的清除率越低，其浓度差越大，腹腔内给药的优势越大。而这种优势直接取决于所采用的细胞抑制药物。

(3) 动脉内给药：动脉内给药的最大优点是，在给药后的初始循环期间，药物在肿瘤动脉供血区域中的分布浓度较高。当药物被输送到心脏后，会在进入再循环之前通过肝脏和肾脏解毒或排出。因此，在下一个循环周期中，血药浓度与静脉输注后达到的水平没有差异。为将动脉内给药的优势最大化，取得比静脉给药更好的疗效，应满足以下条件。

- 在初始循环过程中，达到较高药物浓度。
- 药物可黏附到肿瘤组织上。
- 药物可渗透入肿瘤组织并被肿瘤细胞吸收。
- 可在短时间内失活或几乎全部排出，降低全身毒性。

Stephens（Stephens，1983）对动脉内所给予的细胞生长抑制药的药物代谢动力学特性进行了详细的研究。基于心血管生理学提出的模型能够很好地说明动脉内给药优于静脉内给药。在该模型中，静脉给药剂量为 100%。如果假设有 10% 药物剂量分布在肿瘤及向肿瘤供血的区域动脉中，其中 X% 在肿瘤内会体现出其生物学活性；然而，如果将 100% 的剂量给予供应肿瘤的区域动脉，则在初始循环期间，将有 10 倍于 X% 的剂量针对肿瘤具有生物学活性。第一次循环后，无论是动脉内给药还是静脉内给药，药物的分布几乎相等。动脉内输注后，初始循环期间药物达到的高浓度会根据排出速率和解毒速率而降低。

比较静脉快速给药、静脉持续给药和动脉内给药等不同的施用模式，后者的优势明显（Taguchi，1979）。他在一项动物研究中证明，将细胞生长抑制药快速施用到动脉中，与静脉快速给药的药物浓度基本一致，只有动脉持续给药才能使局部药物暴露量增加到其他两种给药方式的4～5倍。

(4) 隔离灌注技术：为举例说明隔离灌注技术的优势，我们对大剂量静脉化疗与采用血流阻断灌注技术的隔离腹部灌注取得的药代动力学数据进行了比较。有关技术细节请参见本章后续部分。隔离灌注技术在前期多种治疗无效的复发性腹膜转移卵巢癌患者中显示出了良好的效果。

按照 2.600mg/m^2 的剂量使用曲奥舒凡进行腹部隔离灌注，灌注时间为30min。相比之下，常规静脉治疗的最大耐受剂量为8000mg/m^2（Harstrick 等，1996）。对于10.000～56.000mg/m^{2}的曲奥舒凡大剂量化疗，需要自体外周血干细胞（PBSC）移植的支持。药代动力学数据显示，与静脉输注 10 000mg/m^2 的曲奥舒凡相比，腹内施用 2600mg/m^2 曲奥舒凡后，血浆峰值浓度（C_{max}）增高了2倍。此外，在无须PBSC支持的情况下，仅经过1/4的静脉路径，浓度时间曲线下的面积（AUC）值就达到了与静脉输注曲奥舒凡完全相同的水平（Hilger 等，1998）（图2-16）。

2. 给药技术

(1) 腔内给药：在20世纪50年代早期，Weissberger 首次在腹膜内施用氮芥以治疗卵巢癌，对癌性腹水取得了引人瞩目的控制效果（Weissberger 等，1955），但很遗憾这项研究和其他早期临床研究未能证明腹腔内用药途径对腹膜肿瘤病灶有治疗作用。尽管有令人信服的药代动力学和实验数据表明在局限于腹膜腔的癌症患者中，腹膜内化疗比全身施用细胞生长抑制药更有效，但在1995年之前腹腔内治疗在生存期方面是否优于静脉内治疗仍未明确。Alberts 等（Alberts 等，1995）进行了一项设有细致对照的前瞻性试验，发现对微小卵巢癌（直径＜2cm）患者在腹腔内施用顺铂＋静脉注射环磷酰胺后，其中位生存期比静脉注射顺铂＋静脉注射环磷酰胺后的中位生存期延长8个月，相似的结果在2001年的一项大型组间研究中也得到了证实。该研究结果显示，与22个月的生存期相比，接受腹腔内化疗（静脉注射紫杉醇/腹膜内卡铂）患者组的生存期更长，可达28个月（Markman 等，2001）。

腹腔内施用细胞生长抑制药总是伴随着较高的局部药物暴露量，会导致局部不良反应和并发症，如因化学性腹膜炎产生疼痛或痉挛，或因形成粘连而妨碍所用药物均匀分布到腹膜腔的所有区域。考虑到输注到腹腔内的药物侵入细胞层的

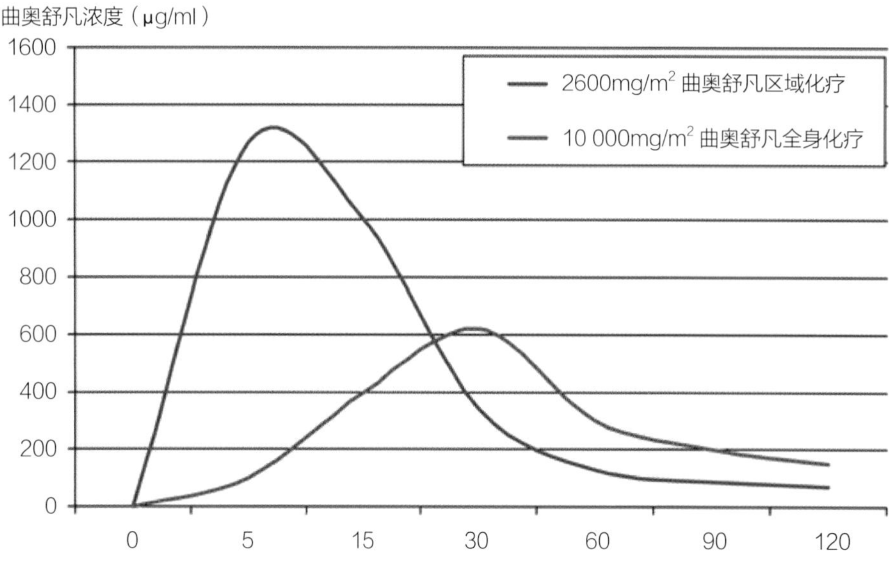

◀ 图 2-16 **2600mg/m^2 曲奥舒凡腹部隔离灌注与 10 000mg/m^2** 高剂量全身化疗的药代动力学数据

组织深度只有1.0～1.5mm，因此腹膜内化疗的重复使用受到严格限制。在以下两种完全不同的情况下，采取腹腔内给药均具有一定价值：①在姑息治疗中，可用于减少腹膜广泛转移癌患者的恶性腹水；②腹腔肿瘤切除术（包括腹膜切除术）后，所有或几乎所有可见的肿瘤组织都已切除，可采用腹腔灌注给药确保灭活残余肿瘤病灶，防治局部复发，以取得良好的疗效。

(2) 动脉内输注：1950年，Klopp等开始通过肿瘤供血动脉给药治疗肿瘤，以期降低患者全身不良反应，并提高肿瘤组织中的药物浓度。此后，在临床出现了多种多样的动脉给药方式，应用于不同的肿瘤治疗。其中，采用Seldinger技术（经皮血管穿刺方法），通过经皮血管造影瞬时插入导管是最易到达肿瘤供血动脉的方法。通过Seldinger技术能够便捷地在全身不同部位实现动脉系统导管插入术。

但通过肿瘤供血动脉进行造影导管插入术存在重复治疗和重复手术的问题，会对患者的日常生活产生限制。置入可重复使用的导管装置能够在一定程度上解决这一问题。

尽管这种可重复使用的导管装置对患者的日常生活影响较小，在放置和施用安全方面也具有一定优势，但这种导管也存在若干缺点。例如，有形成动脉血栓和感染的风险，导管头端可能会移位。近年来，出现了多种不同的导管装置和导管置入技术，提高了植入成功率，也降低了并发症发生率。

(3) 区域灌注技术：1958年，Creech等通过体外循环将抗癌药物局部灌注到可以与体循环分离的器官中，结果显示其比动脉给药技术对肿瘤的治疗更加彻底且不良反应更少。这一技术初期主要用于治疗骨盆区域的原发性或复发性肿瘤。目前隔离灌注技术已应用于四肢、肝脏、胸部、腹部及骨盆等不同部位病灶的治疗。

①血流阻断灌注：根据所用的抗癌药剂特性及其剂量，在动脉给药过程中药物不同程度地渗透入体循环，将或多或少产生全身毒性。使用特殊的球囊导管技术来进行血流阻断隔离灌注有助于解决这一问题。这种球囊辅助微创灌注也称作“血流阻断”灌注，该技术可使药物毒性不良反应和发病率显著降低（图2–17至图2–19）。

腹部灌注采用两个特殊的球囊导管，在患者全身麻醉下经过其腹股沟将导管置于主动脉和腔静脉中（图2–17）。在X线检查监控下置入球囊，并使其位于膈肌水平，确保两支血管完全阻断。此外，在患者两腿根部包裹Esmarch止血带并充气。导管置入后，可通过特定水泵系统建立30min的腹部区域隔离灌注回路。

如果导管尖端刚好位于主动脉分叉和髂动脉汇合处，则使用相同的技术和设备即可建立隔离灌注回路（图2–18）。

采用止血带扎紧双上肢近端，将导管放置在膈膜水平，可明显降低体循环流量，实现胸腔隔离灌注（图2–19）。对不同小鼠模型进行的药代动力学评估结果显示，使用胸腔和肺部灌注技术给药时，美法仑、多柔比星、顺铂、氟尿嘧啶和丝裂霉素这些细胞抑制药的浓度比全身给药时要

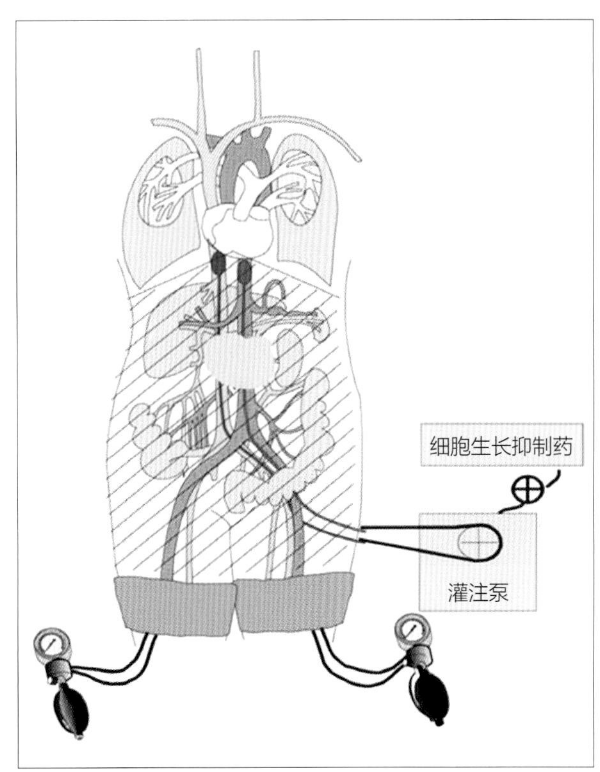

▲ 图2–17 腹部隔离灌注

高 6～10 倍（Hendriks 等，1999；Ng 等，1996）。

②肢体隔离灌注：Creech 和 Krementz 在 1958 年建立了肢体隔离灌注技术（Creech 等，1958）。通过钳闭主要血管、动脉和静脉插管及建立体外回路来实现肢体隔离（图 2-20）。同时，结扎侧支血管并在腹股沟周围扎上止血带，以减少渗漏。通过这种技术，可使局部药物浓度比全身给药高 15～25 倍（Benckhuijsen 等，1988）。临床可采用很多不同的药物，细胞生长抑制药［如多柔比星或达卡巴嗪（DTIC）］及免疫治疗药（如干扰素 γ）均可用于肢体隔离灌注的单一疗法或联合疗法。由于美法仑疗效确切且局部毒性较低，已被用作肢体隔离灌注的细胞生长抑制药。1969 年，Stehlin 对此技术进行了改进，加入了区域热疗的概念。在高温条件下进行肢体隔离灌注可提高疗效，但同时也增加了不良反应和并发症的发生风险。Wieberdinck 因此又建立了（Wieberdinck 等，1982）急性组织反应分类系统，这一系统得到了广泛认可。

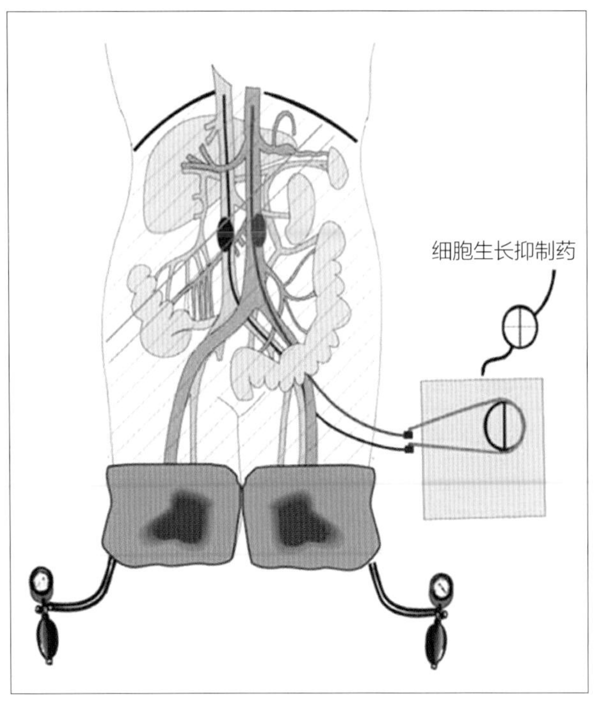

▲ 图 2-18　盆腔隔离灌注

(4) 腹腔热灌注（HIPEC）：肿瘤切除术完成后，在腹部的每个区域分别放抽吸引流管及用于给药的导入引流管。这些引流管连接到一个特殊设备上，通过该设备可以在加热条件下建立隔离回路。流速设定为 1500ml/min 或更高，腹腔温度控制在 41.5～43.0℃范围内（图 2-21）。

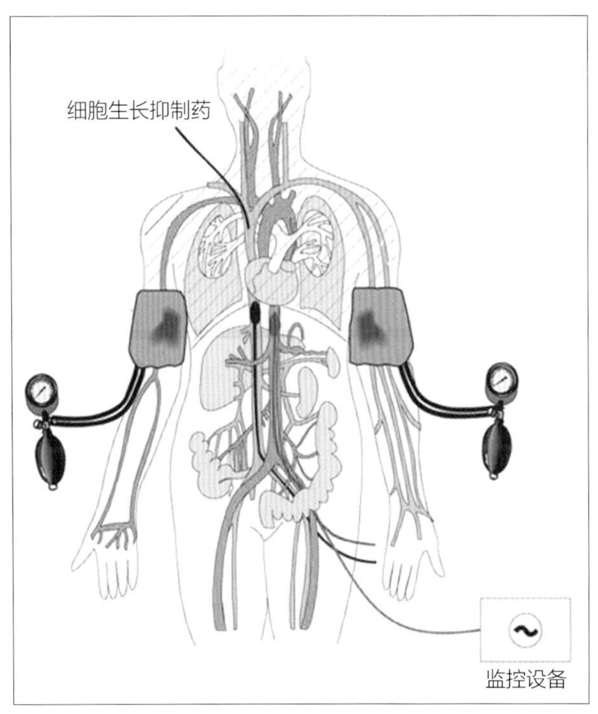

▲ 图 2-19　胸腔隔离灌注

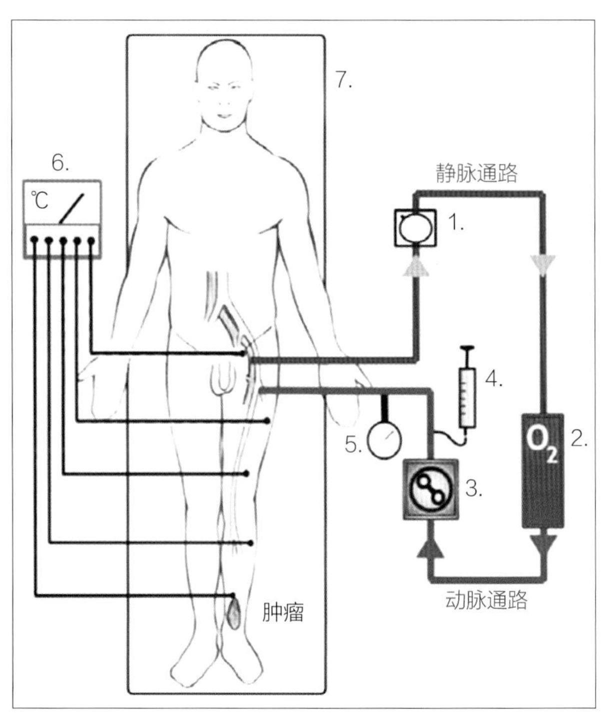

▲ 图 2-20　肢体隔离灌注

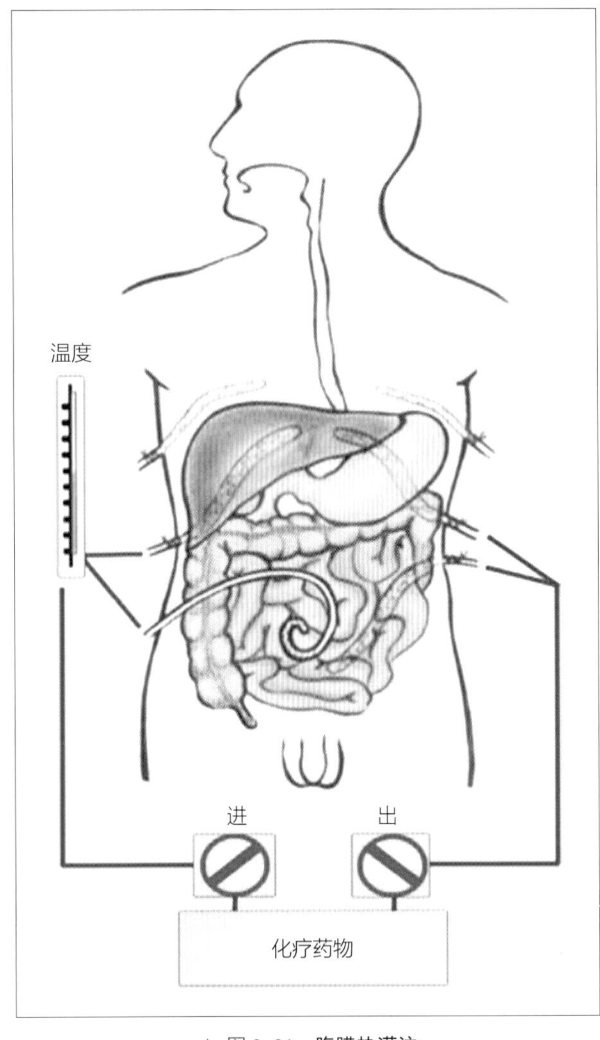

▲ 图 2-21 腹膜热灌注

目前有开放法和封闭法这两种方法用于建立这种腹腔隔离灌注技术。使用开放法（Coliseum）时，用自动牵开器系统固定住皮肤的边缘，缝合时利用塑料膜在下方形成一个开放的空间。使用闭合法时，腹腔将通过连续缝合关闭。

闭合法的优点是腹腔加热所需的时间较短，开放法的优点是细胞抑制溶液在腹腔中能够达到相对均匀分布。

3. 临床适应证

(1) 胰腺癌：胰腺癌是西方国家癌症死亡的第五大原因。事实上，每年的病死率几乎接近发病率。胰腺癌患者的生存期较短，通常不足1年。手术切除是治愈这种肿瘤疾病的唯一希望，但在所有患者中只有大约15%能够接受外科手术完全切除病灶。胰腺癌患者就诊时大多处于晚期，存在肿瘤局部不宜手术或已发生转移的情况，且很多转移灶位于淋巴结或肝脏。在完全切除肿瘤的情况下，胰腺癌患者的中位生存期为17个月，而存在转移灶的患者中位生存期则下降至4～6个月。这些数据不仅说明了胰腺癌的侵袭性，也说明了全身化疗存在的不足，表明临床迫切需要联合其他的治疗策略和技术。

1999年，Beger等对26例局部晚期不宜手术的胰腺癌患者通过血管造影放置腹腔动脉导管进行动脉灌注化疗的Ⅱ期试验，采取米托蒽醌、CDDP和氟尿嘧啶联合用药作为细胞生长抑制药。结果显示与对照组相比，接受动脉内化疗患者的生存时间更长，中位生存期为23个月，而对照组中位生存期仅为10.5个月。

Aigner等（Aigner等，1998）通过一项小型随机对照试验发现动脉介入治疗对不宜手术的胰腺癌患者具有生存期优势。在这项研究中，以接受丝裂霉素、米托蒽醌和CDDP静脉注射治疗的患者作为对照组，对实验组患者采用动脉内输注方式给药。此外，使用细胞生长抑制药时还混合了微栓塞物质阿米洛姆。该研究结果显示，实验组患者的生存期为33周（标准对照组为11周），且与对照组相比患者的体力状况得到显著改善，但这一研究存在样本量较少的缺点。

在一项针对大量患者（$n = 238$）的比较研究中，Lygidakis等（Lygidakis等，1998）也获得了类似的结果。在他们的研究中，动脉内治疗采用的疗法非常复杂，联合用药包含免疫治疗药（白细胞介素-2、干扰素γ）和细胞生长抑制药（吉西他滨、卡铂和米托蒽醌与碘油的混合液）。采用这种疗法，患者的生存期为16个月，与最佳支持性治疗患者的生存期（6.8个月）相比，在统计学上有明显改善。

其他研究也证实了动脉内治疗对患者体力状况有积极影响，并且能间或改善总体生存期。采用的治疗程式不一，有时采用连续输注治疗，有时采用微栓塞治疗，或采用细胞生长抑制药和免疫活性药物联合疗法。这些研究中提出的不同动脉内治疗策略还远未达到规范化，因此目前肿瘤学界对这种胰腺癌区域性疗法的接受程度仍较低。

已有大量研究证实了动脉内治疗对胰腺癌的疗效，尤其是对于局部晚期患者。由于局部药物暴露量增加，在局部病灶不可切除的情况下，区域化疗应作为诱导治疗的一部分。研究显示，这种治疗方法在 251 例患者接受区域诱导治疗后的切除率可达 19.5%（未发表数据）。

(2) 支气管肺癌：非小细胞肺癌（NSCLC）一直是西方国家癌症死亡的主要原因。NSCLC 约占所有肺癌的 75%，35% 的 NSCLC 患者会出现Ⅲ A 或Ⅲ B 期疾病。大多数累及纵隔的患者不宜接受手术切除。在单纯接受初级放射治疗的患者中，只有 3%～7% 的患者生存期达到 5 年，中位生存时间为 6～11 个月（Jeremic 等，1996）。对于肿瘤不可切除且体力状况良好的患者，综合疗法可作为标准的治疗方法。

大多数患者最终死于远处转移。因此，近来为提高中长期生存率，主要采取新辅助化疗作为诱导方案（可进行放射治疗，也可不进行），之后再进行手术切除。理论上，新辅助疗法的优势包括全身和局部效果。

- 提前控制远处微转移。
- 预防手术中的肿瘤散播。
- 提高恶性病变的可切除率。
- 在放射治疗前缩小肿瘤体积。
- 降低手术中切缘阳性的发生率。
- 提高根治性手术部位器官保留率。

此外，早期化疗可提高疗效，并改善药物通过完整血管系统输送到肿瘤细胞的效果。新辅助疗法的缺点包括化疗不良反应导致的发病和死亡、手术相关并发症和死亡率的增加及手术时间推迟等。由于局部控制问题对不可切除的Ⅲ期 NSCLC 患者意义重大。因此，采取加强局部控制的策略可能会进一步改善此类患者的远期疗效。

Okada 等（Okada 等，2000）纳入 51 例患者进行研究，发现巨块型淋巴结转移的 NSCLC 患者接受诱导化疗和手术切除后在生存期方面具有优势。在 Stathopulos 等（Stathopulos 等，1999）对 359 例患者进行的较大规模试验也证实了这一结果，但在此项试验中，可切除率低至 6.2%，这与其他研究差异较大。据报道，在 NSCLC Ⅲ –A 期巨块病灶患者中，诱导化疗后可切除率高达 88%。

2002 年我们团队（Müller，2002）进行的一项初步研究证实，对于晚期 NSCLC 患者，区域化疗采用胸腔隔离灌注技术作为区域性给药诱导疗法的一种形式，可取得较好的疗效。在该研究中，采用了区域化疗和全身化疗联合治疗的方法，使毒性水平处于可接受的范围，N2 期巨块病灶的可切除率为 73%。这项研究还发现经胸腔灌注后患者肺功能水平有所改善，这也为采用根治性切除术治疗身体状况较差和肺功能受损的患者开辟了新道路（图 2–22）。

(3) 肢体肉瘤：有两种不同的实体肿瘤可以采用隔离灌注技术治疗：恶性黑色素瘤和肢体肉瘤。这两种实体肿瘤都难以通过常规的全身化疗进行治疗，尤其是疾病处于晚期时。对于晚期和区域转移性黑色素瘤患者，肢体隔离灌注的缓解率均高于其他治疗模式。此外，组织学证实约有 1/4 的患者经在接受肢体隔离灌注后病情完全缓解，无瘤生存期＞ 10 年。这在一定程度上促进了肢体隔离灌注技术的发展。然而，肢体隔离灌注技术目前并没有得到广泛应用，一些主要的癌症中心尚未将其纳入治疗模式，其主要原因在于需要使用心肺机设备、要求具有丰富经验的专业肿瘤学和血管外科学专家进行操作、手术时间较长且需要非常密切的多学科合作。

近期，这项技术在外科技术、用药、适应证和热疗度数方面实现了标准化，为进一步多中心研究奠定了基础，以便更准确地评估疗效和并发症。

1992 年，Lienard 等在肢体隔离灌注技术用药列表中添加了一种新药——肿瘤坏死因子 α（TNF–α）。这种药物能够通过抑制肿瘤内皮细胞表面及巨噬细胞和白细胞上的特异性黏附因子获得快速有效的肿瘤坏死效果。这种对整合素 αVβ3

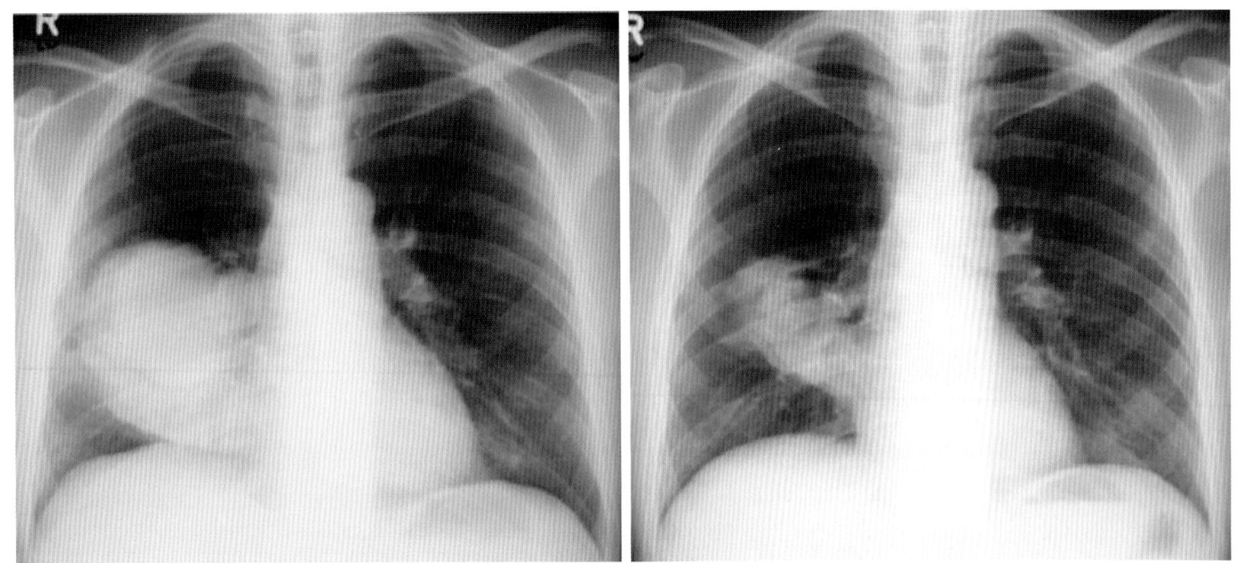

▲ 图 2-22 局部不宜手术的支气管癌（腺癌）患者，两次 ITP 诱导治疗前后的胸部 X 线检查

等黏附因子的抑制作用会导致肿瘤内皮细胞死亡。这种机制仅作用于肿瘤血管系统，正常的血管系统不受影响。诱导抗肿瘤效应所需的 TNF-α 的剂量比人体最大耐受剂量高 10～20 倍，约为 $200mg/m^2$，将会引起严重的不良反应，如低血压、心动过速、凝血障碍和血小板减少症，这些症状通常与感染性休克和多器官衰竭有关。为增加局部药物暴露量并克服不良反应严重的问题，需要尽量建立相对隔离的给药循环通路。

目前有很多证据表明，对软组织肉瘤患者并非必须截肢，可通过适当的肿瘤切除术达到相似的生存期。临床将肢体保全作为主要目标。然而，当肿瘤较大，扩展至一个以上腔隙、侵犯主要血管及神经或出现多病灶转移时，截肢或断肢手术基本上无法避免。

目前临床上以经常采用几种可使晚期肿瘤患者肢体保留的治疗方法。新辅助疗法，主要包括放射治疗或放化疗联合，尽管有 8%～15% 的肢体肉瘤患者仍需要截肢，但其截肢率明显降低。

在以肿瘤坏死因子为基础的灌注治疗技术出现之前，由于症状缓解率低，肢体隔离灌注技术用于软组织肉瘤减灭并不可行。然而，在提高 TNF 给药剂量后，肢体隔离灌注技术可获得良好的结果。多个医学中心开展Ⅱ期研究，结果均明确肢体隔离灌注技术与 TNF 和美法仑联合治疗对肢体不可切除肉瘤疗效良好，部分缓解率为 82%，完全缓解率为 18%。其他研究结果也显示出相似的良好疗效。

拟行截肢手术的晚期患者，肿瘤巨大且分化程度高，预后差，进行保肢、改善生存质量的临床价值更高。经过治疗后，约有 85% 可以进行保肢，这体现了肢体隔离灌注技术与 TNF 联合治疗的优势。

(4) 腹膜病灶：大多数发生在腹盆腔的癌症会通过 3 种途径扩散。血源性转移、淋巴转移和通过腹膜间隙扩散到腹腔表面。在大量患有腹盆腔恶性肿瘤手术失败的患者中，其原因往往是由于腹膜广泛转移。

病灶扩散至腹盆腔内膜是肿瘤最常见的晚期特征。对于胃肠外科医生和肿瘤内科医生来说此种状况最为棘手。因为尽管转移性病灶仅限于腹腔，但完全手术切除似乎是不可能的，并且全身化疗的效果有限。对这些患者来说，唯一的选择仅限于姑息性手术，如限制性切除、旁路手术、肠造瘘术以及全身化疗，这些治疗方法仅被推荐用来帮助减轻痛苦，但尚无文献记载其对生存期的积极影响。近期，Sadeghi 等（Sadeghi 等，2000）在一项前瞻性的多机构研究中证实，这些患者的生存期仅为 6 个月。

由于肿瘤进展迅速，腹膜转移癌在一般情况下会迅速恶化，这使得临床医生放弃了进一步的积极治疗。有研究报道了一种适用于特定患者的治疗方法，这种治疗需要完全切除腹部和盆腔的所有可见肿瘤，然后在术中给予腹膜内化疗。这种治疗的目的是通过肿瘤细胞减灭术来消除肉眼可见的肿瘤组织，然后通过术中化疗消除残留的不可见微小残余肿瘤。

①外科技术：肿瘤细胞减灭术是指通过切除原发及腹膜转移多个部位的病灶，以达到彻底切除腹膜腔内所有可见肿瘤的目的。腹膜后肿瘤切除术用于可见的癌症进展区域。在这种情况下，对残留的微小病灶可利用电蒸发技术进行灭活。

目前已有多种腹膜后肿瘤切除技术用于灭活脏腹膜及壁腹膜肿瘤，可根据病灶的分布和大小来选择手术方式，也可联合采用多种技术。

- 中央腹膜后肿瘤切除术，切除既往手术的中线瘢痕和腹侧肝韧带。
- 大网膜切除术，包括胃结肠韧带切除术和脾切除术。
- 左右半膈腹膜剥离术。
- 格利森氏囊解剖术。
- 小网膜切除术，包括胆囊切除术和肝十二指肠韧带解剖术。
- 网膜囊剥离术。
- 侧腹壁腹膜剥离术。
- 肠系膜腹膜剥离术。
- 骨盆壁剥离术。

腹膜脏层累及巨块肿瘤时，通常需要切除部分胃、小肠或直肠。为充分灭活肿瘤，应使用特殊的准备技术——激光模式电外科手术系统。这项技术可以最大限度地减少失血量，且切缘高温可减少肿瘤复发率。

②原理：在过去，腹腔内给药化疗的疗效欠佳，阻碍该治疗方式获得更大成效的原因有两方面：一方面，腹腔内能够渗透到肿瘤病灶的有效药量有限，一般为表层下 1.0～1.5mm；另一方面，药物分布不均匀。由于大多数接受腹腔药物灌注治疗的患者都有过手术史，局部粘连对液体的自由流动造成了多重障碍，药物分布不均导致某些区域的药物不足而某些区域药物过量，这种情况下造成不良反应和并发症。

尽管如此，腹腔内灌注化疗仍是治疗腹膜恶性肿瘤的有效手段，对微小残留肿瘤细胞具有明确的疗效。高分子量的细胞毒性药物，从腹腔排出的时间长，导致局部的药物暴露量增加。将具有高分子量的特定细胞毒性药物应用于腹腔内灌注化疗将具有广泛的药理学优势（表 2–4）。在特定条件下，在围手术期采用该治疗方式将克服药物暴露不均匀的缺点。

目前关于细胞毒性药物灭活肿瘤的机制研究表明，活跃的肿瘤细胞更易受到药物的影响。因此，微转移病灶相比实体肿瘤更易受到化疗的影响。这意味着肿瘤外科切除术后通过局部给药化疗灭活腹腔内的游离癌细胞是一种理想的治疗方案。为增强细胞毒性药剂的功效，可在高温条件下使用局部治疗形式。热疗是为了最大限度地发挥药物的细胞毒性作用，增加渗透肿瘤组织的药物量。

表 2–4 根据曲线下面积（AUC）进行腹腔内或静脉内施用细胞生长抑制药的优势比较

细胞生长抑制药	分子量	静脉内 AUC 与腹腔内 AUC 的优势比较
伊立替康	677	1∶18
奥沙利铂	397	1∶25
顺铂	300	1∶20
丝裂霉素	334	1∶75
氟尿嘧啶	130	1∶250
多柔比星	544	1∶500
米托蒽醌	445	1∶640
紫杉醇	854	1∶1000

③临床结果：实体肿瘤可扩散至腹膜表面，其中一些仅在腹腔内生长，不具备产生远处转移的能力，如结肠或阑尾黏液腺癌，仅局限生长在

腹膜表面。因此，这种肿瘤类型是肿瘤细胞减灭疗法的最佳对象。

a. 腹膜假性黏液瘤综合征：多项Ⅱ期临床研究表明，阑尾上皮恶性肿瘤伴腹膜播散（腹膜假性黏液瘤综合征）采用上述方法的治愈率很高，但还没有成熟的替代治疗方案，所以对该病的治疗达成了共识。针对这种非常罕见的肿瘤疾病，采用上述治疗方式的长期疗效已被证实，5 年生存率分别高达 86%（Sugarbaker，2001）和 96%（Deraco 等，2002）。

b. 复发性卵巢癌：过去的 30 年中，已经基本确定针对转移性上皮性卵巢癌的减瘤手术，对晚期患者的生存具有有利的影响，减瘤术结合铂类全身化疗是治疗卵巢癌的最佳方案。然而，大多数患者在发病时已有晚期病症，阻碍了初次肿瘤细胞减灭的最佳效果。此外，相当多的患者在一线化疗后出现残留病灶或在临床完全缓解后复发。

对于二线治疗，目前尚未有明确有效的治疗方法。对于这部分患者来说，二次肿瘤细胞减灭术联合腹腔热灌注化疗是一个可行且有效的选择。已发表的多项Ⅱ期试验表明，二次肿瘤细胞减灭术对复发性或顽固性上皮性卵巢癌患者的生存具有积极影响。目前术中腹腔热灌注的机制尚不清楚，需要在前瞻性随机试验中确定。

c. 胃癌：在胃癌伴腹膜种植患者中，胃切除术外加围手术期腹腔内化疗是一种姑息性治疗方案，其长期生存的可能性很小。但是许多Ⅲ期研究报告了在原发性胃癌患者手术时进行围手术期腹腔内化疗的生存期优势，表明这项技术在Ⅲ期患者治疗中的优势。

d. 间皮瘤：尽管腹膜间皮瘤的长期生存率还未被明确证实，但最近关于这种疾病的长期获益报告表明，常规应用积极的局部区域疗法是首选策略，目前已成为临床的标准治疗方案。

e. 结直肠癌：目前，常规综合治疗方案针对结直肠癌伴腹膜种植的治疗安全性较差，全身化疗并不能给所有患者带来治愈的希望。根据不同机构的大量Ⅱ期研究结果表明，运用联合疗法治疗结、直肠癌引起的腹膜转移，其 5 年生存率仅 30%。

在阿姆斯特丹国立癌症研究所的一项前瞻性随机试验中，证实了联合使用肿瘤细胞减灭术、腹腔热灌注以及巩固化疗的综合积极疗法优于腔镜手术 + 化疗的治疗方法（Verwaal 等，2003），综合治疗组的中位生存期为 22.3 个月，而对照组的中位生存期仅为 12.6 个月（P=0.032），相比单纯外科手术切除，综合治疗的发病率和死亡率明显改善，从临床已经通过足够的数据证实该综合治疗策略已从临床研究成为标准治疗。

对于一些腹部恶性肿瘤（如腹膜后和内脏肉瘤以及结直肠癌肝转移），联合腹腔内给药的多组研究与常规治疗相比生存率相当，但相对于胰腺癌、胆囊癌和胆管癌等恶性肿瘤，采用综合治疗的生存率远高于后者。通过与其他治疗方法相比，采用包括腹腔内灌注化疗的综合治疗针对腹膜转移性肿瘤的治疗效果具有极大的临床推广价值。

参考文献

[1] Aigner KR, Gailhofer S, Kopp S (1998) Regional versus systemic chemotherapy for advanced pancreatic cancer: a randomized study. Hepatogastroenterology 45:1125–1129.

[2] Alberts DS, Liu PY, Hannigan EV et al (1995) Phase III study of intraperitoneal (IP) cisplatin (CDDP) / intravenous (IV) cyclophosphamide (CPA) vs. IV CDDP/IV CPA in patients with optimal disease stage III ovarian cancer: a SWOG – GOG – ECOG Intergroup study (INT 0051). Proc Am Soc Clin Oncol 14:273.

[3] Beger HG, Gansauge F, Buchler MW, Link KH (1999) Intraarterial adjuvant chemotherapy after pancreaticoduodenectomy for pancreatic cancer: significant reduction in occurrence of liver metastasis. World J Surg 23:946–949.

[4] Benckhuijsen C, Kroon BB, van Geel AN et al (1988) Regional perfusion treatment with melphalan for melanoma in a limb: an evaluation of drug kinetics. Eur J Surg Oncol 14:157–163.

[5] Collins JM, Dedrick RL (1982) In: Chabner W (ed) Pharmacokinetics of anticancer drugs – pharmacologic principles of cancer treatment. Saunder, Philadelphia, pp 77–79.

[6] Creech O, Krementz ET, Ryan RF et al (1958) Chemotherapy of cancer: regional perfusion utilizing an extracorporeal circuit. Ann Surg 148:616–632.

[7] Deraco M, Gronchi A, Mazzaferro V et al (2002) Feasibility of peritonectomy associated with intraperitoneal hyperthermic perfusion in patients with pseudomyxoma peritonei. Tumori 88(5):370–375.

[8] Harstrick A, Wilke H, Eberhardt W et al (1996) A phase I dose

escalation trial of intravenous treosulfan in refractory cancer. Onkologie 19:153–156.

[9] Hilger RA, Harstrick A, Eberhardt W et al (1998) Clinical pharmacokinetics of intravenous treosulfan in patients with advanced solid tumours. Cancer Chemother Pharmacol 42:99–104.

[10] Jeremic B, Shibamoto Y, Acimovic L, Milisavljevic S (1996) Hyperfractionated radiation therapy with or without concurrent low-dose daily carboplatin/ etoposide for Stage III non-small-cell lung cancer -a randomized study. J Clin Oncol 14:1065–1070.

[11] Klopp CT, Alford T, Bateman JB et al (1950) Fractionated intra-arterial cancer chemotherapy with methyl bis amine hydrochloride; a preliminary report. Ann Surg 132:811–832.

[12] Lienard D, Ewaienko P, Delmotti JJ et al (1992) High-dose recombinant tumor necrosis factor alpha in combination with interferon gamma and melphalan in isolation perfusion of the limbs for melanoma and sarcoma. J Clin Oncol 10:52–60.

[13] Los G (2000) Intraperitoneal chemotherapy. In: Kerr DJ, Mc Ardle CS (eds) Regional chemotherapy – theory and practice. Harwood, Chur, pp 9–27.

[14] Lygidakis NJ, Spentzouris N, Theodoracopoulos M et al (1998) Pancreatic resection for pancreatic carcinoma combined with neo- and adjuvant locoregional targeting immunochemotherapy – a prospective randomized study. Hepatogastroenterology 45(20):396–403.

[15] Markman M, Bundy BN, Alberts DS et al (2001) Phase III trial of standard-dose intravenous cisplatin plus paclitaxel versus moderately high-dose carboplatin followed by intravenous paclitaxel and intraperitoneal cisplatin in small-volume stage III ovarian carcinoma: an intergroup study of Gynaecologic Oncology Group, Southwestern Oncology Group, and Eastern Cooperative Oncology Group. J Clin Oncol 19(4):1001–1007.

[16] Müller H (2002) Combined regional and systemic chemotherapy for advanced and inoperable non-small cell lung cancer. Eur J Surg Oncol 28(2):165–171.

[17] Ng B, Hochwald SN, Burt ME (1996) Isolated lung perfusion with doxorubicin reduces cardiac and host toxicities associated with systemic administration. Ann Thorac Surg 61:969–972.

[18] Okada M, Tsubota N, Yoshimura M, Miyamoto Y, Matsuoka H (2000) Induction therapy for non-small cell lung cancer with involved mediastinal nodes in multiple stations. Chest 118(1):123–128.

[19] Sadeghi B, Arvieux C, Glehen O et al (2000) Peritoneal carcinomatosis from non-gynecologic malignancies: results of the EVOCAPE 1 multicentric prospective study. Cancer 88(2):358–363.

[20] Stathopoulos GP, Dafni UG, Malamos NA, Rigatos S, Kouvatseas G, Moschopoulos N (1999) Induction chemotherapy in non small cell lung cancer stage IIIa-b and IV and second-line treatment. Anticancer Res 19(4C):3543–3548.

[21] Stehlin JS (1969) Hyperthermic perfusion with chemoth-erapy for cancers of the extremities. Surg Gynecol Obstet 129:305–308.

[22] Stephens FO (1983) Pharmacokinetics of intra-arterial chemotherapy. Vascular perfusion in cancer therapy. In: Schwemmle K, Aigner K (eds) Recent results in cancer research, vol. 86. Springer, Berlin Heidelberg New York

[23] Sugarbaker PH (2001) Cytoreductive surgery and peri-operative intraperitoneal chemotherapy as a curative approach to pseudomyxoma peritonei syndrome. Eur J Surg Oncol 27(3):239–243.

[24] Taguchi T (1979) Attainability of anticancer drugs into the tumour. Jpn J Cancer Clin 25:782–788.

[25] Verwaal VJ, van Ruth S, de Bree E et al (2003) Randomized trial of cytoreduction and hyperthermic intraperitoneal chemotherapy versus systemic chemotherapy and palliative surgery in patients with peritoneal carcinomatosis of colorectal cancer. J Clin Oncol 21:3737–3743.

[26] Weissberger AS, Levine B, Stoorasli JP (1955) Use of nitrogen mustard in treatment of serious effusions of neoblastic origin. J Am Med Assoc 159:1704–1707.

拓展阅读

[1] Alexakis N, Halloran C, Raraty M, Ghaneh P, Sutton R, Neoptolemos JP (2004) Current standards of surgery for pancreatic cancer [review]. Br J Surg 91(11):1410–1427.

[2] Alexander HR, Fraker DL, Bartlett DL (1996) Isolated limb perfusion for malignant melanoma. Semin Surg Oncol 12:416–426.

[3] Carmignani CP, Sugarbaker PH (2004) Comprehensive approach to advanced primary and recurrent ovarian cancer: a personal experience [review]. Expert Rev Anticancer Ther 4(3):477–487.

[4] Cavanagh D, Hovadhanakul P, Comas MR (1975) Regional chemotherapy – a comparison of pelvic perfusion and intra-arterial infusion in patients with advanced gynecologic cancer. Am J Obstet Gynecol 123(4):435–441.

[5] Collins JM (1984) Pharmacological rational for regional drug delivery. J Clin Oncol 2(5):498–504.

[6] De Leyn P, Vansteenkiste J, Deneffe G et al (1999) Result of induction chemotherapy followed by surgery in patients with stage IIIA N2 NSCLC: importance of pre-treatment mediastinoscopy. Eur J Cardiothorac Surg 15(5):608–614.

[7] Dillman RO, Hemdon J, Seagren SL et al (1996) Improved survival in stage III nonsmall cell lung cancer. seven-year follow-up of Cancer and Leukemia Group B (CALGB) 8433 trial. J Natl Cancer Inst 88:1210–1215.

[8] Eggermont AMM, Schraffordt-Koops H, Klausner JM et al (1996) Isolated limb perfusion with tumor necrosis factor and melphalan for limb salvage in 186 patients with locally advanced soft-tissue extremity sarcomas: the cumulative multicenter European experience. Ann Surg 224:756–765.

[9] Feldman AL, Libutti SK, Pingpank JF et al (2003) Analysis of factors associated with outcome in patients with malignant peritoneal mesothelioma undergoing surgical debulking and intraperitoneal chemotherapy. J Clin Oncol 21:4560–4567.

[10] Glehen O, Gilly FN, Sugarbaker PH (2003a) New perspectives in the management of colorectal cancer: what about peritoneal carcinomatosis? Scand J Surg 92:178–179.

[11] Glehen O, Mithieux F, Osinsky D et al (2003b) Surgery combined with peritonectomy procedures and intraperitoneal chemohyperthermia in abdominal cancers with peritoneal car-cinomatosis: a phase II study. J Clin Oncol 21:799–806.

[12] Guadagni S, Aigner KR, Palumbo G et al (1998) Pharmacoki-netics of mitomycin C in pelvic stopflow infusion and hypoxic pelvic perfusion with and without hemofiltration: a pilot study of patients with recurrent unresectable rectal cancer. J Clin Pharma-

col 38(10):936–944.
[13] Guadagni S, Fiorentini G, Palumbo G et al (2001) Hypoxic pelvic perfusion with mitomycin C using a simplified balloon-occlusion technique in the treatment of patients with unresectable locally recurrent rectal cancer. Arch Surg 136(1):105–112.
[14] Gutman M, Inbar M, Shlush-Lev D et al (1997) High dose tumor necrosis factor alpha and melphalan administered via isolated limb perfusion for advanced soft tissue sarcoma results in a > 90% response rate and limb preservation. Cancer 79:1129–1137.
[15] Hendriks JM, Van Schil PE, Van Oosterom AA, Kuppen PJ, Van Marck E, Eyskens E (1999) Isolated lung perfusion with melphalan prolongs survival in a rat model of metastatic pulmonary adenocarcinoma. Eur Surg Res 31:267–271.
[16] Kecmanovic DM, Pavlov MJ, Kovacevic PA et al (2003) Cytoreductive surgery for ovarian cancer. Eur J Surg Oncol 29(4):315–320.
[17] Klein ES, Davidson B, Apter S, Azizi E, Ben-Ari GY (1994) Total abdominal perfusion (TAP) in the treatment of abdominal metastatic melanoma. J Surg Oncol 57(2):134–137.
[18] Link KH, Leder G, Formentini A et al (1999) Surgery and multimodal treatments in pancreatic cancer – a review on the basis of future multimodal treatment concepts. Gan To Kagaku Ryoho 26(1):10–40.
[19] Lygidakis NJ, Sgourakis G, Aphinives P (1999) Upper abdominal stop-flow perfusion as a neo and adjuvant hypoxic regional chemotherapy for resectable gastric carcinoma. A prospective randomized clinical trial. Hepatogastroenterology 46(27):2035–2038.
[20] Lygidakis NJ, Jain S, Sacchi M, Vrachnos P (2005) Adenocarcinoma of the pancreas – past, present and future [review]. Hepatogastroenterology 52(64):1281–1292.
[21] Müller H, Guadagni S (2001) Regional plus systemic chemotherapy: an effective treatment in recurrent non-small cell lung cancer. Eur J Surg Oncol 27(2):190–195.
[22] Smeenk RM, Verwaal VJ, Zoetmulder FA (2006) Toxicity and mortality of cytoreduction and intraoperative hyperthermic intraperitoneal chemotherapy in pseudomyxoma peritonei-a report of 103 procedures. Eur J Surg Oncol 32(2):186–190.
[23] Sperti C, Pasquali C, Pastorelli D et al (2003) Adenocarcinoma of the pancreas: the rationale for neoadjuvant therapy [review]. Acta Biomed Ateneo Parmense 74 [Suppl2]:91–95.
[24] Sugarbaker PH (1991) Early postoperative intraperitoneal adriamycin as an adjuvant treatment for advanced gastric cancer with lymph node or serosal invasion. In: Sugarbaker PH (ed) Management of gastric cancer. Kluwer, Boston, pp 277–284.
[25] Sugarbaker PH (1999) Successful management of microscopic residual disease in large bowel cancer. Cancer Chemother Pharmacol 43:S15–S25.
[26] Sugarbaker PH (2003) Carcinomatosis – is cure an option? J Clin Oncol 21:762–764.
[27] Sugarbaker PH, Welch LS, Mohamed F et al (2003a) A review of peritoneal mesothelioma at the Washington Cancer Institute. Surg Oncol Clin N Am 12:605–621.
[28] Sugarbaker PH, Yu W, Yonemura Y (2003b) Gastrectomy, peritonectomy, and perioperative intraperitoneal chemotherapy: the evolution of treatment strategies for advanced gastric cancer. Semin Surg Oncol 21:233–248.
[29] Vaglini M, Cascinelli F, Chiti A et al (1996) Isolated pelvic perfusion for the treatment of unresectable primary or recurrent rectal cancer. Tumori 82(5):459–462.
[30] Vrouenraets BC, Klaase JM, Kroon BB et al (1995) Long-term morbidity after regional isolated perfusion with melphalan for melanoma of the limbs. The influence of acute regional toxic reactions. Arch Surg 130:43–47.
[31] Wanebo HJ, Belliveau JF (1999) A pharmacokinetic model and the clinical pharmacology of cis-platinum, 5-fluorouracil and mitomycin-C in isolated pelvic perfusion. Cancer Chemother Pharmacol 43(5):427–434.
[32] Wanebo HJ, Chung MA, Levy AI, Turk PS, Vezeridis MP, Belliveau JF (1996) Preoperative therapy for advanced pelvic malignancy by isolated pelvic perfusion with the balloonocclusion technique. Ann Surg Oncol 3(3):295–303.
[33] Wieberdinck K, Benckhuijsen C, Braat RP et al (1982) Dosimetry in isolation perfusion of the limbs by assessment of perfused tissue volume and grading of toxic tissue reactions. Eur J Cancer Clin Oncol 18:905–910.
[34] Yonemura Y, Bandou E, Kinoshita K, Kawamura T, Takahashi S, Endou Y, Sasaki T. (2003) Effective therapy for peritoneal dissemination in gastric cancer. Surg Oncol Clin N Am 12:635–648.
[35] Zanon C, Clara R, Chiappino I et al (2004) Cytoreductive surgery and intraperitoneal chemohyperthermia for recurrent peritoneal carcinomatosis from ovarian cancer. World J Surg 28(10):1040–1045.

（二）原发性及继发性肝癌动脉化疗栓塞

Stephan Zangos　Katrin Eichler　Thomas J. Vogl　著
张忠亮　译　张　肖　译

1. 概述

原发性及继发性肝癌是影响人类健康的主要难题。恶性肿瘤肝转移在西方国家较为常见，而原发性肝癌更多发生于亚洲和非洲。但近年研究显示，西方国家肝细胞癌（HCC）发病率和死亡率呈逐年上升趋势（TaylorRobinson 等，1997；Llovet 等，2003）。肝脏是恶性肿瘤最易发生转移的部位。尸检结果显示，25%～50% 的恶性肿瘤患者发生肝转移（Bernardino 等，1982），原发肿瘤通常发生在结肠、乳腺、胰腺和肺。结直肠转移患者中，20%～30% 仅在肝脏部位发生了转移（Sasson 和 Sigurdson，2002）。

肝癌患者通常预后较差。手术切除被认为是唯一可能治愈肝癌的方法。随着近年来微创介入技术的进步，MR 引导下激光诱导间质热疗（LITT）（Vogl 等，2002）、微波凝固（Midorikawa 等，2000）或射频消融术（Allgaier 等，1999；Livraghi，2003）等局部消融治疗也已成为目前临床较常用的肝癌治疗手段，并有可能在不久的将来有取代外科手术。但这些治疗方法目前的适应证仍较窄，多用于预后较差的晚期患者（Fiorentini 等，2000）。

目前临床对越来越多的不可切除肝肿瘤采用经肝动脉化疗栓塞术（TACE）进行治疗。在后文中，将讨论化疗栓塞术的解剖学基础和技术实现，以及化疗栓塞术的效果和并发症。

2. 机制

正常肝组织血供 75% 来自门静脉，25% 来自肝动脉，而肝肿瘤几乎所有血液都完全来自肝动脉（Breedis 和 Young，1954；Wang 等，1994）。肝肿瘤的化疗栓塞术则基于肝实质和肝肿瘤不同的血供来源，对肝实质几乎不会造成严重损坏。因此，肝动脉栓塞术可选择性杀伤肿瘤，而不会损害正常肝实质（Jaeger 等，1996）。TACE 手术以动脉闭塞与局部化疗协同作用为基础，使组织缺氧，提高化疗疗效（Kennedy 等，1980；Pan 等，1984），药物的驻留时间明显延长，化疗栓塞术后可检测到肿瘤内的药物作用长达 1 个月。与全身化疗相比较，选择性地将化疗药物注入肝动脉，可使肝组织中的药物浓度增加 10～100 倍。TACE 手术在边缘的活跃肿瘤区域形成高化疗药物浓度，而肿瘤中心和正常肝脏内浓度则较低（Daniels 等，1988）。同时，血管的通透性增加，缺氧损伤促进了化疗药物渗透到肿瘤组织（Wallace 等，1990）。化疗药物的 85% 被集中在肝脏，最大限度地降低了全身的化疗毒性（Soulen，1994）。总之，与静脉注射细胞生长抑制药相比，TACE 手术降低了化疗药物的最大血浆浓度，延长了半衰期，并增加了肿瘤中化疗药物的平均浓度。综上，TACE 可看作一种安全的治疗肝肿瘤的手段，不会导致肝脏功能的长期恶化（Bianco 等，1996；Caturelli 等，2000）。

(1) 患者选择：化疗栓塞术适用于未接受手术治疗的原发性或转移性恶性肝肿瘤患者（表 2–5），特别是累及双叶的晚期恶性疾病、合并肝硬化或全身化疗失败、不适合外科手术治疗的患者。TACE 由于其全身症状较轻，同样适用于病灶局限于肝脏的患者。

化疗栓塞术对肝脏恶性肿瘤，包括 HCC 及结直肠肿瘤、神经内分泌肿瘤、眼黑色素瘤肝转移、胃肠道肉瘤等肝转移瘤的疗效值得期待（Gates 等，1999；Vogl 等，2000，2003；Zangos 等，2001；Kress 等，2003；Roche 等，2003）。化疗栓塞术对其他类型的肿瘤反应较小。对于每例患者均需谨慎权衡治疗方案的优势与可能出现的风险。

为确保良好的治疗依从性，治疗前患者的身体状况和精神状态均需调整至最佳，且必须能够接受血管造影检查。术前应监测实验室各项指标，如白细胞计数、血小板、血红蛋白、胆红素、肌酐、转氨酶、胆碱酯酶和凝血指标，且 3 个月内无任何可能危及生命的医疗状况。

TACE 治疗的主要禁忌证：体力状况差

表 2–5　肝化疗栓塞术的适应证

适应证
• 不可切除肝肿瘤 • 全身化疗失败 • 没有有效的全身化疗方案 • 以肝脏为主要累及的肿瘤 • 症状性肝损伤 • 一般状况良好
禁忌证
• 体力状况差（Karnofsky 功能状态≤ 75%） • 肝瘤广泛转移＞ 75% • 肝脏合成功能不足（白蛋白＜ 2mg/dl） • 胆红素＞ 3mg/100ml • 感染性发热

（Karnofsky 功能状态≤ 50%）、营养不良、肿瘤性腹水、血清胆红素水平增高（> 3mg/dl）、肝脏合成功能不足（人血清白蛋白< 2.0mg/dl）、肾衰竭（血清肌酐> 2mg/dl）。TACE 治疗的禁忌证还包括肿瘤负荷超过肝脏体积的 50%～75% 所致肝功能不全（Therasse 等，1993；Gates 等，1999）。此外，感染性发热或骨髓抑制（白细胞计数< 2000/ml，衣原体< 100 000/Pl）也是 TACE 的禁忌证。

部分或完全的门静脉主干血栓后通常无法接受该手术。但门静脉血栓不应视为肝化疗栓塞术的绝对禁忌证。在有足够侧支循环的情况下，可以安全地对这些患者进行肝化疗栓塞术（Pentecost 等，1993）。

(2) TACE 术前与术后的成像技术：为显示肿瘤大小、肿瘤位置和肿瘤血管，在术前应获得 MR 或 CT 平扫和增强图像，明确肝脏血管的解剖结构，评估介入手术的技术途径。

在 TACE 术后 24～72h，螺旋 CT 平扫可以显示肿瘤和肝实质中残留的碘油。化疗栓塞材料的肝外摄取已代谢消退，但通常肿瘤的治疗情况仍难以评估。一些研究者建议继续进行 CT 平扫跟踪检查（Gates 等，1999），但我们发现 MR 平扫可以在治疗周期中实现对治疗反应的最佳监测。随访检查应采用增强 CT 或 MR 成像（Vogl 等，2000；Zangos 等，2001）来显示残存肿瘤和新发病灶。一些作者采用动态 CT 来定量 TACE 术后的血流动力学变化（Tsushima 等，1998）。

多普勒超声监测还可以提供关于化疗栓塞术后肿瘤灌注变化的信息，并结合 CT 和临床表现，提供后续栓塞治疗的指征（Steger 等，1998；Hosoki 等，1999；Cioni 等，2000）。

(3) TACE 治疗：TACE 治疗之前应排除禁忌证，并获得患者的详细病史及知情同意。所有患者必须术前 6h 禁食，术前 2h 可少量饮水并服用必要的药物。

TACE 治疗前，应静脉注射阿片类药物、止吐药和糖皮质激素，以减少 TACE 相关急性不良反应。

引导 TACE 治疗的血管造影应采用数字减影血管造影（DSA）设备，以便及时获得高对比度分辨率图像。在操作导管和导丝时，为减低辐射剂量，建议采用 7 帧 / 秒（FMS）的脉冲荧光检查。大多数诊断和治疗干预采用非离子造影剂（300mgI/ml）。

首次 TACE 采用股动脉途径引入 4～5F 猪尾导管后，应进行腹部血管造影检查。肝动脉研究中最常用的股动脉介入导管为向下弯曲或反向弯曲导管，如 Cobra 导管、Sidewinder 导管或 MK-2 形导管（图 2-23）。为记录肝脏血供，需要进行常规诊断的肝动脉和肠系膜血管造影。选择性肠系膜上动脉造影（图 2-24）应在门静脉晚期成像时进行，注射速度保持在 3～8ml/s，以记录门静脉系统血供情况。如将导管置于腹腔动脉，则应以 3～8ml/s 的注射速度进行血管造影（图 2-25）。之

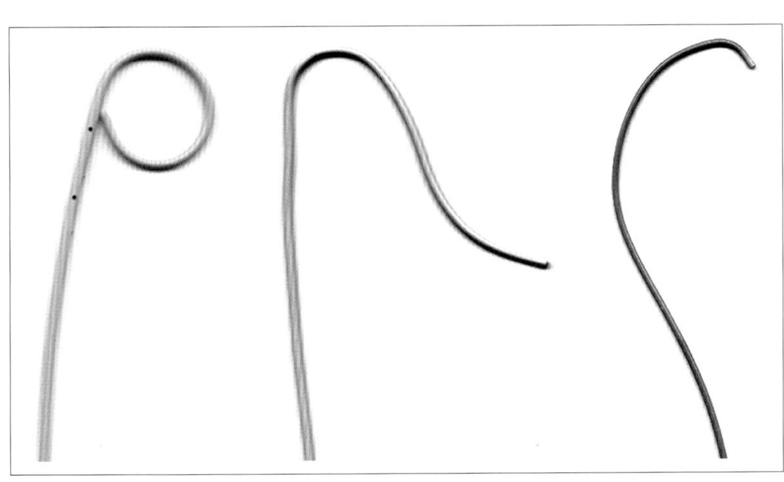

◀ 图 2-23　化疗栓塞术常用导管，猪尾导管、Sidewinder 导管和 Cobra 导管

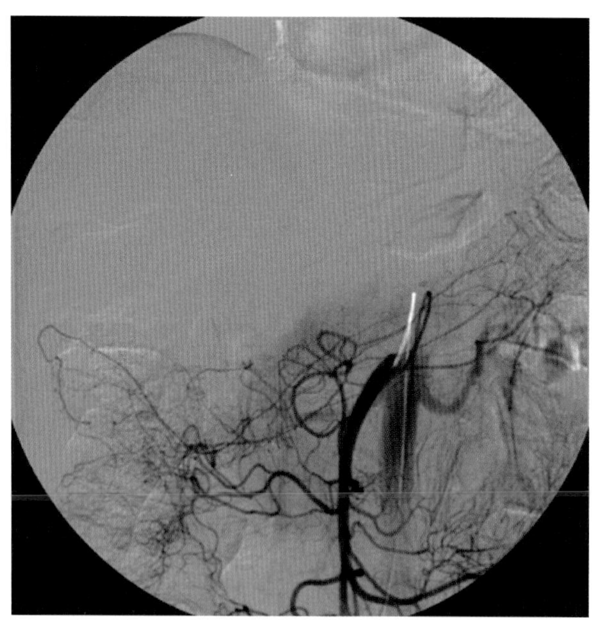

▲ 图 2-24 选择性肠系膜上动脉造影，正常血供

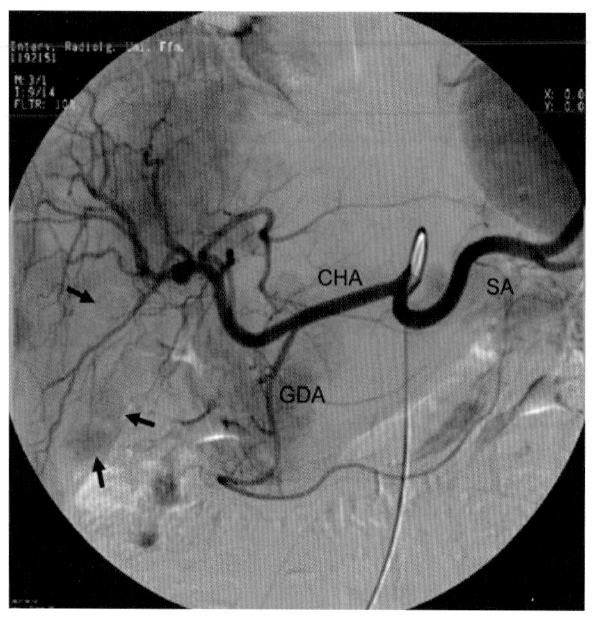

▲ 图 2-25 化疗栓塞术前腹腔血管造影，正常结构，包括肝总动脉（CHA）、脾动脉（SA）和胃十二指肠动脉（GDA）。额外发现多个小的富血供肿瘤（箭）

后将导管选择性地放置于肝动脉中，并向胃十二指肠动脉外推进。如果可能，将导管头部继续推进到肿瘤附近的节段性动脉。部分学者倾向于使用3-F微导管进行肝肿瘤的超选择性栓塞术。然而，微导管的使用增大了手术难度，且增加了治疗成本。

化疗栓塞术治疗肝肿瘤的技术和药物多种多样（表 2-6 和表 2-7），最佳化疗栓塞术方案至今都未达成共识。

化疗药物应在动脉栓塞前进行注射。尝试将更多化疗药物注入肿瘤时，临床常在碘油中添加抗肿瘤药物（Bruix 等，2004）。栓塞肝动脉可用的材料包括金属线圈、明胶海绵、脂质颗粒（碘油）、聚乙烯醇（PVA）、淀粉微球（DMS）、胶原颗粒或自体血凝块（Wollner 等，1986；Inoue 等，1989；Allison 和 Booth，1990；Martinelli 等，1994；Bruix 等，2004）。已有研究尝试探索结合不同的化学疗法，如采用碘油进行化疗栓塞（Tellez 等，1998）。碘油可引起周围血管床的阻塞，由于血流速度增加和 Kupffe 细胞的吞噬作用，能以更快的速度将碘油从正常的肝实质中清除出来（Choi 等，1992；Tellez 等，1998）。常用的化疗药物包括氟尿嘧啶、丝裂霉素 C、多柔比星和顺铂（Tellez 等，1998；Bruix 等，2004）。

在进行选择性动脉化疗栓塞术时，多采用化学治疗剂丝裂霉素 C（最大剂量：10mg/m^2，Medac，Hamburg，Germany）和碘油（最大剂量：15ml，Guerbet，Sulzbach，Germany）的混合液，然后注射 200～450mg 微球（Spherex，Pharmacia and Upjohn，Erlangen，Germany）再次进行血管阻断。栓塞悬浮液应在 DSA 监控下缓慢注射，直至观察到血流停滞。栓塞后血流是否阻断可以通过肝动脉末段血管造影来确定。据报道，多次实施 TACE 手术比单次给药的肿瘤控制率更好（Tellez 等，1998；Vogl 等，2000；Huppert 等，2004），因此，我们推荐一般进行 3 个周期的化疗栓塞术疗程，间隔 4 周进行一次。

(4) 肝动脉的解剖变异和血流动力学特征：典型的肝总动脉（CHA）位于胆总管左侧的肝十二指肠韧带和门静脉前方（Lee 等，2002）。一般情况下，CHA 包括肝左动脉和肝右动脉（图 2-26），但肝动脉供应的解剖学常显示先天性变异。常见的肝动脉变异包括肝左动脉起源于胃左动脉（LGA；图 2-26B），肝右动脉（RHA）（图 2-26C 和图 2-27）起源于肠系膜上动脉（SMA）（Lee 等，2002）。进行化疗栓塞术前，必须充分了解潜在的

表 2-6　肝细胞癌化疗栓塞结果（文献回顾）

作者（发表年）	样本量（例）	化疗栓塞药	生存期
Bismuth 等（1992）	291	Doxo/ 碘油 /Gel	2 年 Child-Pugh A：49% Child-Pugh B：29% Child-Pugh C：9%
Raoul 等（1992）	4 7 7	Doxo Doxo/ 碘油 Doxo/ 碘油 /Gel	N/A
Stuart 等（1993）	52	Doxo/Lipi/Gel/ 无水乙醇	1 年：60%
Park 等（1993）	87	Doxo/ 碘油 /Gel	1 年：75%；2 年：55%
Mondazzi 等（1994）	84	Doxo/ 碘油 /Gel	1 年：60%；2 年：31%
Colella 等（1998）	171	*	3 年：32%
Pelletier 等（1998）	37	CDDP/ 碘油 / 卵磷脂 /Gel 三苯氧胺	1 年：51%；3 年：21%
Allgaier 等（1998）	33	Mito/ 碘油	8 个月
Savastano 等（1999）	182	Epi/ 碘油 /Gel	1 年：83%；3 年：40%
Ueno 等（2000）	26 70 56	ADMOS CDDP-ADMOS CTLS	1 年：59%；3 年：0%* 1 年：70%；3 年：16% 1 年：72%；3 年：30%
Lladò 等（2000）	143	Doxo/ 碘油	1 年：61%；2 年：32% 3 年：16%
Vogl 等（2000）	37	Adria/CDDP/ 碘油 /DSM	中位生存期 387 天
Gattoni 等（2000）	62	Doxo/ 碘油 /Gel*	1 年：78%；3 年：40%
Lo 等（2002）	40	CDDP/ 碘油 /Gel	1 年：57%；2 年：31%； 3 年：26%
Chen 等（2002）	473	Epi/ 碘油	1 年：79.2%；2 年：51.8%/3 年：34.9%
Sumie 等（2003）	21	Epi/ 碘油	1 年：76.2%；2 年：33.3%/3 年：28.6%
Huppert 等（2004）	91	Epi/ 碘油	1 年：72.7%（Okuda Ⅰ）；22.8%（Okuda Ⅱ、Ⅲ）

Adria. 多柔比星；ADMOS. 多柔比星 + 丝裂霉素 + 碘油；CDDP. 顺铂；CTLS. CDDP+ 吡柔比星；Doxo. 多柔比星；Epi. 表柔比星；Gel. 明胶海绵；Mito. 丝裂霉素；N/A. 不适用；*. 译者注：原文有误，已修改

变异并确定具备实现选择性插管的能力。

3. 并发症

了解 TACE 治疗的并发症对正确诊断和恰当处理有重要意义。Sakamato 等分析了 2300 例使用化疗栓塞剂及采用导管或导丝介入手术，其并发症发生率为 4.4%（Sakamoto 等，1998）。并发症包括急性肝衰竭、肝梗死或肝脓肿、肝内胆汁瘤、多发性肝动脉瘤、胆囊炎、脾梗死、胃肠黏膜病变、肺栓塞或梗死、肿瘤破裂、静脉曲张出血，以及医源性腹腔动脉及其分支夹层或穿孔。

栓塞后综合征是 TACE 治疗的常见并发症，包括短暂性腹痛、发热、异常疲劳、恶心和呕吐。这些症状可通过口服止吐药和镇痛药对症治疗（Zangos 等，2001；Vogl 等，2003）。TACE 后难免会出现一定程度的肝肿瘤梗死，一般不推荐常规预防性使用抗生素，因为发热是由组织坏死引起的，是治疗反应的预测因素（Castells 等，1995）。但持续发热可能意味着脓肿形成，这种情

表 2-7　肝转移灶化疗栓塞结果（文献回顾）

作者（发表年）	化疗栓塞药	原发肿瘤	样本量（例）	生存期 / 生存率
Wollner 等（1986）	Mito/DSM	结直肠癌	15	中位生存期 7 个月
Kobayashi 等（1987）	Adria/Mito/ 碘油	结直肠癌	7	N/A
Starkhammar 等（1987）	Mito/DSM	结直肠癌	11	N/A
Inoue 等（1989）	Adria/Mito	结直肠癌	33	中位生存期 337 天
Taniguchi 等（1989）	A/AM/FAM 碘油	结直肠癌	20	中位生存期 12.5 个月
Yamashita 等（1989）	FUDR-C8/ 碘油	结直肠癌	13	中位生存期 13.7 个月
Meakem 等（1992）	CDDP/Adria/Mito/Collag	结直肠癌	11	N/A
Kameyama 等（1992）	CDDP/ 碘油	结直肠癌	11	N/A
Lang 和 Brown（1993）	Adria/ 碘油	结直肠癌	46	中位生存期 23 个月
Feun 等（1994）	CDDP/ 碘油	结直肠癌	6	N/A
Soulen（1994）	CDDP/Adria Mito/ 碘油	结直肠癌	30	1 年生存率：70%
Tellez 等（1998）	CDDP/Mito Gel/Collag	结直肠癌	30	中位生存期 8.6 个月
Salman 等（2002）	PVA/FU/ 干扰素	结直肠癌	24	中位生存期 11 个月 /8 个月（伴肝外疾病）
Wasser 等（2005）	Mito/DSM	结直肠癌	21	中位生存期 13.8 个月
Mavligit 等（1988）	CDDP/PVA	黑色素瘤	30	中位生存期 11 个月
Agarwala 等（2004）	CDDP/PVA	黑色素瘤		N/A
Therasse 等（1993）	Adria/ 碘油	Neuroend.TM	23	中位生存期 24 个月
Diamandidou 等（1998）	CDDP 微囊	Neuroend.TM	20	N/A
Falconi 等（1999）	碘油 FU/DCB/DSM	Neuroend.TM	28	中位生存期 35.4 个月
Dominguez 等（2000）	STZ/ 碘油 / 明胶	Neuroend.TM	15	N/A
Fiorentini 等（2004）	Mito/CDDP/Epi 碘油 Gel	Neuroend.TM		中位生存期 22 个月
Li 等（2005）		乳腺癌		1 年生存率：63%

A/AM/FAM. 多柔比星 / 氟尿嘧啶 / 丝裂霉素 C；Adria. 多柔比星；CDDP. 顺铂；Collag. 牛胶原；DSM. 可降解淀粉微球；Epi. 表柔比星；FU. 氟尿嘧啶；FUDR. 氟尿嘧啶脱氧核苷；Gel. 明胶海绵；Mito. 丝裂霉素；N/A. 不适用；PVA. 聚乙烯醇颗粒；STZ. 链脲佐菌素

况下可能需要持续治疗（图 2-28）。治疗后肝细胞癌（HCC）破裂是 TACE 术后一种非常罕见的并发症（Sakamoto 等，1999）。

肝外摄取化疗栓塞物质过程可通过 CT 平扫图像来记录（图 2-29）。肺、胃、胰腺、十二指肠、胆囊、膈肌和脾脏中可见无症状性化疗栓塞物质沉积（Gates 等，1999）。

尽管胃壁摄取化疗栓塞物质的情况不常见且通常无症状，但也存在导致消化性溃疡的可能性（Hirakawa 等，1988）。因此，这些患者应在

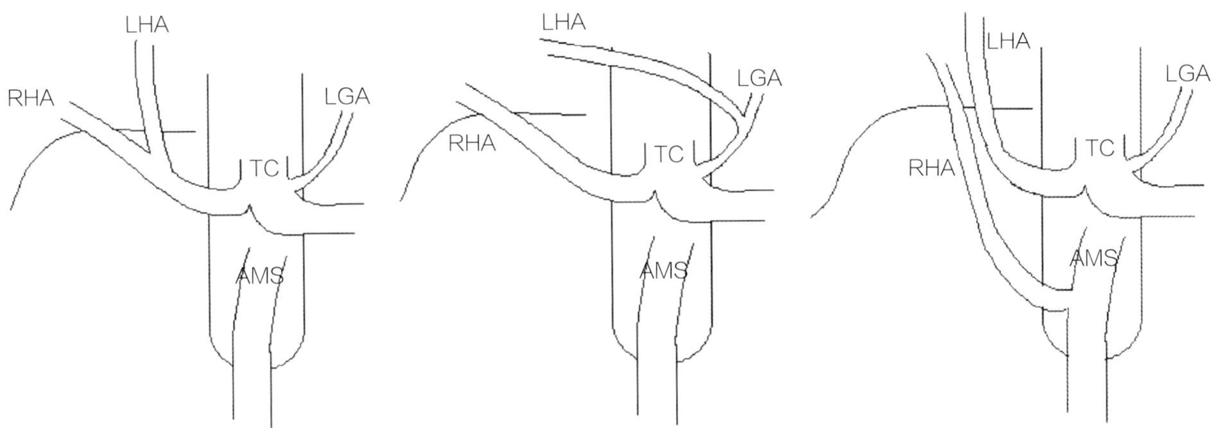

▲ 图 2-26　肝动脉供血的常见变化

A. 常规腹腔（TC）和肝动脉解剖（55%）；B. 替代性肝左动脉（LHA）起源于胃左动脉（LGA）(20%)；C. 替代性肝右动脉（RHA）起源于肠系膜上动脉（SMA）(6%)

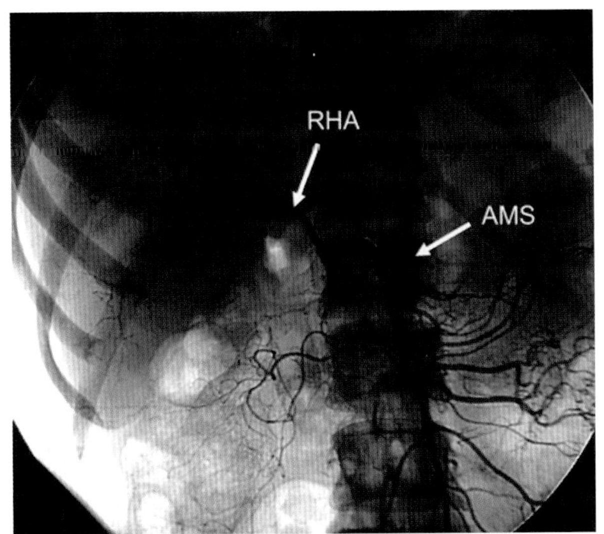

▲ 图 2-27　替代性肝右动脉（RHA）起源于肠系膜上动脉（AMS）

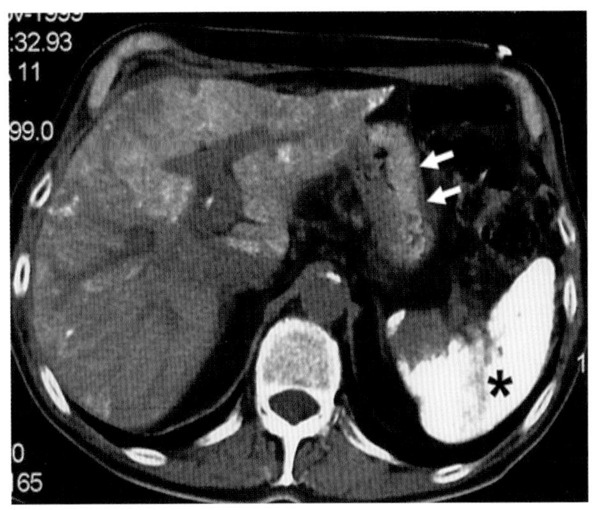

▲ 图 2-29　化疗栓塞 1 天后 CT 平扫，胃（箭）和脾（*）中可见碘油聚集

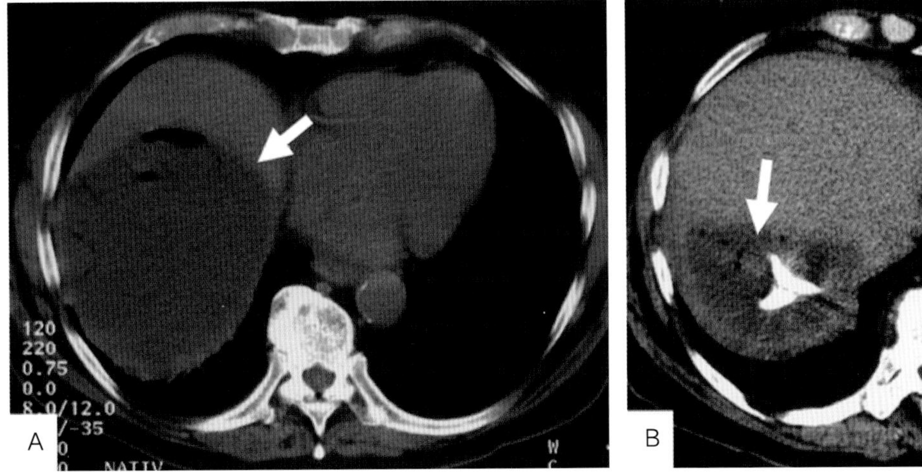

▲ 图 2-28　化疗栓塞 4 周后 CT 平扫，由于脓肿（箭）的原因，治疗后肿瘤内有大量气体（A）；经引流和静脉注射抗生素治疗后脓肿的 CT 表现

TACE 术后接受预防性组胺 2- 受体阻滞药治疗 1 个月。TACE 术后胆囊也具有类似摄取的情况，患者临床症状不显著。对于 TACE 术后发生梗死的患者，在密切观察下可采取保守治疗（Kuroda 等，1983）。在极特殊情况下，化疗栓塞将导致气肿性胆囊炎（Takayasu 等，1985；Gates 等，1999）。有研究报道，胆道梗死会并发脓肿或胆汁瘤（Makuuchi 等，1985；Sakamoto 等，2003）。TACE 也可引起胆汁性胸膜炎、腹膜炎，虽然这是一种罕见的并发症，但应视为 TACE 对肝管扩张患者的不良影响（Ichikawa 等，1997）。化疗栓塞剂的脾动脉回流可导致局灶性脾梗死。

一些肿瘤中因有小动静脉分流（图 2–30）导致化疗栓塞药进入肝静脉，从而被肺或胸膜吸收。尽管有研究显示 TACE 术后有并发急性肺部并发症的情况（Samejima 等，1990；Chung 等，1993；Tajima 等，2002），但发生率较低。Vogl 等研究表明，经肺动脉化疗栓塞（TPCE）可作为不可切除的肺转移瘤的一种治疗方法，且无严重不良反应或并发症（Vogl 等，2005）。

TACE 术后常见的检验异常包括乳酸脱氢酶（LDH）、胆红素和碱性磷酸酶短暂升高，伴血红蛋白和血小板计数下降（Tellez 等，1998）。

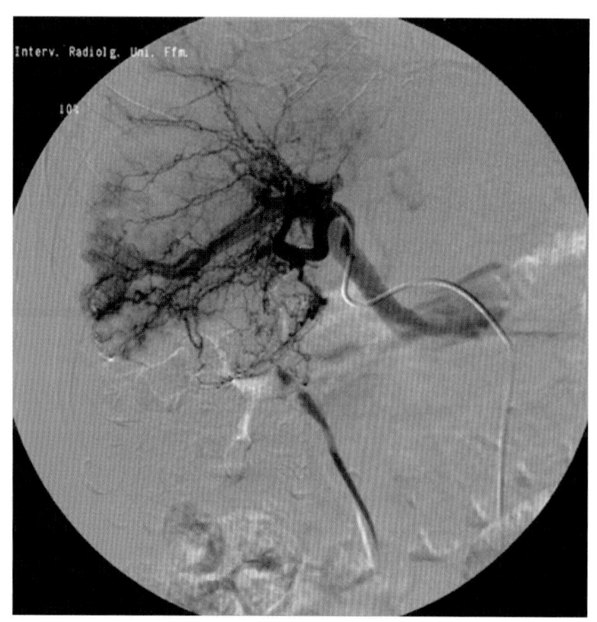

▲ 图 2–30 选择性肝动脉造影显示肝右叶富血管性肝细胞癌（HCC），伴有经瘤肝动脉门静脉分流。在开始化疗栓塞之前，栓塞这些分流管是必要的，防止出现严重不良反应

4. 讨论

肝肿瘤局部疗法比 10 年前应用更广泛。Kato 等在 1981 年报告了第一例动脉化疗栓塞术，在多个器官中使用抗癌药物微囊进行治疗（Kato 等，1981）。

TACE 的疗效很难通过统一的指标进行评估，需要多个因素来综合衡量，这些因素包括患者生存率、肿瘤体积缩小、肿瘤坏死、碘油滞留、生物反应、生命质量和症状的改善。如何通过这些数据针对 TACE 的疗效进行综合分析，亟待解决。

研究显示，TACE 治疗后患者的长期生存率有所提高，可惜大多数研究并没有将接受 TACE 治疗的患者与未接受 TACE 治疗的对照组进行比较。因此，这些数据本质上是混淆的，无法准确评估 TACE 对生存率的影响（Ramsey 等，2002）。

前瞻性研究（表 2–6）显示，接受 TACE 治疗的 HCC 患者其肿瘤进展速度明显低于未接受治疗的对照组 HCC 患者（Bruix 等，2004）。Camma 等（Camma 等，2002）研究报道，在不可切除 HCC 患者中，与保守治疗相比，化疗栓塞可显著改善总体 2 年生存率，虽然患者受益相对有限。

Llovet 和 Bruix（2003）回顾分析 61 项随机对照研究，以评估医学治疗对不可切除 HCC 患者生存率影响的证据。与对照组相比，动脉栓塞有助于提高 HCC 患者的 2 年生存率。敏感性分析显示，顺铂或多柔比星化疗栓塞疗效显著，但单独栓塞无明显疗效。总体而言，客观缓解达 35%（缓解率 16%～61%）。三苯氧胺未显示抗肿瘤作用，也未能提高生存率，只有初步临床研究显示生存率提高了一年。因此作者得出结论，化疗栓塞提高了不可切除 HCC 病患者的生存率，可作为标准治疗方法，三苯氧胺治疗不会改变晚期疾病患者的生存率（Llovet 和 Bruix，2003）。

同样，还有学者认为对于其他系统性治疗失败的肝转移患者，TACE 是一种可行的治疗方式（Tellez 等，1998；表 2–7）。Patt 等（Patt 等，

1981）的早期研究显示，肝动脉灌注及栓塞对结直肠癌和肝转移患者具有缓解作用（图 2–31 和图 2–32），肿瘤总体缓解率为 43.4%，总体中位生存期为 11 个月，延长至 15 个月。

近 20 年来，有诸多研究对肝转移瘤 TACE 治疗进行分析，但临床试验结果无法对化疗栓塞在结直肠癌（CRC）肝转移治疗中的作用做出明确的结论，TACE 对肝转移瘤的临床价值仍有争议。然而，多数学者认为 TACE 对肝转移瘤的治疗很有前景。

Tellez 等（Tellez 等，1998）认为化疗栓塞对其他系统治疗失败的 CRC 肝转移患者而言是一种可行的治疗方式，缓解率高，毒性作用短暂且轻微，可重复接受化疗栓塞的患者临床获益率较大。Salman 等（Salman 等，2002）研究发现肝栓塞作为以肝转移为主的患者的二线治疗是安全有效的，中位生存期与其他二线疗法的中位生存期相当。

与此相反，Popov 等（Popov 等，2002）认为将碘油和丝裂霉素 C（3mg/ml）用于 TACE 治疗 CRC 肝转移似乎没有任何益处。此外，显著的肝脏毒性令此类手术的安全性受到质疑。Zangos 等（Zangos 等，2001）对 245 例患者治疗结果显示 TACE 的不良反应率极低，与上述结果不太一致。TACE 和局部消融治疗相结合可能为巨大不可切除肿瘤提供一种潜在的治疗选择（Vogl 等，2003）。通过使用化疗栓塞结合氟尿嘧啶（5–FU）连续给药和补充粒细胞 – 巨噬细胞集落刺激因子（GM–CSF）细胞的重复高浓度区域化疗，已成为治疗扩散性结直肠癌肝转移的一线和二线治疗（Muller 等，2003）。

You 等（You 等，2005）评估了全身化疗和化疗栓塞的结合疗法。采用 10ml 碘油、1500mg 5–FU 和 15mg 亚叶酸钙的混合物进行化疗栓塞，化疗栓塞 2 周后，患者接受全身化疗，持续静脉输注 2600mg/m^2 5–FU 24h，静脉注射 150mg 亚叶酸钙。化疗疗程每周一次，每次持续 24h。研究组中位疾病无进展期为 12 个月，中位生存期为 16 个月。推测该研究结果可较为准确地验证之后的随机试验结果（You 等，2005）。

TACE 治疗 CRC 肝转移的成本效益与预期生存获益密切相关。如采用 TACE 治疗能够获得近 5 个月的生存期，即达到中等成本效益标准，每年费用约 50 000 美元（Abramson 等，2000）。

对于其他原发性肿瘤肝转移，大量文献证明 TACE 治疗具有较好的应用前景。尤其是胃肠道来源的神经内分泌肿瘤，容易转移到肝脏，引发肝功能下降和副肿瘤综合征（Fiorentini 等，2004）。TACE 对神经内分泌肿瘤肝转移患者是一种有效、安全的治疗方法。

Roche 等收集 14 例神经内分泌肿瘤肝转移病例进行研究，患者接受碘油、明胶海绵颗粒、多柔比星联合 TACE 治疗作为一线非手术治疗。14 例患者中，12 例都得到了客观缓解。确诊后 5 年和 10 年生存率分别为 83% 和 56%。作者认为，对于消化系统神经内分泌肿瘤的不可切除肝转移瘤，单独采用数次 TACE 作为一线长期姑息治疗是可行的（Roche 等，2003）。

在回顾性研究中，Kress 等研究发现对肿瘤负荷低（＜ 50%）和碘油摄入高（＞ 50%）的患者采用 TACE 治疗的效果更好（Kress 等，2003）。胰岛细胞癌患者生存率与原发性肿瘤完整性、广泛性肝脏转移和骨转移程度密切相关（Gupta 等，2005）。Fiorentini 等（Fiorentini 等，2004）认为化疗栓塞将很大程度改善肝转移患者的临床状况，类癌肿瘤的未来治疗将基于肿瘤生物特性，并将针对每个患者进行个体化治疗，结合使用包括射频消融、激光治疗和化疗栓塞在内的细胞灭活技术。

肝脏是黑色素瘤最易发生转移的部位。对肝转移患者进行 TACE 有利于提高生存率。Agarwala 等研究发现，TACE 对患有眼黑色素瘤合并肝转移的患者具有较高的缓解率（Agarwala 等，2004）。使用溶于碘油中的 1, 3– 双（2– 氯乙基）–1– 亚硝基脲（BCNU）进行化学栓塞是控制葡萄膜黑色素瘤患者肝转移的有效姑息疗法。然而，肝转移稳定后肝外肿瘤发展需要联合其他相关治疗方法（Patel 等，2005）。

乳腺癌肝转移与预后不良有关，临床上一般采用静脉化疗控制病灶（Li 等，2005）。Li 等（Li 等，2005）对乳腺癌肝转移患者进行 TACE 和全身化疗并对比评估了预后因素。结果显示，TACE 组患者 1 年、2 年和 3 年生存率分别为 63.04%、

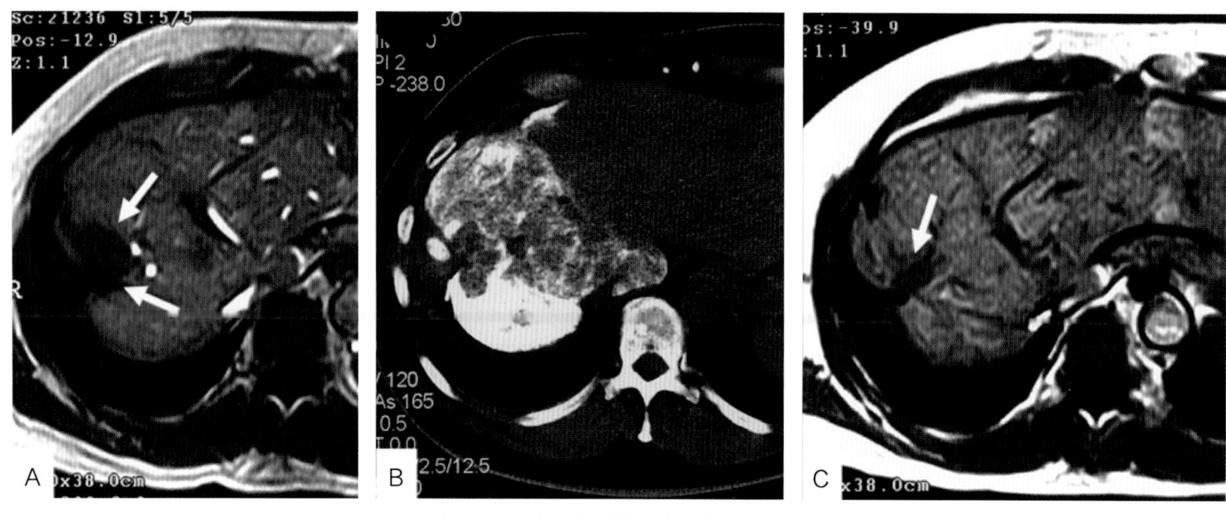

▲ 图 2–31 半肝切除术后继发结直肠肝转移

A. 横向 GRE T_1 加权 MR 平扫图像显示在治疗前切除边界可见 20mm×35mm 的靶病变（箭）； B. 首个 TACE 疗程后获得的横向 CT 平扫图像显示肿瘤内碘油摄取较低； C. 第 3 个疗程 TACE 治疗后，横向 T_1 加权 GRE MR 平扫图像显示治疗后病变显著缩小（箭）

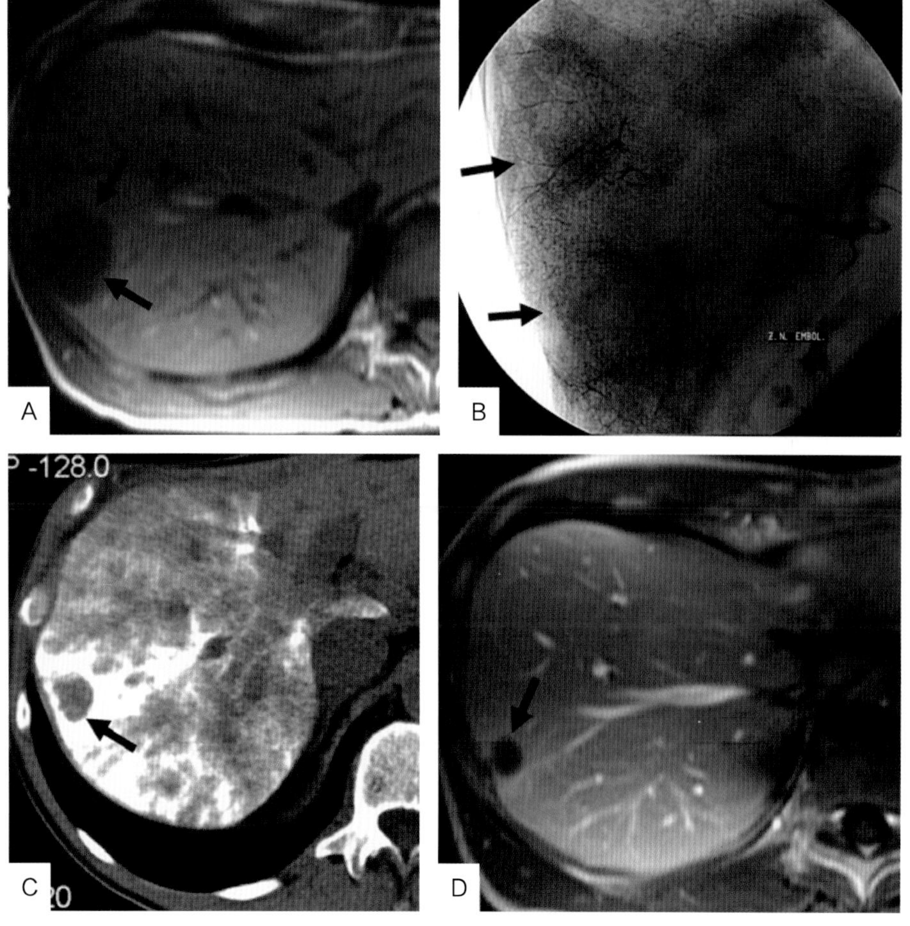

◀ 图 2–32 **MR 平扫图像显示肝右叶结直肠癌肝转移（A）**；血管造影显示肝脏多发病变（箭），治疗后病灶呈现碘油高摄取（**B**）；**TACE** 第 **3** 个疗程后，病变缩小（**C**）；**8** 周后的 **MR** 增强扫描图像显示病变（箭）坏死（**D**）。需要说明一点，不能完全排除周围残留活性肿瘤

30.35% 和 13.01%；而全身化疗组患者 1 年、2 年和 3 年生存率分别为 33.88%、11.29% 和 0%。该研究表明，乳腺癌肝转移通过 TACE 治疗可以延长某些患者的生存期（图 2-33 和图 2-34）。该方法为转移性乳腺癌患者带来了新的希望（Li 等，2005）。

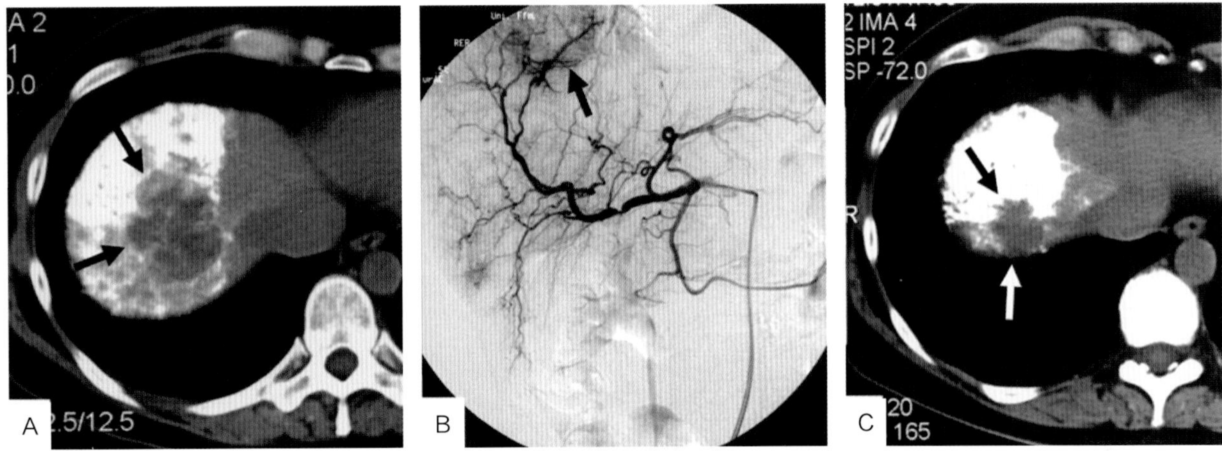

▲ 图 2-33　乳腺癌肝转移（箭）患者的 CT 平扫图像显示首个 TACE 疗程后，仅出现中等程度的瘤内碘油摄取（A）；肝血管造影显示肝顶出现富血管肿瘤染色（B）；TACE 第 3 个疗程后，肿瘤（箭）明显缩小（C）

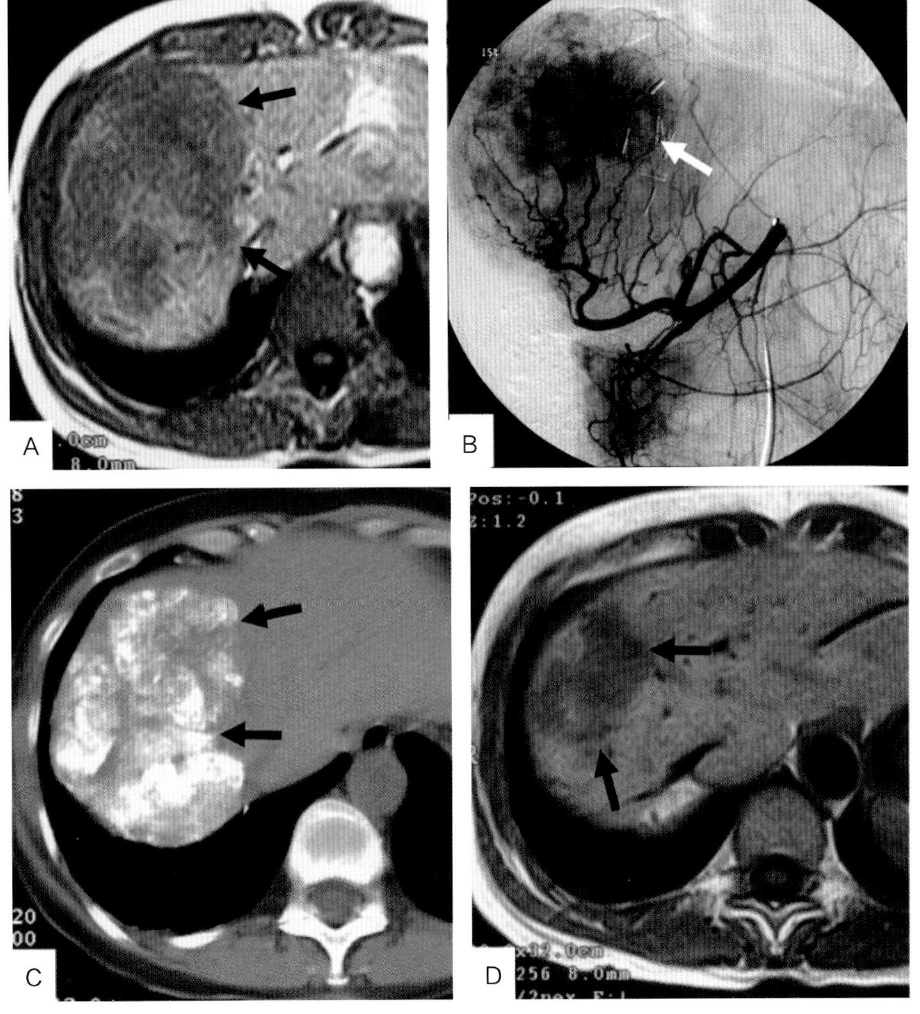

◀ 图 2-34　MR 平扫图像显示肝右叶巨块型肝癌（A）；肝血管造影记录了肿瘤富血供（B）；首个 TACE 疗程后，CT 平扫图像显示肿瘤（箭）内碘油滞留率较高（C）；TACE 第 3 个疗程后可见肿瘤（箭）缩小（D）

不可切除胆管癌是TACE治疗的适应证之一。通常胆管癌患者的预后很差，从确诊时算起，中位生存期为6～12个月（Burger等，2005），常规姑息疗法令人失望，未表现出能明显延长生存期。Burger等（Burger等，2005）评估了TACE在不可切除胆管癌治疗中的价值。在这项研究中，17例接受TACE治疗的患者，其中位生存期为23个月。两个以前患不可切除肿瘤的患者在TACE治疗后成功切除了肿瘤。这些结果表明，TACE对不可切除胆管癌患者是一种有效的姑息疗法。

5. 结论

对HCC患者而言，TACE是一种成熟的治疗方法；对于肝转移患者来说，TACE也是一种有效的姑息治疗方法。然而，TACE对患者生存率的真正影响尚不完全明确，需要在未来通过精心设计的随机对照试验进行评估。

参考文献

［1］ Abramson R, Rosen M, Perry L, Brophy D, Raeburn S, Stuart K (2000) Cost-effectiveness of hepatic arterial chemoembolization for colorectal liver metastases refractory to systemic chemotherapy. Radiology 216:485–491.

［2］ Agarwala SS, Panikkar R, Kirkwood JM (2004) Phase I/II randomized trial of intrahepatic arterial infusion chemotherapy with cisplatin and chemoembolization with cisplatin and polyvinyl sponge in patients with ocular melanoma metastatic to the liver. Melanoma Res 14:217–222.

［3］ Allgaier HP, Deibert P, Olschewski M, Spamer C, Blum U, Gerok W, Blum HE (1998) Survival benefi t of patients with inoperable hepatocellular carcinoma treated by a combination of transarterial chemoembolization and percutaneous ethanol injection-a single-center analysis including 132 patients. Int J Cancer 79:601–605.

［4］ Allgaier HP, Deibert P, Zuber I, Olschewski M, Blum HE (1999) Percutaneous radiofrequency interstitial thermal ablation of small hepatocellular carcinoma. Lancet 353:1676–1677.

［5］ Allison DJ, Booth A (1990) Arterial embolization in the management of liver metastases. Cardiovasc Intervent Radiol 13:161–168.

［6］ Bernardino ME, Thomas JL, Barnes PA, Lewis E (1982) Diagnostic approaches to liver and spleen metastases. Radiol Clin North Am 20:469–485.

［7］ Bianco S, Merkel C, Savastano S et al (1996) Short-term effects of transcatheter arterial chemoembolisation on metabolic activity of the liver of cirrhotic patients with hepatocellular carcinoma. Gut 39:325–329.

［8］ Bismuth H, Morino M, Sherlock D, Castaing D, Miglietta C, Cauquil P, Roche A (1992) Primary treatment of hepatocellular carcinoma by arterial chemoembolization. Am J Surg 163:387–394.

［9］ Breedis C, Young G (1954) The blood supply of neoplasms in the liver. Am J Pathol 30:969–985.

［10］ Bruix J, Sala M, Llovet J (2004) Chemoembolization for hepatocellular carcinoma. Gastroenterology 127:S179–188.

［11］ Burger I, Hong K, Schulick R, Georgiades C, Thuluvath P, Choti M, Kamel I, Geschwind JF (2005) Transcatheter arterial chemoembolization in unresectable cholangiocarcinoma: initial experience in a single institution. J Vasc Interv Radiol 16:353–361.

［12］ Camma C, Schepis F, Orlando A, Albanese M, Shahied L, Trevisani F, Andreone P, Craxi A, Cottone M (2002) Transarterial chemoembolization for unresectable hepatocellular carcinoma: meta-analysis of randomized controlled trials. Radiology 224:47–54.

［13］ Castells A, Bruix J, Ayuso C, Bru C, Montanya X, Boix L, Rodes J (1995) Transarterial embolization for hepatocellular carcinoma. Antibiotic prophylaxis and clinical meaning of postembolization fever. J Hepatol 22:410–415.

［14］ Caturelli E, Siena DA, Fusilli S, Villani MR, Schiavone G, Nardella M, Balzano S, Florio F (2000) Transcatheter arterial chemoembolization for hepatocellular carcinoma in patients with cirrhosis: evaluation of damage to nontumorous liver tissue-long-term prospective study. Radiology 215:123–128.

［15］ Chen MS, Li JQ, Zhang YQ, Lu LX, Zhang WZ, Yuan YF, Guo YP, Lin XJ, Li GH (2002) High-dose iodized oil transcatheter arterial chemoembolization for patients with large hepatocellular carcinoma. World J Gastroenterol 8:74–78.

［16］ Choi BI, Kim HC, Han JK, Park JH, Kim YI, Kim ST, Lee HS, Kim CY, Han MC (1992) Therapeutic effect of transcatheter oily chemoembolization therapy for encapsulated nodular hepatocellular carcinoma: CT and pathologic findings. Radiology 182:709–713.

［17］ Chung JW, Park JH, Im JG, Han JK, Han MC (1993) Pulmonary oil embolism after transcatheter oily chemoembolization of hepatocellular carcinoma. Radiology 187:689–693.

［18］ Cioni D, Lencioni R, Bartolozzi C (2000) Therapeutic effect of transcatheter arterial chemoembolization on hepatocellular carcinoma: evaluation with contrast-enhanced harmonic power Doppler ultrasound. Eur Radiol 10:1570–1575.

［19］ Colella G, Bottelli R, De Carlis L et al (1998) Hepatocellular carcinoma: comparison between liver transplantation, resective surgery, ethanol injection, and chemoembolization. Transpl Int 11:S193–196.

［20］ Daniels JR, Sternlicht M, Daniels AM (1988) Collagen chemoembolization: pharmacokinetics and tissue tolerance of cis-diamminedichloroplatinum(II) in porcine liver and rabbit kidney. Cancer Res 48:2446–2450.

［21］ Diamandidou E, Ajani JA, Yang DJ, Chuang VP, Brown CA, Carrasco HC, Lawrence DD, Wallace S (1998) Two-phase study of hepatic artery vascular occlusion with microencapsulated cisplatin in patients with liver metastases from neuroendocrine tumors. AJR Am J Roentgenol 170:339–344.

［22］ Dominguez S, Denys A, Madeira I, Hammel P, Vilgrain V, Menu Y, Bernades P, Ruszniewski P (2000) Hepatic arterial chemoembolization with streptozotocin in patients with metastatic digestive endocrine tumours. Eur J Gastroenterol Hepatol 12:151–157.

［23］ Falconi M, Bassi C, Bonora A, Sartori N, Procacci C, Talamini G, Mansueto GC, Pederzoli P (1999) Role of chemoembolization in synchronous liver metastases from pancreatic endocrine tumours. Dig Surg 16:32–38.

[24] Feun LG, Reddy KR, Yrizarry JM et al (1994) A phase I study of chemoembolization with cisplatin and lipiodol for primary and metastatic liver cancer. Am J Clin Oncol 17:405–410.

[25] Fiorentini G, Poddie DB, Giorgi UD et al (2000) Global approach to hepatic metastases from colorectal cancer: indication and outcome of intra-arterial chemotherapy and other hepatic-directed treatments. Med Oncol 17:163–173.

[26] Fiorentini G, Rossi S, Bonechi F, Vaira M, De Simone M, Dentico P, Bernardeschi P, Cantore M, Guadagni S (2004) Intra-arterial hepatic chemoembolization in liver metastases from neuroendocrine tumors: a phase II study. J Chemother 16:293–297.

[27] Gates J, Hartnell GG, Stuart KE, Clouse ME (1999) Chemoembolization of hepatic neoplasms: safety, complications, and when to worry. Radiographics 19:399–414.

[28] Gattoni F, Dova S, Uslenghi CM (2000) Three-year followup of 62 cirrhotic patients with hepatocellular carcinoma treated with chemoembolization. Minerva Chir 55:31–37.

[29] Gupta S, Johnson MM, Murthy R et al (2005) Hepatic arterial embolization and chemoembolization for the treatment of patients with metastatic neuroendocrine tumors. Cancer 104:1590–1602.

[30] Hirakawa M, Iida M, Aoyagi K, Matsui T, Akagi K, Fujishima M (1988) Gastroduodenal lesions after transcatheter arterial chemo-embolization in patients with hepatocellular carcinoma. Am J Gastroenterol 83:837–840.

[31] Hosoki T, Yosioka Y, Matsubara T, Minamitani K, Higashi M, Ohtani M, Choi S, Mitomo M, Tono T (1999) Power Doppler sonography of hepatocellular carcinoma treated by transcatheter arterial chemoembolization. Assessment of the therapeutic effect. Acta Radiol 40:639–643.

[32] Huppert PE, Lauchart W, Duda SH, Torkler C, Kloska SP, Weinlich M, Benda N, Pereira P, Claussen CD (2004) Chemoembolization of hepatocellular carcinomas: which factors determine therapeutic response and survival?. Rofo 176:375–385.

[33] Ichikawa T, Yamada T, Takagi H, Abe T, Ito H, Sakurai S, Nagamine T, Mori M (1997) Transcatheter arterial embolization- induced bilious pleuritis in a patient with hepatocellular carcinoma. J Gastroenterol 32:405–409.

[34] Inoue H, Kobayashi H, Itoh Y, Shinohara S (1989) Treatment of liver metastases by arterial injection of adriamycin/ mitomycin C lipiodol suspension. Acta Radiol 30:603–608.

[35] Jaeger HJ, Mehring UM, Castaneda F, Hasse F, Blumhardt G, Loehlein D, Mathias KD (1996) Sequential transarterial chemoembolization for unresectable advanced hepatocellular carcinoma. Cardiovasc Intervent Radiol 19:388–396.

[36] Kameyama M, Imaoka S, Fukuda I, Nakamori S, Sasaki Y, Fujita M, Hasegawa Y, Iwanaga T (1992) Delayed washout of intratumor blood flow is associated with good response to intraarterial chemoembolization for liver metastasis of colorectal cancer. Surgery 114:97–101.

[37] Kato T, Nemoto R, Mori H, Takahashi M, Tamakawa Y, Harada M (1981) Arterial chemoembolization with microencapsulated anticancer drug. An approach to selective cancer chemotherapy with sustained effects. J Am Med Assocama 245:1123–1127.

[38] Kennedy KA, Rockwell S, Sartorelli AC (1980) Preferential activation of mitomycin C to cytotoxic metabolites by hypoxic tumor cells. Cancer Res 40:2356–2360.

[39] Kobayashi H, Inoue H, Shimada J, Yano T, Maeda T, Oyama T, Shinohara S (1987) Intra-arterial injection of adriamycin/ mitomycin C lipiodol suspension in liver metastases. Acta Radiol 28:275–280.

[40] Kress O, Wagner HJ, Wied M et al (2003) Transarterial chemoembolization of advanced liver metastases of neuroendocrine tumors – a retrospective single-center analysis. Digestion 68:94–101.

[41] Kuroda C, Iwasaki M, Tanaka T, Tokunaga K, Hori S, Yoshioka H, Nakamura H, Sakurai M, Okamura J (1983) Gallbladder infarction following hepatic transcatheter arterial embolization. Angiographic study. Radiology 149:85–89.

[42] Lang EK, Brown CL Jr (1993) Colorectal metastases to the liver: selective chemoembolization. Radiology 189:417–422.

[43] Lee K, Sung K, Lee D, Park S, Kim K, Yu J (2002) Transcatheter arterial chemoembolization for hepatocellular carcinoma: anatomic and hemodynamic considerations in the hepatic artery and portal vein. Radiographics 22:1077–1091.

[44] Li XP, Meng ZQ, Guo WJ, Li J (2005) Treatment for liver metastases from breast cancer: results and prognostic factors. World J Gastroenterol 11:3782–3787.

[45] Livraghi T (2003) Radiofrequency ablation, PEIT, and TACE for hepatocellular carcinoma. J Hepatobiliary Pancreat Surg 10:67–76.

[46] Lladò L, Virgili J, Figueras J et al (2000) A prognostic index of the survival of patients with unresectable hepatocellular carcinoma after transcatheter arterial chemoembolization. Cancer 88:50–57.

[47] Llovet J, Bruix J (2003) Systematic review of randomized trials for unresectable hepatocellular carcinoma: chemoembolization improves survival. Hepatology 37:429–442.

[48] Llovet J, Burroughs A, Bruix J (2003) Hepatocellular carcinoma. Lancet 362:1907–1917.

[49] Lo CM, Ngan H, Tso WK, Liu CL, Lam CM, Poon RT, Fan ST, Wong J (2002) Randomized controlled trial of transarterial lipiodol chemoembolization for unresectable hepatocellular carcinoma. Hepatology 35:1164–1171.

[50] Makuuchi M, Sukigara M, Mori T, Kobayashi J, Yamazaki S, Hasegawa H, Moriyama N, Takayasu K, Hirohashi S (1985) Bile duct necrosis: complication of transcatheter hepatic arterial embolization. Radiology 156:331–334.

[51] Martinelli DJ, Wadler S, Bakal CW, Cynamon J, Rozenblit A, Haynes H, Kaleya R, Wiernik PH (1994) Utility of embolization or chemoembolization as second-line treatment in patients with advanced or recurrent colorectal carcinoma [see comments]. Cancer 74:1706–1712.

[52] Mavligit GM, Charnsangavej C, Carrasco CH, Patt YZ, Benjamin RS, Wallace S (1988) Regression of ocular melanoma metastatic to the liver after hepatic arterial chemoembolization.with cisplatin and polyvinyl sponge. J Am Med Assoca 260:974–976.

[53] Meakem TJd, Unger EC, Pond GD, Modiano MR, Alberts DR (1992) CT findings after hepatic chemoembolization. J Comput Assist Tomogr 16:916–920.

[54] Midorikawa T, Kumada K, Kikuchi H et al (2000) Microwave coagulation therapy for hepatocellular carcinoma. J Hepatobiliary Pancreat Surg 7:252–259.

[55] Mondazzi L, Bottelli R, Brambilla G, Rampoldi A, Rezakovic I, Zavaglia C, Alberti A, Ideo G (1994) Transarterial oily chemo-

embolization for the treatment of hepatocellular carcinoma: a multivariate analysis of prognostic factors. Hepatology 19:1115–1123.

[56] Müller H, Nakchbandi V, Chatzisavvidis I, von Voigt C (2003) Repetitive chemoembolization with melphalan plus intra-arterial immuno-chemotherapy within 5-fluorouracil and granulocyte-macrophage colony-stimulating factor (GM-CSF) as effective first- and second-line treatment of disseminated colorectal liver metastases. Hepatogastroenterology 50:1919–1926.

[57] Pan SS, Andrews PA, Glover CJ, Bachur NR (1984) Reductive activation of mitomycin C and mitomycin C metabolites catalyzed by NADPH-cytochrome P-450 reductase and xanthine oxidase. J Biol Chem 259:959–966.

[58] Park JH, Han JK, Chung JW, Han MC, Kim ST (1993) Postoperative recurrence of hepatocellular carcinoma: results of transcatheter arterial chemoembolization. Cardiovasc Intervent Radiol 16:21–24.

[59] Patel K, Sullivan K, Berd D, Mastrangelo MJ, Shields CL, Shields JA, Sato T (2005) Chemoembolization of the hepatic artery with BCNU for metastatic uveal melanoma: results of a phase II study. Melanoma Res 15:297–304.

[60] Patt YZ, Chuang VP, Wallace S, Hersh EM, Freireich EJ, Mavligit GM (1981) The palliative role of hepatic arterial infusion and arterial occlusion in colorectal carcinoma metastatic to the liver. Lancet 1:349–350.

[61] Pelletier G, Ducreux M, Gay F et al (1998) Treatment of unresectable hepatocellular carcinoma with lipiodol chemoembolization: a multicenter randomized trial. Groupe CHC. J Hepatol 29:129–134.

[62] Pentecost MJ, Daniels JR, Teitelbaum GP, Stanley P (1993) Hepatic chemoembolization: safety with portal vein thrombosis. J Vasc Interv Radiol 4:347–351.

[63] Popov I, Lavrnic S, Jelic S, Jezdic S, Jasovic A (2002) Chemoembolization for liver metastases from colorectal carcinoma: risk or a benefi t. Neoplasma 49:43–48.

[64] Ramsey DE, Kernagis LY, Soulen MC, Geschwind JF (2002) Chemoembolization of hepatocellular carcinoma. J Vasc Interv Radiol 13:S211–221.

[65] Raoul JL, Heresbach D, Bretagne JF, Ferrer DB, Duvauferrier R, Bourguet P, Messner M, Gosselin M (1992) Chemoembolization of hepatocellular carcinomas. A study of the biodistribution and pharmacokinetics of doxorubicin. Cancer 70:585–590.

[66] Roche A, Girish BV, de Baere T, Baudin E, Boige V, Elias D, Lasser P, Schlumberger M, Ducreux M (2003) Transcatheter arterial chemoembolization as first-line treatment for hepatic metastases from endocrine tumors. Eur Radiol 13:136–140.

[67] Sakamoto I, Aso N, Nagaoki K et al (1998) Complications associated with transcatheter arterial embolization for hepatic tumors. Radiographics 18:605–619.

[68] Sakamoto Y, Kita Y, Takayama T, Kawauchi N, Minagawa M, Makuuchi M (1999) Rupture of hepatocellular carcinoma after transcatheter arterial embolization: an unusual case. Hepatogastroenterology 46:453–456.

[69] Sakamoto I, Iwanaga S, Nagaoki K et al (2003) Intrahepatic biloma formation (bile duct necrosis) after transcatheter arterial chemoembolization. AJR Am J Roentgenol 181:79–87.

[70] Salman HS, Cynamon J, Jagust M, Bakal C, Rozenblit A, Kaleya R, Negassa A, Wadler S (2002) Randomized phase II trial of embolization therapy versus chemoembolization therapy in previously treated patients with colorectal carcinoma metastatic to the liver. Clin Colorectal Cancer 2:173–179.

[71] Samejima M, Tamura S, Kodama T, Yuuki Y, Takasaki J, Sekiva R, Koga Y, Watanabe K (1990) Pulmonary complication following intra-arterial infusion of lipiodol-adriamycin emulsion for hepatocellular carcinoma, report of a case. Nippon Igaku Hoshasen Gakkai Zasshi 50:24–28.

[72] Sasson AR, Sigurdson ER (2002) Surgical treatment of liver metastases. Semin Oncol 29:107–118.

[73] Savastano S, Miotto D, Casarrubea G, Teso S, Chiesura-Corona M, Feltrin GP (1999) Transcatheter arterial chemoembolization for hepatocellular carcinoma in patients with Child' s grade A or B cirrhosis: a multivariate analysis of prognostic factors. J Clin Gastroenterol 28:334–340.

[74] Soulen MC (1994) Chemoembolization of hepatic malignancies. Oncology (Huntingt) 8:77–84; discussion 84, 89–90 passim.

[75] Starkhammar H, Hakansson L, Morales O, Svedberg J (1987) Intra-arterial mitomycin C treatment of unresectable liver tumours. Preliminary results on the effect of degradable starch microspheres. Acta Oncol 26:295–300.

[76] Steger W, Vogl TJ, Hosten N, Steger S, Hidajat N, Felix R (1998) Doppler sonographic monitoring control of perfusion of hepatocellular carcinoma after arterial chemoembolization. Rofo Fortschr Geb Rontgenstr Neuen Bildgeb Verfahr 168:49–56.

[77] Stuart K, Stokes K, Jenkins R, Trey C, Clouse M (1993) Treatment of hepatocellular carcinoma using doxorubicin/ethiodized oil/gelatin powder chemoembolization. Cancer 72:3202–3209.

[78] Sumie S, Yamashita F, Ando E, Tanaka M, Yano Y, Fukumori K, Sata M (2003) Interventional radiology for advanced hepatocellular carcinoma: comparison of hepatic artery infusion chemotherapy and transcatheter arterial lipiodol chemoembolization. AJR Am J Roentgenol 181:1327–1334.

[79] Tajima T, Honda H, Kuroiwa T, Yabuuchi H, Okafuji T, Yosimitsu K, Irie H, Aibe H, Masuda K (2002) Pulmonary complications after hepatic artery chemoembolization or infusion via the inferior phrenic artery for primary liver cancer. J Vasc Interv Radiol 13:893–900.

[80] Takayasu K, Moriyama N, Muramatsu Y, Shima Y, Ushio K, Yamada T, Kishi K, Hasegawa H (1985) Gallbladder infarction after hepatic artery embolization. AJR Am J Roentgenol 144:135–138.

[81] Taniguchi H, Takahashi T, Yamaguchi T, Sawai K (1989) Intraarterial infusion chemotherapy for metastatic liver tumors using multiple anti-cancer agents suspended in a lipid contrast medium. Cancer 64:2001–2006.

[82] Taylor-Robinson SD, Foster GR, Arora S, Hargreaves S, Thomas HC (1997) Increase in primary liver cancer in the UK, 1979–94. Lancet 350:1142–1143.

[83] Tellez C, Benson AB 3rd, Lyster MT, Talamonti M, Shaw J, Braun MA, Nemcek AA Jr, Vogelzang RL (1998) Phase II trial of chemoembolization for the treatment of metastatic colorectal carcinoma to the liver and review of the literature. Cancer 82:1250–1259.

[84] Therasse E, Breittmayer F, Roche A, De Baere T, Indushekar S, Ducreux M, Lasser P, Elias D, Rougier P (1993) Transcatheter chemoembolization of progressive carcinoid liver metastasis. Radiology 189:541–547.

[85] Tsushima Y, Unno Y, Koizumi J, Kusano S (1998) Hepatic perfusion changes after transcatheter arterial embolization (TAE) of hepatocellular carcinoma: measurement by dynamic

computed tomography (CT). Dig Dis Sci 43:317–322.

[86] Ueno K, Miyazono N, Inoue H, Nishida H, Kanetsuki I, Nakajo M (2000) Transcatheter arterial chemoembolization therapy using iodized oil for patients with unresectable hepatocellular carcinoma: evaluation of three kinds of regimens and analysis of prognostic factors. Cancer 88:1574–1581.

[87] Vogl TJ, Trapp M, Schroeder H, Mack M, Schuster A, Schmitt J, Neuhaus P, Felix R (2000) Transarterial chemoembolization for hepatocellular carcinoma: volumetric and morphologic CT criteria for assessment of prognosis and therapeutic success-results from a liver transplantation center. Radiology 214:349–357.

[88] Vogl TJ, Straub R, Eichler K, Woitaschek D, Mack MG (2002) Malignant liver tumors treated with MR imaging-guided laser-induced thermotherapy: experience with complications in 899 patients (2,520 lesions). Radiology 225:367–377.

[89] Vogl TJ, Mack MG, Balzer JO, Engelmann K, Straub R, Eichler K, Woitaschek D, Zangos S (2003) Liver metastases: neoadjuvant downsizing with transarterial chemoembolization before laser-induced thermotherapy. Radiology 229:457–464.

[90] Vogl TJ, Wetter A, Lindemayr S, Zangos S (2005) Treatment of unresectable lung metastases with transpulmonary chemoembolization: preliminary experience. Radiology 234:917–922.

[91] Wallace S, Carrasco CH, Charnsangavej C, Richli WR, Wright K, Gianturco C (1990) Hepatic artery infusion and chemoembolization in the management of liver metastases. Cardiovasc Intervent Radiology 13:153–160.

[92] Wang LQ, Persson BG, Bergqvist L, Bengmark S (1994) Influence of dearterialization on distribution of absolute tumor blood flow between hepatic artery and portal vein. Cancer 74:2454–2459.

[93] Wasser K, Giebel F, Fischbach R, Tesch H, Landwehr P (2005) Transarterial chemoembolization of liver metastases of colorectal carcinoma using absorbable starch microspheres (Spherex). Our own investigations and review of the literature. Radiologe 45:633–643.

[94] Wollner IS, Walker-Andrews SC, Smith JE, Ensminger W (1986) Phase II study of hepatic arterial degradable starch microspheres and mitomycin. Cancer Drug Deliv 3:279–284.

[95] Yamashita Y, Takahashi M, Bussaka H, Fukushima S, Kawaguchi T, Nakano M (1989) Intraarterial infusion of 5- fluoro-2-deoxyuridine-C8 dissolved in a lymphographic agent in malignant liver tumors. A preliminary report. Cancer 64:2437–2444.

[96] You YT, Changchien CR, Huang JS, Ng KK (2005) Combining systemic chemotherapy with chemoembolization in the treatment of unresectable hepatic metastases from colorectal cancer. Int J Colorectal Dis 21(1):33–37.

[97] Zangos S, Mack MG, Straub R, Engelmann K, Eichler K, Balzer J, Vogl TJ (2001) Transarterial chemoembolization (TACE) of liver metastases. A palliative therapeutic approach. Radiologe 41:84–90.

三、消融与内放射技术

（一）CT 引导下高剂量率近距离放射疗法

Konrad Mohnike　Jens Ricke　著
孟亮亮　译　张　肖　校

1. 背景

在没有肝外病变的情况下，手术切除对某些恶性肿瘤的疗效不容置疑。针对不可切除的原发性或继发性肝脏恶性肿瘤，影像学引导下经皮肿瘤消融术作为一种精准、微创的技术手段已被广泛采用。基于组织温度效应（如热消融和冷消融）的治疗方法最初是为了治疗肝脏恶性肿瘤而发展起来的，所有经皮肝穿刺均需利用 CT、MRI 或超声引导。

多数情况下，对不可切除的原发性或继发性恶性肿瘤采用影像引导热消融技术来进行治疗，主要包括射频消融（RF）和激光诱导间质热疗（LITT）。然而，在临床实践中热消融也存在弊端。例如，消融范围受限（最大约 5cm）、相邻大血管对热消融的影响及肝门区消融的高风险。此外，在高灌注肿瘤中（如肝细胞癌），由于血流的冷却作用，很难实现有效的局部热消融（Rhim，2003；Pech 等，2004）。目前仅少数研究报道了单独治疗的有效性（Eichler 等，2001）。还有少部分成功的治疗方案则是联合了经动脉化疗栓塞或无水乙醇灌注（Qian 等，2003；Sakr 等，2005；Zangos 等，2007）。

单次高剂量术中放射治疗（Intraoperative radiotherapy，IORT）已被用于治疗不可切除的肝转移，具有良好的安全性和有效性。根据靶区的体积和肿瘤边缘，通常辐照剂量范围在 15～30Gy（Nauta 等，1987；Dritschilo 等，1988；Holt 等，1988；Thomas 等，1993；Antoch 等，2004）。

此技术也存在一些缺陷：① IORT 是一种开放性手术，具有较强的损伤性和与手术相关的并发症；②由于放射源植入是由人工触诊或超声监测引导放置的，因此在目标区域内的辐射剂量会受到一定的偏差影响（Dritschilo 等，1986，1988）。在这种情况下，既不能保证目标区域辐照的充分覆盖，也不能保证对邻近重要器官（如肝、胆管或肠）的精确保护。

为克服 IORT 的技术局限性，开发出一种高剂量率（HDR）肝转移瘤照射技术，采用后装方法及 ^{192}Ir 源，经皮 CT 引导下进行施用器放置，并通过三维 CT 数据集进行剂量测定。

CT 引导下组织间近距离放射治疗，如同 LITT 和 RF，需要影像引导经皮穿刺专用针，这使得高剂量的近距离放射治疗几乎可用于身体各部位。可将单一、未分割的高辐射剂量应用于靶区内，靶区内包括清晰的肿瘤边界（临床靶区）和安全区域。治疗后细胞毒性作用在未来数周或数月的时间内逐渐形成并强化（Ricke 等，2005a）。放射源一直放置于肿瘤内部，因此患者的任何动作或体位改变对精准剂量的影响可忽略不计，局部治疗不受肝门、胆囊或大血管的大小或位置的限制（Ricke，2004；Ricke 等，2002，2003，2004a，2004b）。

这种治疗的适应证包括无法手术切除的结直肠癌或其他原发性肿瘤肝转移患者、肝细胞癌及胆管癌患者。该治疗方法既可作为多模式治疗的一部分，也可在不能进行化疗的情况下作为一个单独的治疗手段。使用该技术治疗原发性或继发性肺恶性肿瘤和淋巴结转移是可行的，并在二线和三线化疗失败后取得了较好的效果（Bergk 等，2005；Ricke 等，2004c，2004d，2004e，2005b；Amthauer 等，2006；Streitparth 等，2006；Wieners 等，2006）。

2. 基础

(1) 施用器的放置及治疗计划：放射源植入是在 CT 透视下进行的。将患者放置在合适的体位后，采用 18G 穿刺针，在血管造影导丝上插入 6F 直径的血管造影鞘，而后在鞘内放置 16G 短程化疗导管。为制订治疗计划，使用屏气技术获得肝脏增强的螺旋 CT 图像，然后将数据发送到治疗计划部门。

利用集成到治疗控制装置的手术规划软件，通过 CT 三维重建显示导管的位置和肿瘤边界。

HDR 后装系统采用 ^{192}Ir 源（10Ci 或 370GBq），源直径为 1min，间隔 5mm 放置，一般推荐参考剂量为 15～25Gy，即病灶边缘的最小剂量，并作为单一剂量使用。在肿瘤体积内无最大剂量限制。为了在照射后维持肝脏功能，1/3 的肝脏实质照射剂量必须＜ 5Gy，辐照时间一般为 20～40min（图 2-35 至图 2-38）。

(2) MRI 引导：CT 引导下放射源植入技术存在一些缺点。在介入术中只能依靠平扫 CT 检查，结合术前 MRI 影像进行靶区预估。在介入术后进行增强 CT 复查时，一部分患者才能够发现放射源分布位置欠佳需要进行重新植入。此外，与 MRI 相比，增强 CT 往往低估了肿瘤的实际体积（图 2-36 和图 2-37）（Pech 等，2006）。因此，采用开放磁体的 MRI 引导设备将成为未来的技术发展趋势。

(3) 单次高剂量率内照射治疗肝细胞耐受性评估：患者对肝脏辐照的耐受性主要受肝脏功能储备能力的影响。为探讨这一问题，有学者收集了 25 例接受 CT 引导下的组织间近距离放射治疗

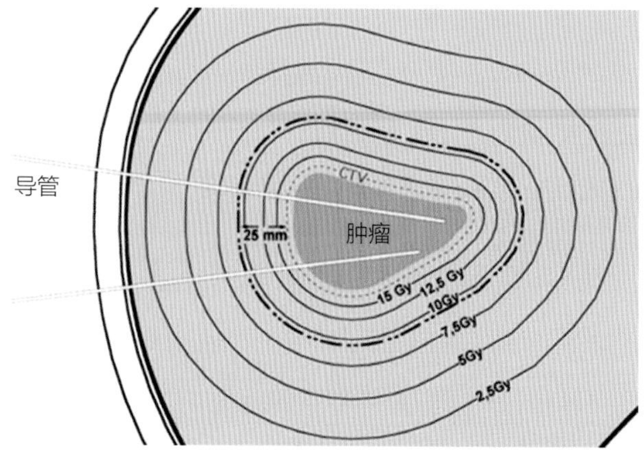

▲ **图 2-35　CT 引导下 HDR 近距离放射治疗肝脏病变的等剂量线示意图，可见肿瘤体积、临床靶区（肿瘤体积和安全边缘）和 10Gy 等剂量线显示（图片由 M Seidensticker 提供）**

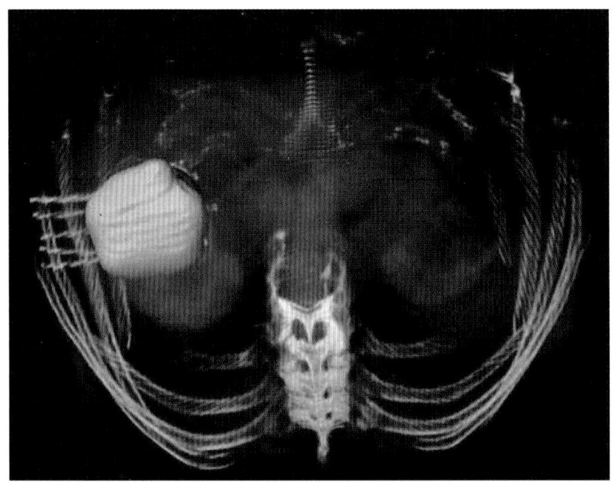

▲ 图 2-36　肿瘤的三维影像表现：原始数据来自增强 **CT**（紫色）和平扫 $\mathbf{T_1}$ 加权 **MRT**（蓝色）

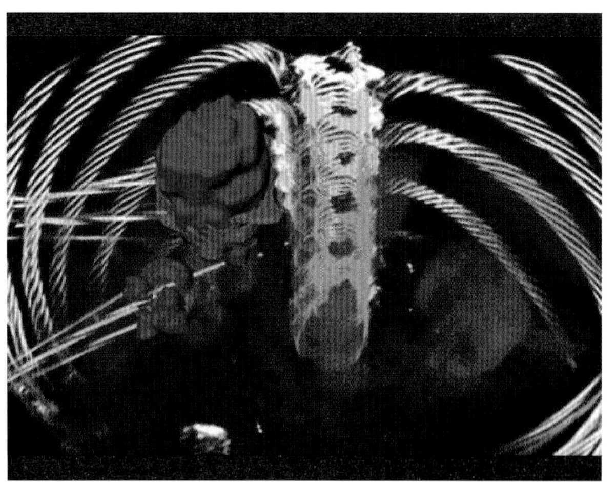

▲ 图 2-38　近距离放射治疗系统的治疗计划

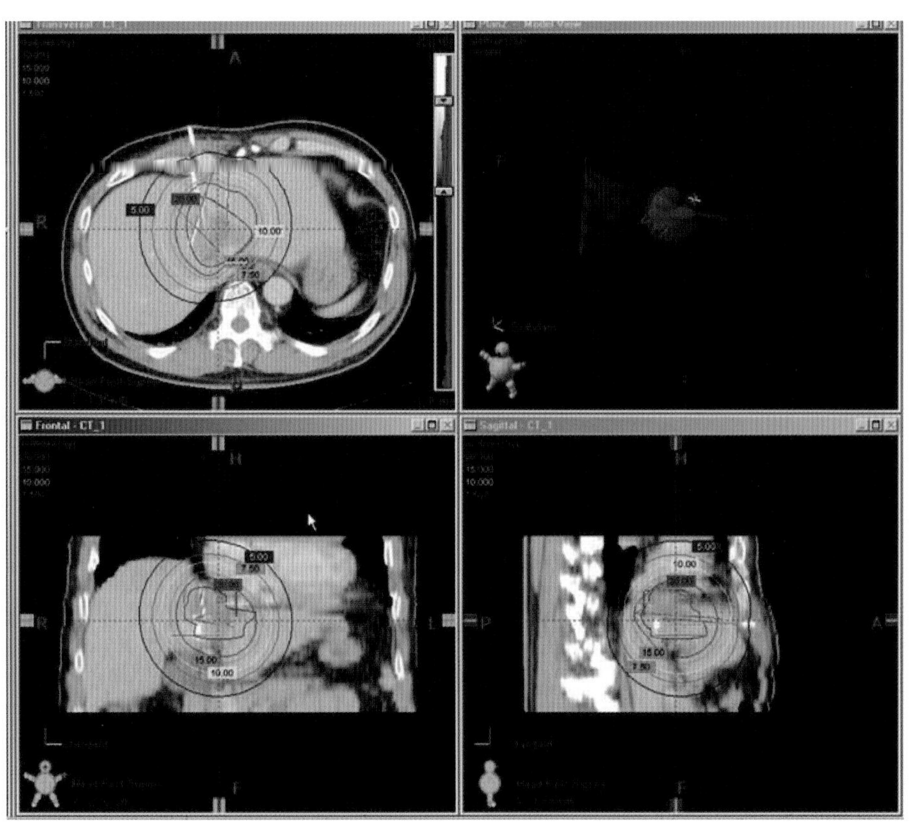

◀ 图 2-37　系统低估的后果：参考剂量未达到完全覆盖至肿瘤边缘

的肝转移瘤患者，分别于治疗前 1 天及治疗后 3 天、6 周、12 周、24 周进行 MRI 检查。MRI 序列包括使用钆贝葡胺增强的 T_1 加权 GRE 序列。所有 MRI 数据与 3D 放射剂量数据合并，并由 2 名放射科医师进行评估。T_2 加权图像上病灶边缘的高信号代表水肿，而 T_1 加权图像上的低信号边缘则代表了肝细胞功能的丧失。根据水肿或功能丧失的范围估计辐射的阈值剂量为 D_{90}，即剂量范围至少达到预想肿瘤体积的 90% 以上。

术后 3 天至 6 周，水肿范围从 12.9Gy 等剂量线范围显著增加 9.9Gy 等剂量线范围（SD 分别为 3.3Gy 和 2.6Gy）。第 6 周至第 12 周无显著变化。24 周后，水肿范围明显缩小，约相当于 14.7Gy 等剂量线范围（SD 为 4.2Gy）。近距离放射治疗后3天，肝细胞功能丧失的D_{90}达14.9Gy（SD，3.9Gy）。第6周时，同一区域显著增加至9.9Gy（SD，2.3Gy）。第12周和第24周后，功能丧失区体积分别显著降低至11.9Gy和15.2Gy等剂量线范围（SD分别为3Gy和4.1Gy）（图2–35）。肝细胞最低耐受剂量在第6周时的95%CI 7.6～12.2；这是由于CT引导的近距离放射治疗技术固有的变化，包括不同导管排列引起的不同剂量率。

3. 不同病因肝脏恶性肿瘤的治疗效果

(1) 结肠癌肝转移：确定结直肠癌伴远处转移的化疗持续时间的标准尚未确定。与间断方案相比，我们不知道持续的、长期的化疗直到完全缓解的预期结果是否能延长总体生存期。此外，一个成功的治疗方案可能由于剂量限制性毒性而变得不那么有效，甚至可能不得不停止。然而，针对这类综合情况较差的患者，需要首选安全性较高的技术方法。

全身化疗对肝内局限性转移的效果不确定，且费用昂贵，其毒性对患者的生存质量存在负面影响。当明确不可切除的局限性肝转移灶时，由于这些因素促使临床更倾向于选择具有良好耐受性的局部治疗。有多种微创方法可供选择，特别是射频消融和LITT，均可获得较高的局部肿瘤控制率。在医疗环境及设备允许的情况下，CT引导下的HDR近距离放射治疗被认为可应用于更广泛的疾病中，特别是当肿瘤的位置较为复杂时（Vogl等，2004；Mulier等，2005）。

我们实施了Ⅲ期临床试验，以评估局部治疗对二线化疗失败或有绝对或相对禁忌证的不可切除结直肠癌肝转移患者的疗效。如果在第一次治疗后发现局限性的肝内进展，有些患者接受2次或更多次的局部治疗。在可能的情况下，对局部复发也应进行2次处理，但这些重复处理会被排除在分析之外。首次治疗后，随访最长3年的结果显示中位生存期为24个月（95%CI 20.19～28.77），无进展中位生存期为7.8个月。有数据表明，参考剂量应该是20～25Gy（图2–39）。观察分析局部治疗患者的疗效，不难发现这些方法非常有前景，这表明HDR近距离放射疗法和其他局部消融疗法在肿瘤综合性治疗中占有重要的地位（Ricke等，2004b，2004d，2005a，2005b；Ruhl等，2006；Wieners等，2006）（图2–40）。

(2) 肝细胞癌：由于系统化疗在治疗肝细胞癌（HCC）方面尚未被证明有益处（Nowak等，2004），各种区域或局部肿瘤消融技术已成为最常见的治疗选择。

经动脉化疗栓塞（TACE）被认为是非手术治疗的首选方法。然而，有数据表明，TACE对晚期肝硬化患者的疗效有限（Llovet等，2003）。既往，经皮肿瘤射频消融（RFA）或激光诱导间质热疗（LITT）联合乙醇注射也是常用的局部治疗手段。上述任何一种方法在病灶体积、灌注和定位方面均有其局限性。

在一项涉及29例患者共34个不可切除肝细胞癌的前瞻性Ⅱ期临床试验中，研究对象包括20例男性患者和9例女性患者，中位年龄66岁

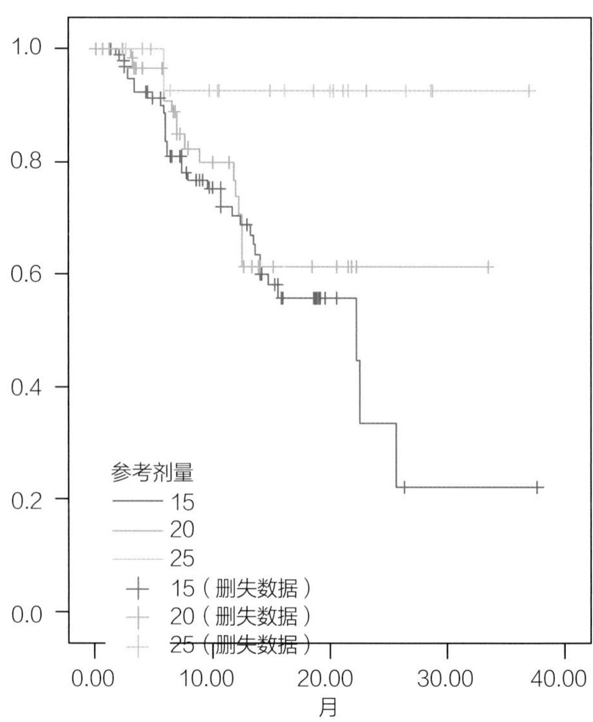

▲ 图2–39 结直肠癌肝转移：根据参考剂量肿瘤局部控制月数（n=199）

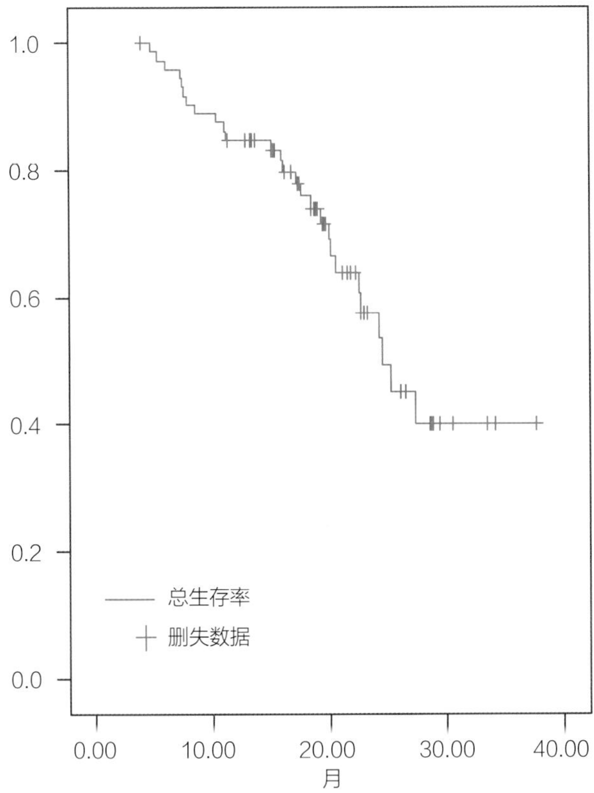

▲ 图 2-40 结直肠癌肝转移：治疗后数月的总生存率

（43—79 岁）；23 例 Child-Pugh A 级肝硬化，6 例 Child-Pugh B 级肝硬化；7 例患者（24%）术前存在腹水；肿瘤平均直径为 4.5cm（1.5～10.5cm）。肿瘤内的中位最小剂量为 20Gy（12～25Gy），在每个肿瘤上使用了 1～13 个近距离放射施用器。随访期间，分别于治疗后第 3 天、第 6 周及此后每 3 个月进行一次 MRI 检查，并辅以临床检查和血清学肝功能检查，主要观察终点是 12 个月后的局部肿瘤控制和安全性，次要终点为无进展生存期和总生存期。

上述研究中，存活患者 12 个月后局部肿瘤控制率为 93%。术后 6 个月约 79% 的患者无进展生存，12 个月后 54% 的患者保持无进展生存，治疗后 6 个月总体存活率为 100%，12 个月总体存活率为 88%（Wieners 等，2007）（图 2-41）。

(3) 乳腺癌肝转移：我们前瞻性分析了 22 例乳腺癌患者的 49 个肝转移病灶，对所有患者均进行了几个周期的全身化疗预处理。参考剂量最低为 12Gy，最高为 25Gy，中位随访时间 10 个月（2～37 个月）。分别于干预后 3、6、9 个月随访，发现局部复发 3 例（6%），6 个月后局部肿瘤控制率为 94%，12 个月后局部肿瘤控制率为 89%，不同时间点无显著差异。术后 6 个月无进展生存率为 45%，12 个月为 23%；术后 6 个月总生存率为 95%，12 个月为 72%。

4. 肝外恶性肿瘤

(1) 原发与继发性肺部病变：近期，关于肺恶性肿瘤热消融的全面评估（Rose 等，2002；Hosten 等，2003；Suh 等，2003；Ahmed 等，2004；Akeboshi 等，2004；Diederich 和 Hosten 2004；Knappe 和 Mols 2004；Lencioni 等，2004；Vogl 等，2004b，2004c；de Baere 等，2006；Hiraki 等，2006a，2006b；Kishi 等，2006）发现，CT 是作为引导局部治疗和监测治疗效果的最佳工具。

一项涉及 15 例患者共 30 个肺恶性肿瘤病变（28 例转移灶和 2 例 NSCLC）的前瞻性 Ⅰ 期临床试验结果显示，中位随访 5 个月以上，局部肿瘤控制率为 97%（Ricke 等，2005b）。该研究中，病灶的中位直径为 2cm（0.6～11cm），所有病灶的参考剂量为 20Gy。

(2) 肝外、肺外的继发性恶性肿瘤：在一项前

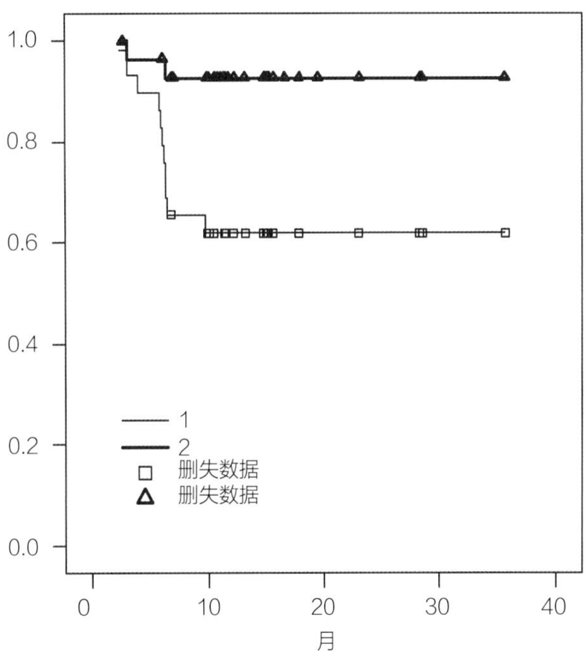

▲ 图 2-41 肝细胞癌：局部控制（1）及无进展生存（2）

瞻性研究中，纳入19例中位年龄66岁（49—77岁）的患者，原发基础病包括6例结直肠癌、3例肾细胞癌、3例胰腺癌、2例宫颈癌、2例子宫内膜癌、NSCLC、1例乳腺癌及1例肉瘤，对所有患者均进行了全面的围手术期处理。

该研究中，中位肿瘤直径为6cm（2～15cm）；肿瘤位置包括肝十二指肠韧带、肠系膜、肾上腺，以及结直肠癌或胰腺癌术后的局部复发；靶区的最小中位剂量为11Gy（4～18Gy），中位随访时间为7个月（1～16个月）。结果显示，4例患者（21%）在随访期间死亡，术后6个月局部肿瘤控制率为76.5%，无进展生存率为47%（Wieners，2006）。

5. 轻微及严重并发症

典型的不良反应包括中等程度的胃肠道毒性，通常在治疗期间可给予止吐药以有效预防。在干预期间，为了镇静和止痛，我们静脉给予芬太尼和咪达唑仑。

常见的并发症包括中等程度的胃肠道毒性影响及干预后1周内体温升高，如白细胞中度增多、C反应蛋白和肝酶升高。

与其他情况相比，肝细胞癌的严重并发症主要与肝硬化程度相关，发生率约为10%，包括需要治疗的出血和严重的胸腔积液及与这些患者的并发症相关的其他疾病。令人惊讶的是，甚至在进展期肝硬化病例中，也没有发现与临床相关的放射性肝病。治疗后数月肝功能下降与进行性肝内疾病密切相关。

临床评估胃黏膜耐受剂量

在一项研究中，对连续收集的33例Ⅱ段和（或）Ⅲ段肝脏恶性肿瘤患者行CT引导下HDR近距离放射治疗，单次目标体积中规定的最低剂量为15～25Gy。所有患者在治疗后均接受胃黏膜药物保护（泮托拉唑每日40mg，持续3个月；如有需要，可使用铝镁合剂）。为了进一步分析，利用Brachyvision软件对每个CT图像的胃壁轮廓进行提取（图2-36）。为每个单独的治疗进行计算，获得剂量体积直方图，与临床数据相关联，以评估常见药物毒性标准（CTC）。并对所有出现上消化道毒性症状的患者均行内镜检查。

大多数患者胃壁适用的1ml最低剂量（D_{1ml}）范围为6.3～34.2Gy，中位剂量为14.3Gy。全部患者中，毒性反应18例（55%），恶心16例（69%），呕吐9例（27%），痉挛13例（39%），体重减轻12例（36%），胃炎4例（12%），溃疡5例（15%）；发生2级和1级溃疡的患者分别为2例（6%）和3例（9%）。所有患者均未出现3级以上毒性反应。D_{1ml}阈值达11Gy时，可导致一般胃毒性反应，达到15.5Gy时可导致统计学意义上的胃溃疡（Streitparth，2006）。

6. 展望

近年来，本团队治疗了超1000例肝脏恶性肿瘤病例，包括肺部恶性肿瘤转移、淋巴结转移和其他特定的病变。截至目前，随访时间已经较长，可以得出可靠的肿瘤控制率和生存率。

我们相信，CT引导下HDR近距离放射治疗具有无可争议的优势，尤其是在治疗位于血管附近的较大肿瘤时；可通过精确剂量测定来保护相邻结构免受辐射的影响。因此，在一些敏感区域，包括腹膜后、纵隔内或交界区，对肿瘤也可达到预期疗效。

术前评估的建立、活性病变的精准靶向治疗及MRI和PET/CT的密切随访，将改变传统的系统治疗方式（Antoch等，2004；Amthauer等，2006）。CT引导相较于MRI引导更加方便实施。

参考文献

［1］ Ahmed M, Liu Z, Afzal KS, Weeks D, Lobo SM, Kruskal JB et al (2004) Radiofrequency ablation: effect of surrounding tissue composition on coagulation necrosis in a canine tumor model. Radiology 230(3):761–767.

［2］ Akeboshi M, Yamakado K, Nakatsuka A, Hataji O, Taguchi O, Takao M et al (2004) Percutaneous radiofrequency ablation of lung neoplasms: initial therapeutic response. J Vasc Interv Radiol 15(5):463–470.

［3］ Amthauer H, Denecke T, Hildebrandt B, Ruhl R, Miersch A, Nicolaou A et al (2006) Evaluation of patients with liver metastases from colorectal cancer for locally ablative treatment with laser induced thermotherapy – impact of PET with F-18-fluorodeoxyglucose on therapeutic decisions. Nuklearmedizin 45(4):177–184.

［4］ Antoch G, Kaiser GM, Mueller AB, Metz KA, Zhang H, Kuehl

H et al (2004) Intraoperative radiation therapy in liver tissue in a pig model: monitoring with dual-modality PET/CT. Radiology 230(3):753–760.

[5] Bergk A, Wieners G, Weich V, Wiedenmann B, Berg T, Ricke J (2005) CT-guided brachytherapy of hepatocellular carcinoma in liver cirrhosis – a novel therapeutic approach. J Hepatol 42:89.

[6] de Baere T, Palussiere J, Auperin A, Hakime A, Abdel-Rehim M, Kind M et al (2006) Midterm local efficacy and survival after radiofrequency ablation of lung tumors with minimum follow-up of 1 year: prospective evaluation. Radiology 240(2):587–596.

[7] Diederich S, Hosten N (2004) Percutaneous ablation of pulmonary tumours: state-of-the-art 2004. Radiologe 44(7):658–662.

[8] Dritschilo A, Grant EG, Harter KW, Holt RW, Rustgi SN, Rodgers JE (1986) Interstitial radiation therapy for hepatic metastases: sonographic guidance for applicator placement. AJR Am J Roentgenol 147(2):275–278.

[9] Dritschilo A, Harter KW, Thomas D, Nauta R, Holt R, Lee TC et al (1988) Intraoperative radiation therapy of hepatic metastases: technical aspects and report of a pilot study. Int J Radiat Oncol Biol Phys 14(5):1007–1011.

[10] Eichler K, Mack MG, Straub R, Engelmann K, Zangos S, Woitaschek D et al (2001) Oligonodular hepatocellular carcinoma (HCC): MR-controlled laser-induced thermotherapy. Radiologe 41(10):915–922.

[11] Folprecht G, Kohne CH (2004) New therapy options in colorectal carcinoma. Ther Umsch 61(6):373–378.

[12] Hiraki T, Sakurai J, Tsuda T, Gobara H, Sano Y, Mukai T et al (2006a) Risk factors for local progression after percutaneous radiofrequency ablation of lung tumors: evaluation based on a preliminary review of 342 tumors. Cancer 107(12):2873–2880.

[13] Hiraki T, Tajiri N, Mimura H, Yasui K, Gobara H, Mukai T et al (2006b) Pneumothorax, pleural effusion, and chest tube placement after radiofrequency ablation of lung tumors: incidence and risk factors. Radiology 241(1):275–283.

[14] Holt RW, Nauta RJ, Lee TC, Heres EK, Dritschilo A, Harter KW et al (1988) Intraoperative interstitial radiation therapy for hepatic metastases from colorectal carcinomas. Am Surg 54(4):231–233.

[15] Hosten N, Stier A, Weigel C, Kirsch M, Puls R, Nerger U et al (2003) Laser-induced thermotherapy (LITT) of lung metastases: description of a miniaturized applicator, optimization, and initial treatment of patients. Rofo 175(3):393–400.

[16] Kishi K, Nakamura H, Kobayashi K, Hashimoto T, Hatao H, Oh-ishi S et al (2006) Percutaneous CT-guided radiofrequency ablation of pulmonary malignant tumors: preliminary report. Intern Med 45(2):65–72.

[17] Knappe V, Mols A (2004) Laser therapy of the lung: biophysical background. Radiologe 44(7):677–683.

[18] Lencioni R, Crocetti L, Cioni R, Mussi A, Fontanini G, Ambrogi M et al (2004) Radiofrequency ablation of lung malignancies: where do we stand? Cardiovasc Intervent Radiol 27(6):581–590.

[19] Llovet JM, Burroughs A, Bruix J (2003) Hepatocellular carcinoma. Lancet 362(9399):1907–1917.

[20] Mulier S, Ni Y, Jamart J, Ruers T, Marchal G, Michel L (2005) Local recurrence after hepatic radiofrequency coagulation: multivariate meta-analysis and review of contributing factors. Ann Surg 242(2):158–171.

[21] Nauta RJ, Heres EK, Thomas DS, Harter KW, Rodgers JE, Holt RW et al (1987) Intraoperative single-dose radiotherapy. Observations on staging and interstitial treatment of unresectable liver metastases. Arch Surg 122(12):1392–1395.

[22] Nowak AK, Chow PK, Findlay M (2004) Systemic therapy for advanced hepatocellular carcinoma: a review. Eur J Cancer 40(10):1474–1484.

[23] Pech M, Spors B, Wieners G, Warschewske G, Beck A, Cho C et al (2004) Comparison of different MRI sequences with and without application of Gd-BOPTA as follow-up after LITT. Rofo 176(4):550–555.

[24] Pech M, Mohnike K, Wieners G, Bialek E, Lopez HE, Dudek O, Fischbach F, Felix R, Wust P, Ricke J (2006) Irradiation of liver metastases: infuence of imaging modality on target volume and dose-volume-histograms. (in press)

[25] Punt CJ (2004) New options and old dilemmas in the treatment of patients with advanced colorectal cancer. Ann Oncol 15(10):1453–1459.

[26] Qian J, Feng GS, Vogl T (2003) Combined interventional therapies of hepatocellular carcinoma. World J Gastroenterol 9(9):1885–1891.

[27] Rhim H (2003) Percutaneous radiofrequency ablation therapy for patients with hepatocellular carcinoma during occlusion of hepatic blood fl ow: comparison with standard percutaneous radiofrequency ablation therapy. Cancer 98(2):433–434.

[28] Ricke J (2004) Interventional therapy for liver metastases. Z Gastroenterol 42(11):1321–1328.

[29] Ricke J, Wust PG, Werk M, Pech M, Beck AN, Stohlmann A (2002) CT-guided brachytherapy of liver metastasis alone or in combination with laser induced thermo therapy (LITT): Safety and efficacy. Radiology 225:447.

[30] Ricke J, Sehouli J, Hach C, Hanninen EL, Lichtenegger W, Felix R (2003) Prospective evaluation of contrast-enhanced MRI in the depiction of peritoneal spread in primary or recurrent ovarian cancer. Eur Radiol 13(5):943–949.

[31] Ricke J, Wust P, Stohlmann A, Beck A, Cho CH, Pech M et al (2004a) CT-guided brachytherapy. A novel percutaneous technique for interstitial ablation of liver malignancies. Strahlenther Onkol 180(5):274–280.

[32] Ricke J, Wust P, Stohlmann A, Beck A, Cho CH, Pech M et al (2004b) CT-guided interstitial brachytherapy of liver malignancies alone or in combination with thermal ablation: phase I–II results of a novel technique. Int J Radiat Oncol Biol Phys 58(5):1496–1505.

[33] Ricke J, Wust P, Wieners G, Beck A, Cho CH, Seidensticker M et al (2004c) Liver malignancies: CT-guided interstitial brachytherapy in patients with unfavorable lesions for thermal ablation. J Vasc Interv Radiol 15(11):1279–1286.

[34] Ricke J, Wust P, Hengst S, Wieners G, Pech M, Herzog H et al (2004d) CT-guided interstitial brachytherapy of lung malignancies. Technique and first results. Radiologe 44(7):684–686.

[35] Ricke J, Wust P, Stohlmann A, Beck A, Cho CH, Pech M et al (2004e) CT-guided brachytherapy. A novel percutaneous technique for interstitial ablation of liver metastases. Strahlenther Onkol 180(5):274–280.

[36] Ricke J, Seidensticker M, Ludemann L, Pech M, Wieners G, Hengst S et al (2005a) In vivo assessment of the tolerance dose of small liver volumes after single-fraction HDR irradiation. Int J Radiat Oncol Biol Phys 62(3):776–784.

[37] Ricke J, Wust P, Wieners G, Hengst S, Pech M, Lopez HE et al (2005b) CT-guided interstitial single-fraction brachytherapy

of lung tumors: phase I results of a novel technique. Chest 127(6):2237–2242.

[38] Rose SC, Fotoohi M, Levin DL, Harrell JH (2002) Cerebral microembolization during radiofrequency ablation of lung malignancies. J Vasc Interv Radiol 13(10):1051–1054.

[39] Ruhl R, Ricke J (2006) Image-guided micro-therapy for tumor ablation: from thermal coagulation to advanced irradiation techniques. Onkologie 29(5):219–224.

[40] Sakr AA, Saleh AA, Moeaty AA, Moeaty AA (2005) The combined effect of radiofrequency and ethanol ablation in the management of large hepatocellular carcinoma. Eur J Radiol 54(3):418–425.

[41] Strehl R (2006) Finanzierungsprobleme der modernen Krebsmedizin in Deutschland. Studium Generale Vorlesung an der Eberhard-Karls-Universität Tübingen am 20.06.06.

[42] Streitparth F, Pech M, Bohmig M, Ruehl R, Peters N, Wieners G et al (2006) In vivo assessment of the gastric mucosal tolerance dose after single fraction, small volume irradiation of liver malignancies by computed tomographyguided, high-dose-rate brachytherapy. Int J Radiat Oncol Biol Phys 65(5):1479–1486.

[43] Suh RD, Wallace AB, Sheehan RE, Heinze SB, Goldin JG (2003) Unresectable pulmonary malignancies: CT-guided percutaneous radiofrequency ablation – preliminary results. Radiology 229(3):821–829.

[44] Thomas DS, Nauta RJ, Rodgers JE, Popescu GF, Nguyen H, Lee TC et al (1993) Intraoperative high-dose rate interstitial irradiation of hepatic metastases from colorectal carcinoma. Results of a phase I–II trial. Cancer 71(6):1977–1981.

[45] Vogl TJ, Straub R, Eichler K, Sollner O, Mack MG (2004a) Colorectal carcinoma metastases in liver: laser-induced interstitial thermotherapy–local tumor control rate and survival data. Radiology 230(2):450–458.

[46] Vogl TJ, Straub R, Lehnert T, Eichler K, Luder-Luhr T, Peters J et al (2004b) Percutaneous thermoablation of pulmonary metastases. Experience with the application of laser-induced thermotherapy (LITT) and radiofrequency ablation (RFA), and a literature review. Rofo 176(11):1658–1666.

[47] Vogl TJ, Fieguth HG, Eichler K, Straub R, Lehnert T, Zangos S et al (2004c) Laser-induced thermotherapy of lung metastases and primary lung tumors. Radiologe 44(7):693–699.

[48] Wieners G, Pech M, Rudzinska M, Lehmkuhl L, Wlodarczyk W, Miersch A et al (2006) CT-guided interstitial brachytherapy in the local treatment of extrahepatic, extrapulmonary secondary malignancies. Eur Radiol 16(11):2586–2593.

[49] Zangos S, Eichler K, Balzer JO, Straub R, Hammerstingl R, Herzog C et al (2007) Large-sized hepatocellular carcinoma (HCC): a neoadjuvant treatment protocol with repetitive transarterial chemoembolization (TACE) before percutaneous MR-guided laser-induced thermotherapy (LITT). Eur Radiol 17(2):553–563.

（二）选择性内放射治疗

Thomas K. Helmberger **著**
孟亮亮 **译** 张 肖 **校**

1. 背景

大多数原发和继发性的肝脏恶性肿瘤并不适合手术切除，这使得全身化疗和（或）局部消融治疗成为临床治疗的重要组成部分。肿瘤负荷和病理分型决定了疗效。然而，即使肿瘤仍然局限于肝脏内，有相当数量的患者不适合接受这些治疗。

电离辐射对肿瘤的控制有效，且正常肝实质较肿瘤组织对辐射更为敏感。因此，针对肝脏肿瘤的放射治疗应非常谨慎。腺癌是原发和继发性肝脏恶性肿瘤中最常见的类型，通常治疗剂量为70～90Gy。充分破坏肿瘤组织需要较高剂量的照射，同时又要保护正常的实质和邻近的解剖结构，使得肝肿瘤的外照射或组织间近距离治疗受到限制。剂量递增研究显示，即使在＞100Gy的剂量下，如果辐射区域小于肝脏总体积的20%，肝脏实质性损伤的风险也很低。然而，在临床实践中通常不会采用如此高剂量的辐射强度。

鉴于此，组织间血管源性放射治疗在近15年间快速发展。^{131}I–碘油（Stefanovic等，2001）栓塞治疗^{131}I标记的碘油悬浮在碘油中（Aulnay–sous–Bois，法国），且整个化合物可用于标准的经动脉化疗栓塞（TACE）[参见“二、血管消融技术”中的“（二）原发性及继发性肝癌动脉化疗栓塞术（TACE）”]。相反，在滴乳剂栓塞联合化疗中，如在TACE中，放射性微粒可用于选择性内放射治疗（SIRT）。

2. 组织间放射治疗的原则

(1) 放射性栓塞：与外部辐射束相比，^{90}Y微球代表点辐射源，其辐射范围非常有限，只有数毫米。此外，SIRT中的放射性栓塞结合了两种不同的治疗原则：①微粒作为放射载体进行栓塞，导致微血管闭塞；②通过植入的放射性微粒进行近距离放射治疗。假设肿瘤周围和瘤内新生血管增加，这些微粒将会选择性地向肿瘤组织进行非常高剂量的辐射，而周围正常组织接受的剂量则非常低。

原则上，其病理生理基础与经典 TACE 相同：大多数直径＞ 3mm 的原发性和继发性肝脏恶性肿瘤均可诱导新生血管形成，动脉性血供比例可达 80%～100%。

技术方面，放射性栓塞技术可用于经典的经动脉化疗栓塞和经皮导管引导的近距离微栓塞（采用局部药物破坏肿瘤组织）。

(2) ^{90}Y 微粒子的物理性质：目前，市场上有两种不同的 ^{90}Y 微球制剂：玻璃微球和树脂微球（表 2–8 和表 2–9）。在这两种产品中，^{90}Y 均与微粒结合在一起。由于这些加载的微粒子具有物理力学作用，但并无药理作用，其被认为是治疗性放射性植入物的医疗器械，而非药物。玻璃微球在美国、加拿大、欧洲都有销售；树脂颗粒在世界各地普及（Gray 等，1989；Kennedy 和 Salem，2003；Wollner 等，1988）。

^{90}Y 是由核发生器中 ^{89}Y 的中子轰击产生的，所得到的 ^{90}Y 相当于高能的 β 发射器，平均能量为 0.9367MeV，最大能量为 2.27MeV。在生物组织中，发射的 β 射线的平均穿透深度为 2.5mm，最大范围可达 1.1cm，而 1GBq（27mCi）的 ^{90}Y 导致组织中的总剂量为 50Gy/kg。^{90}Y 的半衰期为 64.2h，相当于稳定的 ^{90}Zr。2 周后，其活性减少到原来的 2.5%。

表 2–8　树脂微粒和玻璃微粒的特征

	树脂微粒	玻璃微粒
品牌	SIRSpheres® （SIRTEX Medical，Sydney，Australia）	TheraSpheres® （MDS Nordion，Ottawa，Ontario，Canada）
大小（μm）	20～60	20～30
栓塞效应	中等	较小
重力特性（g/dl）	1.6	3.6
粒子活性（Bq）	50	2500
可用活性（GBq）	3	3，5，7，10，15，20
半衰期（h）	64.2	64.2
接近完全衰变时间（2.5% 残留活性）（天）	13	13
每瓶微球数量每 3GBq（或 70mCi）	4000 万～8000 万	120 万～800 万
材料	^{90}Y 与树脂结合	^{90}Y 玻璃基质
悬浮液	无菌水	氯化钠

表 2 9　树脂和玻璃 ^{90}Y 微球的应用细节

	SIRSpheres®	TheraSpheres®
机构审查委员会	无须监管	监管要求
批准的类别	FDA，CE	FDA，CE
适应证	肝细胞癌	肝细胞癌，结肠癌肝转移
剂量是否根据肿瘤体积	是	否
限制肝 – 肺分流量	20%	10%
联合化疗	是	否

^{90}Y 微粒悬浮在无菌、无热源的水中（SIR-Spheres，Sirtex Medical，Sydney，Australia） 或 NaCl 中（thera spheres，MDS Nordion，Ottawa，Ontario，Canada)，以备注射。由于树脂颗粒的离子特性，采用 NaCl 或造影剂溶液可能会导致颗粒凝结，一般不予采用。由于 ^{90}Y 与树脂或玻璃的紧密结合，^{90}Y 不会滤出。^{90}Y 活衰减后，残存微粒将稳定于病灶内。

3. 适应证与禁忌证

在美国，SIRT 被批准用于治疗无法切除的原发性肝脏恶性肿瘤和结直肠癌转移。同时，可使用氟氧尿苷（FUDR）进行肝内动脉化疗（IHAC）。此外，SIRT 仍可用于各种起源的转移性肝脏恶性肿瘤患者。例如，神经内分泌肿瘤、乳腺癌、结直肠癌和支气管癌，病变多局限于肝脏且其他治疗方法均已无效。

一般来说，SIRT 的理想适应证为病变主要局限于肝脏的情况（表 2-10）。肝外病变可能存在，但对患者的生存影响不大。例如，患有乳腺癌肝脏转移的患者，其适应证与肝癌和结肠直肠癌肝转移的适应证相比更为广泛，而肝癌和结肠直肠癌转移的适应证中往往联合使用双膦酸盐和激素控制骨转移。SIRT 仅针对肝脏病灶进行治疗，并不影响肝外疾病的治疗（图 2-42）。

因为需要考虑到各种条件及参数（表 2-10），^{90}Y 微球栓塞治疗的决策应在充分综合介入放射学、核医学、放射治疗、内科和外科肿瘤学、移植医学等多学科团队的建议后制定。

临床仍普遍认为肝内肿瘤的首选方案是手术切除，SIRT 则作为非手术治疗的选择之一。此外，SIRT 与其他非手术治疗的联合使用并不常见。在少数情况下虽然外照射可行，但一线和二线化疗是治疗肝转移的标准方案，而 TACE 一般用于原发性肝细胞肝癌。在临床实践中，许多患者是在已经进行了许多辅助治疗无效后才由相关医生转诊或自行转诊。因此，必须在介入治疗前需重新评估先前治疗的效果及潜在的新治疗方案和疾病的最新分期，同时纳入降低分期和放化疗增敏的概念。

当肿瘤体积影响肝脏功能时，化疗会使肝脏合成功能进一步退化，增加患者在接受 SIRT 治疗时发生肝衰竭的风险。因此，在 SIRT 治疗前 2～4 周必须停止化疗，在使用氟尿嘧啶、吉西他滨或卡培他滨等放射敏感性化疗药品时尤其需

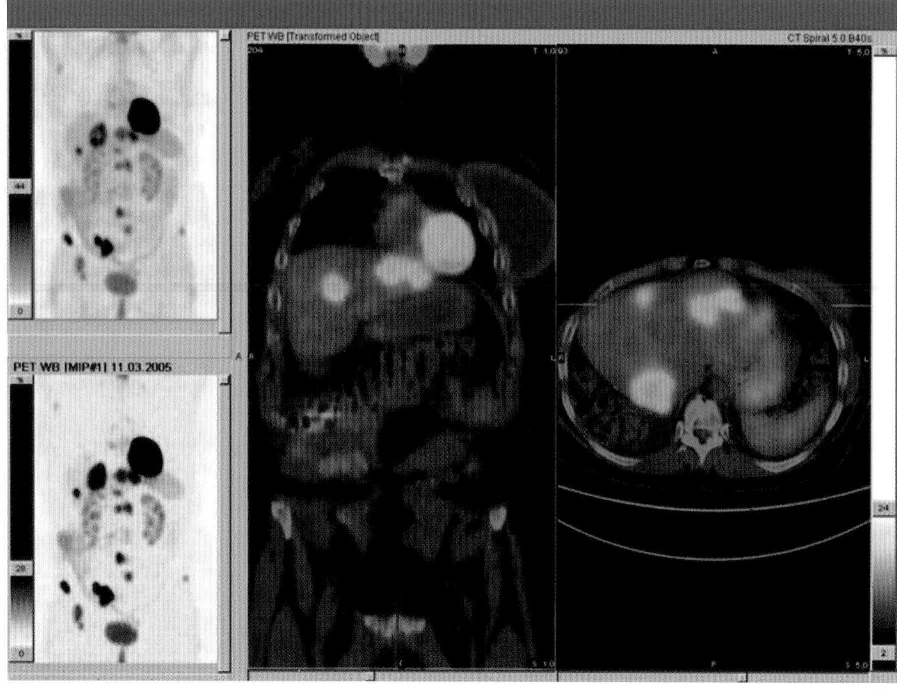

◀ 图 2-42 对有乳腺癌病史的患者，在 ^{90}Y 治疗前应重新分期。使用 CT-PET 不仅能确认已知的肝转移，还能显示需进行全身化疗的全身多灶性淋巴结转移

表 2-10 选择性内部放射治疗（SIRT）在肝脏恶性肿瘤中的应用

适应证	禁忌证
• 肿瘤不适合进行外科手术切除	• 弥漫性、临床显性的肝外疾病
• 肿瘤不适合局部消融治疗，如射频、激光消融等	• 肿瘤体积大于肝脏体积的 50%
• 肝细胞癌不适合移植的患者	• 门静脉栓塞
• 无临床显性的肝外病变	• 肺分流＞ 20%
• 无严重影响预期寿命的伴发疾病	• 肝衰竭 + 腹水（胆红素＞ 2.0～3.0ng/dl，白蛋白＜ 3g/dl）
• 预期寿命＞ 3 个月	• 评估前血管造影和 MAA 核扫描中肝动脉向胃、胰、肠的反流不能通过血管造影介入技术纠正
• 身体状况良好或 Karnofsky 评分（ECOG 评分 0～2，Karnofsky 评分＞ 60%，表 2-11）	• 曾接受过肝外照射治疗
• 血管造影可选择至肝血管系统	• 在过去 2 个月内使用卡培他滨进行治疗，或在 SIRT 后随时计划使用卡培他滨进行治疗（增加致命性肝衰竭的风险！）

ECOG. 美国东部肿瘤协作组

要注意，避免同时应用时可能会导致的致命并发症（Kulik 等，2005，2006；Lewandowski 等，2005；Salem，2005）。

除了肝脏的特殊情况外，决定采用 SIRT 方案还需要重新分期以排除潜在的肝外肿瘤扩散，这是该治疗的禁忌证。影像学检查包括全身 CT、MRI 或 PET/CT。头部 MRI 扫描十分必要，用于排除隐匿性脑转移。一般来说，重新分期和最终治疗之间的时间间隔不应超过 6 周。

4. 治疗计划

符合 SIRT 治疗的条件（参见前文），以下几个因素需要重点关注，包括肝功能、肿瘤负荷类型、血管解剖和肿瘤血供、肺分流及剂量估算。

(1) 肝功能：肝功能方面，对于符合 SIRT 条件的患者，根据其疾病的阶段，必须考虑是否能够耐受 ^{90}Y 微球栓塞。这是因为 SIRT 可能会诱发肝炎，使原本存在的肝功能衰退变成不可逆转的肝功能丧失。

肝功能评分系统，如 Okuda 分期和 Child-Pugh 分级，连同一般状态评估（包括 Karnofsky 评分、ECOG 评分；表 2-11）对术前评估患者的肝脏和一般情况至关重要（Lewandowski 等，2005；Salem 等，2005）。

在 HCC 中，肝功能的改变往往是由潜在的疾病决定的，如肝炎和肝硬化，这也可能决定整体的生活质量和预期寿命。肝功能最可靠的实验室参数是凝血酶原时间、白蛋白和胆红素，这些指标正常才能保证在任何治疗中可能有显著的治疗效果（Tateishi 等，2005；Varela 等，2003）。在 HCC 中，约 2/3 的病例中，甲胎蛋白等肿瘤标

表 2-11 基于东部肿瘤协作组（ECOG）评分和 Karnofsky 评分的患者体力状态评价

ECOG 评分	Karnofsky 评分（%）	患者体力状态
0	100	无任何临床症状，活动能力完全正常
1	80～90	有临床症状，能自由走动及从事轻体力活动（包括一般家务或办公室工作），但不能从事重体力活动
2	60～70	有临床症状，能自由走动及生活自理，但已丧失工作能力，日间＞ 50% 的时间可起床活动
3	40～50	有临床症状，生活仅能部分自理，日间＜ 50% 的时间需卧床或坐轮椅
4	20～30	卧床不起，生活不能自理

志物显著升高，C 反应蛋白可能主要用于随访以评估肿瘤治疗的反应（Hashimoto 等，2005）。

与 HCC 相比，转移性肝病患者胆红素水平升高的原因更多地是胆道阻塞，而非化疗毒性所致（Goin 等，2005）。

(2) 肝脏肿瘤负荷：肝肿瘤的播散可为单灶、多灶或弥漫性，局限于单节段、单叶或双叶多节段。根据疾病的一般阶段和患者的整体表现，如果肿瘤负荷和生长比较局限，在 HCC 及胆管细胞癌中必须考虑切除甚至移植。然而，在大多数原发和继发性肝脏恶性肿瘤的治疗中，由于肿瘤的范围或转移，完全切除很难实现。如果受到肿瘤大小和数目的限制，必须考虑局部消融技术，如射频和激光消融［参见“一、热消融技术”中的“（一）射频消融”］。

肝功能取决于可能影响其功能的潜在疾病和可能使用的治疗方法，此外还取决于肝肿瘤的大小、肝总体积和患者总体状态。由于 SIRT 常用于多灶性、广泛播散或弥漫性的肝脏肿瘤，即使选择性或超选择性给药也会损伤正常肝组织。因此，为了在 SIRT 后保留足够的肝功能储备，估算的肝肿瘤体积不能超过肝脏总体积的 40%～50%，超体积的放射栓塞将会严重影响残余的正常肝组织，危及肝功能。此外在临床实践中，肿瘤体积过大的患者，由于常伴有肝外肿瘤的表现，大多不再适合 SIRT。因此，在我们大约 100 例的经验中，平均肿瘤体积一般推荐不超过肝脏总体积的 15%。

(3) 血管解剖：原则上，SIRT 是基于肝内的血管可及性和肝肿瘤负荷。因此，必须对肝脏血管解剖和肿瘤血液供应有详细的了解。确定右肝副动脉和肝中动脉对评估整体血液供应十分重要。

术前血管造影还应用于评估腹腔和肠系膜血管，包括胃十二指肠和胃动脉及其潜在的变异和异常，以避免并发症和（或）不完全栓塞。如果针对肝副动脉或肿瘤供血动脉认识不清，则可能发生不完全栓塞。相反，如果肿瘤影像不能通过血管造影监测，则应重新考虑 SIRT 计划。

在微球输送过程中，由于流体动力学的改变，微球的反流最终可能导致异位栓塞，进而导致严重的并发症，如溃疡、出血、胆囊炎和胰腺炎，并且这些并发症只能进行对症治疗。因此，必须避免颗粒异位栓塞，主要是通过预防选择性线圈栓塞术（介入放射科医生必备的技术），包括十二指肠上动脉、十二指肠后动脉、胃动脉、肝左动脉、食管动脉、膈副动脉、镰状动脉，有时也包括胆囊动脉（图 2-43）。利用球囊直接进行靶区的栓塞通常是不合适的，主要是改变了肿瘤的高血管性血流动力学，其他的负面影响可能包括潜在的血管损伤和微球的“分层”，引起颗粒进入肝脏的下行部分（Liu 等，2005）。

根据血管路线图，治疗方案必须根据肿瘤血管供应和血流动力学的具体情况进行调整。微球颗粒随后可能会进入由正常和变异的肝血管产生的若干供血动脉。虽然所需的总剂量与通过横断面成像计算或估计的肿瘤体积有关，但根据目标肝段或肝叶的体积，向肿瘤提供的剂量比例必须与血液供应相关联。因此，可能有必要按比例分

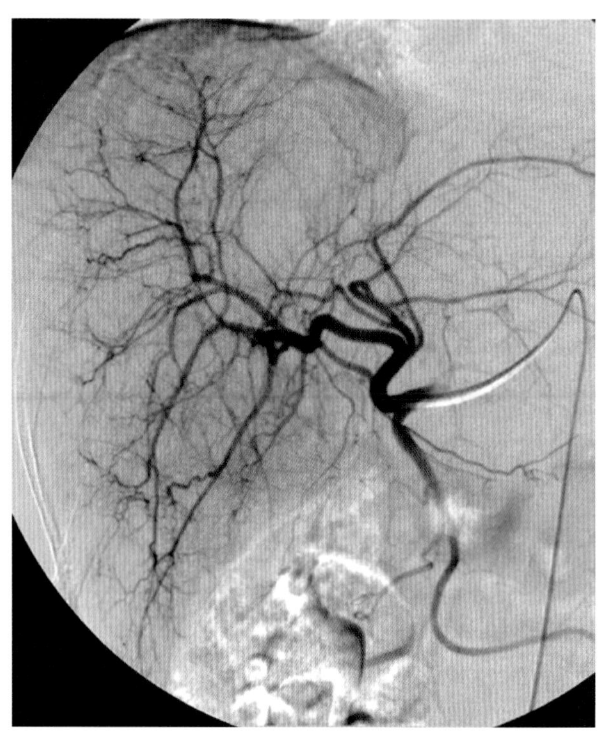

▲ 图 2-43 ^{90}Y 微球粒子治疗前动脉造影未发现明显的肿瘤充血，但可见一些典型的新血管异常生成

割总计算剂量，以便通过所有肿瘤供应血管进行输送放射源。然而，这些比例是大致估算的，因为从横断面数据计算出的肿瘤体积不能完全与肿瘤血管实际供应的肿瘤体积相匹配。在临床实践中，介入放射科医生能够将横断面与血管造影结果联系起来，并估算各自的剂量比例（Liu 等，2005；Ho 等，1996，1997a，1997b）。

上述评估已得到 ^{99m}Tc 大颗粒聚合白蛋白（^{99m}Tc MAA）扫描结果的支持。充分了解血管解剖是评估潜在肺分流所必需的。

(4) 肺分流：放射性肺炎是 ^{90}Y 微球应用后的一种严重并发症，缺乏有效的治疗方案（Ho 等，1996）。肺脏最大耐受剂量累计为 50Gy，但肺功能受损患者的最大耐受剂量要低得多，这是符合 SIRT 条件患者（多见于老年人）的常见并发症。

然而，在肝细胞癌中，由肿瘤直接侵袭引起的门静脉和肝静脉分流并不少见，在转移性肝细胞癌中则很少发生分流。^{99m}Tc MAA（30～90μm）与 ^{90}Y 微球相似，动脉内的 MAA 扫描可以预测微球的分布。经导管将 4～5mCi（148～185MBq）^{99m}Tc MAA 注射入肿瘤血管区域、肝内血管、可疑的肺内和肺外异常分流区域后，可用单光子发射 CT（single photon emission CT，SPECT）伽马相机对隐匿血管进行评估。肺分流率的计算公式如下：

肺分流率＝肺内总计数 /（肺内总计数＋肝内计数）

根据微球的类型（表 2–9），10%～20% 的肺分流率可以耐受。此外，肺分流率可能受以下因素影响。

- ^{99m}Tc MAA 会在血管造影和 SPECT 扫描之间的时间间隔内降解，然后较小的 MAA 碎片经肝毛细血管床迁移到肺。
- 根据 ^{99m}Tc MAA 的生产工艺，存在少量较小的 10μm 以内的 MAA 颗粒；以及小部分自由 ^{99m}Tc 传递到肺部。
- 肺、肝和腹部计数的分离取决于感兴趣区域的界定，感兴趣区一般是由核医学人员手工标记的。

5. 剂量测定和剂量计算

剂量的计算基于肿瘤体积占肝总体积的比例、治疗类型（如局灶性、大叶性、全肝）及使用的是树脂还是玻璃微球。为了预测微球的分布体积并解决异常释放导致的安全问题，必须在计划血管造影后进行预处理 ^{99m}Tc MAA 扫描。根据负载剂量和物理性状差异（表 2–8），树脂与玻璃 ^{90}Y 微球的剂量计算是不同的。

(1) 树脂 ^{90}Y 微球：树脂 ^{90}Y 微球在治疗当天用尖底瓶装在 5ml 水中，剂量为 3GBq。相比之下，玻璃微球就可以在治疗前几天备好。应用 ^{90}Y 微球的总剂量是根据肿瘤负荷和潜在肺分流而定的。

根据供应商的建议，剂量可以通过体表面积法（BSA）和经验法计算。比较两种方法，BSA 计算包含了肿瘤负荷和与肝脏体积的相关性，肝脏体积随 BSA 的增加而增加，而经验方法只考虑肿瘤负荷。

根据作者自己的经验，比较两种方法计算结果的差异不超过 10%。

① BSA 计算

$$A_{树脂}（GBq）= BSA（m^2）- 0.2 +（\% 肿瘤范围 /100）$$

其中 A 为活度。

$$BSA(m^2) = 0.20247 \times 高度(m)^{0.725} \times 体重(kg)^{0.425}$$

②经验方法

在这种方法中，推荐的剂量是基于对肿瘤负荷的估计。

肝内肿瘤累及范围	Aresin（GBq）
＜ 25%	2.0
25%～50%	2.5
50%	3.0
＞ 50%	未治疗

在这两种方法中，考虑到潜在的肺分流分数（LSF），推荐减少总剂量。

LSF ＜ 10%	未减少

LSF 10%～15%	20% 减少
LSF 15%～20%	40% 减少
LSF ＞ 20%	未治疗

(2) 玻璃 ^{90}Y 微球：与树脂微球不同的是，玻璃微球的剂量计算由平均剂量（150Gy/kg）决定的，且与肝脏质量相关，而不必考虑肿瘤负荷，其假设微球在整个肝脏体积中均匀分布。剂量计算公式如下。

$$A\text{glass（GBq）} = D\text{（Gy）} \times M\text{（kg）}/50$$

其中 A 为活度(根据计算,可用剂量为 3,5、7、10、15、29GBq)。D 为名义目标剂量（根据患者的表现和肝功能受损的状况。例如，在肝硬化和潜在分流中，名义目标剂量为 80～150Gy)。

M 为目标肝脏质量[CT 估算的肝脏体积(cm^3)可转换为质量（kg)，转换系数为 1.03mg/ml]。

玻璃微球的潜在缺点是携带活性药物的剂量较低，活度为 3～20GBq，可在 20～30ml 生理盐水中稀释注射。虽然这使剂量校准更容易，但在绝大多数情况下，却达不到淤滞或闭塞靶血管的目的。在剂量增加至 80～150Gy 的情况下，其疗效仍不确定。此外，玻璃微球相对于树脂微球数量较少，且密度较高，可能导致肿瘤覆盖不足，更适合 TACE 等超选择性给药。否则，由于靶血管内的淤滞，经常无法输入与树脂微球等量的玻璃微球,而额外的注射可导致反流和异位微球植入。

对于这两种类型的微球，在早期输注后的残留活性必须保持合适剂量的衰减。

与玻璃微球相比，树脂微球主要局限于其较小的输注剂量，无法根据患者肿瘤负荷精准给药。然而，实验证实，肿瘤内可以达到 100～300Gy 的剂量（Kennedy 等, 2004)。根据一般临床经验，一个肿瘤负荷仅为 1% 的患者与一个肿瘤负荷为 24% 的患者仅能获得相似的剂量。此外，在肿瘤体积不同的情况下，在玻璃微球中的局部辐射可能比在树脂微球中要高得多，而树脂微球可能在整个靶区中分布得更均匀。然而，目前鲜见对比分析不同的微球剂量输注的研究，以确定哪一种更具优势。

6. 手术过程

(1) 操作标准及辐射防护：与处理 ^{90}Y 微球相关的监管问题由官方监管机构（如美国核监管委员会、欧洲原子能监管委员会）进行。^{90}Y 微球是近距离放射性物质，通过血管造影技术永久植入。剂量处理和估算应由获得授权的核医学医师或放射治疗科等人员来负责，他们必须接受有关处理放射性物质的防护培训，并接受有关微球和微球传送装置使用的专门培训。

必须要有关于剂量估算和实际输入剂量的书面记录。

标准校准器可用于剂量校准、测量、监测给药和测量残留活性，如 Geiger-Muller 探测计数器和便携式电离室。

血管造影机下方的地面必须覆盖有铅层，以防止辐射线的泄漏。亚克力 Nalgene 辐射防护容器可用来储存手术过程中被 ^{90}Y 微球污染的导管和洞巾等物品。

(2) 血管造影和粒子注射：一旦确定了 SIRT 的适应证，并且 ^{99m}Tc MAA 血管造影扫描已经明确患者可接受手术，接下来将常规进行血管造影，用于规划介入手术所需的材料和器械，并采用特殊介入线圈避免非靶区病灶部分的栓塞。

腹腔干和肝动脉通常使用 4F 或 5F 导管（眼镜蛇或响尾蛇形)，而肿瘤靶血管应使用 2.7～3F 同轴微导管。微导管系统的优点是增加了注射阻力，并降低了微球反流的风险及发生血管痉挛的可能性。

对于两种类型的 ^{90}Y 微球，制造商提供清单来设置管理流程。多学科团队应事先为此设置进行培训，并在初始阶段通常由上级医师进行指导（图 2-44 和图 2-45)。

灌注过程必须根据靶血管、导管的直径和位置及所用微球的类型进行调整，以避免颗粒悬浮液的反流和肝外血管区域的意外栓塞。

SIRT 可针对单个或多个病灶，单个或多个节段，一个或两个肝叶（全肝治疗)。治疗可单次进

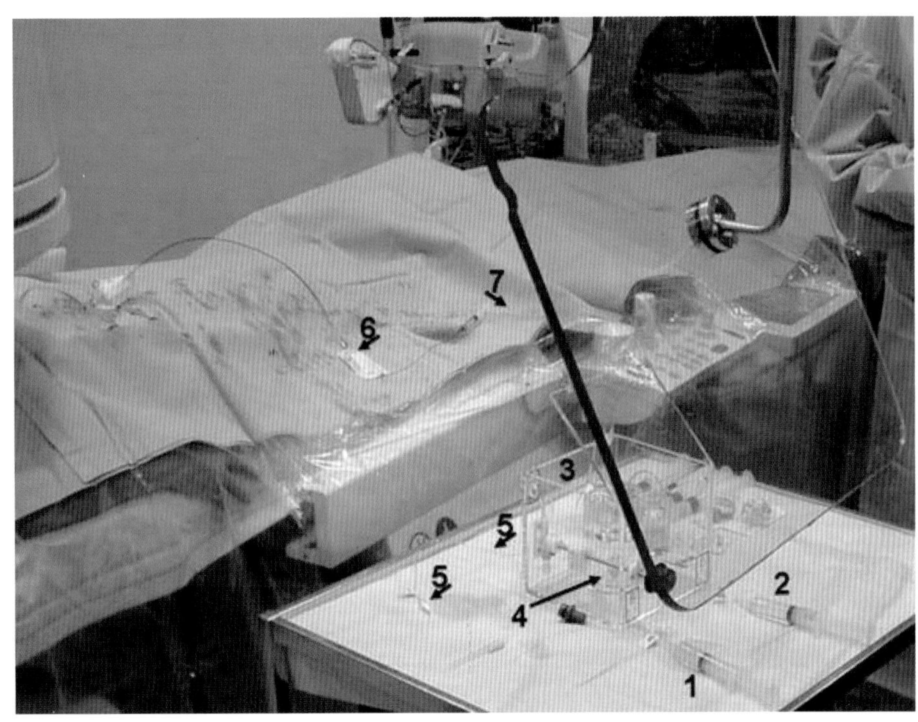

◀ 图 2-44　^{90}Y 颗粒输送系统（SIRTEX®）

1. 含灭菌无热源水的注射器，用以冲洗推注系统；2. 含灭菌无热源水的注射器，用以推注 ^{90}Y 颗粒悬浮液；3. 丙烯酸容器，屏蔽 β 辐射；4. 装有 ^{90}Y 颗粒悬浮液的丙烯酸瓶；5. 连接线；6.Cobra 4-F 导管置于肝总动脉，将导管固定在患者的手术单上，避免导管在连接时意外脱位；7. 微导管经 Cobra 导管同轴放置至肝中动脉

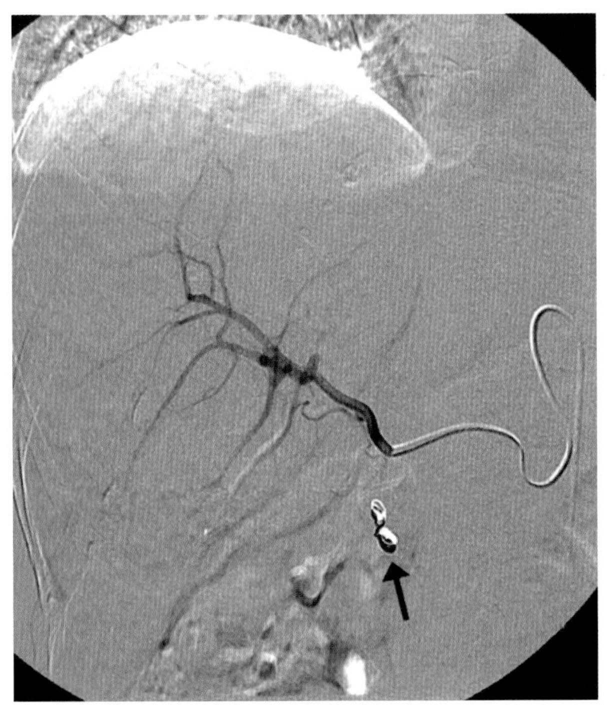

▲ 图 2-45　微粒治疗后通过微导管进行血管造影，微粒栓塞导致周围血管形成减少（与图 2-43 相比）。应注意胃十二指肠动脉内的线圈（箭），以防止无意的靶区外栓塞

行（如单叶、全肝），也可对肝脏的不同部位进行多次连续治疗，连续治疗间隔为 4～6 周。在安全性和可行性方面，单病灶和多病灶治疗区别不大，但多病灶手术更为复杂，采用的器械较多，相应费用也更昂贵。

此外，尚无数据表明在肝功能受损的患者中连续多次治疗可保留剩余肝功能并延长预期寿命或提高其生存质量。

一个完整治疗疗程后进行二次治疗的经验仍有限。如果考虑再治疗，至少要有 3 个月的间隔，以尽量减少反复手术的辐射损伤和肝衰竭的风险（liu 等，2004；Geschwind 等，2004；Murthy 等，2002）。

微粒注入后，利用闪烁照相术或 SPECT 可观察到微粒子的分布。通过这两种成像方法均可获得韧致辐射的图像，这是 ^{90}Y 粒子与生物组织相互作用产生的典型继发性伽马射线发射。

(3) 毒性反应及并发症：通过适当的患者选择及细致的手术操作，可将 ^{90}Y 微粒子给药的总体并发症发生率控制在较低水平（< 5%）。由于这种低风险的特点，在美国有许多门诊开展了 ^{90}Y 相关治疗。

异常的 ^{90}Y 微粒栓塞将导致并发症，即使是预防性使用了抗酸药物和黏膜保护药，异常辐射仍会引起胃炎、胃溃疡、十二指肠炎、胆囊炎、胰腺炎（Salem 和 Thurston，2006）。然而，这些药物可能有助于防止 / 减轻辐射引起的并发症。以我们对 3 例放射性十二指肠溃疡的临床经验，其病程较普通的十二指肠溃疡明显延长（图 2–46）（Salem 等，2005；York 等，1999；Leung 等，1995；Murthy 等，2007）。

除了上述技术性并发症，约 50%～70% 接受 ^{90}Y 微粒治疗的患者出现典型的不良反应。这些影响主要取决于辐射对肝功能和血液成分的影响（表 2–12）。在干预期间，可经历短暂的、自限性的上腹灼烧、背痛、寒战、颤抖、发烧和恶心，对症治疗即刻。在治疗后 2 周内常出现流感样症状伴中度夜间发烧和疲劳，这些症状很可能与肿瘤坏死后产生的肿瘤坏死因子、发热因子和 c 反应蛋白的释放有关。一般来说，这些症状是自限性的，只需辅以适度的抗炎或镇痛治疗。然而，对源自放射线引起的辐射损伤症状则应另行处理。

放射性肝病（RILD）是一种罕见的 ^{90}Y 微粒子治疗并发症，其特征是在治疗数周后仍有不明原因的不同程度进行性肝脏失代偿。相关的并发症还包括无黄疸性腹水、转氨酶和胆红素显著升高、肝功能完全衰退。来自肝脏活检样本的组织学诊断是非特异性的，无明显的血管扩张。因此，以前使用的术语放射性肝炎在这种情况下是不准确的（Lawrence 等，1995）。RILD 可能的诱发因素主要是肝功能下降和患者全身状态下降。高剂量的糖皮质激素可能有助于减轻 RILD 中与水肿相关的症状，但其药理学机制尚不明确。

另一严重的并发症是由于经肝 – 肺分流术的异常肺内颗粒植入引起的放射性肺炎。如果患者在 ^{90}Y 微粒子治疗后数天，出现咳嗽并且胸片上出现异常高密度影，应考虑放射性肺炎。目前还没有一种有效途径来治疗这种致命性肺炎的方

表 2–12 根据 South West Oncology Group 给出的 ^{90}Y 微粒治疗后的毒性分级（5 级代表死亡，uln 代表正常上限）（Salem 和 Thurston，2006）

毒 性	等 级				
	0	1	2	3	4
胆红素	＜ uln	＜ uln	＜ 1.5×uln	（1.5～3.0）×uln	＞ 3.0×uln
氨基转移酶	＜ uln	＜ 2.5×uln	（2.6～5.0）×uln	（5.1～20.0）×uln	＞ 20.0×uln
碱性磷酸酶	＜ uln	＜ 2.5×uln	（2.6～5.0）×uln	（5.1～20.0）×uln	＞ 20.0×uln
腹水	—	轻度	中度	严重，必须穿刺置管	危及生命
胆道出血	—	—	—	需要支架	危及生命
肝衰竭	—	—	—	昏迷前	肝性昏迷
脑病	—	轻度	中度	严重	危及生命
疼痛	—	无须麻醉剂	口服麻醉剂	注射麻醉剂	无法控制
流感样症状	—	轻度	中度	严重	危及生命
恶心	—	合理摄入	明显减少	无明显摄入	
呕吐	—	每 24 小时 1 次	每 24 小时 2～5 次	每 24 小时 6～10 次	注射用药物支持
胃炎 / 溃疡	无	抗酸药[a]	精心治疗	需要手术	穿孔或出血
胰腺炎	—	—	—	限制性炎症	出血或坏死
虚弱无力	无	主观无力	客观轻度无力	客观无力	无力或瘫痪

a. 抗酸药或胃黏膜保护药不能预防光化性、放射性溃疡，但这些药物可以减缓这些效应；uln. 正常值上限

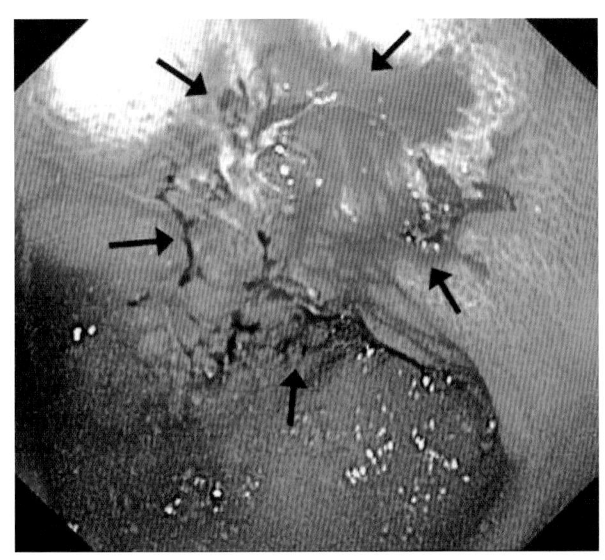

▲ 图 2-46 辐射光化性、出血性、溃疡性胃炎（箭）可能是由于 ^{90}Y 微粒子经血管造影无法识别的异常血管栓塞所致，该血管可能从左肝动脉到胃或十二指肠动脉

法。为排除潜在的肝–肺分流隐患，有必要进行彻底的介入治疗前检查（Dancey 等，2000）。

7. 应用成效

在 20 世纪 50 年代和 60 年代出现有关放射性粒子的早期报道之后，由于辐射对肝外部位的损伤问题及伴随而来的严重不良反应问题始终无法有效解决，该领域的研究在 20 世纪 70 年代初被迫中止。在 20 世纪 80 年代后期，辐射粒子技术得以改进，^{90}Y 粒子被束缚在玻璃或树脂中（Gray 等，1989；Wollner 等，1988；Ariel，1964；Blanchard 等，1964，1965；Burton 等，1989）。回顾 ^{90}Y 粒子的历史发展已超出本段的讨论范围。改进的 ^{90}Y 微粒子可用于临床，并已有大量关于其安全性和有效性的研究数据。

反应和生存

在一期临床试验确定其安全性后，已经有大量研究深入了解 ^{90}Y 微粒治疗在不同情况下的反应和患者生存状况（表 2-13）。

对于 HCC 的介入治疗，自 20 世纪 90 年代以来的大多数数据都是与玻璃微球有关的。在 50～300Gy 剂量范围，可达到 50% 的治疗反应率。在少数情况下，治疗后患者由于病情改善而获得了肝移植的可能性。Kulik 等（Kulik 等，2006）研究报道，在 66% 接受治疗的患者中，肿瘤的降期为肝移植、肝切除或射频消融等技术的应用创造了机会。

Van Hazel 等（Van Hazel 等，2004）联合应用 ^{90}Y 微粒栓塞和氟尿嘧啶 / 亮氨酸化疗治疗结直肠癌转移，获得了非常有价值的结果，21 例患者的中位生存期约为 30 个月。后续研究将聚焦于确定 ^{90}Y 微粒疗法与其他已知的疗法相结合的最佳方案（图 2-47 和图 2-48）。

8. 结论

选择性 ^{90}Y 微粒内部放射治疗是一种相对较新的针对肝恶性肿瘤的微创治疗，类似于其他微创方法（如射频消融或激光消融），在 20 世纪 80 年代末和 90 年代初开始见诸文献报道。

这种局部放射治疗的优点：①针对任何肿瘤都有灭活作用；②较小靶区内的辐射剂量远大于外照射；③更易于适配更复杂（如多灶、播散）的肿瘤结构；④相对较低的风险和毒性。

^{90}Y 微粒栓塞治疗成功的关键在于选择合适的患者和彻底的治疗计划，使风险最小化且患者获益最大化。因此，必须纳入治疗决策的主要因素：①患者的一般情况（肝肾功能、整体表现）；②治疗史（全身化疗、肝内、肝动脉治疗等）；③肿瘤表现类型（如局灶、多灶、播散）；④肝外疾病的类型，不应决定中期结局。需要一个由外科、内科、放射治疗科、核医学和介入放射科人员组成的多学科团队来收集这些信息，以制定适当的治疗计划。

迄今为止，大多数研究主要集中在肝癌和结直肠癌转移的挽救性治疗方面，并已证明 ^{90}Y 治疗具有显著疗效，与其他的非手术治疗相比，有相当或更高的生存率。尽管如此，研究基础仍有一定的局限性。最近一些研究已经开始评估了一线方案中 ^{90}Y 微粒治疗的结果。

但目前仍有以下几个有待完善和确定的方面。

- 微球传送的理想方法（选择性或超选择性）。
- 最佳灭瘤剂量和围手术期活动监测的最佳方法。
- ^{90}Y 微粒联合其他治疗方案的最佳设置（如

表 2-13　应用玻璃和树脂 ^{90}Y 微粒治疗的相关研究

作者及发表时间（年）	患者（例）类型	^{90}Y 治疗	活性 / 剂量	生存	反应
HCC					
Dancey 等（2000）	22 例 HCC	glass	104Gy	12.5 个月	20%
Lau 等（2001）	82 例 HCC	glass	268～332Gy	4.5～21 个月	
Steel 等（2004）	28 例 HCC	^{90}Y vs. HAC	15～150Gy		
Carr 等（2004）	65 例 HCC	glass+HAC	134Gy	302 天（Okuda Ⅱ）vs. 649 天（Okuda Ⅰ）	38.4%（CT）
Geschwind 等（2004）	80 例 HCC	glass±HAC，RFA	47～270Gy	384 天（Okuda Ⅱ）vs. 628 天（Okuda Ⅰ）	
Goin 等（2005）	121 例 HCC	glass	127Gy	108 天（高风险），466 天（低风险）	
Kulik 等（2006）	35 例 HCC	glass		平均 800 天	50%
转移					
Gray 等（1992）	29 例 CRC	resin±HAC	755～4240MBq	—	70%/CEA，45%/CT
Andrews 等（1994）	17 例 CRC，6 例各种转移，1 例 HCC	glass	50～150Gy	60 周	5 例 PR，11 例 SD，8 例 PD
Gray 等（2001）	74 例 CRC	HAC±resin	2000～3000MBq	—	72% vs. 47%（仅 HAC）
Herba 和 Thirlwell（2002）	33 例 CRC	glass	50～150Gy	—	—
Van Hazel 等（2004）	21 例 CRC	CTX±resin	1500～250MBq	14.1 个月（Control）vs. 29.4 个月	90%（CT）
Wong 等（2003，2004）	27 例 CRC	glass	139Gy	—	20/27（PET）
Popperl 等（2005）	12 例 CRC，9 例其他	resin	1250～2500MBq	—	10/13
Stubbs 等（2006）	100 例 CRC	resin±HAC	2000～3000MBq	8.3（EHP）～12.6 个月	—
Kennedy 等（2006）	243 例 CRC	127glass 116resin	36～150Gy（glass）50～85Gy（resin）	11.0 个月	35%（CT）70%（CEA）90%（PET）

仅纳入 20 例以上患者的研究和相关的介入技术信息。CEA. 癌胚抗原；Control. 对照组；CRC. 结直肠癌；CTX. 化疗；EHP. 肝外进展；glass. 玻璃微球；HAC. 肝动脉化疗；HCC. 肝细胞癌；resin. 树脂微球；PR. 进展；RFA. 射频消融术；SD. 病情稳定；RFA. 射频消融

联合一线化疗、放射治疗或化疗增敏的优化化疗方案、肝移植前 ^{90}Y 治疗）。

- 评估治疗反应的最佳方法（影像与代谢反应区域存在不匹配）。
- 结果预测指标（如肝酶试验、胆红素、肿瘤标志物、患者状态等）。

正在进行的试验将有助于确定 ^{90}Y 微粒治疗作为一种微创技术在化疗、抗体和抗血管生成治疗等领域的恰当应用。

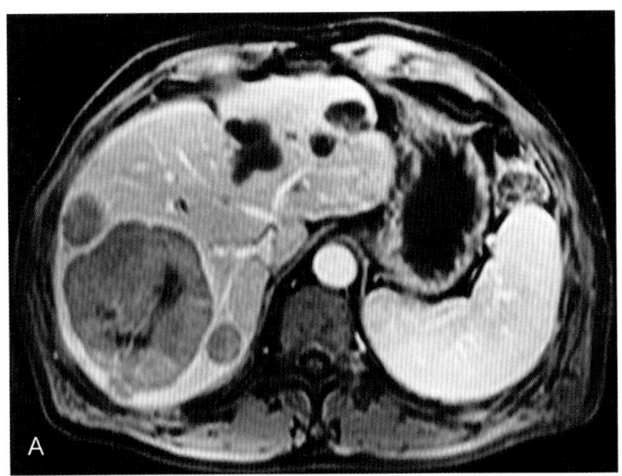

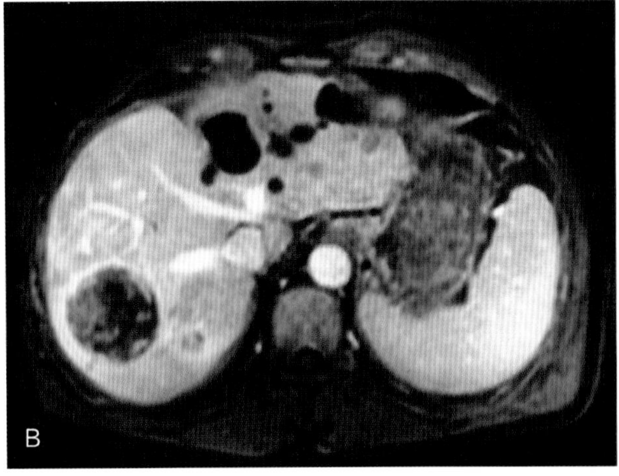

▲ 图 2-47　多灶性肝细胞癌患者，**Child-Pugh A** 级肝硬化，接受 ^{90}**Y** 微粒栓塞治疗。排除手术及局部热消融治疗可能性，钆增强 T_1**WI** 图像显示共 **5** 个肿瘤结节，最大直径 **7.4cm**，且最大的结节有 **2** 个卫星结节（**A**）。**B** 单次 ^{90}**Y** 微粒栓塞 **9** 个月后 **MRI** 对照，肿瘤结节较前明显缩小，**1** 个卫星结节已无法辨认（**B**）。虽然大的肿瘤结节中心几乎完全坏死，但随着结节的生长，在几个月后仍有持续的边缘强化

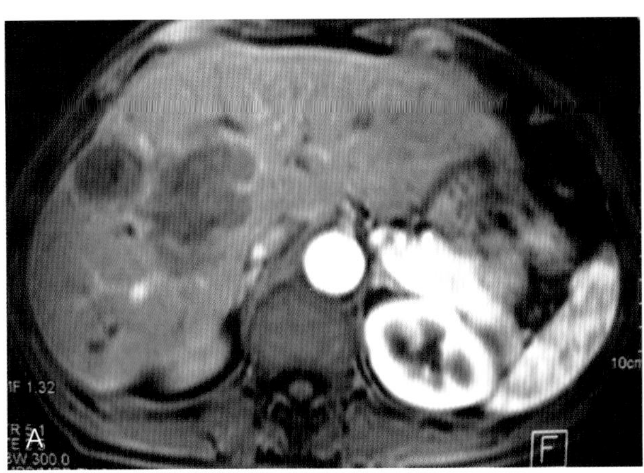

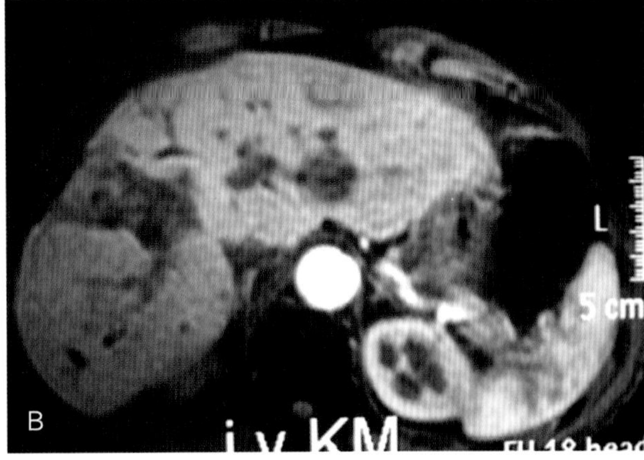

▲ 图 2-48　数年前确诊乳腺癌的患者，综合化疗中发生进展性肝转移。再次分期证实无肝外转移，评估患者可接受 ^{90}**Y** 治疗（**A**）。在 ^{90}**Y** 微粒栓塞 **12** 个月后，转移灶的逐渐缩小，但同时在肝左叶发现新的肝转移灶（**B**），建议行新辅助化疗

参考文献

[1] Andrews JC, Walker SC, Ackermann RJ, Cotton LA, Ensminger WD, Shapiro B (1994) Hepatic radioembolization with yttrium-90 containing glass microspheres: preliminary results and clinical follow-up. J Nucl Med 35:1637–1644.

[2] Ariel IM (1964) Radioactive isotopes for adjuvant cancer therapy. Arch Surg 89:244–249.

[3] Ariel IM, Padula G (1982) Treatment of asymptomatic metastatic cancer to the liver from primary colon and rectal cancer by the intraarterial administration of chemotherapy and radioactive isotopes. J Surg Oncol 20:151–156.

[4] Blanchard RJ, Grotenhuis I, LaFave JW (1964) Treatment of experimental tumors: utilization of radioactive microspheres. Arch Surg 89:406.

[5] Blanchard RJ, LaFave JW, Kim YS (1965) Treatment of patients with advanced cancer using Y-90 microspheres. Cancer 18:375.

[6] Burton MA, Gray BN, Klemp PF, Kelleher DK, Hardy N (1989) Selective internal radiation therapy: distribution of radiation in the liver. Eur J Cancer Clin Oncol 25:1487–1491.

[7] Carr B (2004) Hepatic arterial ^{90}Yttrium glass microspheres (Therasphere) for unresectable hepatocellular carcinoma: interim safety and survival data on 65 patients. Liver Transplant 10[2, Suppl. 1]:107–110.

[8] Dancey JE, Shepherd FA, Paul K et al (2000) Treatment of nonresectable hepatocellular carcinoma with intrahepatic 90Y-microspheres. J Nucl Med 41:1673–1681.

[9] Dawson LA, McGinn CJ, Normolle D et al (2000) Escalated focal liver radiation and concurrent hepatic artery fl uorodeoxyuridine for unresectable intrahepatic malignancies. J Clin Oncol 18:2210–2218.

[10] Geschwind JF, Salem R, Carr BI et al (2004) Yttrium-90 microspheres for the treatment of hepatocellular carcinoma. Gastroenterology 127:S194–S205.

[11] Goin JE, Salem R, Carr BI et al (2005) Treatment of unresectable hepatocellular carcinoma with intrahepatic

yttrium 90 microspheres: factors associated with liver toxicities. J Vasc Interv Radiol 16:205–213.
[12] Gray B, Van Hazel G, Hope M et al (2001) Randomised trial of SIR-Spheres plus chemotherapy vs. chemotherapy alone for treating patients with liver metastases from primary large bowel cancer. Ann Oncol 12:1711–1720.
[13] Gray BN, Burton MA, Kelleher DK, Anderson J, Klemp P (1989) Selective internal radiation (SIR) therapy for treatment of liver metastases: measurement of response rate. J Surg Oncol 42:192–196.
[14] Gray BN, Anderson JE, Burton MA et al (1992) Regression of liver metastases following treatment with yttrium-90 microspheres. Aust N Z J Surg 62:105–110.
[15] Hashimoto K, Ikeda Y, Korenaga D et al (2005) The impact of preoperative serum C-reactive protein on the prognosis of patients with hepatocellular carcinoma. Cancer 103:1856–1864.
[16] Herba MJ, Thirlwell MP (2002) Radioembolization for hepatic metastases. Semin Oncol 29:152–159.
[17] Ho S, Lau WY, Leung TW et al (1996) Partition model for estimating radiation doses from yttrium-90 microspheres in treating hepatic tumours. Eur J Nucl Med 23:947–952.
[18] Ho S, Lau WY, Leung TW et al (1997a) Tumour-to-normal uptake ratio of 90Y microspheres in hepatic cancer assessed with 99Tcm macroaggregated albumin. Br J Radiol 70:823–828.
[19] Ho S, Lau WY, Leung TW, Chan M, Johnson PJ, Li AK (1997b) Clinical evaluation of the partition model for estimating radiation doses from yttrium-90 microspheres in the treatment of hepatic cancer. Eur J Nucl Med 24:293–298.
[20] Kennedy AS, Salem R (2003) Comparison of two ^{90}Yttrium microsphere agents for hepatic artery brachytherapy. Proceedings of the 14th International Congress on Anti-Cancer Treatment 2003, p 156.
[21] Kennedy AS, Nutting C, Coldwell D, Gaiser J, Drachenberg C (2004) Pathologic response and microdosimetry of 90Y microspheres in man: review of four explanted whole livers. Int J Radiat Oncol Biol Phys 60:1552–1563.
[22] Kennedy AS, Coldwell D, Nutting C et al (2006) Resin 90Ymicrosphere brachytherapy for unresectable colorectal liver metastases: Modern USA Experience. Int J Radiat Oncol Biol Phys 65:412–425.
[23] Kulik LM, Mulcahy MF, Hunter RD, Nemcek AA Jr., Abecassis MM, Salem R (2005) Use of yttrium-90 microspheres (TheraSphere) in a patient with unresectable hepatocellular carcinoma leading to liver transplantation: a case report. Liver Transpl 11:1127–1131.
[24] Kulik LM, Atassi B, van Holsbeeck L et al (2006) Yttrium-90 microspheres (TheraSphere) treatment of unresectable hepatocellular carcinoma: downstaging to resection, RFA and bridge to transplantation. J Surg Oncol 94:572–586.
[25] Lau WY, Ho S, Leung WT, Chan M, Lee WY, Johnson PJ (2001) What determines survival duration in hepatocellular carcinoma treated with intraarterial Yttrium-90 microspheres? Hepatogastroenterology 48:338–340.
[26] Lawrence TS, Robertson JM, Anscher MS, Jirtle RL, Ensminger WD, Fajardo LF (1995) Hepatic toxicity resulting from cancer treatment. Int J Radiat Oncol Biol Phys 31:1237–1248.
[27] Leung TW, Lau WY, Ho SK et al (1995) Radiation pneumonitis after selective internal radiation treatment with intraarterial 90yttrium-microspheres for inoperable hepatic tumors. Int J Radiat Oncol Biol Phys 33:919–924.
[28] Lewandowski RJ, Thurston KG, Goin JE et al (2005) ^{90}Y microsphere (TheraSphere) treatment for unresectable colorectal cancer metastases of the liver: response to treatment at targeted doses of 135–150 Gy as measured by [18F]fluorodeoxyglucose positron emission tomography and computed tomographic imaging. J Vasc Interv Radiol 16:1641–1651.
[29] Liu DM, Salem R, Bui JT et al (2005) Angiographic considerations in patients undergoing liver-directed therapy. J Vasc Interv Radiol 16:911–935.
[30] Liu MD, Uaje MB, Al-Ghazi MS et al (2004) Use of yttrium-90 TheraSphere for the treatment of unresectable hepatocellular carcinoma. Am Surg 70:947–953.
[31] Murthy R, Kennedy AS, Coldwell D et al (2002) Technical aspects of TheraSphere (TS) infusion. J Vasc Interv Radiol 13:S2.
[32] Murthy R, Brown DB, Salem R et al (2007) Gastrointestinal complications associated with hepatic arterial Yttrium- 90 microsphere therapy. J Vasc Interv Radiol 18:553–561; quiz 562.
[33] Popperl G, Helmberger T, Munzing W, Schmid R, Jacobs TF, Tatsch K (2005) Selective internal radiation therapy with SIR-Spheres in patients with nonresectable liver tumors. Cancer Biother Radiopharm 20:200–208.
[34] Salem R, Thurston KG (2006) Radioembolization with ^{90}Yttrium microspheres: a state-of-the-art brachytherapy treatment for primary and secondary liver malignancies. Part 1: Technical and methodologic considerations. J Vasc Interv Radiol 17:1251–1278.
[35] Salem R, Lewandowski RJ, Atassi B et al (2005) Treatment of unresectable hepatocellular carcinoma with use of 90Y microspheres (TheraSphere): safety, tumor response, and survival. J Vasc Interv Radiol 16:1627–1639.
[36] Steel J, Baum A, Carr B (2004) Quality of life in patients diagnosed with primary hepatocellular carcinoma: hepatic arterial infusion of Cisplatin versus 90-Yttrium microspheres (Therasphere). Psychooncology 13:73–79.
[37] Stefanovic L, Nikolic V, Obradovic M et al (2001) 131-I-lipiodol in therapy of liver carcinoma–methods and case report. Med Pregl 54:387–390.
[38] Stubbs RS, O' Brien I, Correia MM (2006) Selective internal radiation therapy with ^{90}Y microspheres for colorectal liver metastases: single-centre experience with 100 patients. ANZ J Surg 76:696–703.
[39] Tateishi R, Yoshida H, Shiina S et al (2005) Proposal of a new prognostic model for hepatocellular carcinoma: an analysis of 403 patients. Gut 54:419–425.
[40] Van Hazel G, Blackwell A, Anderson J et al (2004) Randomised phase 2 trial of SIR-Spheres plus fl uorouracil/leucovorin chemotherapy versus fluorouracil/leucovorin chemotherapy alone in advanced colorectal cancer. J Surg Oncol 88:78–85.
[41] Varela M, Sala M, Llovet JM, Bruix J (2003) Review article: natural history and prognostic prediction of patients with hepatocellular carcinoma. Aliment Pharmacol Ther 17 [Suppl 2]:98–102.
[42] Wollner I, Knutsen C, Smith P et al (1988) Effects of hepatic arterial yttrium 90 glass microspheres in dogs. Cancer 61:1336–1344.
[43] Wong CY, Salem R, Qing F et al (2004) Metabolic response

after intraarterial ^{90}Y-glass microsphere treatment for colorectal liver metastases: comparison of quantitative and visual analyses by 18F-FDG PET. J Nucl Med 45:1892–1897.
[44] Wong JY, Shibata S, Williams LE et al (2003) A Phase I trial of ^{90}Y-anti-carcinoembryonic antigen chimeric T84.66 radio-immunotherapy with 5-fluorouracil in patients with metastatic colorectal cancer. Clin Cancer Res 9:5842–5852.
[45] Yorke ED, Jackson A, Fox RA, Wessels BW, Gray BN (1999) Can current models explain the lack of liver complications in Y-90 microsphere therapy? Clin Cancer Res 5:3024s–3030s.

（三）不可手术肝细胞癌的 ^{131}I– 碘油治疗

Michael Kirsch　Andreas Zinke　Gerhard Kirsch
Norbert Hosten　著
孟亮亮　译　张　肖　校

1. 原则

在肝细胞癌（HCC）的姑息治疗方案中，动脉内 ^{131}I– 碘油的应用已经确立，特别是在亚洲和法语系欧洲区（Lambert 和 Van de Wiele 2005）。碘油（Laboratoire Guerbet）是一种罂粟籽油，碘含量为 38%。其首先被用作为肝血管造影的线造影剂，并被证实当注射到肝动脉中时，从癌细胞中清除的速度比正常肝组织要慢（Nakakuma 等，1985；Okayasu 等，1988）。

肝脏的特殊血供（正常组织主要由门静脉供血，HCC 几乎完全由肝动脉供血）导致了碘油在肿瘤区域的聚集和栓塞。

碘油在肿瘤内的半衰期约为 5 天，在正常的肝组织中只有 3 天。关于这种选择性保留的机制已被提出，包括肿瘤血管异常、血液流动异常、肿瘤中缺乏巨噬细胞、肝癌细胞通过内吞作用迅速主动摄取碘油等（Bhattacharya 等，1996）。虽然单独使用碘油无任何显著的抗癌作用，但在碘油中添加放射性核素已被证实可有效治疗肝癌（Al mufti 等，1999）。通过原子与原子的交换反应，碘油中的碘成分可以部分转化为放射性的 ^{131}I。通过转化后的放射性物质 ^{131}I– 碘油，可将治疗剂量的辐射传递到肿瘤，其中 β 射线是肿瘤内抗肿瘤照射的主要作用射线。通常，肝细胞癌组织受到的辐射是正常肝脏的 8 倍（Park 等，1986）。此外，在周围组织中检测到的放射性相对较小，全身毒性也最小。可通过伽马照相机进行剂量测定和辐射分布控制。

2. 适应证

^{131}I– 碘油治疗适用于经组织学检查后确认或临床综合评估诊断为无法手术的原发性 HCC（同时伴有门静脉血栓形成），且没有一线治疗的可能性或一线治疗已经失败。迄今为止，该方法尚未被推荐用于治疗肝转移的患者。

3. 禁忌证

（1）绝对禁忌证：妊娠、母乳喂养、预期寿命＜ 1 个月、肝性脑病、肿瘤分期＞ Okuda Ⅱ期、对含碘造影剂过敏。

（2）相对禁忌证：不可接受的隔离医疗风险、不可控制的凝血障碍、严重的修复性功能障碍、急性或严重的慢性肾衰竭（肌酐清除率低于 30ml/min）、Child–Paugh B 级和 C 级肝硬化、白细胞＜ 1500Gpt/L、血小板＜ 50 000Gpt/L。

4. 辐射剂量和治疗剂量

该放射性药物治疗为单剂量治疗，每次 ^{131}I– 碘油最大剂量为 2GBq。预计肿瘤吸收剂量从数戈瑞至数百戈瑞［大多数是通过标准医学内照射吸收剂量（MIRD）计算］，差别很大，但目前对剂量的正确估计仍不确定。到目前为止，计算的剂量和结局或肿瘤反应之间没有正相关。

每次 ^{131}I– 碘油治疗，医护人员的辐射剂量范围应为 10～100μSv，需要特别注意放射性药物的取用和管理过程，期间可能对操作者的手腕部造成显著的辐射负担（Monsieurs 等，2003）。

隔离病房医护人员的受照剂量与其他常见核药物治疗剂量无差异，无须采用特殊的安全预防措施。

5. 治疗前检查和诊断措施

^{131}I– 碘油治疗的决定涉及多个学科，主管医生应该了解这些疾病的临床特征和病程，并应该熟悉其他的治疗方式。接受 ^{131}I– 碘油治疗的患者应在治疗前适当的时间被告知治疗过程。需要注意的是，该疗法不能被认为是治愈性的，治疗前必须征得患者的书面同意。

在治疗前，应充分评估包括血细胞计数、凝血、促甲状腺激素（TSH）、肝功能和肿瘤标志物水平在内的检查指标，以确定是否可以进行治疗。存在严重肝硬化的情况下，静态肝脏显像有助于评估局部肝功能。为防止因造影剂引起的潜在甲状腺功能障碍和甲状腺损害，建议患者服用次氯酸钾，通常服用 14 天左右。在此期间，患者可接受核医学科或其他医学部门的检查。在大多数国家，在涉及 ^{131}I– 碘油的检查后，患者必须在核医学科的隔离病房进行留观。

治疗前，还应进行包括肝脏三期增强 CT 扫描在内的影像学检查，以评估肿瘤的大小、肝内病变的数量和分布，并评估门静脉和可能的腹水或肝外转移。通过动脉期 CT 血管造影可观察肝动脉供血的变异，这在制定动脉介入治疗计划时非常重要。只有在 CT 血管造影不能诊断的情况下，才需要对内脏动脉进行导管血管造影。通过 CT 数据和适当的软件可以评估肿瘤体积。在组织学不清楚的情况下，可能需要做额外的肝脏 MRT 或采集活检样本。

6. 介入技术

根据我们的经验，整个诊疗过程中未使用特殊的围介入性药物的患者也具有很好的耐受性。由于 ^{131}I– 碘油可能会溶解塑料，所以需要使用抗碘油的导管和三通阀来避免泄漏和污染。对于放射性药物的注射，建议使用 Luel–look 注射器与导管安全连接。

为合理选择介入治疗病灶区域，必须对肝脏血管（腹腔干 / 肝动脉和肠系膜上动脉）进行诊断性显影，以清晰显示相关的侧支血管，肝内及肿瘤内血管及可能的动静脉分流，以排除放射药物注射的禁忌证。在正常血管解剖的情况下，4F 导管被放置在远离胆囊动脉的主干肝动脉中，用于无选择性注射 ^{131}I– 碘油。在 ^{131}I– 碘油抽取到注射器后，操作者应将其快速连接到三通阀，并在透视引导下以最大速度注射到指定位置并避免反流，然后通过三通阀用盐水对治疗管道进行冲洗。如存在异常动脉供血，应该首先处理肝内最大的肿瘤部分，然后再处理剩余的部分。使用其他替代性方法（如将一半的剂量注入每一个肝动脉或使用同轴微导管进行超选择性给药），由于 ^{131}I– 碘油黏性高导致注射缓慢，因此会延长手术时间并增加医生的辐射暴露。

在血管造影导管撤出后，应在患者的腹部上放置一个额外的铅板（1mm 厚铅板），以减少在股动脉压迫过程中来自患者的辐射暴露。当出血停止并用上压缩绷带后，患者会被转移到核医学科的隔离病房，直到患者周围环境中辐射剂量达到正常值方可出院。

7. 治疗后观察

治疗后应立即进行 CT 检查，以评估碘油的分布与肿瘤的关系（图 2–49）。在患者隔离期间，每 2 天或 3 天应对其进行肝功能和血清学的检查（随着时间推移及病情变化，可能会观察到这些指标显著的恶化）。应至少进行 2 次 ^{131}I 扫描（24h 和 72h），以计算剂量。

肺及肝放射性 ^{131}I 计数比值这一指标有助于评估辐射引起肺炎的可能性。在患者出院后 2 周，应进行第一次随访（评估血液指标，排除肺炎）。通过血液指标、肿瘤标记物、CT、PET、静态肝脏显像等评估疗效（图 2–50），并在首次治疗后 3 个月内决定是否继续使用 ^{131}I– 碘油治疗。

8. 重复治疗

在考虑治疗耐受性和成功率（肿瘤体积减小或不变）的基础上，对患者进行重复治疗，建议在首次注射后，于第 2、5、8 和 12 个月进行重复治疗。如果患者表现不佳（Karnofsky 指数＜ 60%）或发生肝外转移，则推迟或取消重复治疗。

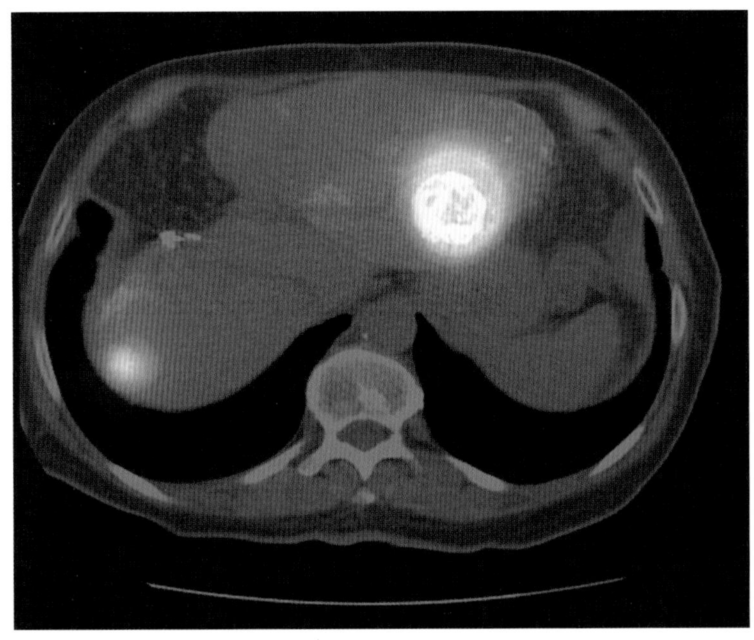

◀ 图 2-49　在应用 ^{131}I- 碘油 24h 后，SPECT/CT 融合图像显示 2 个主要的肝细胞癌病灶均有药物富集

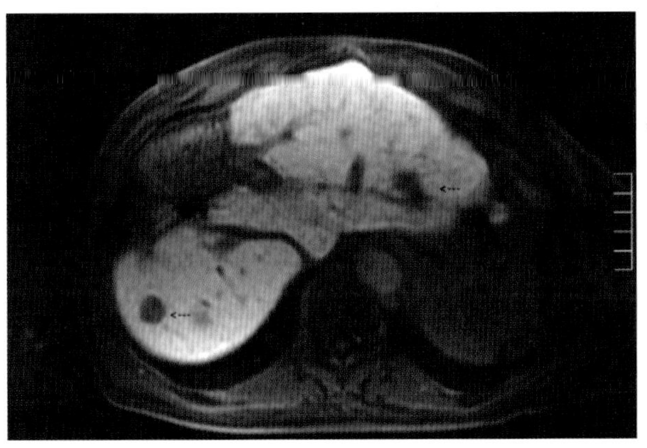

▲ 图 2-50　治疗 6 个月后的肝脏 MRI 显示肝左叶病灶明显缩小

9. 疗效

动脉内 ^{131}I- 碘油治疗不能手术的 HCC 患者耐受性良好，与化疗栓塞相比其全身毒性通常较小（Raoul 等，1997）。由于患者群体的异质性，各研究结果间的可比性有限。在 Leung 等（Leung 等，1994）的研究中，客观反映率为 52%，中位生存期为 6 个月。Raoul 等（Raoul 等，1997）研究报道，术后 6 个月、1 年、2 年、3 年和 4 年的总生存率分别为 69%、38%、22%、14% 和 10%，这与我们前期的研究结果一致。特别是在有门静脉血栓形成的 HCC 患者中，动脉内注射 ^{131}I- 碘油技术上可行，可显著提高患者生存率，且具有良好的耐受性（Raoul 等，1994）。

参考文献

[1] Al-Mufti RA, Pedley RB, Marshall D et al (1999) In vitro assessment of Lipiodol-targeted radiotherapy for liver and colorectal cancer cell lines. Br J Cancer 79:1665–1671.

[2] Anonymous (2003) Guidelines for ^{131}I-ethiodised oil (Lipiodol) therapy [No authors listed]. Eur J Nucl Med Mol Imaging 30:BP20–BP22.

[3] Bhattacharya S, Dhillon AP, Winslet MC et al (1996) Human liver cancer cells and endothelial cells incorporate iodised oil. Br J Cancer 73:877–881.

[4] Lambert B, Van de Wiele C (2005) Treatment of hepatocellular carcinoma by means of radiopharmaceuticals. Eur J Nucl Med Mol Imaging 32:980–989.

[5] Leung WT, Lau WY, Ho S et al (1994) Selective internal radiation therapy with intra-arterial iodine-131-Lipiodol in inoperable hepatocellular carcinoma. J Nucl Med 35:1313–1318.

[6] Monsieurs MA, Bacher K, Brans B et al (2003) Patient dosimetry for ^{131}I-lipiodol therapy. Eur J Nucl Med Mol Imaging 30:554–561.

[7] Nakakuma K, Tashiro S, Hiraoka T et al (1985) Hepatocellular carcinoma and metastatic cancer detected by iodized oil. Radiology 154:15–17.

[8] Okayasu I, Hatakeyama S, Yoshida T et al (1988) Selective and persistent deposition and gradual drainage of iodized oil, lipiodol in the hepatocellular carcinoma after injection into the feeding hepatic artery. Am J Clin Pathol 90:536–544.

[9] Park CH, Suh JH, Yoo HS et al (1986) Evaluation of intrahepatic I-131 ethiodol on a patient with hepatocellular carcinoma. Therapeutic feasibility study. Clin Nucl Med 11:514–517.

[10] Raoul JL, Guyader D, Bretagne JF et al (1994) Randomized controlled trial for hepatocellular carcinoma with portal vein thrombosis: intra-arterial iodine-131-iodized oil versus medical support. J Nucl Med 35:1782–1787.

[11] Raoul JL, Guyader D, Bretagne JF et al (1997) Prospective randomized trial of chemoembolization versus intra-arterial injection of 131I-labeled-iodized oil in the treatment of hepatocellular carcinoma. Hepatology 26:1156–1161.

四、灌注技术

（一）无水乙醇灌注

Andreas Lubienski　Martin Simon　Thomas K. Helmberger **著**
李　竞 **译** 张　肖 **校**

1. 概述

尽管热消融等新技术有逐步取代经皮穿刺无水乙醇注射消融治疗的趋势，但许多医疗机构仍在采用无水乙醇灌注疗法，因为治疗成本相对较低且可充分利用现有设备，同时其便于在影像引导下进行操作。此外，在某些特定情况下，无水乙醇注射可能相对于其他局部治疗方法具有非常明显的优势（Livraghi 等，1995；Lin 等，2005）。

2. 基本原则

动物实验显示，纯乙醇在细胞水平上存在毒性（Festi 等，1990）。无水乙醇依赖 2 种机制达到治疗作用：①无水乙醇通过在肿瘤细胞间弥散，导致细胞质迅速脱水，使之在发生纤维性反应的基础上出现凝固性坏死；②无水乙醇进入血液循环，使得血管内皮细胞坏死和血小板聚集，随后在肿瘤组织缺血基础上形成小血管血栓。肝细胞癌（HCC）内部比周围的肝硬化组织更软，无水乙醇易于有选择性地在内部弥散，血管的过度形成保证了无水乙醇在瘤内丰富新生血窦内均匀弥散（Livraghi 等，1995）。但必须强调的是，正因为无水乙醇灌注独特的抗肿瘤作用，当 HCC 病灶直径＞ 3cm 时，经皮穿刺无水乙醇注射发挥的作用是有限的，因为其无法破坏肿瘤内部的隔膜和肿瘤周围的假包膜，限制了完全消融肿瘤细胞的能力（Llovet 和 Sala，2005）。

3. 术前评估

术前评价应包括充分的实验室检查，以排除严重的凝血障碍、急性炎症、肝功能差（Child–Paugh B 级和 C 级）和（或）其他严重的并发症。随后，还应进行病毒性肝炎筛查。基线血清肿瘤标志物检查有助于在随访期间判断治疗是否成功，对 HCC 患者需要进行甲胎蛋白（AFP）检查，并在转移性患者中需要检查癌胚抗原（CEA）。评估肿瘤的范围和后续随访研究的基线有助于制定下一步治疗计划，增强 CT 和 MRI 的价值非常重要，超声在诊断中的可重复性稍差，因而较少运用（Vilana 等，2006）。如发现患者有骨疼痛病史和（或）血清碱性磷酸酶异常升高，则需要进行骨扫描或全身 MRI 检查，以排除骨转移（Nakanishi 等，2005）。治疗前，应征得患者本人或其家属的同意，并签署知情同意书。

4. 技术

经皮穿刺无水乙醇注射治疗所需的设备与细针穿刺活相同。一般情况下，使用 20～22G 穿刺针，尖端有孔或侧孔（Livraghi，1998）。根据肿瘤的位置选择穿刺针，其长度在 10～20cm 范围内。根据肿瘤的大小，确定无水乙醇用量，需要使用 98% 的无水乙醇。通过肿瘤半径计算肿瘤总体积，球形的体积公式为 4/3π·（半径 +0.5cm）^{3}；合理设置消融区的边缘，需在肿瘤半径的基础上增加 0.5 厘米。例如，要保证覆盖一个直径 3cm 的肿瘤需用到 32ml 无水乙醇，计算公式：V=4/3π·（1.5+0.5）^{3}。对于直径＜ 3cm 的肿瘤，可较为容易地在一次治疗中达到完全消融。由于乙醇的中毒性剂量为 0.8～1.0cm^3/kg，因此对于直径≥ 4cm 的肿瘤通常需要多次消融（Lee 等，1995）。采取多次消融治疗时，每次或每个肿瘤的注射量应当在 2～10ml，每次消融推荐的最大注射量为 30～40ml。对于直径＜ 2cm 的肿瘤通常需要进行 3 或 4 次消融；当肿瘤直径 2～3.5cm 时，进行 8～12 次消融。对于多次消融的病例，每周应进行 2～4 次消融。相比之下，单次消融需使用 40～200ml 无水乙醇。单次治疗的优点是治疗较大肿瘤可更快地起效。因此，这种“治疗剂量”更为患者所接受，但缺点是需要采用全身麻醉来获得最佳的治疗条件并为患者提供适当的镇痛。

必须避免直接将无水乙醇注射入肝静脉，因为短时间内高浓度乙醇团注进入血液循环，可能导致长时间的低氧血症伴心肺骤停（Livraghi，1998）。在 Livraghi 等（Livraghi 等，1998）的研究中显示出相对较高的死亡率（0.1% vs. 4.6%），患者处于全麻下，单次治疗使用的无水乙醇量＞200ml。然而，单次经皮穿刺无水乙醇灌注（PEI）的研究结果大多是基于不受控制的试验和关键的对照组为近期数据时，非手术治疗肝癌的自然病程和预后资料显示其获益并不明显（Lencioni 和 Crocetti，2005）。

嘱患者取仰卧位，在其肘静脉内使用套管针建立静脉通道用于镇静、镇痛和紧急药物输注，并不需要预防性使用抗生素。超声、CT 或 MRI 均可用于影像引导（Adam 等，1997）。超声的主要优点是可实时监测无水乙醇扩散，因为无水乙醇中含有微气泡，注射后即刻超声检查可显示出明显的回声。在超声引导下无水乙醇注射的后期过程中会形成浓厚的回声云团，这时难以评价无水乙醇是否已经弥散至整个肿瘤。有研究报道，超声是较合适的引导方法之一（Ebara 等，2005），通过超声可实时、多平面成像，并可在床旁进行检查，因此超声可能是最合适的引导工具。然而，无水乙醇的理化性质使得其注射 / 弥散也可较为容易地在 CT 和 MRI 图像上得到显示。这两种技术相对来说成像更加“全景”，有利于显示几乎所有解剖位置上的肝脏肿瘤。需要特别指出的是，MRI 引导的 PEI 可用于病变不适合 CT 引导或无法使用含碘造影剂的患者。CT 透视可实时监测无水乙醇的扩散，但有反复接受检查造成辐射剂量增高的缺点，特别是在术者的辐射暴露方面（Kataoka 等，2006）。在 CT 图像上，纯无水乙醇的 CT 值较低（0～240HU），其显影无须使用造影剂。在选择 MRI 引导时，建议采用反转恢复自旋回波序列反转时间为 250ms，结合含水抑制脉冲的回波时间为 150ms，这样可以在获得无水乙醇高信号的同时有效抑制肝脏组织中水分子信号（Alexander 等，1996）。尽管 CT（Shankar 等，2004）和 MRI（Kim 等，2005）引导是可行的，且可安全、有效地应用，但它们在引导 PEI 中发挥作用有限。在多数医疗机构中，超声引导仍是首选的引导方法（Lencioni 和 Crocetti，2005）。

采用合适的引导方法定位肿瘤后（图 2–51A），皮肤消毒、铺巾，局部麻醉由皮肤穿刺点直至肝包膜。局部麻醉用药可选择甲哌卡因等常用麻醉剂；镇静推荐使用咪达唑仑或芬太尼；镇痛则推荐使用哌腈米特。穿刺置肿瘤后，针尖不穿透肿瘤远侧边缘。旋转针尖并缓慢注入无水乙醇，乙醇通常在针尖周围 1.3cm 半径内逐步向边缘扩散（Livraghi，1998）（图 2–51B），实时监测过程中可持续注入。穿刺针逐渐向肿瘤近侧移动（图 2–51B 至 D），当无水乙醇明显泄漏至瘤外或扩散显示不清时停止注入。如观察到无水乙醇流入血管、胆管或肿瘤外的正常肝组织，应当调整针尖位置。无水乙醇应注入肿瘤的各个部分，直至接近肿瘤边缘，使得肿瘤组织不会因肿瘤包膜或内部分隔的保护而残留（图 2–51B 和 C）。当无水乙醇充盈整个肿瘤时，即可结束治疗，指征为整个肿瘤在超声上呈高回声或在 CT 上呈低密度（Livraghi 等，1995）（图 2–51D）。完成注射后，将针在瘤内放置 1～2min，使无水乙醇在瘤内进一步弥散（图 2–51D），然后在拔针时持续给予负压抽吸，以尽量减少无水乙醇泄漏，因为无水乙醇经针道逆流泄漏可能引起疼痛。为消融整个肿瘤组织，可能需要多次穿刺。

5. 影像随访

疗效监测是肿瘤介入治疗的重要内容。近期研究表明，肝细胞癌的完全消融治疗是改善 Child–Pugh A 级和 B 级患者预后的关键因素（Sana 等，2004）。因此，对疗效的评估非常重要，不仅可确保患者没有发生并发症，还可及时发现治疗存在的缺陷，以决定是否需要进一步处理。

通过 CT 或 MRI 评价疗效大多在术后 1 个月左右进行检查，因为更早期的检查可能显示与治疗相关的血管异常，如炎症改变或轻微血管瘘（Bruix 等，2001）。在理想状态下，治疗后应立即进行疗效评估，但目前尚无诊断工具有足够的敏感性和特异性能在治疗后立即发现残余肿瘤

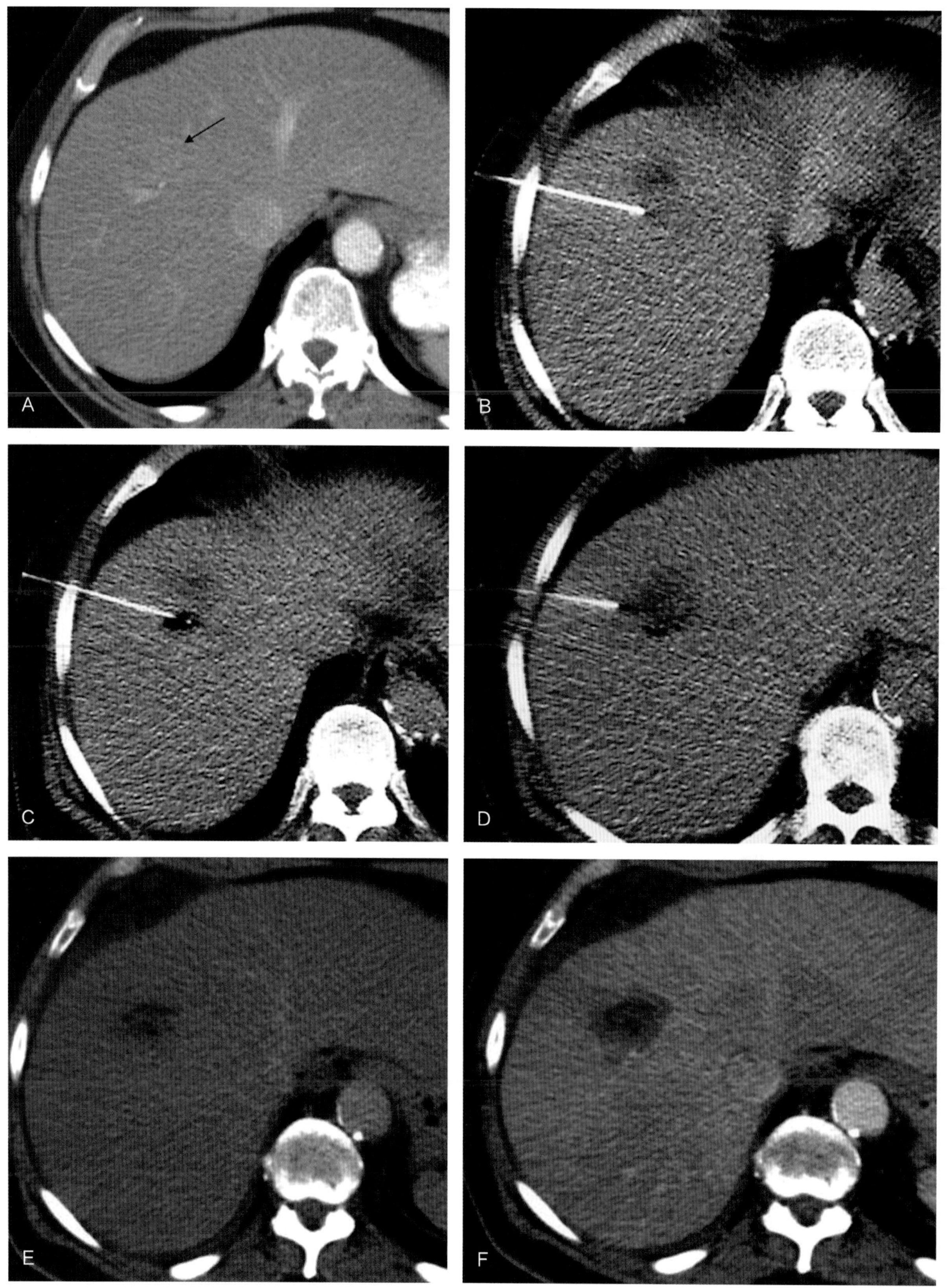

▲ **图 2-51** 肝细胞癌（直径 **3.8cm**）病灶位于肝 **8** 段，动脉期仅轻度增强（**A**）。在 **CT** 引导下将穿刺针置于肿瘤背侧（**B**）。将无水乙醇注射入肿瘤背侧部分后，**CT** 的图像可在注射部位显示乙醇"池"（**C**）。经皮穿刺无水乙醇灌注（**PAI**）治疗（无水乙醇用量 **60ml**）完成后，**CT** 图像显示乙醇完全浸润肿瘤，针头仍在原位，以保证无水乙醇扩散（**D**）。**PAI** 完成后，动脉期（**E**）未见肿瘤强化，门静脉期（**F**）可见无水乙醇在肿瘤内均匀浸润

病灶。治疗后 1 个月，超声联合特异性造影剂可获得与 MRI 和 CT 相似的评估结果，但其在可重复性方面仍存在问题（Nakanishi 等，2005）。PEI 治疗后随访主要依靠动态增强 CT 和 MRI。在大多数医疗机构中，随访一般每隔 3 个月进行一次，常与血清肿瘤标记物检查（如 AFP 和 CEA）联合进行(Lencioni 等,1997)。在 CT 和 MRI 图像上，完全凝固性坏死对应的是一个低密度或信号区域，在注射造影剂后无增强（Bruix 等，2001）。有研究表明，采用 MRI 评估 PEI 治疗反应是非特异性的，信号特征有明显变化（Clark 和 Soulen 2002）。病变直径增大、边缘不规则或残留强化应考虑为肿瘤不完全消融残留或肿瘤复发，消融区域活检用以证明病灶内完全坏死的可靠性不高，因此不推荐使用（Solbiati 等，2001），需进一步寻找肝内和肝外扩散的证据。

参考文献

[1] Adam G, Neuerburg J, Bucker A, Glowinski A, Vorwerk D, Stargardt A, Van Vaals JJ, Guenther RW (1997) Interventional magnetic resonance. Initial clinical experience with a 1.5-tesla magnetic resonance system combined with c-arm fluoroscopy. Invest Radiol 32:191–197.

[2] Alexander AL, Barrette TR, Unger EC (1996) Magnetic resonance guidance of percutaneous ethanol injection in liver. Acad Radiol 3:18–25.

[3] Bruix J, Sherman M, Llovet JM Beaugrand M, Lencioni R, Burroughs AK, Christensen E, Pagliaro L, Colombo M, Rodes J, EASL Panel of Experts on HCC (2001) Clinical Management of Hepatocellular carcinoma: conclusions of the Barcelona-2000 EASL Conference. J Hepatol 35:421–430.

[4] Clark TWI, Soulen MC (2002) Chemical ablation of hepatocellular carcinoma. J Vasc Interv Radiol 13:S245–S252.

[5] Ebara M, Okabe S, Kita K, Sugiura N, Fukuda H, Yoshikawa M, Kondo F, Saisho H (2005) Percutaneous ethanol injection for small hepatocellular carcinoma: therapeutic efficacy based on 20-year observation. J Hepatol 43:458–464.

[6] Festi D, Monti F, Casanova S, Livraghi T, Frabboni R, Roversi CA, Bertoli D, Borelli G, Mazzella G, Bazzoli F et al (1990) Morphological and biochemical effects of intrahepatic alcohol injection in the rabbit. J Gastroenterol Hepatol 5:402–406.

[7] Kataoka ML, Raptopoulos VD, Lin P-JP, Siewert B, Goldberg SN, Kruskal JB (2006) Multiple-image in-room CT imaging guidance for interventional procedures. Radiology 239:863–868.

[8] Kim YJ, Raman SS, Yu NC, Lu DS (2005) MR-guided percutaneous ethanol injection for hepatocellular carcinoma in a 0.2 T open MR system. J Magn Reson Imaging 22:566–571.

[9] Lee MJ, Mueller PR, Dawson SL, Gazelle SG, Hahn PF, Goldberg MA, Boland GW (1995) Percutaneous ethanol injection for the treatment of hepatic tumors: indications, mechanism of action, technique, and efficacy. Am J Roentgenol 164:215–220.

[10] Lencioni R, Crocetti L (2005) A critical appraisal of the literature on local ablative therapies for hepatocellular carcinoma. Clin Liver Dis 9:301–314.

[11] Lencioni R, Pinto F, Armillotta N, Bassi AM, Moretti M, Di Giulio M, Marchi S, Uliana M, Della Capanna S, Lencioni M, Bartolozzi C (1997) Long-term results of percutaneous ethanol injection therapy for hepatocellular carcinoma in cirrhosis: a European experience. Eur Radiol 7:514–519.

[12] Lin SM, Lin CJ, Lin CC, Hsu CW, Chen YC (2005) Randomised controlled trial comparing percutaneous radiofrequency thermal ablation, percutaneous ethanol injection, and percutaneous acetic acid injection to treat hepatocellular carcinoma of 3cm or less. Gut 54:1151–1156.

[13] Livraghi T (1998) Percutaneous ethanol injection in the treatment of hepatocellular carcinoma in cirrhosis. Hepatogastroenterology 45:1248–1253.

[14] Livraghi T, Giorgio A, Marin G, Salmi A, Sio I de, Bolondi L, Pompili M, Brunello F, Lazzaroni S, Torzilli G, Zucchi A (1995) Hepatocellular carcinoma and cirrhosis in 746 patients: long-term results of percutaneous ethanol injection. Radiology 197:101–108.

[15] Livraghi T, Benedini V, Lazzaroni S, Meloni F, Torzilli G, Vettori C (1998) Long term results of single session percutaneous ethanol injection in patients with large hepatocellular carcinoma. Cancer 83:48–57.

[16] Llovet JM, Sala M (2005) Non-surgical therapies of hepatocellular carcinoma. Eur J Gastroenterol Hepatol 17:505–513.

[17] Nakanishi K, Kobayashi M, Takahashi S, Nakata S, Kyakuno M, Nakaguchi K, Nakamura H (2005) Whole body MRI for detecting metastatic bone tumor: comparison with bone scintigrams. Magn Reson Med Sci 4:11–17.

[18] Sana M, Llovet JM, Vilana R, Bianchi L, Solé M, Ayuso C, Brú C, Bruix J (2004) Initial response to percutaneous ablation predicts survival in patients with hepatocellular carcinoma. Hepatology 40:1352–1360.

[19] Shankar S, van Sonnenberg E, Morrison PR, Tuncali K, Silverman SG (2004) Combined radiofrequency and alcohol injection for percutaneous hepatic tumor ablation. Am J Roentgenol 183:1425–1429

[20] Solbiati L, Ierace T, Tonolini M, Osti V, Cova L (2001) Radiofrequency thermal ablation of hepatic metastases. Eur J Ultrasound 13:149–158.

[21] Vilana R, Bianchi L, Varela M, Nicolau C, Sanchez M, Ayuso C, Garcia M, Sala M, Llovet JM, Bruix J, Brú C, BCLC Group (2006) Is microbubble-enhanced ultrasonography sufficient for assessment of response to percutaneous treatment in patients with early hepatocellular carcinoma? Eur Radiol 16:2454–2462.

（二）骨水泥灌注成形

Ralf-Thorsten Hoffmann Tobias F. Jakobs
Christoph Trumm Thomas K. Helmberger
Maximilian F. Reiser 著
李 竞 译 张 肖 校

1. 概述

1984 年，神经介入放射学家 Galibert 和 Deramond 进行了第一次经皮椎体成形术，并于 1987 年首次在文献中报道了治疗侵犯性椎体血管瘤（Galibert 等，1987）。此后，通过注射聚甲基丙烯酸甲酯（PMMA）与造影剂的混合物为基础的椎体充填扩张术被普遍认为是一种可行的方法，用于治疗由不同基础疾病（如血管瘤、多发性骨髓瘤、溶骨性转移瘤、原发和继发性骨质疏松症）导致椎体压缩骨折（Kobayashi 等，2005；Larsson 2002）。另一种治疗椎体骨质疏松压缩性骨折的方法是使用充气球囊来恢复椎体的高度，即所谓的后凸成形术。据报道，其产生疗效的原因通常是后凸成形术可减少后凸畸形，并通过注射水泥来起到稳定作用。Reiley 在 20 世纪 90 年代初首次对其进行了描述（Mathis 等，2004）。椎体成形术和后凸成形术的主要区别在于其基础技术，椎体成形术是将液态 PMMA 注射至塌陷的椎体封闭空间中；后凸成形术是在椎体中形成空洞，然后再填充骨水泥。与后凸成形术和椎体成形术相比，骨成形术是将骨水泥注射至椎体以外的其他骨骼中，其作用较小，特别是用作外科稳定手术的辅助手段和在溶骨性转移姑息治疗中。

2. 骨水泥

用于增强骨折椎体、溶骨性转移或作为外科治疗的辅助治疗材料需要具有特殊的力学和生物学特性来支撑脊柱或溶骨的骨性结构。通常将填充材料注入骨的承重部位。因此，其必须能够承受复杂的动、静载荷模式。此外，由于采用经皮入路的骨水泥，所使用的骨水泥必须易于制备，并且必须具有合适的流动特性和凝固时间。由于基础原理不同，所使用的骨水泥必须具有不同的特性。应用于椎体成形术的理想材料应该是较长的半液体期和非常短的配置时间。应用于椎体后凸成形术的理想材料应具有相对较短的液体期和较长的膏状物期。目前，聚甲基丙烯酸甲酯（PMMA）因其具有惰性且具有生物力学性能突出、成本可接受的特点，是首选的填充材料，其他替代品（如陶瓷骨水泥和复合材料）仍在研发中。PMMA 骨水泥应用于关节置换术中假体固定有着悠久的历史。尽管早在 20 世纪 60 年代已有相关研究报道（Charnley，1964），但当时临床较少将其用于病理性骨折的稳定和固定。自该研究报道以来，聚甲基丙烯酸甲酯（PMMA）逐渐被广泛接受应用于多种治疗。PMMA 性质稳定，在长期随访中显示出良好的生物相容性（Lieberman 等，2005）。此外，PMMA 还有其他优势，包括应用广泛、易于操作、生物力学强度和刚度良好及成本效益高等。PMMA 的缺点在于缺乏促进或与周围骨骼结合的生物潜力、固有硬度过高、聚合温度高及具有潜在毒性。放射显影是水泥的重要特征，因为在注入过程中，必须获得良好的水泥可视化，以便于及早和便捷地检测泄漏情况。在经皮椎体成形术中，早期的骨水泥在 X 线照射下无法很好地显示出来。因此，新产品在骨水泥中加入了硫酸钡、钨或钽，以增加放射影像下的显影效果。然而，这种添加的缺点是添加物改变了水泥的化学性质，会干扰水泥的凝固。随着更新一代骨水泥的出现，特别是专门针对椎体成形术的新产品，这些问题已被有效解决。新一代水泥的本质特征上是 X 线显影性。虽然在几组椎体成形术和后凸成形术研究中得到了良好的临床结果（Cortet 等，1999；Gangi 等，1994），但目前尚未探明疼痛缓解是源自于机械稳定性、化学毒性，还是周围组织和神经末梢的热坏死（Lieberman 等，2005）。

3. 椎体成形术

(1) 技术：目前各研究中报道的经皮椎体成形术方法较为相似，主要是基于欧洲（Cotten 等，

1998；Deramond 等，1998）和美国（Jensen 等，1997; Jensen 和 Dion，2000）的医疗经验。在技术、患者选择、使用水泥可视化方面的区别很小，区别主要取决于可用的产品和设备。此外，操作者的培训和个人经验对疗效有很大影响。因为方法和适应证存在持续的变化，强烈建议定期阅读学习介入学会的指南及相关文献报道，如欧洲心血管介入放射学会（CIRSE）或美国介入放射学会（SIR）发布的指南，以及 Gangi 等发表的经皮椎体成形术的质量控制指南（Gangi 等，2006）。

在椎体成形术中，一个关键问题是如何选择最佳的影像学方法来显示穿刺针位置和骨水泥的应用。普遍认为，对针尖放置位置或水泥注入观察不良时，更易发生并发症（Laredo 和 Hamze，2004）。因此，应使用可获得的最高质量成像，避免使用低质量成像系统。虽然椎体成形术可在单平面透视引导下进行，但双平面透视或 CT 监测更有利于引导治疗，减少手术时间，并使注射准确可视化。对于颈椎或上胸椎的骨溶解性转移病例，使用 CT 引导或 CT 透视置针在操作上相对更为容易，并发症风险更小（Gangi 等，1994）。无论使用何种方式放置针，注射 PMMA 均应在直接透视下进行。

椎体成形术可在局部麻醉、患者有意识镇静（Mathis 和 Wong，2003）或全身麻醉（White，2002）下进行，这取决于患者及其合作能力。对于有意识镇静的药物使用，我们更倾向于咪达唑仑和吡他胺的联合用药，并通过脉搏血氧仪来监测患者生命体征。有意识镇静并不意味着不需要适当的局部麻醉。有学者认为术中静脉注射抗生素（Gangi 等，2006）是必要的，特别是对于免疫功能低下的患者。

治疗胸椎和腰椎病变时，患者取俯卧位，在严格无菌条件下对拟治疗椎体附近的皮肤消毒、铺巾，并在皮肤和皮下组织（包括骨膜）进行局部麻醉。入路选择取决于需要治疗的区域。椎体成形术可采用单椎弓或双椎弓入路，大多数作者认为单椎弓入路（Peh 和 Gilula，2003；Peh 和 Gilula，2005）已能够获得足够的水泥分布。我们认为对腰椎病变首选经椎弓根入路（图 2–52A 和图 2–53A），而在椎弓根过小或转移灶破坏时可选择胸椎肋骨横突间入路（图 2–52B 和图 2–53B）。后外侧入路（图 2–52C 和图 2–53C）是腰椎病变的另一种入路选择，但仅在椎弓根被破坏时才使用。对颈椎病变患者进行治疗时，患者需采取仰卧位，此时通常选择前外侧入路（图 2–52D 和图 2–53D）。在插入骨穿针时要特别注意避免伤及颈动静脉复合体和椎动脉。在透视引导下，定位针的位置需使用轻量手术锤，因为它比其他方法更利于控制。使用 CT 和 CT 透视可以精确定位针尖位置。与早期研究相比（Cotten 等，1998；Deramond 等，1997；Galibert 等，1987），当前的研究表明将针尖置于椎体前 1/3 靠近中线处，可使椎体中部得到足够支撑，因此不需要进行对侧再次穿刺（图 2–53E）（Kim 等，2002）。据我们所知，目前尚缺乏针对不同针性能的对比研究来规范指导选择穿刺针。穿刺针的选择主要取决于操作者。针长、针径、针形、针芯可供选择的种类较多，且可将常规注射器或压力注射器与穿刺针相连接，每个操作者应根据实际情况选择最适合的产品。我们建议减少非同一系统零件，大多数情况下问题往往是由不熟悉使用新系统而导致的。针芯和套管的尖端形状及手柄类型是重要的属性参数。虽然许多针头套管的远端形状垂直为圆形，但有些套管的远端是斜面为椭圆形（如 Cook，Optimed），这样可将骨水泥向一个特定的方向推出。此外，10cm 长的穿刺针适用于大多数患者，但治疗下腰椎椎体或肥胖患者时需要使用 15cm 长的穿刺针。此外，使用直径较大的针（如 10 号针）的优点是在注射过程中可使用黏性更大的骨水泥，但与使用直径较小的穿刺针（如 15 号针）相比，手术时间更长。但在治疗颈椎病变时，最好使用直径较小的穿刺针。在确定针尖位于最佳位置后，需要针芯从针鞘中取出，然后根据制造商的说明书配制骨水泥。大多数制造商提供闭合式的骨水泥混合系统，

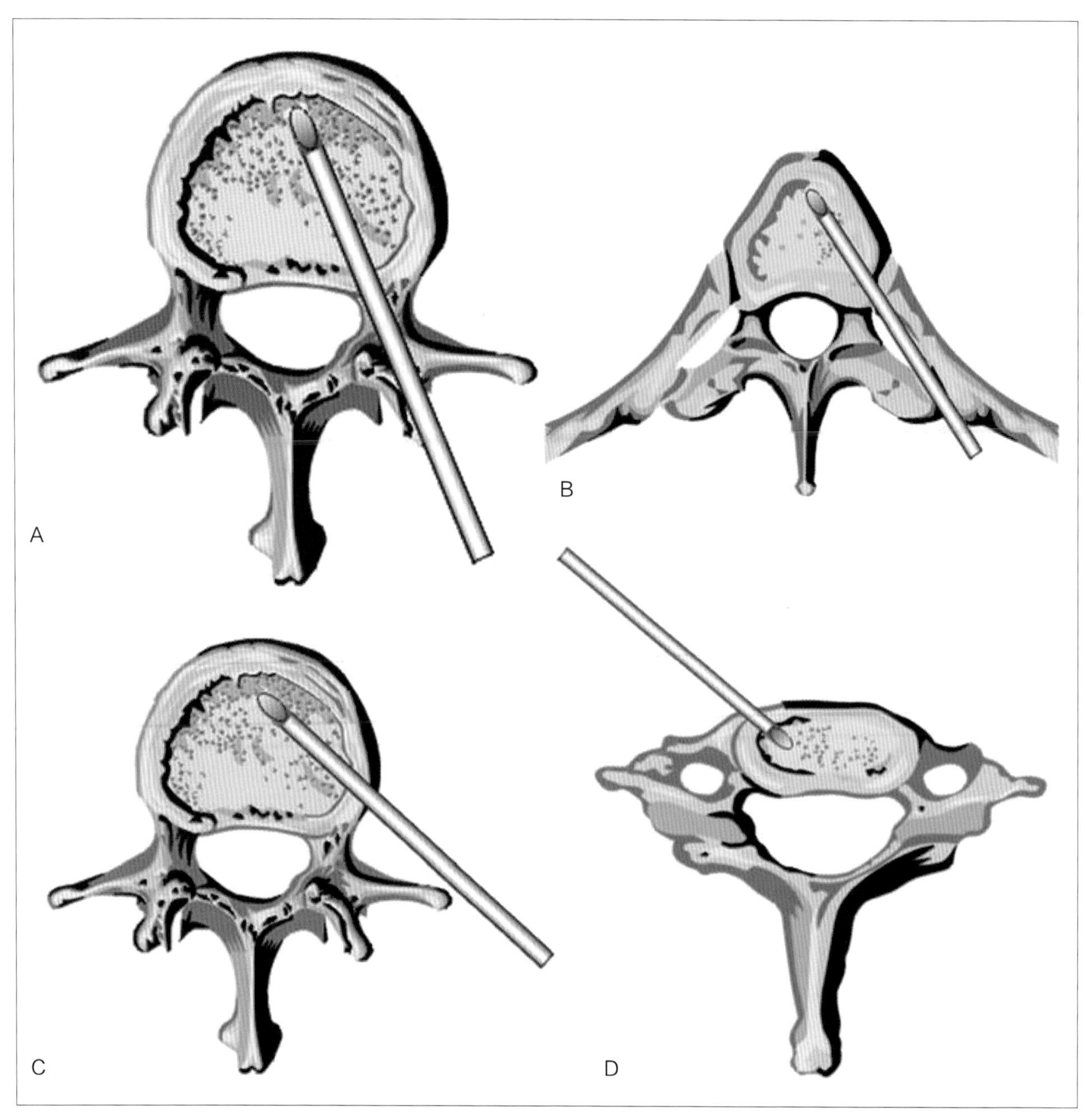

▲ 图 2-52 椎体成形术的入路选择

腰椎病变首选经椎弓根入路（A），胸椎病变首选肋骨横突间入路（B）。如果腰椎的椎弓根被破坏或由于手术植入材料使该入路复杂化，可选择后外侧入路（C）。采用颈椎选择前外侧入路（D）时，需特别注意不要损伤颈动脉颈静脉复合体

以达到均匀混合并避免水泥污染和水泥中混入气泡，这会降低水泥的强度（Mathis 和 Wong，2003）。在前 30～60s 内，骨水泥的黏稠度类似于流体（Gangi 等，2006）。60s 后，PMMA 的黏稠度类似于牙膏，在此阶段注射骨水泥可减少骨水泥外溢至周围组织或静脉丛的风险。骨水泥的注射应使用专用的压力注射器（Optimed；Allegiance；Cook；Stryker）或者一些小容量（1～2ml）带有鲁尔接口锁的注射器。注射装置可装入更多的水泥（最多 10ml），并在最小压力下直接注射水泥形成连续流体。虽然使用专用的注射装置会增加费用，但比直接推注更安全。为避免骨水泥泄漏对患者造成伤害，骨水泥的注射必须在侧位及前后位透视下或 CT 透视下进行。如果骨水泥开始向硬膜外腔泄漏，必须采取特别的处理措施，因为其可能导致严重的神经系统损

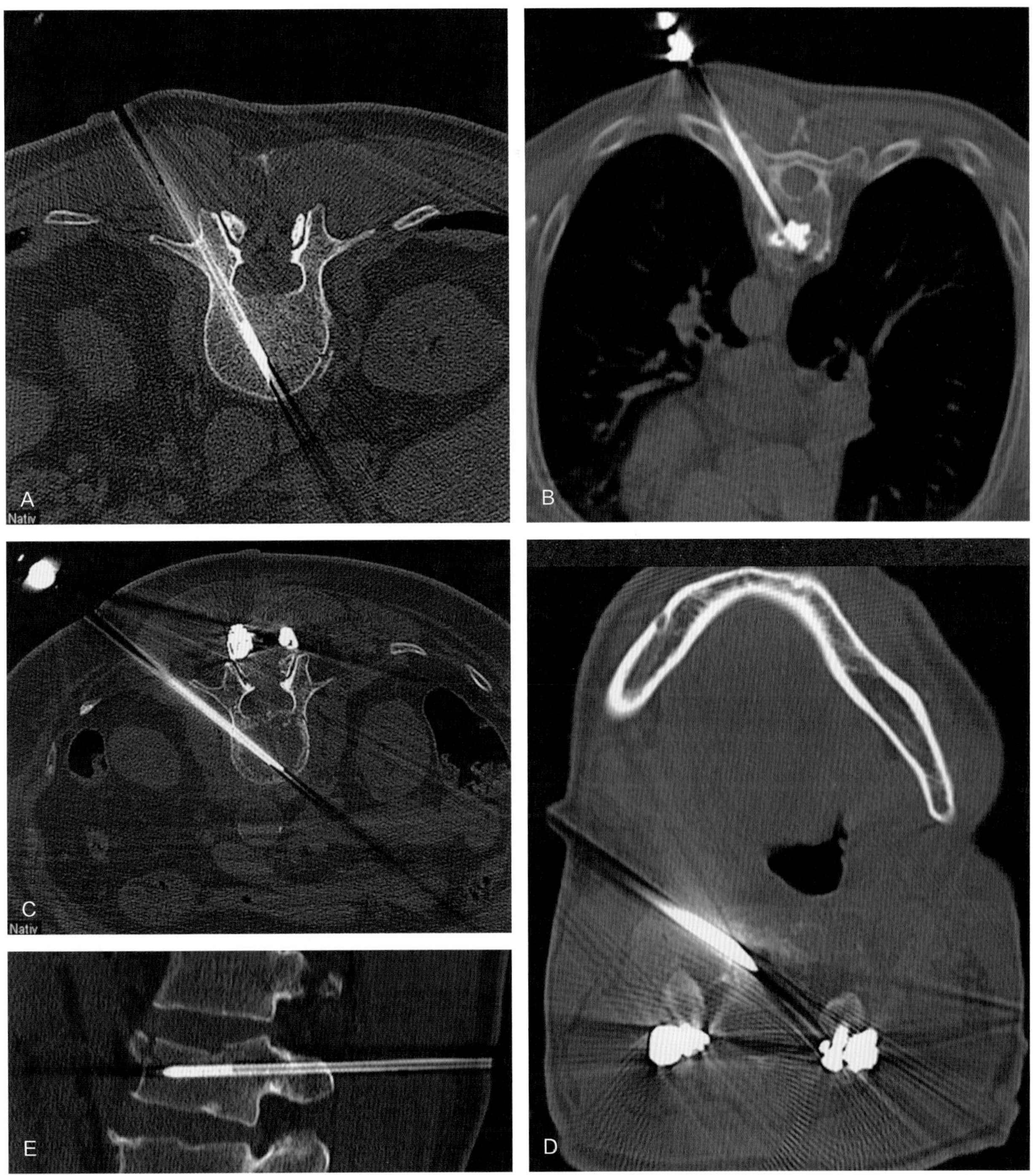

▲ 图 2-53 椎体成形术的不同入路，与图 2-52 的示意相符

A. 经椎弓根入路；B. 经肋骨横突间入路；C. 经后外侧入路；D. 经前外侧入路。针尖应位于椎体前 1/3 处，靠近中线。椎旁影像学图像显示针尖在椎体中的位置良好

伤。在注入骨水泥早期，水泥泄漏的风险高。在第一次注水泥时，操作应该非常小心。如果骨水泥从椎体泄漏至周围组织，特别是椎间盘间隙，必须立即停止注射 PMMA，等待 30～60s 通常可以解决此问题，因为水泥硬化会封闭泄漏点。如果仍然存在骨水泥泄漏，应改变针的位置和斜面方向再行注射。如果骨水泥仍在向周围组织中泄漏，必须停止注射并拔出针头。如果椎体成形术因骨水泥不可纠正的泄漏导致失败，则应立即使用对侧椎弓根作为备用通路进行补救，以完成

椎体成形术。当椎体前 2/3 被充满且骨水泥均匀分布于两个终板之间时，可停止骨水泥的注射（图 2–54）。须在透视监控下推回针芯，以在骨水泥开始凝固前避免多余的水泥沿着针道分布，然后小心地拔出穿刺针（Gangi 等，2006）。PMMA 在室温下混合后的有效工作时间约为 8～10min 后，此后即开始硬化（Gangi 等，2006）。一些新型骨水泥有较长的凝固时间，如果水泥在混合前进行冷却，凝固时间可得到延长（Chavali 等，2003）。骨水泥的最佳体积与硬度和术后患者自觉症状变化之间的关系尚无系统研究。然而，骨水泥骨外溢的风险与骨水泥体积的增加明确相关。为降低此风险，我们倾向于只使用相对少量的骨水泥。对于骨质疏松症或血管瘤患者，2.5～4ml 骨水泥即可很好地填充椎体，缓解疼痛。在转移性疾病中，椎体成形术的目的在于缓解疼痛，较小的使用剂量（1.5～2.5ml）通常就足以满足需求。

(2) 静脉造影：在椎体成形术或后凸成形术前对椎静脉系统进行血管造影评估，可确定手术过程中水泥经静脉外渗的潜在路径。但静脉造影的必要性仍是一个有争议的话题（Mathis 等，2001）。在我们看来，其缺点多于优点。需要治疗的椎体中造影剂浓聚使得在透视下注入水泥监测更加困难，而注射碘化造影剂有潜在严重过敏反应的风险。此外，骨水泥的黏度与碘造影剂的黏度完全不同，这使得在与骨水泥注射过程中的力学变化很难通过造影剂的静脉泄漏对骨水泥的泄

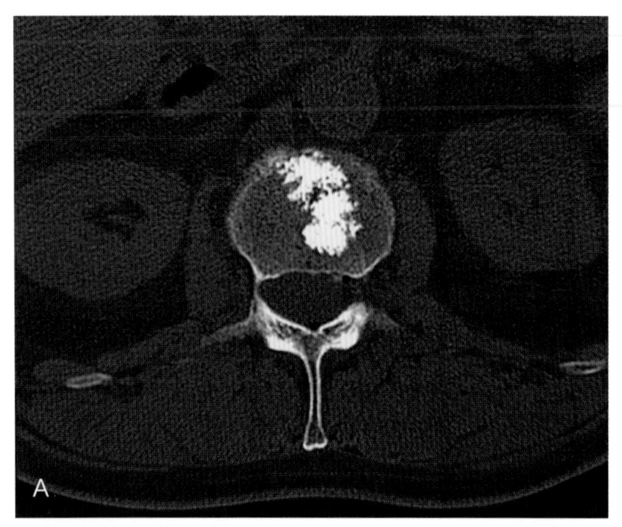

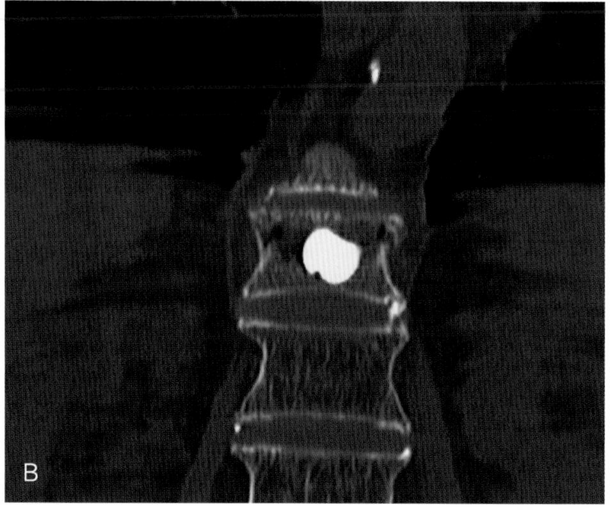

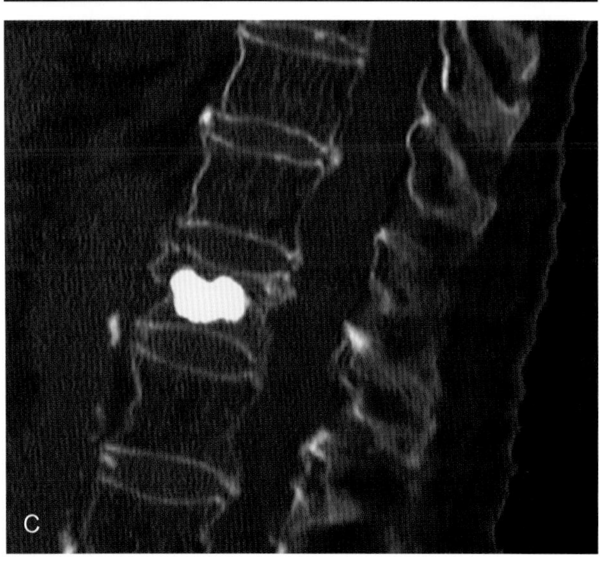

▲ 图 2–54　经皮椎体成形术后的成功病例

PMMA 在椎体前 2/3 处聚集，轴位（A）、冠状位（B）及矢状位（C）图像均显示水泥柱在终板之间延伸

漏进行预测。因此，对于常规病例一般不进行这种检查，有学者建议对于高血流量的富血管病变患者可进行这种检查（Deramond 等，1998；Vasconcelos 等，2002）。

(3) 并发症：椎体成形术的主要并发症是骨水泥外渗。在治疗骨质疏松骨折时，外渗率据报道高达 40%，在治疗病理骨折时外渗率更高（Lie berman 和 Reinhardt，2003）。黏度减低和骨水泥用量增加会增加骨水泥泄漏的风险。骨水泥可能泄漏至各解剖部位，包括椎管（图 2–55）、椎间盘（图 2–56）、针道（图 2–57），脊椎旁软组织、硬膜外静脉（图 2–58）、椎前静脉等。此外，骨水泥外渗入腔静脉、肺部和心脏也有报道（Baumann 等，2006；Freitag 等，2006；Kim 等，2005；MacTaggart 等，2006）。有研究表明，至少在短期内周围软组织的骨水泥外渗没有特别的临床意义（Heini 等，2000）。骨水泥外渗的临床影响仅由部位和大小决定。特别是发生在骨水泥泄漏至硬膜外或神经孔，神经根受压和继发病变是主要并发症，仅发生在不足 1% 的患者中（Nussbaum 等，2004），但通常必须进行神经外科干预和脊髓或神经局部减压。PMMA 外渗至椎体周围静脉可致骨水泥肺栓塞，可导致患者死亡，因为大量水泥栓塞导致右心衰竭（Padovani 等，1999）。骨水泥泄漏至相邻椎间盘或椎旁软组织很常见。据报道，其发生率高达 65%（Cortet 等，1999）。然而，此处的骨水泥泄漏通常没有

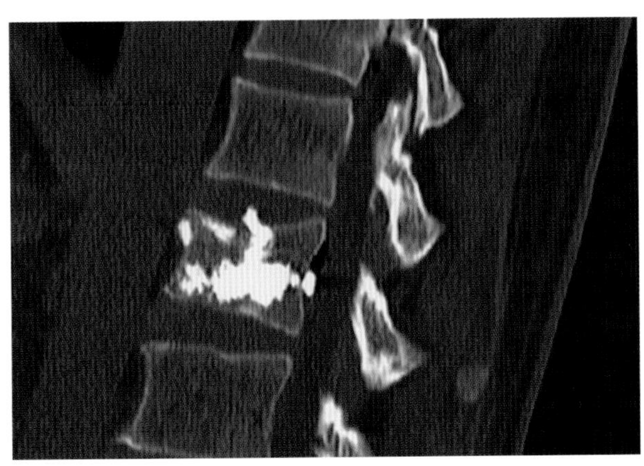

▲ 图 2–55　椎管和椎间盘间隙均可见少量骨水泥泄漏。患者并未因骨水泥泄漏而出现任何临床症状

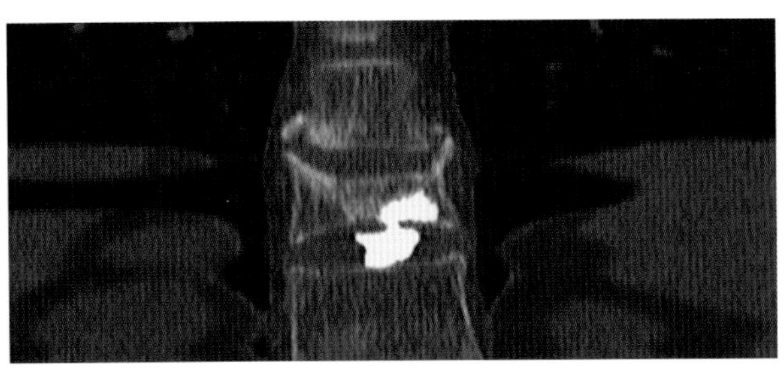

▲ 图 2–56　椎体成形术后椎间隙内可见大量骨水泥渗出。特别是在患有骨质疏松症的患者中，邻近椎体的骨折更容易发生

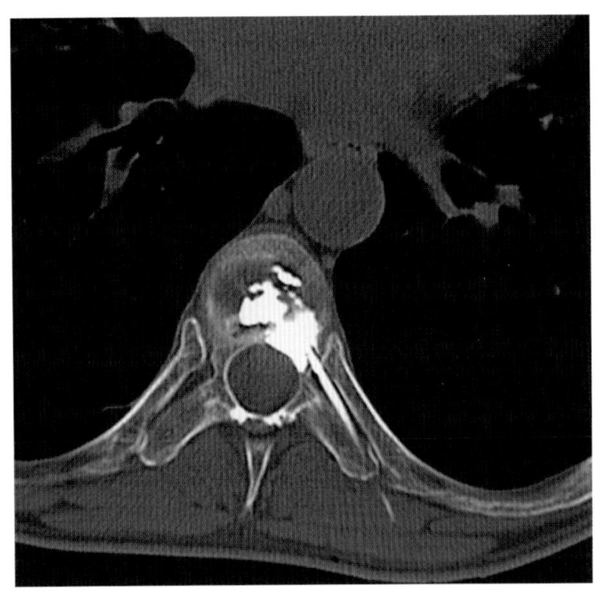

▲ 图 2–57　无法重新改变引导针位置，因为已经硬化的骨水泥导致进针路径均被其阻挡

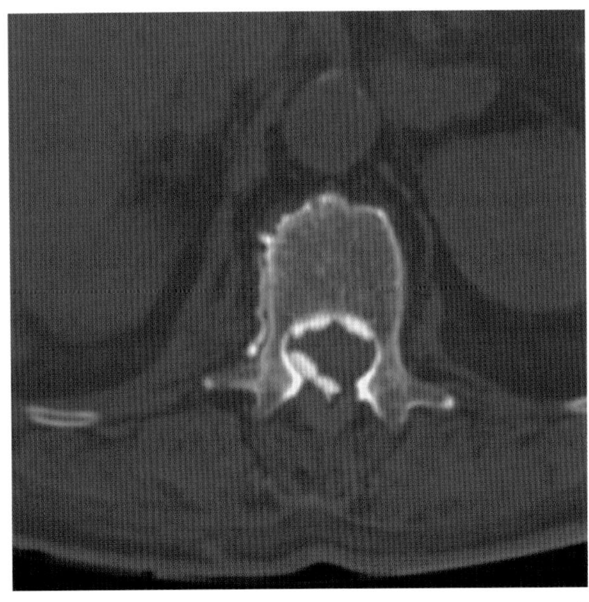

▲ 图 2–58　溶骨性骨质破坏的患者椎体成形术后，由于过早注入液体形态的骨水泥导致 PMMA 泄漏入硬膜外静脉丛内，患者无神经症状

症状，一般认为没有什么临床意义。但有文献报道，在采用椎体成形术治疗的骨质疏松性骨折患者中，术后邻近椎体发生新骨折的概率明显更高，尤其是当椎间盘内出现骨水泥泄漏时（Trout 等，2006；Uppin 等，2003）。椎体成形术后的其他并发症主要是由 PMMA 的特殊特征造成的（Cunin 等，2000）。其中之一是骨水泥反应产热（骨水泥核心温度为 86～107 ℃）（Leeson 和 Lippitt，1993）导致邻近组织的热损伤，包括脊髓和神经根损伤（Deramond 等，1999），进而导致炎症反应和疼痛持续性加重。在髋关节手术中使用的骨水泥单体已被证实与心律失常有关，且具有心脏毒性。由于对心脏的毒性和引起心律失常的特性，骨水泥在注射期间单体的吸收可导致低血压（Lieberman 等，2005）。考虑到椎体成形术中骨水泥的用量问题，每次手术的椎体数在 2 个或 3 个是安全的。

经皮椎体成形术后发生严重并发症的概率＜1%，故可认为椎体成形术是一种相对安全的治疗方法（Hochmuth 等，2006）。

4. 椎体后凸成形术

椎体后凸成形术是自 20 世纪 90 年代逐渐发展起来的术式，是将椎体成形术与球囊血管成形术相结合的治疗方法（Lie berman 等，2001）。采用与经皮椎体成形术相同的椎体稳定原理，并将骨水泥引入所治疗的椎体中（图 2-59）。椎体成形术和椎体后凸成形术的生物力学数据显示出相似的结果（Mathis 等，2004）。因此，所用技术、骨水泥和可能的并发症与椎体成形术非常接近。穿刺套管针到位后，在压缩的椎体内释放充气球囊扩张，目的是使骨折的椎体向上移位或还原至原来的高度。通过套管将球囊置于塌陷的终板下方，在透视下扩张球囊，直至骨折最大程度复位。此外，球囊扩张后在椎体内形成空洞，并将骨组织推到空洞的边缘，从而封闭裂隙和裂缝。去除球囊后用骨水泥填充空洞。与椎体成形术相比，椎体后凸成形术中骨水泥以更黏稠的形式注入预成型的椎体空洞内。注入水泥时，较低的压力、具有致密壁的预成型腔体和较高的水泥黏度有利于降低骨水泥泄露的风险（Krauss 等，2006；Lieberman 和 Reinhardt，2003；Phillips 等，2002）。然而，由于临床常见骨水泥外渗至椎旁组织；因此，这种方法是否真正优于椎体成形术仍有疑问。据报道，通过这种方式减少和固定骨折，椎体后凸成形术可恢复椎体高度和矢状位排列，并恢复椎体之间正常的负荷传递模式。另有研究结果显示，椎体成形术可使 82% 的椎体高度得到恢复，而这一比例对于椎体后凸成形术后则为 93%。部分患者会因为俯卧位导致受病的脊柱节段过伸（Hiwatashi 等，2003，2005）。此外，用于椎体后凸成形术的材料成本至少是椎体成形术的 5 倍。

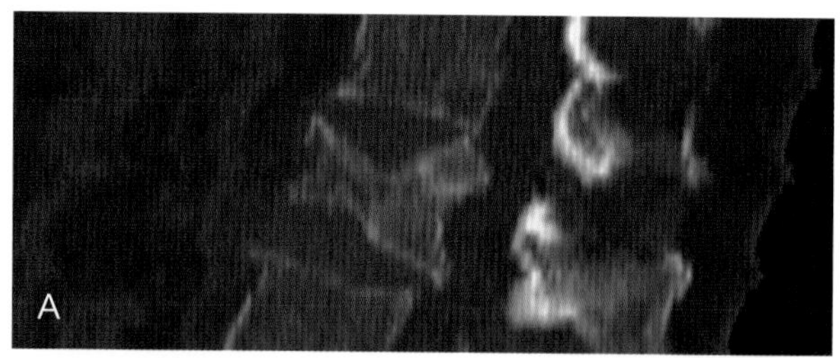

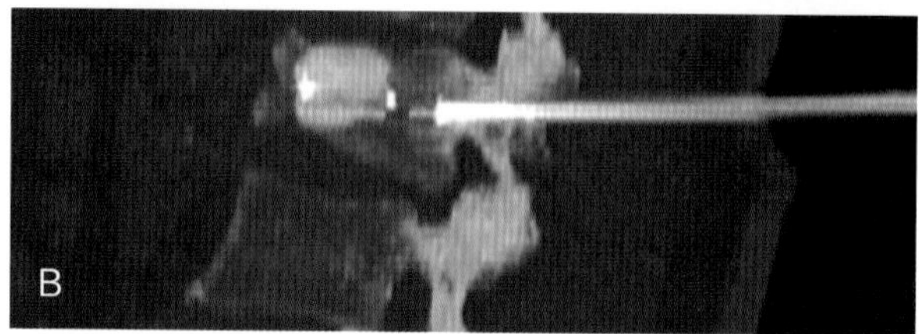

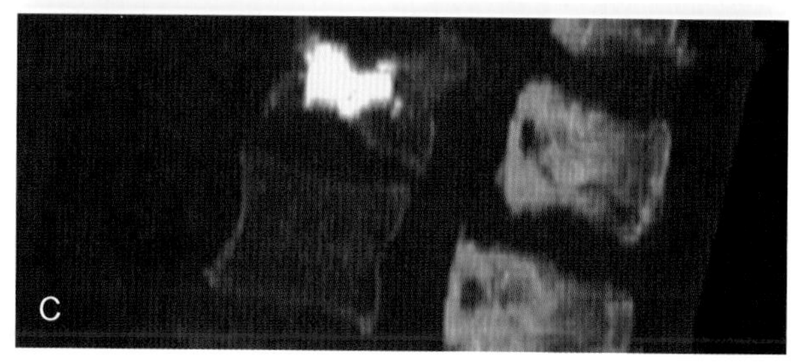

▲ 图 2-59　患者 L_1 椎体骨质疏松骨折（A），采用球囊后凸成形术增加骨折椎体的高度（B）。椎体后凸成形术后骨水泥在空腔内分布良好，椎体达到了有效治疗的高度（图片由 Christof Weber，Munich 提供）

5. 骨成形术

经皮注射 PMMA 进行骨成形术是长骨破坏（图 2-60）、髋臼溶骨性骨质破坏（图 2-61）及其他骨盆内恶性溶骨性骨质破坏唯一效果显著的

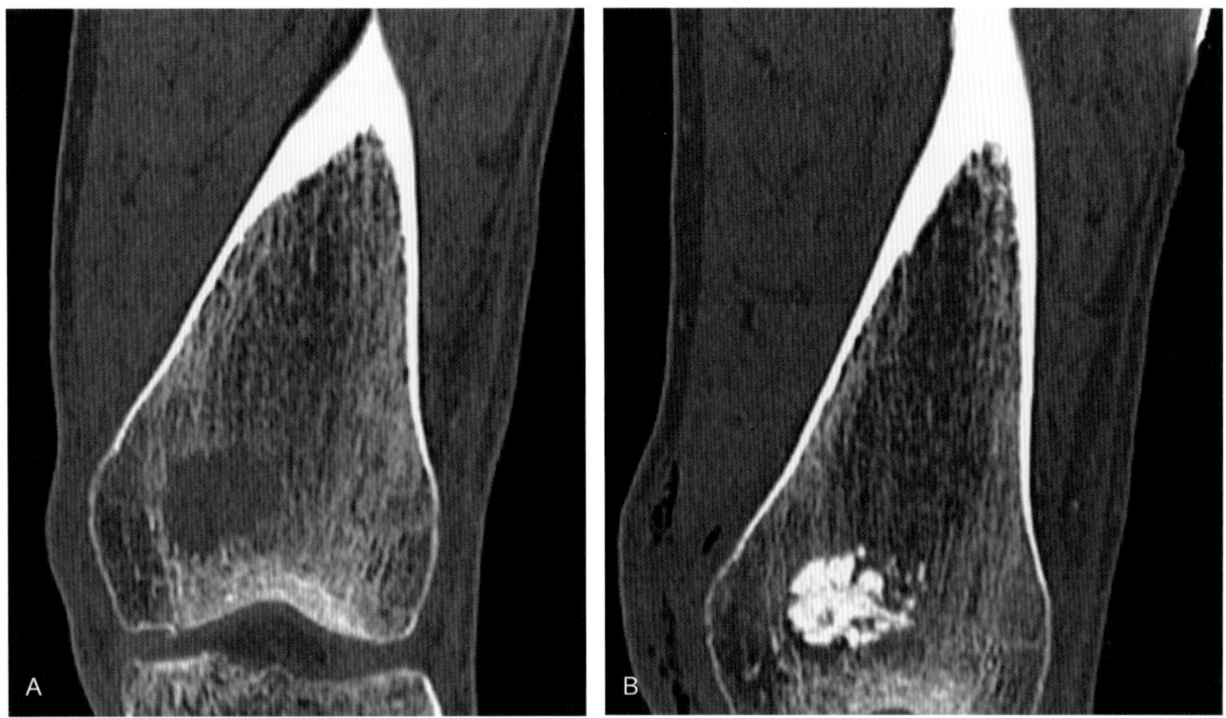

▲ 图 2-60　肾细胞癌导致股骨远端溶骨转移导致患者疼痛（A），骨成形术后疼痛明显减轻（B）

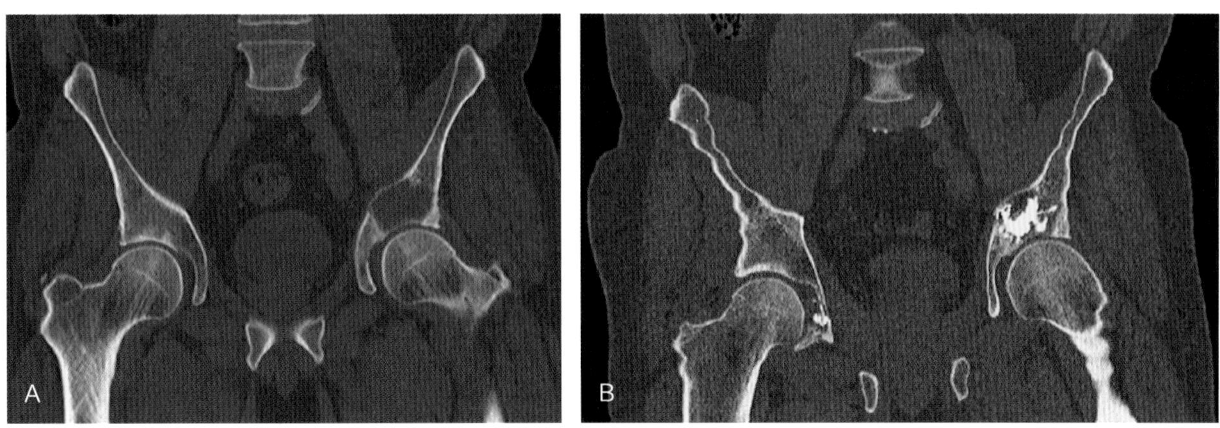

▲ 图 2-61　左髋臼溶骨性骨质破坏引起剧烈疼痛（A），骨成形术后疼痛减轻，患者恢复站立，由于骨水泥的稳定作用而没有发生压缩性骨折（B）

非手术治疗方法（Cotten 等，1995，1999）。因此，骨成形术一般用于不能接受手术的患者。经皮注射 PMMA 治疗后早期可有效控制疼痛，由于硬化期间的产热、化学效应及稳定的微骨折，增加骨骼强度。如果患者负重部分骨骼发现溶骨性破坏区，PMMA 注射可达到稳定骨骼的效果。注射 PMMA 与放射治疗结合进行治疗可立即缓解患者疼痛，稳定骨骼力学支撑结构，使患者在治疗期间能够恢复活动（Hierholzer 等，2003）。然而，目前鲜见相关大型研究。少数病例报道证实骨成形术可增强椎体的应力强度，但由于骨成形术属于非手术治疗，且无长期随访数据，故通常只在外科、内科与介入放射科达成跨学科共识后实施。

参考文献

[1] Baumann A, Tauss J, Baumann G et al (2006) Cement embolization into the vena cava and pulmonal arteries after vertebroplasty: interdisciplinary management. Eur J Vasc Endovasc Surg 31(5):558–561.
[2] Charnley J (1964) The bonding of prostheses to bone by cement. J Bone Joint Surg Br 46:518–529.
[3] Chavali R, Resijek R, Knight SK et al (2003) Extending polymerization time of polymethylmethacrylate cement in percutaneous vertebroplasty with ice bath cooling. AJNR Am J Neuroradiol 24:545–546.
[4] Cortet B, Cotten A, Boutry N et al (1999) Percutaneous vertebroplasty in the treatment of osteoporotic vertebral compression fractures: an open prospective study. J Rheumatol 26:2222–2228.
[5] Cotten A, Deprez X, Migaud H et al (1995) Malignant acetabular osteolyses: percutaneous injection of acrylic bone cement. Radiology 197:307–310.
[6] Cotten A, Boutry N, Cortet B et al (1998) Percutaneous vertebroplasty: state of the art. Radiographics 18:311–320; discussion 320–313.
[7] Cotten A, Demondion X, Boutry N et al (1999) Therapeutic percutaneous injections in the treatment of malignant acetabular osteolyses. Radiographics 19:647–653.
[8] Cunin G, Boissonnet H, Petite H et al (2000) Experimental vertebroplasty using osteoconductive granular material. Spine 25:1070–1076.
[9] Deramond H, Depriester C, Toussaint P et al (1997) Percutaneous vertebroplasty. Semin Musculoskelet Radiol 1:285–296.
[10] Deramond H, Depriester C, Galibert P et al (1998) Percutaneous vertebroplasty with polymethylmethacrylate. Technique, indications, and results. Radiol Clin North Am 36:533–546.
[11] Deramond H, Wright NT, Belkoff SM (1999) Temperature elevation caused by bone cement polymerization during vertebroplasty. Bone 25:17S–21S.
[12] Freitag M, Gottschalk A, Schuster M et al (2006) Pulmonary embolism caused by polymethylmethacrylate during percutaneous vertebroplasty in orthopaedic surgery. Acta Anaesthesiol Scand 50:248–251.
[13] Galibert P, Deramond H, Rosat P et al (1987) [Preliminary note on the treatment of vertebral angioma by percutaneous acrylic vertebroplasty.] Neurochirurgie 33:166–168.
[14] Gangi A, Kastler BA, Dietemann JL (1994) Percutaneous vertebroplasty guided by a combination of CT and fl uoroscopy. AJNR Am J Neuroradiol 15:83–86.
[15] Gangi A, Sabharwal T, Irani FG et al (2006) Quality assurance guidelines for percutaneous vertebroplasty. Cardiovasc Intervent Radiol 29:173–178.
[16] Heini PF, Walchli B, Berlemann U (2000) Percutaneous transpedicular vertebroplasty with PMMA: operative technique and early results. A prospective study for the treatment of osteoporotic compression fractures. Eur Spine J 9:445–450.
[17] Hierholzer J, Anselmetti G, Fuchs H et al (2003) Percutaneous osteoplasty as a treatment for painful malignant bone lesions of the pelvis and femur. J Vasc Interv Radiol 14:773–777.
[18] Hiwatashi A, Moritani T, Numaguchi Y et al (2003) Increase in vertebral body height after vertebroplasty. AJNR Am J Neuroradiol 24:185–189.
[19] Hiwatashi A, Sidhu R, Lee RK et al (2005) Kyphoplasty versus vertebroplasty to increase vertebral body height: a cadaveric study. Radiology 237:1115–1119.
[20] Hochmuth K, Proschek D, Schwarz W et al (2006) Percutaneous vertebroplasty in the therapy of osteoporotic vertebral compression fractures: a critical review. Eur Radiol 1–7.
[21] Jensen ME, Dion JE (2000) Percutaneous vertebroplasty in the treatment of osteoporotic compression fractures. Neuroimaging Clin N Am 10:547–568.
[22] Jensen ME, Evans AJ, Mathis JM et al (1997) Percutaneous polymethylmethacrylate vertebroplasty in the treatment of osteoporotic vertebral body compression fractures: technical aspects. AJNR Am J Neuroradiol 18:1897–1904.
[23] Kallmes DF, Jensen ME (2003) Percutaneous vertebroplasty. Radiology 229:27–36.
[24] Kim AK, Jensen ME, Dion JE et al (2002) Unilateral transpedicular percutaneous vertebroplasty: initial experience. Radiology 222:737–741.
[25] Kim SY, Seo JB, Do KH et al (2005) Cardiac perforation caused by acrylic cement: a rare complication of percutaneous vertebroplasty. AJR Am J Roentgenol 185:1245–1247.
[26] Kobayashi K, Shimoyama K, Nakamura K et al (2005) Percutaneous vertebroplasty immediately relieves pain of osteoporotic vertebral compression fractures and prevents prolonged immobilization of patients. Eur Radiol 15:360–367.
[27] Krauss M, Hirschfelder H, Tomandl B et al (2006) Kyphosis reduction and the rate of cement leaks after vertebroplasty of intravertebral clefts. Eur Radiol 16(5):1015–1021.
[28] Laredo JD, Hamze B (2004) Complications of percutaneous vertebroplasty and their prevention. Skeletal Radiol 33:493–505.
[29] Larsson S (2002) Treatment of osteoporotic fractures. Scand J Surg 91:140–146.
[30] Ledlie JT, Renfro M (2003) Balloon kyphoplasty: one-year outcomes in vertebral body height restoration, chronic pain, and activity levels. J Neurosurg 98:36–42.
[31] Leeson MC, Lippitt SB (1993) Thermal aspects of the use of polymethylmethacrylate in large metaphyseal defects in bone. A clinical review and laboratory study. Clin Orthop Relat Res 295:239–245.
[32] Lieberman I, Reinhardt MK (2003) Vertebroplasty and kyphoplasty for osteolytic vertebral collapse. Clin Orthop Relat Res Suppl 415:S176–186.
[33] Lieberman IH, Dudeney S, Reinhardt MK et al (2001) Initial outcome and effi cacy of《kyphoplasty》in the treatment of painful osteoporotic vertebral compression fractures. Spine 26:1631–1638.
[34] Lieberman IH, Togawa D, Kayanja MM (2005) Vertebroplasty and kyphoplasty: filler materials. Spine J 5:305S–316S.
[35] MacTaggart JN, Pipinos II, Johanning JM et al (2006) Acrylic cement pulmonary embolus masquerading as an embolized central venous catheter fragment. J Vasc Surg 43:180–183.
[36] Mathis JM, Wong W (2003) Percutaneous vertebroplasty: technical considerations. J Vasc Interv Radiol 14:953–960.
[37] Mathis JM, Barr JD, Belkoff SM et al (2001) Percutaneous vertebroplasty: a developing standard of care for vertebral compression fractures. AJNR Am J Neuroradiol 22:373–381.
[38] Mathis JM, Ortiz AO, Zoarski GH (2004) Vertebroplasty versus kyphoplasty: a comparison and contrast. AJNR Am J

Neuroradiol 25:840–845.

[39] Nussbaum DA, Gailloud P, Murphy K (2004) A review of complications associated with vertebroplasty and kyphoplasty as reported to the Food and Drug Administration medical device related web site. J Vasc Interv Radiol 15:1185–1192.

[40] Padovani B, Kasriel O, Brunner P et al (1999) Pulmonary embolism caused by acrylic cement: a rare complication of percutaneous vertebroplasty. AJNR Am J Neuroradiol 20:375–377.

[41] Peh WC, Gilula LA (2003) Percutaneous vertebroplasty: indications, contraindications, and technique. Br J Radiol 76:69–75.

[42] Peh WC, Gilula LA (2005) Percutaneous vertebroplasty: an update. Semin Ultrasound CT MR 26:52–64.

[43] Phillips FM, Todd Wetzel F, Lieberman I et al (2002) An in vivo comparison of the potential for extravertebral cement leak after vertebroplasty and kyphoplasty. Spine 27:2173–2178; discussion 2178–2179.

[44] Trout AT, Kallmes DF, Kaufmann TJ (2006) New fractures after vertebroplasty: adjacent fractures occur signifi -cantly sooner. AJNR Am J Neuroradiol 27:217–223.

[45] Uppin AA, Hirsch JA, Centenera LV et al (2003) Occurrence of new vertebral body fracture after percutaneous vertebroplasty in patients with osteoporosis. Radiology 226:119–124.

[46] Vasconcelos C, Gailloud P, Beauchamp NJ et al (2002) Is percutaneous vertebroplasty without pretreatment venography safe? Evaluation of 205 consecutives procedures. AJNR Am J Neuroradiol 23:913–917.

[47] White SM (2002) Anaesthesia for percutaneous vertebroplasty. Anaesthesia 57:1229–1230.

中　篇

消融治疗技术临床应用

Clinical Indications

第3章 肝脏

Liver

一、原发性肿瘤

(一)经导管动脉化疗栓塞术及联合治疗

Stephan Zangos Katrin Eichler Martin G. Mack
Thomas J. Vogl 著
张啸波 译 张 肖 校

1. 前言

外科手术是原发性和继发性肝脏恶性肿瘤的标准治疗方法。然而，临床仅有15%的肝细胞性肝癌（HCC）病例适合外科手术，且5年生存率仅为25%～40%（Nagasue等，1993）。因此，急需新的有效治疗方法来提高患者生存率并延长其生存期。例如，一些有可能替代或提高外科手术效果且极有应用前景的微创治疗技术。其中就有各种微创介入消融治疗技术，包括激光诱导间质热疗（LITT）、射频消融（RFA）、微波消融及冷冻消融。接受这些治疗的HCC患者其生存率几乎可以与接受肝脏外科手术的患者相媲美（Allgaier等，1998；Curley等，2000；Dwerryhouse等，1998；Finlay等，2000；Goldberg等，2000；Lencioni等，2003；Livra，2001；Shibata等，2002a；Shiina等，2002；Solbiati等，2001；Vogl等，2002a）。

目前，这些微创治疗技术的应用在一定程度上受限于肝脏肿瘤大小和位置。其中大多数可消融肿瘤最大直径可达5cm。随着液体冷却系统的应用及配套技术的不断改进，消融所产生凝固性坏死区已经能够达到6～8cm（Vogl等，2003）。为减少肿瘤的复发，消融安全边界通常要求包括肿瘤外缘1cm的范围。以LITT为例，适于其治疗的病变最大直径为4～6cm。

然而，大多数肝肿瘤患者在确诊时，常由于病灶数目多、肿瘤体积大、肝功能差或严重并发症等原因而无法接受外科手术治疗。对于这些患者，局部消融治疗效果往往也欠佳。此时，肿瘤本身的严重程度是影响患者生存的关键预后因素（Fiorentini等，2000）。鉴于此，对于肝脏巨大恶性肿瘤的治疗亟须尝试新的方案，以降低肿瘤复发风险、提高患者生存率。

经导管动脉化疗栓塞术（TACE）作为不可切除肝肿瘤患者的一种非手术治疗方式已在临床广泛应用，其治疗原理基于肝肿瘤几乎完全由肝动脉供血的特点（Allgaier等，1998；Bruix等，2004；Tellez等，1998；Vogl等，2000，2003；Zangos等，2001），TACE可阻断肿瘤的血液供应，从而更好地控制肿瘤的生长。然而，TACE作为一种非手术治疗方式，治疗后肿瘤通常表现为不同程度的坏死（Vogl等，2002b；Zangos等，2001），肿瘤细胞仍然有可能存活，仅有16.9%的患者出现肿瘤完全坏死（Fan等，1998）。

通过动物实验阻断大鼠远端肝动脉，可观察到其肝内出现坏死区，同时发现类似于人体肝硬化中毛细血窦样的血管会绕过这些坏死区，在栓塞区形成血窦分流的作用（Tancredi等，1999），这正是TACE治疗后肿瘤细胞存活的原因(Fan等，1998)。相关试验结果表明，TACE肿瘤治疗的平均部分缓解率为26.9%，而平均完全缓解为6%（Camma等，2002）。因此，为改善肝脏巨大肿瘤的治疗效果、提高患者生存率，消灭残存在肿瘤－宿主界面上的活性肿瘤细胞十分必要。

肿瘤消融作为TACE治疗后一种可行的局部治疗手段，是巨大肿瘤治疗中不可缺少的组成部分。局部消融治疗前的新辅助TACE治疗，可提高肝脏巨大肿瘤的根治率，并降低治疗后的肿瘤复发的风险。

Fan等认为TACE治疗还可为最初评估为不可切除肝癌患者带来手术切除的机会。当肿瘤在TACE治疗后缩小至可切除范围时，外科手术应及时进行，尽管在甲胎蛋白（AFP）已经下降至正常水平的情况下也是如此（Fan等，1998）。这个原则同样适用于TACE和局部消融治疗的联合。这种联合治疗方式在肝脏巨大肿瘤方面很有应用价值，初步结果显示肝脏巨大肿瘤经有效TACE治疗后行贯序消融治疗能够获得较可靠的局部治疗效果（Fan等，1998；Vogl等，2003）。

在激光治疗等局部消融技术中，肝脏血流灌注是限制消融凝固变性区大小的主要因素。一些研究表明，肝血流会导致凝固区缩小（Verhoef等，2003；Wacker等，2001），局部消融后大血管周围会有活性细胞残存。这些细胞很可能由于血液流动造成的冷却作用而存活下来，增加了肿瘤复发的风险（matthewson等，1987；Whelan等，1995）。

TACE与局部消融技术的联合减少了消融过程中的血流量，以达到肿瘤细胞完全消融的目的（Vogl等，2003）。肝脏巨大肿瘤联合介入治疗的原则是在不增加不良反应发生风险的前提下，达到根治肿瘤的目的，同时维持患者的肝功能和免疫力。

在后文中将向大家展示联合新辅助治疗方案的应用结果，并回顾目前不可切除肝肿瘤联合介入治疗的现状。

新辅助TACE治疗：法兰克福方案（TACE＋LITT）

以下基于对48例不可切除原发性肝肿瘤患者（女性10例，男性38例，年龄范围50.1—81.2岁，平均年龄67.7岁）进行195例次新辅助TACE治疗的相关研究结果展开讨论。

新辅助TACE治疗入组标准仅限于原发性肝细胞癌病灶≤5个且无肝外扩散的患者，其中2个病灶的直径总和小于50～80mm，其他病灶的直径＜50mm。新辅助TACE治疗的排除标准参照常规TACE治疗。接受新辅助TACE治疗的患者要求一般状况良好、无肿瘤性腹水，并排除血清胆红素水平过高（＞3mg/dl）、肝功异常（人血清白蛋白＜2.0mg/dl）或肾衰竭（血肌酐＞2mg/dl）等情况。

靶病灶在TACE治疗后直径缩小至50mm以下，定义为治疗有效，可通过MR平扫图像进行评估和记录。TACE治疗过程中，靶病灶大小无明显变化，定义为稳定状态。靶病灶在TACE治疗过程中增大或出现肝内新发病灶，定义为疾病进展。

在排除禁忌证后，即可按照计划进行TACE治疗。在我们的治疗方案中，总共进行3次化疗栓塞，每次间隔4周。TACE治疗的第1疗程直接栓塞最大的肝肿瘤病灶区域，第2疗程栓塞其他病灶，在第3疗程再次栓塞最大的病灶。栓塞混悬液中含有最大剂量为10mg/m^{2}的丝裂霉素C（Medac，Hamburg，Germany）作为化疗药物，以及最大剂量为15ml的碘油（Guerbet，Sulzbach，Germany），随后注射200～450mg的微球（Spherex，Pharmacia and Upjohn，Erlangen，Germany）用于栓塞血管，在透视下缓慢推注，直至观察到血流停滞。一般情况下，患者对TACE治疗的耐受性良好，在TACE治疗后翌日即可出院，不会出现与TACE治疗相关的致死或严重并发症。

所有TACE疗程结束后，MRI扫描显示32例（66.7%）病灶缩小，为进一步MRI引导激光诱导间质热疗（LITT）打下了基础（图 3-1）。其余患者中，12 例（25.0%）介入治疗后影像评估为稳定状态，4 例（8.3%）病变进展。MRI 引导 LITT 基于钕 - 钇 - 铝 - 石榴石晶体（Nd：YAG）激光（前文所述），在最后一个 TACE 治疗周期后 4～6 周进行。共进行了 69 个疗程的治疗，平均 1.9 个疗程。根据肝脏肿瘤的大小、形态及位置关系，在 MRI 引导 LITT 过程中最少需要 2～5 个激光探头（平均 3.2 个激光探头）。经联合方案治疗的肝细胞癌患者首次治疗后的累计生存时间达 36.0 个月（95% CI 29.3，42.6）个月（图 3-2）。

在激光治疗期间及术后即刻均未出现严重并发症。15 例患者术后 24h 后出现轻微并发症，包括局部疼痛、MRI 复查发现的胸腔积液或包膜下血肿等。在其他接受联合治疗的患者随访中，未发现任何长期后遗症或肝功能恶化情况。

综上所述，我们认为联合治疗方案（TACE 后联合 MRI 引导 LITT）对于不可切除肝脏巨大肿瘤患者是一种安全、有效的治疗方法（图 3-3）。与单纯 TACE 治疗相比，TACE 后联合 MRI 引导 LITT 的方案更有利于提高患者生存率。

2. 联合介入治疗

近年来，各类关于 TACE 联合局部消融治疗有效性的研究报道不断涌现。TACE 联合其他局部消融治疗，如 MRI 引导 LITT 或 RFA 等，已经显示出在有效性方面的优势。联合方案的疗效明显优于其中任何一种单独的治疗方法的效果（Bartolozzi 等，1995；Ishida 等，2002；Lencioni

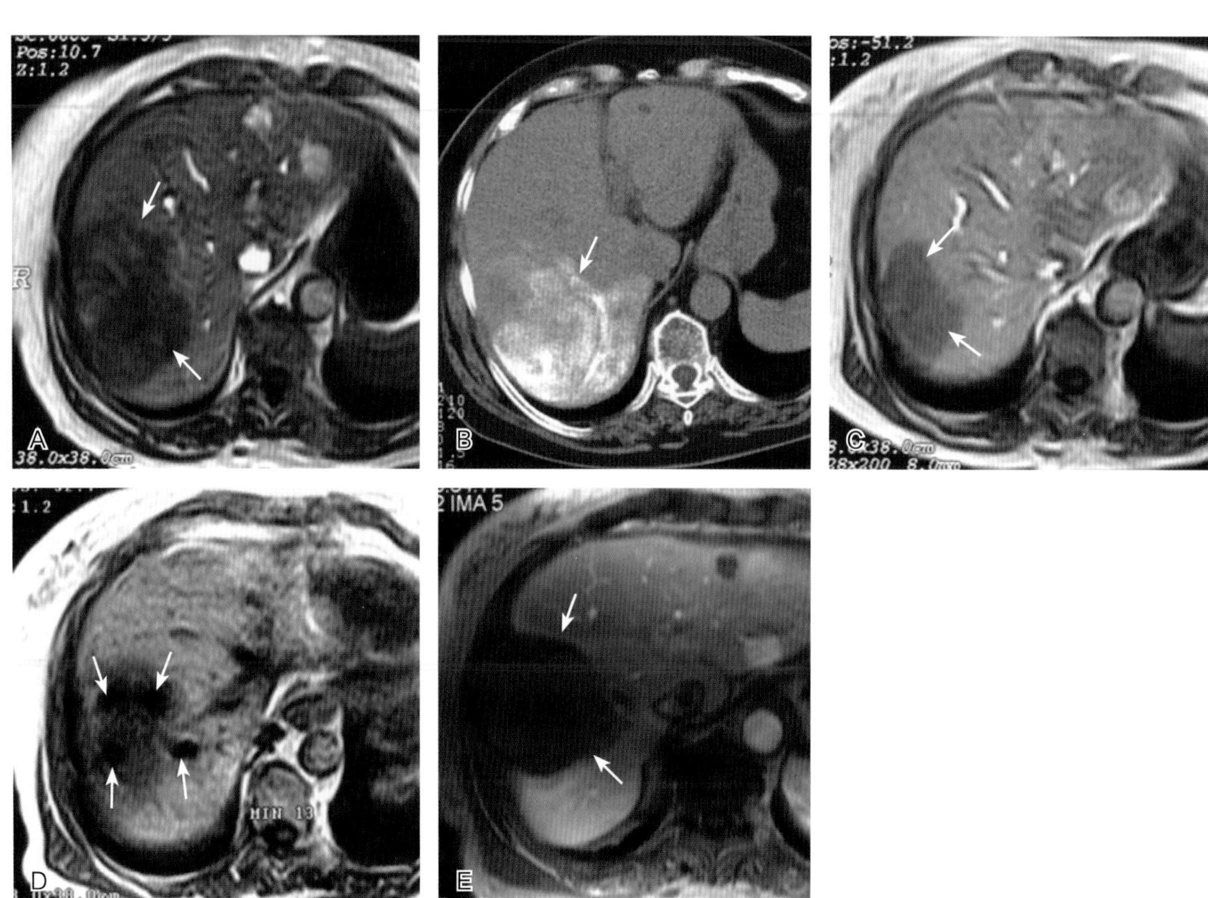

▲ 图 3-1 **A-E. MRI 轴位平扫 GRE T1 加权图像（TE=140ms，TR=12ms，翻转角 80°）显示治疗前肝右叶可见一大小约 65mm×45mm 且边界不规则的肝细胞癌病灶（箭，A）。第一次 TACE 治疗后 CT 轴位平扫图像显示瘤内高密度碘油沉积（箭，B）。第三次 TACE 治疗后，磁共振轴位平扫 GRE T_1 加权图像显示残余病灶较前缩小（箭，C）。最后一次 TACE 治疗后 5 周进行激光诱导间质热疗（LITT），术中使用 4 根激光导管（箭，D），消融过程中随着消融区温度升高磁共振图像信号随之减弱。LITT 治疗后 24h 增强 MRI 扫描轴位图像可见消融坏死区（箭，E）**

等，1998；Rossi 等，2000；Takamura 等，2001；Trevisani 等，2001；Vogl 等，2003）。肝细胞癌患者的联合治疗是目前的研究热点。

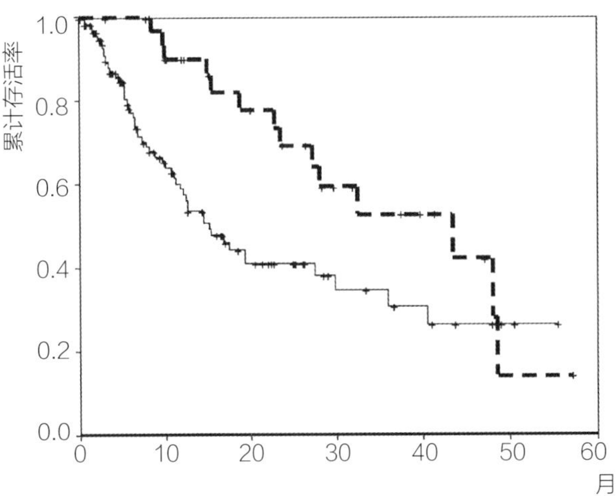

▲ 图 3-2 采用 Kaplan-Meier 法计算接受 TACE（下方曲线）治疗（*n*=123）或联合（TACE+LITT）方案（上方曲线）治疗（*n*=32）的肝细胞癌患者的生存数据。TACE 治疗患者的平均生存期为 25 个月，显著低于联合方案治疗患者 36 个月的中位生存期

(1) TACE 与经皮穿刺无水乙醇灌注（PEI）的联合治疗：PEI 是一种耐受性好且有效的肝细胞癌治疗方法。PEI 对于直接＜ 3cm 的肿瘤病灶具有很好的疗效，完全缓解率可达 80%（Bruix 等，2001）。但 PEI 治疗肝细胞癌复发率较高，尤其对于 AFP 水平较高、病灶无包膜或病灶较大、合并肝硬化的患者，远期预后差。

相比之下，对于无法手术切除的肝细胞癌患者，TACE 与 PEI 的联合治疗较单纯多次 TACE 治疗患者会有明显的生存获益（Allgaier 等，1998；Bartolozzi 等，1995；Dohmen 等，2001）。Lubienski 等（Lubienski 等，2004）指出，TACE 与 PEI 的联合应用在大肝癌的姑息治疗中是一种有效且安全的方法。该研究中，单纯 TACE 治疗组患者 6 个月、12 个月和 36 个月生存率分别为 61%、21% 和 4%，而 TACE 联合 PEI 治疗组患者相应的生存率则达到 77%、55% 和 22%。

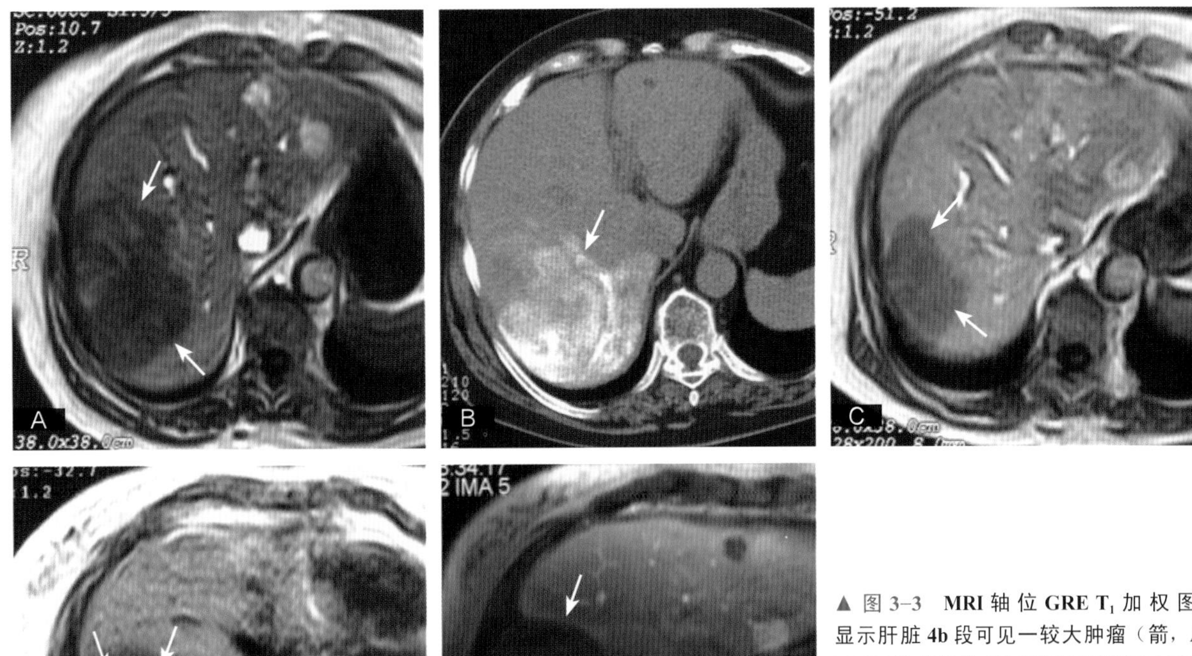

▲ 图 3-3 MRI 轴位 GRE T_1 加权图像显示肝脏 4b 段可见一较大肿瘤（箭，A）。TACE 治疗后的 CT 平扫轴位图像显示高密度碘油沉积区（箭，B）。第三次 TACE 治疗后，肿瘤体积减小了约 50%（箭，C）。4 周后在 MRI 引导下行激光诱导间质热疗（LITT）治疗，MR 平扫图像可见残存肿瘤区内有激光探头植入（箭，D）。LITT 治疗后 24h MR 增强扫描轴位图像显示消融区（箭，E）表现为特征性的伴有高信号边缘的低信号区

对于单发且有包膜的肝细胞癌（Okuda 分期较低，AFP ＜ 100ng/ml）且处于肝硬化代偿期、无门静脉癌栓形成的患者，这种联合治疗效果较好（Acunas 和 Rozanes，1999；Lencioni 等，1998）。

联合疗法通过 TACE 破坏瘤内间隔促使肿瘤坏死。对于较大的肿瘤的治疗需要通过更加完全、均匀的瘤内高剂量乙醇注射，才能获得肿瘤组织坏死的病理学变化。

此外，TACE 治疗后病灶周围增生的纤维包膜可延长瘤内注射的乙醇滞留时间，从而提高 PEI 的疗效（Kirchhoff 等，1998；Lencioni 等，1998）。

Chen 等对 TACE 联合经皮注射化学制剂和乙酸的方法进行研究也得出相似的结果。这种联合疗法同样能够有效提高肝细胞癌患者的生存率（Chen 等，2004）。

(2) TACE 与放射治疗的联合治疗：由于肝脏对射线耐受性很差且放射治疗获益并不确切，所以至今放射治疗在肝肿瘤治疗方面也并未发挥出充分的作用（Guo 等，2003）。在肝脏耐受范围内提供最高剂量的照射是提高远期疗效的关键。TACE 联合放射治疗能克服单种技术自身的局限性，并发挥协同作用。由于 TACE 治疗后肿瘤缩小，放射治疗的照射野也随之缩小，有利于提高肿瘤照射剂量并改善正常肝组织的辐射耐受。Matsuura 等（Matsuura 等，1998）研究报道，22 例接受单独放射治疗或 TACE 联合放射治疗的肝细胞癌的患者 2 年生存率达 36.4%。Seong 等（Seong 等，1999）对 30 例患者在 TACE 术后 7～10 天内进行局部放射治疗，中位生存期达 17 个月，2 年生存率达 33.3%。TACE 联合放射治疗治疗不可切除大肝癌的有效率高于 TACE 治疗组（47.4% vs. 28.1%）。TACE 联合放射治疗组 1 年生存率为 64.0%，明显高于 TACE 治疗组的 39.9%（Guo 等，2003）。

在 TACE 治疗失败的不可切除大肝癌患者中，局部放射治疗引发的实质性肿瘤反应率达 66.7%，3 年生存率达 21.4%，中位生存时间为 14 个月（Seong 等，2000）。

栓塞和动脉内注射放射性碘油内照射相结合的方法在治疗原发性肝癌患者中已显示出了良好的效果。Raoul 等（Raoul 等，1997）研究报道，放射性 ^{131}I 标记的碘油治疗组患者 6 个月、1 年、2 年、3 年和 4 年的总生存率分别为 69%、38%、22%、14% 和 10%，化疗栓塞组则分别为 66%、42%、22%、3% 和 0%。从患者生存率和肿瘤反应来看，^{131}I 标记的碘油治疗与化疗栓塞在治疗肝细胞癌方面同样有效，但患者对 ^{131}I 标记的碘油治疗耐受性更好。这种治疗方法能否真正提高肝癌患者的生存率，还有待于进一步的前瞻性对比研究。

(3) TACE 与热消融技术的联合治疗：包括磁共振引导下 LITT 或 RFA 在内的热消融技术，作为治疗肝脏恶性肿瘤的原位消融技术其治疗效果均比较理想。然而，由于形成的凝固性坏死区范围有限，热消融技术的临床应用较为局限，导致较大的肝脏肿瘤无法完全消融。Curley 和 Lzzo（2002）认为，对于直径＜ 6.0cm 的不可切除肝脏恶性肿瘤，射频消融术仍是一种安全、耐受性较好且有效的治疗方法。同样，LITT 也可形成最大直径约 6～8cm 的凝固性坏死区域（Vogl 等，2003）。此外，肝脏的血流灌注会影响热消融过程中凝固性坏死区域的大小。试验研究也发现，在激光消融治疗过程中，暂时阻断肝脏血液流动能显著增加凝固区的大小（Albrecht 等，1998；Heisterkamp 等，1997；Wacker 等，2001）。 与单独使用射频治疗相比，TACE 与射频消融的联合能够扩大凝固性坏死区的形成范围（Buscarini 等，1999；Bloomston 等，2002；Kitamoto 等，2003）。Yamakado 等（Yamakado 等，2004）通过单次化疗栓塞后 2 周内进行射频消融的联合治疗方案治疗肝细胞癌，结果显示无论肿瘤大小或形态如何，所有病灶均完全坏死。激光消融治疗肝肿瘤时，最好能够暂时中断肝血流灌注（Albrecht 等，1998）。同样，在射频消融治疗期间临时阻断肝静脉或门静脉分支能够更加安全、有效地治疗体积较大或紧邻大血管壁的肿瘤（Debaere 等，2002）。然而，这项研究也暴露出这种联合疗法的局限性。1/3 治疗过的较大非结节状病变出现边缘复发。

尽管如此，射频热消融与 TACE 的联合治疗依然能够使肿瘤体积较大的肝癌患者获益，提高其生存率（Bloomston 等，2002；Buscarini 等，1999）。与单纯 TACE 治疗相比，射频消融联合 TACE 治疗后患者平均生存时间明显延长，达 11.4 个月。

据报道，在磁共振引导 LITT 治疗前接受 3 个疗程 TACE 治疗的肝癌患者中，有 2/3 的患者经新辅助 TACE 治疗后肿瘤体积明显缩小，而肿瘤体积的缩小有利于 LITT 实现对靶病灶的安全消融（Zangos 等，2004）。该研究表明，磁共振引导 LITT 治疗前进行新辅助 TACE 治疗可有效扩大消融技术在巨大肝脏肿瘤患者中的应用范围（图 3-4）。

既然新辅助 TACE 治疗可使肿瘤缩小，那么在安全实施激光消融的同时做到减少肿瘤复发也是可实现的。TACE 可减少肝脏肿瘤的血管生成，从而减少后续治疗的出血风险。在 3 个月的 TACE 治疗过程中，医生可获知更多关于肿瘤生物学数据和关于可能存在的多病灶的影像学表现的详细信息。在 TACE 治疗过程中发现和治疗其他影像学方法无法检测到的小病灶，从而降低 LITT 治疗后立即出现新发病灶的风险。

(4) TACE 与微波消融的联合治疗：微波消融技术作为肿瘤消融领域一种相对较新的技术，可通过多种途径完成治疗，包括经皮穿刺、腹腔镜和开放手术等方式（Simon 等，2005）。

尽管如此，经皮微波凝固性消融治疗作为肝脏外科手术的替代方案，在没有联合 TACE 治疗或多电极消融的情况下，其适应证应限于直径＜ 2cm 的高分化肝细胞癌（Imamoto 等，2001；Liang 等，2004）。目前关于 TACE 联合微波消融的临床应用研究仍较少。

Ishikawa 等（Ishikawa 等，2000）认为，微波凝固性消融治疗可损毁经动脉栓塞（TAE）后可能存活的肿瘤周边部分，因此将其与 TACE 联合治疗更为妥当，尤其是当肿瘤内部仍有活性时。

通过球囊阻塞肝静脉以阻碍肝流出道，同时联合肝动脉阻断，可使微波消融凝固性坏死区范围扩大（Hiraki 和 Kanazawa，2005；Shibata 等，2002）。然而，仍需更多临床试验进一步证实这种联合疗法在肝脏肿瘤治疗中的作用。

(5) TACE 与冷冻消融的联合治疗：冷冻治疗可成功消融肝脏肿瘤，但很可能会发生较难处理的术后出血，且也存在很大的复发风险（Clavien 等，2002）。冷冻消融和 TACE 相联合可能会获益。TACE 可减少冷冻术后出血的风险，但会增加肝功能不良患者发生肝衰竭的风险。

Qian 等（Qian 等，2003）也认为经皮冷冻消融联合 TACE 治疗可作为肝癌治疗的一种方式。对于不适宜手术治疗的肝癌患者，这种联合治疗

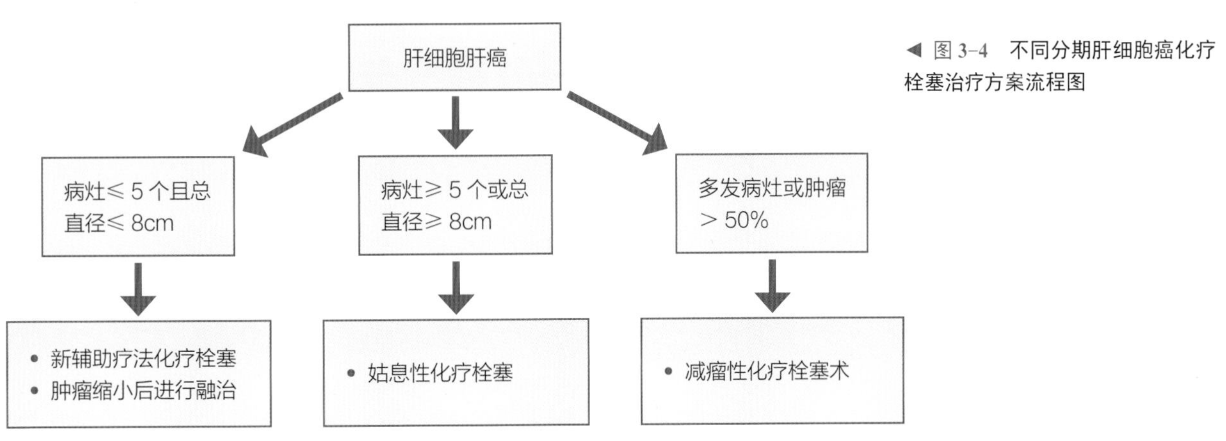

◀ 图 3-4 不同分期肝细胞癌化疗栓塞治疗方案流程图

微创、安全、有效。

3. 结论

TACE 和局部消融技术的联合比单纯的消融或 TACE 治疗更有效。这种多模式治疗对于不可切除的大肝癌患者来说是一种非常获益的治疗方案。虽然联合治疗可以提高患者的生存率，但 TACE 治疗不能切除的巨大肝肿瘤的有效性问题仍未完全解决。为了建立最佳的治疗方案，通过对比不同治疗方法来确定联合治疗效果的随机的对照研究非常有必要。

参考文献

[1] Acunas B, Rozanes I (1999) Hepatocellular carcinoma: treatment with transcatheter arterial chemoembolization. Eur J Radiol 32:86–89.

[2] Albrecht D, Germer CT, Isbert C, Ritz JP, Roggan A, Muller G, Buhr HJ (1998) Interstitial laser coagulation: evaluation of the effect of normal liver blood perfusion and the application mode on lesion size. Lasers Surg Med 23:40–47.

[3] Allgaier HP, Deibert P, Olschewski M, Spamer C, Blum U, Gerok W, Blum HE (1998) Survival benefit of patients with inoperable hepatocellular carcinoma treated by a combination of transarterial chemoembolization and percutaneous ethanol injection – a single-center analysis including 132 patients. Int J Cancer 79:601–605.

[4] de Baere T, Bessoud B, Dromain C et al (2002) Percutaneous radiofrequency ablation of hepatic tumors during temporary venous occlusion. AJR Am J Roentgenol 178:53–59.

[5] Bartolozzi C, Lencioni R, Caramella D et al (1995) Treatment of large HCC: transcatheter arterial chemoembolization combined with percutaneous ethanol injection versus repeated transcatheter arterial chemoembolization. Radiology 197:812–818.

[6] Bloomston M, Binitie O, Fraiji E et al (2002) Transcatheter arterial chemoembolization with or without radiofrequency ablation in the management of patients with advanced hepatic malignancy. Am Surg 68:827–831.

[7] Bruix J, Sherman M, Llovet J et al (2001) Clinical management of hepatocellular carcinoma. Conclusions of the Barcelona-2000 EASL conference. European Association for the Study of the Liver. J Hepatol 35:421–430.

[8] Bruix J, Sala M, Llovet J (2004) Chemoembolization for hepatocellular carcinoma. Gastroenterology 127:S179–S188.

[9] Buscarini L, Buscarini E, Di Stasi M, Quaretti P, Zangrandi A (1999) Percutaneous radiofrequency thermal ablation combined with transcatheter arterial embolization in the treatment of large hepatocellular carcinoma. Ultraschall Med 20:47–53.

[10] Camma C, Schepis F, Orlando A, Albanese M, Shahied L, Trevisani F, Andreone P, Craxi A, Cottone M (2002) Transarterial chemoembolization for unresectable hepatocellular carcinoma: meta-analysis of randomized controlled trials. Radiology 224:47–54.

[11] Chen HB, Huang Y, Dai DL, Zhang X, Huang ZW, Zhang QK, Wang HH, Zhang JS, Pan G (2004) Therapeutic effect of transcatheter arterial chemoembolization and percutaneous injection of acetic acids on primary liver cancer. Hepatobiliary Pancreat Dis Int 3:55–57.

[12] Clavien PA, Kang KJ, Selzner N, Morse MA, Suhocki PV (2002) Cryosurgery after chemoembolization for hepatocellular carcinoma in patients with cirrhosis. J Gastrointest Surg 6:95–101.

[13] Curley SA, Izzo F (2002) Radiofrequency ablation of primary and metastatic hepatic malignancies. Int J Clin Oncol 7:72–81.

[14] Curley SA, Izzo F, Ellis LM, Nicolas Vauthey J, Vallone P (2000) Radiofrequency ablation of hepatocellular cancer in 110 patients with cirrhosis. Ann Surg 232:381–391.

[15] Dohmen K, Shirahama M, Shigematsu H, Miyamoto Y, Torii Y, Irie K, Ishibashi H (2001) Transcatheter arterial chemoembolization therapy combined with percutaneous ethanol injection for unresectable large hepatocellular carcinoma: an evaluation of the local therapeutic effect and survival rate. Hepatogastroenterology 48:1409–1415.

[16] Dwerryhouse SJ, Seifert JK, McCall JL, Iqbal J, Ross WB, Morris DL (1998) Hepatic resection with cryotherapy to involved or inadequate resection margin (edge freeze) for metastases from colorectal cancer. Br J Surg 85:185–187.

[17] Fan J, Tang ZY, Yu YQ, Wu ZQ, Ma ZC, Zhou XD, Zhou J, Qiu SJ, Lu JZ (1998) Improved survival with resection after transcatheter arterial chemoembolization (TACE) for unresectable hepatocellular carcinoma. Dig Surg 15:674–678.

[18] Finlay IG, Seifert JK, Stewart GJ, Morris DL (2000) Resection with cryotherapy of colorectal hepatic metastases has the same survival as hepatic resection alone. Eur J Surg Oncol 26:199–202.

[19] Fiorentini G, Poddie DB, Giorgi UD et al (2000) Global approach to hepatic metastases from colorectal cancer: indication and outcome of intra-arterial chemotherapy and other hepatic-directed treatments. Med Oncol 17:163–173.

[20] Goldberg SN, Gazelle GS, Compton CC, Mueller PR, Tanabe KK (2000) Treatment of intrahepatic malignancy with radiofrequency ablation: radiologic-pathologic correlation. Cancer 88:2452–2463.

[21] Guo WJ, Yu EX, Liu LM, Li J, Chen Z, Lin JH, Meng ZQ, Feng Y (2003) Comparison between chemoembolization combined with radiotherapy and chemoembolization alone for large hepatocellular carcinoma. World J Gastroenterol 9:1697–1701.

[22] Heisterkamp J, van Hillegersberg R, Mulder PG, Sinofsky EL, Ijzermans JN (1997) Importance of eliminating portal flow to produce large intrahepatic lesions with interstitial laser coagulation. Br J Surg 84:1245–1248.

[23] Hiraki T, Kanazawa S (2005) Hepatic outflow obstruction created by balloon occlusion of the hepatic vein: induced hepatic hemodynamic changes and the thherapeutic applications of hepatic venous occlusion with a balloon catheter in interventional radiology. Acta Med Okayama 59:171–178.

[24] Ishida T, Murakami T, Shibata T, Inoue Y, Takamura M, Niinobu T, Sato T, Nakamura H (2002) Percutaneous microwave tumor coagulation for hepatocellular carcinomas with interruption of segmental hepatic blood flow. J Vasc Interv Radiol 13:185–191.

[25] Ishikawa M, Ikeyama S, Sasaki K et al (2000) Intraoperative microwave coagulation therapy for large hepatic tumors. J Hepatobiliary Pancreat Surg 7:587–591.

[26] Itamoto T, Katayama K, Fukuda S et al (2001) Percutaneous

microwave coagulation therapy for primary or recurrent hepatocellular carcinoma: long-term results. Hepatogastroenterology 48:1401–1405.

[27] Kirchhoff T, Chavan A, Galanski M (1998) Transarterial chemoembolization and percutaneous ethanol injection therapy in patients with hepatocellular carcinoma [comment]. Eur J Gastroenterol Hepatol 10:907–909.

[28] Kitamoto M, Imagawa M, Yamada H et al (2003) Radiofrequency ablation in the treatment of small hepatocellular carcinomas: comparison of the radiofrequency effect with and without chemoembolization. AJR Am J Roentgenol 181:997–1003.

[29] Lencioni R, Paolicchi A, Moretti M et al (1998) Combined transcatheter arterial chemoembolization and percutaneous ethanol injection for the treatment of large hepatocellular carcinoma: local therapeutic effect and longterm survival rate. Eur Radiol 8:439–444.

[30] Lencioni RA, Allgaier HP, Cioni D et al (2003) Small hepatocellular carcinoma in cirrhosis: randomized comparison of radio-frequency thermal ablation versus percutaneous ethanol injection. Radiology 228:235–240.

[31] Liang JD, Yang PM, Huang GT, Lee HS, Chen CH, Liang PC, Sheu JC, Chen DS (2004) Percutaneous microwave coagulation therapy under ultrasound guidance for small hepatocellular carcinoma. J Formos Med Assoc 103:908–913.

[32] Livraghi T (2001) Guidelines for treatment of liver cancer. Eur J Ultrasound 13:167–176.

[33] Lubienski A, Bitsch RG, Schemmer P, Grenacher L, Dux M, Kauffmann GW (2004) Long-term results of interventional treatment of large unresectable hepatocellular carcinoma (HCC): signifi cant survival benefit from combined transcatheter arterial chemoembolization (TACE) and percutaneous ethanol injection (PEI) compared to TACE monotherapy. Rofo 176:1794–1802.

[34] Matsuura M, Nakajima N, Arai K, Ito K (1998) The usefulness of radiation therapy for hepatocellular carcinoma. Hepatogastroenterology 45:791–796.

[35] Matthewson K, Coleridge-Smith P, O 'Sullivan JP, Northfield TC, Bown SG (1987) Biological effects of intrahepatic neodymium: yttrium-aluminum-garnet laser photocoagulation in rats. Gastroenterology 93:550–557.

[36] Nagasue N, Kohno H, Chang YC et al (1993) Liver resection for hepatocellular carcinoma. Results of 229 consecutive patients during 11 years. Ann Surg 217:375–384.

[37] Qian GJ, Chen H, Wu MC (2003) Percutaneous cryoablation after chemoembolization of liver carcinoma: report of 34 cases. Hepatobiliary Pancreat Dis Int 2:520–524.

[38] Raoul JL, Guyader D, Bretagne JF, Heautot JF, Duvauferrier R, Bourguet P, Bekhechi D, Deugnier YM, Gosselin M (1997) Prospective randomized trial of chemoembolization versus intra-arterial injection of ^{131}I-labeled-iodized oil in the treatment of hepatocellular carcinoma. Hepatology 26:1156–1161.

[39] Rossi S, Garbagnati F, Lencioni R et al (2000) Percutaneous radio-frequency thermal ablation of nonresectable hepatocellular carcinoma after occlusion of tumor blood supply. Radiology 217:119–126.

[40] Seong J, Keum KC, Han KH, Lee DY, Lee JT, Chon CY, Moon YM, Suh CO, Kim GE (1999) Combined transcatheter arterial chemoembolization and local radiotherapy of unresectable hepatocellular carcinoma. Int J Radiat Oncol Biol Phys 43:393–397.

[41] Seong J, Park HC, Han KH et al (2000) Local radiotherapy for unresectable hepatocellular carcinoma patients who failed with transcatheter arterial chemoembolization. Int J Radiat Oncol Biol Phys 47:1331–1335.

[42] Shibata T, Iimuro Y, Yamamoto Y, Maetani Y, Ametani F, Itoh K, Konishi J (2002a) Small hepatocellular carcinoma: comparison of radio-frequency ablation and percutaneous microwave coagulation therapy. Radiology 223:331–337.

[43] Shibata T, Morita T, Okuyama M, Kitada M, Shimano T, Ishida T (2002b) Comparison of percutaneous microwave coagulation area under interruption of hepatic arterial blood flow with that under hepatic arterial and venous blood flow for hepatocellular carcinoma. Gan To Kagaku Ryoho 29:2146–2148.

[44] Shiina S, Teratani T, Obi S, Hamamura K, Koike Y, Omata M (2002) Nonsurgical treatment of hepatocellular carcinoma: from percutaneous ethanol injection therapy and percutaneous microwave coagulation therapy to radiofrequency ablation. Oncology 62:64–68.

[45] Simon CJ, Dupuy DE, Mayo-Smith WW (2005) Microwave ablation: principles and applications. Radiographics 25 [Suppl 1]:S69–S83.

[46] Solbiati L, Livraghi T, Goldberg SN, Ierace T, Meloni F, Dellanoce M, Cova L, Halpern EF, Gazelle GS (2001) Percutaneous radio-frequency ablation of hepatic metastases from colorectal cancer: long-term results in 117 patients. Radiology 221:159–166.

[47] Takamura M, Murakami T, Shibata T et al (2001) Microwave coagulation therapy with interruption of hepatic blood in- or outflow: an experimental study. J Vasc Interv Radiol 12:619–622.

[48] Tancredi T, McCuskey PA, Kan Z, Wallace S (1999) Changes in rat liver microcirculation after experimental hepatic arterial embolization: comparison of different embolic agents. Radiology 211:177–181.

[49] Tellez C, Benson AB 3rd, Lyster MT, Talamonti M, Shaw J, Braun MA, Nemcek AA Jr, Vogelzang RL (1998) Phase II trial of chemoembolization for the treatment of metastatic colorectal carcinoma to the liver and review of the literature. Cancer 82:1250–1259.

[50] Trevisani F, De Notariis S, Rossi C, Bernardi M (2001) Randomized control trials on chemoembolization for hepatocellular carcinoma: is there room for new studies? J Clin Gastroenterol 32:383–389.

[51] Verhoef C, Kuiper JW, Heisterkamp J et al (2003) Interstitial laser coagulation with temporary hepatic artery occlusion for patients with cirrhosis and irresectable hepatoma. Br J Surg 90:950–955.

[52] Vogl TJ, Trapp M, Schroeder H, Mack M, Schuster A, Schmitt J, Neuhaus P, Felix R (2000) Transarterial chemoembolization for hepatocellular carcinoma: volumetric and morphologic CT criteria for assessment of prognosis and therapeutic success – results from a liver transplantation center. Radiology 214:349–357.

[53] Vogl TJ, Straub R, Eichler K, Woitaschek D, Mack MG (2002a) Malignant liver tumors treated with MR imaging-guided laser-induced thermotherapy: experience with complications in 899 patients (2,520 lesions). Radiology 225:367–377.

[54] Vogl TJ, Zangos S, Balzer JO, Thalhammer A, Mack MG (2002b) Transarterial chemoembolization of liver metastases: Indication, technique, results. Rofo Fortschr Geb Rontgenstr Neuen Bildgeb Verfahr 174:675–683.

[55] Vogl TJ, Mack MG, Balzer JO, Engelmann K, Straub R, Eichler

K, Woitaschek D, Zangos S (2003) Liver metastases: neoadjuvant downsizing with transarterial chemoembolization before laser-induced thermotherapy. Radiology 229:457–464.

[56] Wacker FK, Reither K, Ritz JP, Roggan A, Germer CT, Wolf KJ (2001) MR-guided interstitial laser-induced thermotherapy of hepatic metastasis combined with arterial blood flow reduction: technique and first clinical results in an open MR system. J Magn Reson Imaging 13:31–36.

[57] Whelan WM, Wyman DR, Wilson BC (1995) Investigations of large vessel cooling during interstitial laser heating. Med Phys 22:105–115.

[58] Yamakado K, Nakatsuka A, Akeboshi M, Shiraki K, Nakano T, Takeda K (2004) Combination therapy with radiofrequency ablation and transcatheter chemoembolization for the treatment of hepatocellular carcinoma: shortterm recurrences and survival. Oncol Rep 11:105–109.

[59] Zangos S, Mack MG, Straub R, Engelmann K, Eichler K, Balzer J, Vogl TJ (2001) Transarterial chemoembolization (TACE) of liver metastases. A palliative therapeutic approach. Radiologe 41:84–90.

[60] Zangos S, Mack MG, Balzer JO et al (2004) Neoadjuvant transarterial chemoembolization (TACE) before percutaneous laser-induced thermotherapy (LITT): results in large-sized primary and secondary liver tumors. Medical Laser Application 19:98–108.

（二）经皮穿刺无水乙醇灌注（PEI）

Andreas Lubienski　Martin Simon　Thomas K. Helmberger　**著**
张啸波　**译**　张　肖　**校**

1. 概述

截至目前，对于肝细胞癌普适且合理的治疗方式尚未达成共识。因此，由于世界各地肝癌的发病率、表现及可选择的治疗方案各不相同，采用的治疗策略也不尽相同。欧洲肝脏研究协会（EASL）发表了一些治疗指南（Bruix 等，2001），其中巴塞罗那临床肝癌（BCLC）分期的受众最广（图 3–5）（Mor 等，1998；SALA 等，2004）。它将肿瘤分期与治疗策略联系起来，旨在将预后和潜在治疗进展的评估合并归纳为一个统一的推荐方案（Salaet，2004）。PEI 在肝癌的治疗方案中已占有一席之地，通常作为无法手术患者的第二选择，尤其对于早期肿瘤患者而言。然而，在意大利和日本的一些治疗中心，PEI 被用作首选治疗方案（Llovet 等，2003）。PEI 作为早期肝癌经皮治疗首选治疗方案的地位不断受到其他局部消融技术的挑战。近 20 年来，一些以肿瘤热损毁为目的的经皮消融治疗技术得到了发展并进行临床试验（Ebara 等，2005；Lovet，2005）。这种情况主要是由 PEI 的几个特殊缺陷所造成的。已有研究表明，以卫星灶的方式形成肿瘤播散在很早期的肝细胞癌中即可发生，首先发生于肿瘤边界附近，其次发生于肝脏解剖节段内，最后超过解剖节段之外。甚至在直径仅为 2cm 的肿瘤中，约 10% 的病例会出现距原发灶不足 10mm 的局部转移，多达 25% 的病例出现镜下门静脉浸润（Kojiro，2004）。因此，在肿瘤周围形成 1cm 的安全边界是非常必要的。射频消融（RFA）可达到此安全边界的要求，能够降低后期治疗复发率，但 PEI 却无法实现。同时由于 PEI 无法破坏肿瘤间隔，对于＞ 3cm 的肝细胞癌的抗肿瘤作用很有限，从而降低了它接触并消灭所有肿瘤细胞的能力（Lencioniandlovet，2005）。

2. 患者选择

选择合适的患者是 PEI 成功治疗的关键因素。评估患者是否适合该治疗应该基于肿瘤的位置、大小、与大血管的毗邻关系、出血风险、呼吸运动影响、合适的进针路径等因素及医生的临床经验。经皮治疗必须在影像引导下才能实施。对巴塞罗那临床肝癌分期分类标准（图 3–5）中处于 A 期且未达到外科手术标准的患者，可进行经皮消融治疗（Bruix 等，2001）。因此，PEI 的最理想治疗对象是合并 Child–Paugh A 级肝硬化、肿瘤较小（直径≤ 3cm）且有望获得完全缓解的患者，以及病灶仅限于肝脏但由于病变分布或肝硬化严重程度而无法手术切除的患者（Ebara 等，

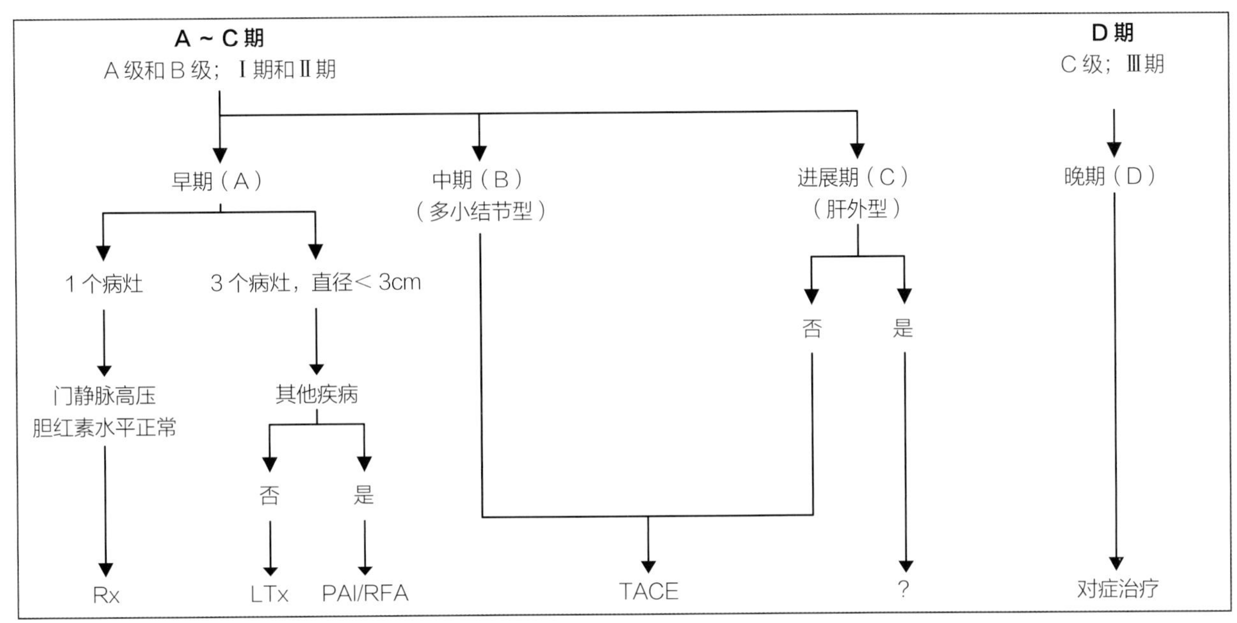

▲ 图 3-5　巴塞罗那临床肝癌分期分类标准（BCLC）：肝细胞癌的分期治疗参考依据
（HCC. 肝细胞癌；LTx. 肝移植；Rx. 外科手术切除）

2005）。对于较大肿瘤（3～5cm）、多发病灶（3 处病灶，＜3cm）和晚期肝衰竭（Child-Paugh B 级肝硬化）患者，必须根据患者的个体情况决定。在实际临床治疗过程中，大多数医疗机构 PEI 治疗仅限于肝肿瘤病灶＜5 个的患者。广义上来说，尽管有一些绝对的禁忌证，如全身性肿瘤进展、严重凝血障碍（Quick 试验＜35%，血小板＜40 000/μl）、Child-Paugh C 级肝硬化伴顽固性腹水或预期寿命有限等，但 PEI 并没有真正的使用限制范围（Ebara 等，2005；Lencioni 等，2003）。

3. 结果

大量研究表明，PEI 对早期肝癌治疗有效且并发症发生率非常低（1.7%），与治疗相关的死亡率几乎可以忽略不计（0.1%），直径＜3cm 的肿瘤完全缓解率达 80%，但直径 3～5cm 的肿瘤完全缓解率仅为 50%（Lencioni 和 Crocetti. 2005；Livraghi 等，1995）。组织病理学检查显示，直径＜3cm 的肿瘤在 PEI 治疗后约有 70% 发生完全凝固性坏死，而且与病灶相隔一段距离的正常组织并未受到损伤（Shiina 等，1991）。PEI 治疗后患者 5 年生存率为 48%～78%（表 3-1）（Arii 等，2000；Ebara 等，2005；Lencioni 等，1997；Livraghi 等，1995，2004；Omata 等，2004；Sakamoto 和 Hirohashi，1998）。虽然注射无水乙醇会立即摧毁癌细胞（Shiina 等，1991），因此不太可能发生肿瘤细胞的种植，但文献中报道的种植转移发生概率仍为 0.01%～0.6%（Di stasi 等，1997；Livraghi 等，1995）。鉴于上述结果，PEI 被公认为小肝癌的较理想治疗方式，通常作为无法手术时的第二选择，尤其对于早期肿瘤患者而言（Lovet 等，2003）。

Ebara 等（Ebara 等，2005）进行单中心研究，对 270 名患者长达 20 年的随访数据进行分析，证实 PEI 能够实现局部肿瘤损毁，且无死亡或致死性并发症发生。该研究结果还显示出，PEI 作为小肝癌伴 Child-Paugh A 级肝硬化患者的一线治疗时，患者 5 年生存率高达 65%。此外，Ebara 等（Ebara 等，2005）的研究发现，单发肿瘤直径≤2cm、合并 Child-Paugh A 级肝硬化的患者，PEI 治疗远期预后与其他组间有所差异。此类患者总体生存率高，且与肿瘤直径在 2～3cm 的肝癌患者相比，远离治疗灶部位的肿瘤复发率也明显降低。这是通过 Sala

表 3-1 **PAI 治疗肝细胞癌远期疗效的相关研究**

作者	发表年	样本量（例）	选择标准	5 年生存率（%）
Livraghi 等	1995	169	Child-Pugh A，独立病灶＜ 3cm	48
Lencioni 等	1997	70	Child-Pugh A，独立病灶＜ 3cm	63
Sakamoto 和 Hirohashi	1998	88	独立病灶＜ 2m	71
Arii 等	2000	767	Ⅰ期，独立病灶＜ 2cm	54
Livraghi 等 .	2004	210	早期 HCC	49
Omata 等	2004	144	独立病灶＜ 2m	70
Ebara 等	2005	270	3 个结节，直径＜ 3cm	60
		96	Child-Pugh A，病灶直径＜ 2m	78

等的研究证实的。该研究显示，经皮消融治疗直径≤ 2cm 的单发性肝细胞癌患者，将更有可能长期保持完全缓解状态。生存独立预测因素包括初始完全缓解、Child-Pugh 分级、病灶数目、病灶大小及基线 AFP 水平（Sala 等，2004）。有研究报道，PEI 的主要局限性除外术中肿瘤消融效果的不确定性和治疗时间较长以外，其局部复发率仍然较高，肿瘤直径＜ 3cm 的患者治疗后复发率为 33%，而肿瘤直径＞ 3cm 的患者复发率达 43%（Khan 等，2000；Koda 等，2000）。值得注意的是，Livraghi 等的研究结果表明，RFA 在某些方面的效果优于 PEI，如完全缓解率（80% vs. 90%），且可大幅减少治疗次数（Livraghi 等，1999）。Ikedaet 等（Ikedaet 2001）进行了一项类似的研究，采用 RFA（$n=23$）或 PEI（$n=96$）对 119 例病灶直径＜ 3cm 的单发性肝癌患者进行治疗，发现 RFA 与 PEI 的平均治疗次数分别为 1.5 次和 4 次，肿瘤完全缓解率分别为 100% 和 94%。Lencioniet 等（Lencioniet 等，2003）进行的前瞻性随机试验研究显示，接受 RFA 与 PEI 治疗的患者其 1 年和 2 年总生存率分别达到 100% 和 98% 及 96% 和 88%，两者并无明显统计学差异。然而，RFA 术后患者 1 年和 2 年的局部无复发生存率均高于 PEI（98% vs. 96%，83% vs. 62%）。多因素分析显示，是否进行 RFA 治疗可作为局部有无复发的独立预测因素之一。近年来，越来越多的随机研究表明 RFA 和 PEI 可作为早期肝癌一线治疗方法（表 3-2）。Shiina 等（Shiina 等，2005）针对 232 例日本患者进行研究，发现 RFA 治疗在生存率方面要优于 PEI，接受 RFA 与 PEI 治疗的患者 4 年生存率为分别为 74% 和 57%（$P=0.02$）。Lin 等（Lin 等，2004，2005）进行的另外 2 项随机对照试验显示，在肿瘤直径＞ 2cm 的患者生存优势方面，RFA 优于 PEI 或经皮醋酸注射治疗。这些随机试验均表明 RFA 比 PEI 具有更好的局部抗肿瘤效果，从而能够更好地达到疾病局部控制的目的。然而，RFA 的主要缺点在于不良事件的发生率高于 PEI，正如 Lin 等（Lin 等，2005）进行的随机临床试验中所描述的那样。RFA 在局部肿瘤控制方面表现更优，而 PEI 似乎更适于作为早期 HCC 患者首选的经皮治疗技术。目前的数据尚不足以确定射频消融在治疗小肿瘤方面优于 PEI。

4. 联合介入治疗

为了降低肿瘤复发风险、提高总体生存率，包括 PEI 在内的联合治疗方案已被评估用于肝细胞癌的治疗中。相关研究已经证实经动脉化疗栓塞（TACE）联合 PEI 治疗与单纯 TACE 治疗相比可明显延长小肝癌患者（Koda 等，2001），甚至肿瘤平均直径为 7cm 的患者其生存期（Lubienskiet

表 3-2　评估 PAI 治疗肝细胞癌的随机对照研究

作者（发表年）	样本量（例）	肿瘤（个，直径 ≤ 2cm/ > 2cm）	完全坏死率（%）	患者生存率（%）			局部复发率 / 总体复发率
				1 年	2 年	4 年	
Huang 等（2005）	76	45/31					
PAI	38			100	100	92	47%
手术切除	38			97	91	88	39%
Lin 等（2005）	187	111/76					2 年
RFA	62		96	93	81	—	14%
PAI	62		88	88	66	—	34%
经皮醋酸注射	63		92	90	67	—	31%
Shiina 等（2005）	232	102/130					2 年
RFA	118		100	97	91	74	2%
PAI	114		100	92	81	57	11%
Lin 等（2004）	157	47/110					2 年
RFA	52		96	90	82	—	18%
常规 PAI	52		88	85	61	—	45%
高剂量 PAI	53		92	88	63	—	33%
Lencioni 等（2003）	102						2 年无局部复发存活率
RFA	52		91	100	98	—	4%
PAI	50		82	96	88	—	38%

等，2004）。近年来，多数研究表明 PEI 在肝癌 RFA 治疗前或治疗期间发挥着重要的组织特性调节作用。例如，用高浓度无水乙醇可降低组织的沸点，从而缩短消融时间。Kurokohchi 等（Kurokohchi 等，2005）的研究显示，无论使用的射频消融设备是否相同，在 RFA 治疗之前注射无水乙醇均可同效增加消融产生的凝固性坏死区的三维立体范围。更重要的是，该研究表明在能量参数相同的情况下，PEI 与 RFA 联合治疗组所形成的凝固性坏死区域的体积和直径明显大于单纯 RFA 治疗组。在 PEI 与 RFA 联合应用的情况下，形成单位体积的凝固性坏死区所需的能量明显低于单独的射频消融治疗。同时，按注射无水乙醇量进行分组的组内凝固性坏死区形成范围的区别程度要大于按消融总能量分组的组内区别程度。此外，凝固性坏死体积与无水乙醇注射量的相关性比其与总能量的相关性更强（相关系数分别为 0.71 和 0.47）。研究表明，PEI 联合 RFA 治疗与单纯 RFA 治疗相比，产生同样范围消融区所需的能量更少。此外，由于内在的抗肿瘤作用，PEI 联合 RFA 治疗可降低肿瘤复发率（Kurokohchi 等，2005）。

5. 结论

PEI 将继续在肝细胞癌的治疗中发挥重要作用，尤其是对于不适合 RFA 治疗的患者。此外，PEI 很有可能作为联合介入治疗策略中的一个重要组成部分，但由于缺乏研究证据，其在联合方案中的最终定位仍有待商榷。

参考文献

[1] Arii S, Yamaoka Y, Futugawa S, Inoue K, Kobayashi K, Kojiro M, Makuuchi M, Nakamura Y, Okita K, Yamada R (2000) Results of surgical and nonsurgical treatment for smallsized hepatocellular carcinomas: a retrospective and nationwide survey in Japan. Hepatology 32:1224–1229.

[2] Bruix J, Sherman M, Llovet JM, Beaugrand M, Lencioni R, Burroughs AK, Christensen E, Pagliaro L, Colombo M, Rodés J, for the EASL Panel of Experts on HCC (2001) Clinical management of hepatocellular carcinoma. Conclusions of the Barcelona-2000 EASL Conference. J Hepatol 35:421–430.

[3] Di Stasi M, Buscarini L, Livraghi T, Giorgio A, Salmi A, De Sio I, Brunello F, Solmi L, Caturelli E, Magnolfi F, Caremani M, Filice C (1997) Percutaneous ethanol injection in the treatment of hepatocellular carcinoma. A multi center survey of evaluation practices and complication rates. Scand J Gastroenterol 32:1168–1173.

[4] Ebara M, Okabe S, Kita K, Sugiura N, Fukuda H, Yoshikawa M, Kondo F, Saisho H (2005) Percutaneous ethanol injection for small hepatocellular carcinoma: therapeutic efficacy based on 20-year observation. J Hepatol 43:377–380.

[5] Huang GT, Lee PH, Tsang YM, Lai MY, Yang PM, Hu RH, Chen PJ, Kao JH, Sheu JC (2005) Percutaneous ethanol injection versus surgical resection for the treatment of small hepatocellular carcinoma: a prospective study. Ann Surg 242:36–42.

[6] Ikeda M, Okada S, Ueno H, Okusaka T, Kuriyama H (2001) Radiofrequency ablation and percutaneous ethanol injection in patients with small hepatocellular carcinoma: a comparative study. Jpn J Clin Oncol 31:322–326.

[7] Khan KN, Yatsuhashi H, Yamasaki K, Yamasaki M, Inoue O, Koga M, Yano M (2000) Prospective analysis of risk factors for early intrahepatic recurrence of hepatocellular carcinoma following ethanol injection. J Hepatol 32:269–278.

[8] Koda M, Murawaki Y, Mitsuda A, Ohyama K, Horie Y, Suou T, Kawasaki H, Ikawa S (2000) Predictive factors for intrahepatic recurrence after percutaneous ethanol injection therapy for small hepatocellular carcinoma. Cancer 88:529–537.

[9] Koda M, Murawaki Y, Mitsuda A, Oyama K, Okamoto K, Idobe Y, Suou T, Kawasaki H (2001) Combination therapy with transcatheter arterial chemoembolization and percutaneous ethanol injection compared with percutaneous ethanol injection alone for patients with small hepatocellular carcinoma: a randomized control study. Cancer 92:1516–1524.

[10] Kojiro M (2004) Focus on dysplastic nodules and early hepatocellular carcinoma: an eastern point of view. Liver Transpl 10:S3–S8.

[11] Kurokohchi K, Watanabe S, Masaki T, Hosomi N, Miyauchi Y, Himoto T, Kimura Y, Nakai S, Deguchi A, Yoneyama H, Yoshida S, Kuriyama S (2005) Comparison between combination therapy of percutaneous ethanol injection and radiofrequency ablation and radiofrequency ablation alone for patients with hepatocellular carcinoma. World J Gastroenterol 11:1426–1432.

[12] Lencioni R, Crocetti L (2005) A critical appraisal of the literature on local ablative therapies for hepatocellular carcinoma. Clin Liver Dis 9:301–314.

[13] Lencioni R, Llovet JM (2005) Percutaneous ethanol injection for hepatocellular carcinoma: alive or dead? J Hepatol 43:377–380.

[14] Lencioni R, Pinto F, Armillotta N, Bassi AM, Moretti M, Di Giulio M, Marchi S, Uliana M, Della Capanna S, Lencioni M, Bartolozzi C (1997) Long-term results of percutaneous ethanol injection therapy for hepatocellular carcinoma in cirrhosis: a European experience. Eur Radiol 7:514–519.

[15] Lencioni RA, Allgaier HP, Cioni D, Olschewski M, Deibert P, Crocetti L, Frings H, Laubenberger J, Zuber I, Blum HE (2003) Small hepatocellular carcinoma in cirrhosis: randomized comparison of radio-frequency thermal ablation versus percutaneous ethanol injection. Radiology 228:235–240.

[16] Lin SM, Lin CJ, Lin CC, Hsu CW, Chen YC (2004) Radiofrequency ablation improves prognosis compared with ethanol injection for hepatocellular carcinoma ≤ 4 cm. Gastroenterology 127:1714–1723.

[17] Lin SM, Lin CJ, Lin CC, Hsu CW, ChenYC (2005) Randomized controlled trial comparing percutaneous radiofrequency thermal ablation, percutaneous ethanol injection, and percutaneous acetic acid injection to treat hepatocellular carcinoma of 3cm or less. Gut 54:1151–1156.

[18] Livraghi T, Giorgio A, Marin G, Salmi A, de Sio I, Bolondi L, Pompili M, Brunello F, Lazzaroni S, Torzilli G, Zucchi AL (1995) Hepatocellular carcinoma and cirrhosis in 746 patients: long-term results of percutaneous ethanol injection. Radiology 197:101–108.

[19] Livraghi T, Goldberg SN, Lazzaroni S, Meloni F, Solbiati L, Gazelle GS (1999) Small hepatocellular carcinoma: treatment with radio-frequency ablation versus ethanol injection. Radiology 210:655–661.

[20] Livraghi T, Meloni F, Morabito A, Vettori C (2004) Multimodal image-guided tailored therapy of early and intermediate hepatocellular carcinoma: long-term survival in the experience of a single radiologic referral center. Liver Transpl 10:S98–S106.

[21] Llovet JM (2005) Updated treatment approach to hepatocellular carcinoma. J Gastroenterol 40:225–235.

[22] Llovet JM, Burroughs A, Bruix J (2003) Hepatocellular carcinoma. Lancet 362:1907–1917.

[23] Lubienski A, Bitsch RG, Schemmer P, Grenacher L, Düx M, Kauffmann GW (2004) Long-term results of interventional treatment of large unresectable hepatocellular carcinoma (HCC): signifi cant survival benefit from combined transcatheter arterial chemoembolization (TACE) and percutaneous ethanol injection (PEI) compared to TACE monotherapy. Fortschr Rötgenstr 176:1794–1802.

[24] Mor E, Kaspa RT, Sheiner P, Schwartz M (1998) Treatment of hepatocellular carcinoma associated with cirrhosis in the era of liver transplantation. Ann Intern Med 129:643–653.

[25] Omata M, Tateishi R, Yoshida H, Shiina S (2004) Treatment of hepatocellular carcinoma by percutaneous tumor ablation methods: ethanol injection therapy and radiofrequency ablation. Gastroenterology 127:S159–S166.

[26] Sakamoto M, Hirohashi S (1998) Natural history and prognosis of adenomatous hyperplasia and early hepatocellular carcinoma: multi-institutional analysis of 53 nodules followed up for more than 6 months and 141 patients with single early hepatocellular carcinoma treated by surgical resection or percutaneous ethanol injection. Jpn J Clin Oncol 28:604–608.

[27] Sala M, Llovet JM, Vilana R, Bianchi L, Sole M, Ayuso C, Brú C, Bruix J, Barcelona Clinic Liver Cancer Group (2004) Initial response to percutaneous ablation predicts survival in patients

with hepatocellular carcinoma. Hepatology 40:1352–1360.

［28］ Shiina S, Tagawa K, Unuma T, Takanashi R, Yoshiura K, Komatsu Y, Hata Y, Niwa Y, Shiratori Y, Terano A, Sugimoto T (1991) Percutaneous ethanol injection therapy for hepatocellular carcinoma: a histopathologic study. Cancer 68:1524–1530.

［29］ Shiina S, Teratani T, Obi S, Sato S, Tateishi R, Fujishima T, Ishikawa T, Koike Y, Yoshida H, Kawabe T, Omata M (2005) A randomized controlled trial of radiofrequency ablation with ethanol injection for small hepatocellular carcinoma. Gastroenterology 129:122–130.

（三）射频消融

Tobias F. Jakobs　Ralf–Thorsten Hoffmann
Thomas K. Helmberger　Maximilian F. Reiser　**著**
张啸波　**译**　张　肖　**校**

1. 概述

肝细胞癌（HCC）患者往往预后欠佳。全球范围内每年约有25万人死于HCC。早期肝细胞癌患者临床症状往往不典型，确诊时大多已是中晚期。自从临床实施肝癌高危患者定期监测以来，小肝癌的诊断率有所提高，尤其在亚洲部分地区等肝癌高发区域。如果不进行治疗，HCC患者的5年生存率＜5%（Llovet等，1999b；Ulner，2000）。根据世界卫生组织相关报道，至2010年HCC已超过肺癌成为居于首位的癌症死亡原因。发病率的增加可能与病毒性肝炎的广泛传播有关，特别是乙型和丙型肝炎。在20世纪70年代和80年代早期，非法使用静脉麻醉药、共用针头、不安全性行为及不安全输血和使用血液制品等情况十分常见（Bruix等，2001）。由于肝硬化很可能会进展为HCC，应每6个月定期检查，以期在无症状期及早发现肿瘤（Bruix和Llovet，2002）。根据患者的行为状态、潜在肝硬化引起的肝功能异常严重程度、肿瘤状态及受累程度，在巴塞罗那临床肝癌分期（BCLC）系统中将患者分为4类，从而同时评估预后和指导治疗（Llovet等，1999a）。对于早期HCC患者，在其行为状态良好、Child–Pugh分级为A或B级、病灶直径≤5cm且病变为单发、无明显临床症状，或病灶直径≤3cm、病灶数目≤3个时，可采用射频消融（RFA）治疗（图3–6）（Llovet等，1999）。

对HCC患者应首先考虑任何可采取的根治性治疗方案，如手术切除、肝移植或经皮肿瘤消融（Bruix等，2001）。然而，由于长期慢性肝病且伴发明显的门静脉高压、胆红素水平异常或多发肿瘤病灶等原因导致肝脏储备较差，手术切除仅适用于9%～27%的HCC患者（Bruix和Llovet，2002；Fan等，1995；Lai等，1995；日本肝癌研究小组，1990；Llovet等，1999a）。原位肝移植（OLT）是一种能够同时治疗肝细胞癌及肝功能异常的方法，且在早期癌症患者的治疗中表现出很好的效果，有助于提高患者的生存率（Llovet等，1999c；Mazzaferro等，1996）。然而，随着对供体器官需求的增加，可供移植的器官十分紧缺，在欧洲和美国接受原位肝移植患者的移植手术等待时间往往在1年以上（Llovet等，1999c；Sarasin等，1998）。活体肝移植仍处于临床应用的早期阶段（Bruix和Llovet，2002），经皮消融技术在早期肝细胞癌的治疗中发挥着重要作用（Lencioni等，2004，2005；Tateishi等，2005b）。

近年来，各种经皮局部治疗方法不断涌现，并应用于肝癌的临床治疗，包括瘤内注射乙醇或乙酸及射频消融、激光消融、微波消融、冷冻消融等消融技术。经皮穿刺无水乙醇灌注（PEI）既往经常使用，并被认为对体积较小、具有包膜的早期肝癌疗效甚佳，患者5年生存率为32%～47%（Lencioni等，1995；Livraghi等，1995）。但PEI的主要局限性在于局部复发率高，可达43%（Koda等，2000）。

射频消融技术已逐渐成为经皮消融治疗中

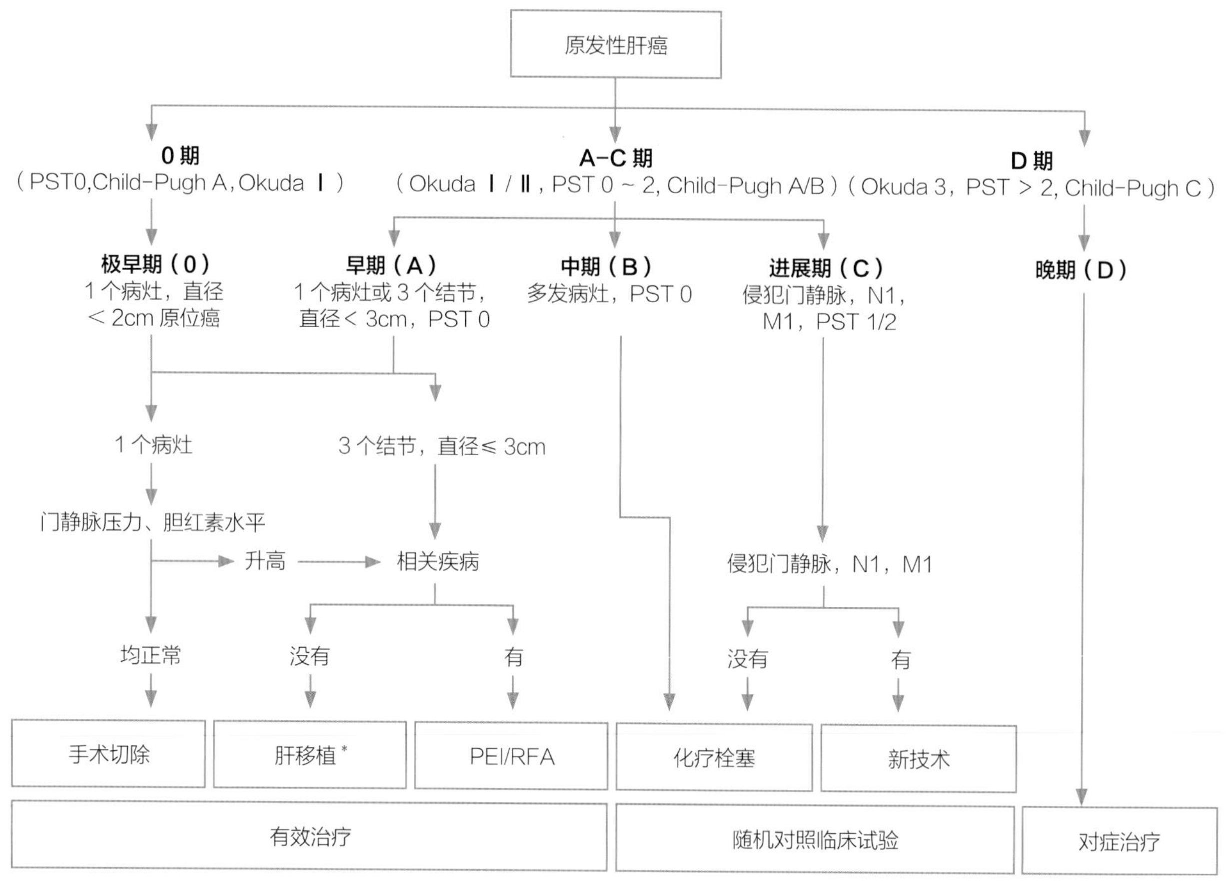

▲ 图3-6 **该流程图展示了肝细胞癌（HCC）治疗方案的选择流程，包括手术切除、移植、射频消融（RFA）、经动脉化疗栓塞术（TACE），以及选择性内照射治疗（SIRT）、全身治疗和最佳支持性护理等一些相对较新的治疗方法。RFA 适于单个肿瘤直径< 5cm 或病灶数量≤ 3 个且直径均< 3cm 的早期 HCC 患者，同时要求患者一般情况良好，并经临床及影像学综合评估排除血管侵犯及肝外肿瘤扩散等情况**

［M. 转移；N. 结节；PEI. 经皮穿刺无水乙醇灌注；PST. 一般情况测试；*. 活体肝移植或活体供肝移植的处置。经 Llovet 等许可，(2003) Lancet 362:1907–1917］

的最佳替代方法（Gadaleta 等，2004；Gillams 2003，2005；Goldberg 和 Ahmed，2002；Raut 等，2005）。作为早期肿瘤患者的首选经皮介入治疗方法，射频消融的重要地位迅速提升。对于直径≤ 3cm 的肿瘤，使用单个射频消融电极即可完全消融（Goldberg 等，1996）。消融范围的可预测性是射频消融相比于 PEI 的主要优势之一。疗效及并发症方面，在许多研究中已有所涉猎（Moreno Planas 等，2005；Chen 等，2005）

根据巴塞罗那临床分期体系（Llovet 等，1999a），无血管侵犯或肝外转移的进展期多灶肝细胞癌患者被归类为中期肝细胞癌。经动脉化疗栓塞（TACE）是一种在世界范围内广泛使用的治疗中期肝细胞癌的有效方法（Bruix 等，1998；Llovet 等，2002，2003）。由于射频消融技术不断发展，也逐渐被应用于其他中期肿瘤的治疗。文献报道，肝动脉球囊导管阻断、经动脉栓塞或化疗栓塞后行射频消融治疗，可增加凝固性坏死区体积，从而能够使大肝癌病灶完全毁损（Yamasaki 等，2005；De Baere 等，2002；Akamatsu 等，2004；Qian 等，2003；Kurokohchi 等，2004）。

以上通过对早期和中期肝细胞癌治疗的技术问题和临床结果的讨论，回顾了经皮影像引导射频消融技术在肝细胞癌治疗中的现状。

2. 适应证与禁忌证

无法行外科手术切除的肝细胞癌患者，如肿瘤直径≤ 5cm 且为单发病灶、无特殊症状，或肿瘤直径≤ 3cm 且病灶≤ 3 个，同时未侵犯血管、未发生肝外转移，适于射频消融治疗

（Llovet 等，1999）。Child-Pugh A 级或 B 级肝硬化患者接受射频消融治疗的并发症发生率较低。然而，Child-Pugh C 级患者由于并发症发生率较高，是否适于射频消融治疗尚存在争议（Curley 等，2000）。胆管损伤是射频消融的主要问题之一，如何有效解决这一问题是射频消融治疗的一大难点（Livraghi 等，1997）。据报道，在 3 例肿瘤邻近胆管区域的患者中，射频消融术中成功通过导管内冷却的方法保护胆管（Elias 等，2004）。当肿瘤靠近热敏感器官（如肾脏、大小肠管或胃）时，可使用注入空气或葡萄糖溶液的方法对这些危险器官进行“隔离”，避免术中热损伤。因此，近距离接触某些危险结构只是射频消融治疗的一种相对禁忌证。其他禁忌证及适应证见表 3-3。

表 3-3　基于巴塞罗那临床肝癌分期（BCLC）标准，RFA 的适应证及禁忌证

适应证	禁忌证
单发病灶且直径≤ 5cm	平均预期寿命＜ 6 个月
最多 3 个直径≤ 3cm 的病灶	目前处于感染状态
无法手术切除	难治性凝血障碍
Child-Pugh A 级或 B 级肝硬化	难治性腹水
手术切除术后复发	门静脉高压
患者拒绝手术	病灶直径＞ 5cm[a]
	病灶＞ 4 个
	进展期或晚期肝细胞癌
	肿瘤毗邻危险结构（主胆管、心包、胃或肠）[b]
	肝外扩散[c]

a. 在个别病例中，根据病灶在肝内的具体位置，对部分直径＞ 5cm 的癌灶进行消融是可行的；b. 指无法用空气或葡萄糖来“隔离”危险结构的情况；c. 对于特定的患者，即使存在肝外转移也可进行射频消融治疗。例如，对于适合的患者，部分肝外肿瘤（如骨、肺、胸膜或软组织的转移）也可进行射频消融治疗

3. 技术与操作

正如前文所述，在笔者就职的医学中心射频消融治疗是通过经皮穿刺的方式进行的，主要设备包括配有 460kHz 发生器的射频系统（RITA Medical Systems，Mountain View，加利福尼亚州，美国），或 RF3000 型号射频系统（Boston Scientific，Natick，马萨诸塞州，美国）。这些设备由一个最多可提供 200W 功率的发生器和末端可打开的电极针组成。这样的设计减少了组织和单个电极之间的距离，保证了在较大范围内均匀加热，并减少对热传导的依赖。

在 Boston 射频系统中，包括 1 个 LeVeen 单极阵列式电极探针（最大阵列直径达 2.0～5.0cm）和 4 个不同的独立电极片贴附于患者皮肤。LeVeen 电极为 15G，绝缘外鞘长度 15～25cm，其内包含 10 个伞状电极，可在肿瘤内展开。根据术前计划的消融区范围，电极伞端往往在肿瘤与周围正常肝实质的远侧界面打开（图 3-7）。

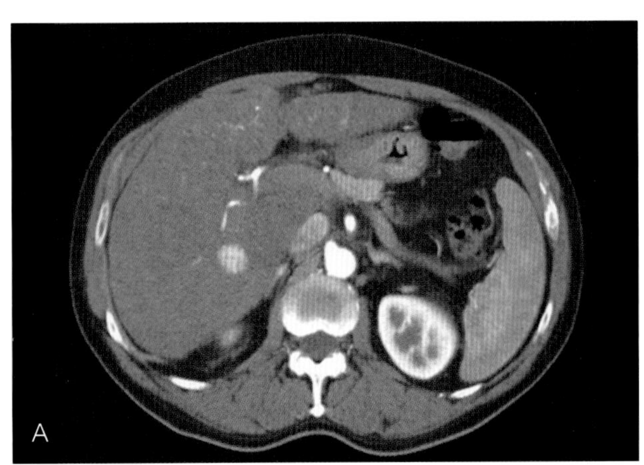

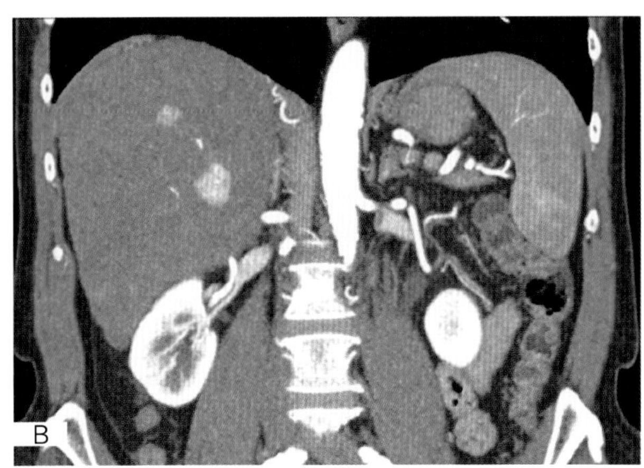

▲ 图 3-7　多排螺旋 CT 扫描评估肝细胞癌（HCC）射频消融（RFA）疗效
治疗前 CT 扫描图像清晰显示经前一日 TACE 治疗后的 2 个肝细胞癌病灶（A 和 B）

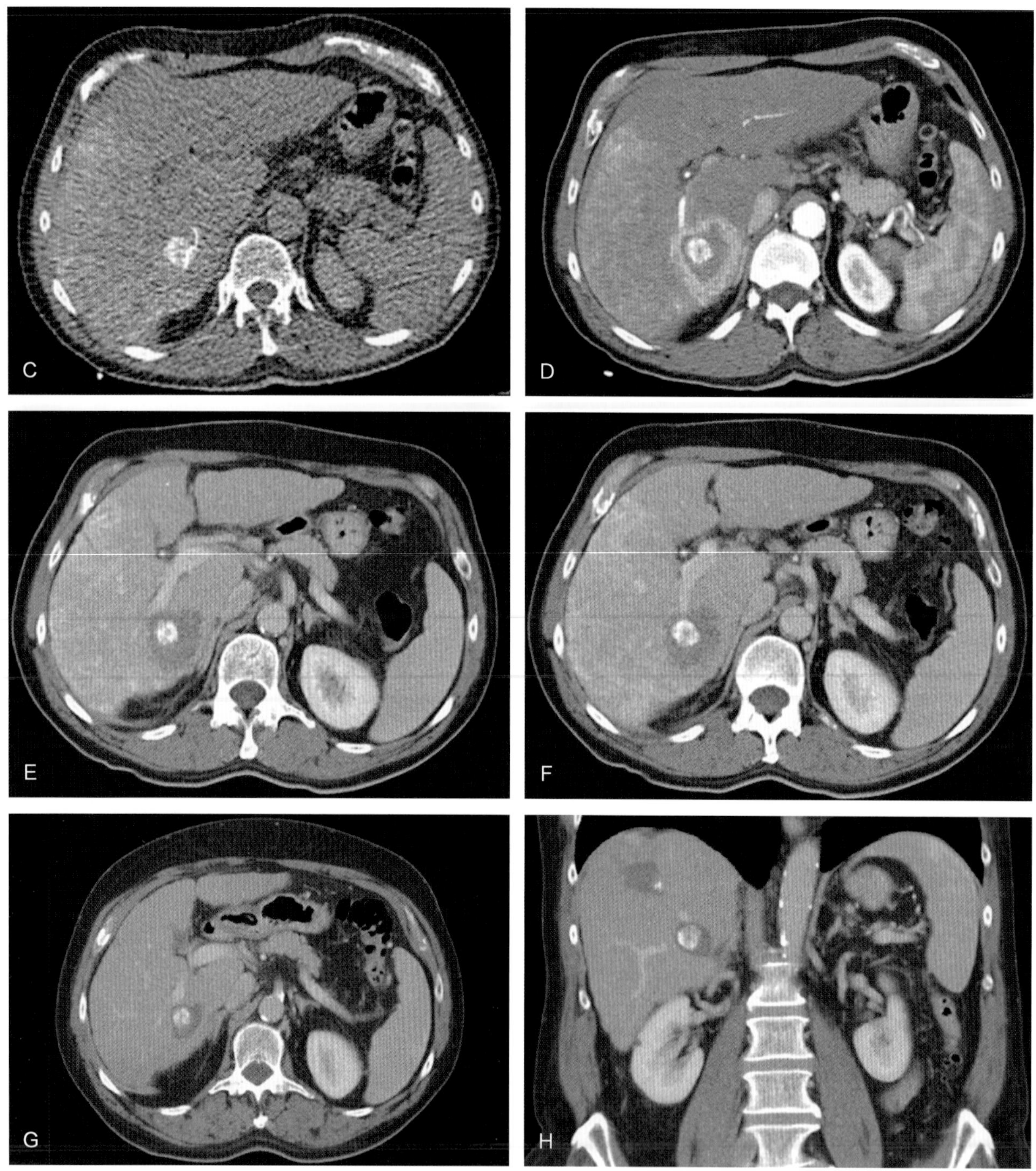

▲ 图 3-7（续） **多排螺旋 CT 评估肝细胞癌（HCC）射频消融（RFA）疗效**

在 CT 透视引导下置入射频消融电极针（LeVeen， Boston， Mass），伞端在肿瘤与周围正常肝实质的远侧界面打开（C）。术后动脉期增强 CT 显示消融边界环形强化，提示为凝固性坏死周围的炎性反应（D）。术后第 2 天 CT 显示消融区完全覆盖病灶（E 和 F）。6 个月后复查显示消融区缩小，未发现复发或新发病灶。另一 HCC 病灶也得到了充分治疗（G 和 H）

对于较大的病灶，伞端可回收并以 1.5～2.0cm 的间隔再释放。当伞端完全展开后，将电极连接至射频发生器上。所有适用型号探针的加热程序均由制造商预先设定好。一般情况下，治疗开始时发生器调整至较低的功率运行，然后以每隔 1min 增加 10W 的速度递增。射频应用程序会因电极周围组织阻抗的快速增加而终止消融（跳停状态）。当这种情况发生时，射频发生器应用程序将会自动停止。重复起始过程，再次从跳停功率的 70% 启动，直至第二次阻抗陡增情况发生。由于无法预测组织阻抗迅速增加的时间点，所以不同大小肿瘤和结节的消融时间差异很大。在手术结束时，需要进行针道消融以防止肿瘤扩散。因此，在插入探针之前，针尖必须处于未释放状态。

RITA 系统所配备的是 14G 可释放电极探针。电极探针由外部的绝缘外套管和内部的 9 个可直接展开至肿瘤内的弯曲电极组成（图 3–8）。其中 5 个电极的尖端装有温度传感器，用来测量治疗区域组织的温度。在患者大腿上贴附 2 个独立的电极片。探针尖端的温度、组织阻抗和功率均显示在射频发生器的显示屏上。最大输出功率、电极展开的程度和目标温度下的消融时间（通常是 95～105℃）取决于肿瘤的大小，也取决于所期望达到的消融体积。与 Boston 系统不同的是，RITA 探针的尖端一般放置于病灶的近端，电极可从初始位置展开至远端 2cm 直径范围插入肿瘤。通电后电极针尖部的温度是可控的，可增加功率直至达到目标温度。此时，可根据肿瘤的大小，将电极逐渐展开至 3cm、4cm 或 5cm。每一阶段目标温度持续时间取决于所期望达到的最大消融范围。在手术结束时，同样需要进行针道消融，以防肿瘤种植转移。

应根据每个病例的特点来选择射频消融设备的类型，主要根据肿瘤的大小和位置。理想情况下，无论使用什么系统，处于最佳位置的电极均可完全消融肿瘤并形成外周肝实质 1cm 范围的消融安全区。

射频消融通常是在患者处于清醒镇静状态下进行的。必要时可在标准的心电、血压和血氧监护下进行。

射频消融术后的处理也至关重要。通常在术后即刻进行上腹部增强 CT 扫描，以检查有无残余的肿瘤组织，并确保消融区完全覆盖肿瘤区域，当然也便于观察有无出血等并发症。患者通常会接受 24h 的密切医学观察，并在出院前复查增强 CT，作为随访的基线资料。

患者后续随访监测包括体格检查、血清甲胎蛋白（AFP）水平的测定（如有必要）及多期增强 CT 扫描检查。第一次复查于术后 6 周进行，随后在术后 2 年内每 3 个月进行一次，2 年后每 6 个月进行一次。

4. TACE 与 RFA 的联合

根据我们的经验和以往的文献资料，TACE 与 RFA 联合治疗可获得更高的肿瘤完全消融率（Dupuy 和 Goldberg，2001；Yamakado 等，2002；Bloomston 等，2002）。动脉栓塞引起的缺氧损伤及化疗药物引起的损伤与热消融发挥协同作用。此外，缺血会减少热弥散效应，从而增加热消融的范围。同时，碘油既是作为栓塞材料的一部分，又可以帮助介入放射医师在不使用造影剂的 CT 平扫或 X 线透视情况下发现瘤灶，以便在恰当的时候展开射频针伞端。

5. 疗效

在治疗初期和长期生存方面均达到有效治疗的关键在于消融病灶的大小和病灶周围环境。Buscarini（Buscarini 等，2001）将 88 例患者纳入研究，结果显示最大直径＜ 3.5cm 的肿瘤可达到完全坏死。然而，该研究中一些患者需要经过多次治疗才能实现肿瘤的完全消融。Poon 等（Poon 等，2002）在有关肝细胞癌局部治疗的综述中指出，80%～90% 直径＜ 3～5cm 的肿瘤在单次治疗中可达到完全坏死。Livraghi 等（Livraghi 等，2000）在一项涉及 126 例患者的研究中发现射频消融对于较大肝细胞癌病灶（平均直径 5.4cm，直径范围 3.1～9.5cm）的治疗效果欠佳，肿瘤完全坏死率仅为 48%。然而，在 Poon 等（Poon 等，2002）的另一项研究中，35 例病灶直径在 3.1～8.0cm 的肝细胞癌患者，单次射频消融治疗 1 个月后 CT 扫描评估完全消融率为 91%，而 51 例病灶直径＜ 3cm 的肝细胞癌患者的完全消融率为 94%，两者并无显著差异。

一项涉及 187 例患者的前瞻性临床试验结果显示，肝细胞癌患者经 RFA 治疗后长期生存情况

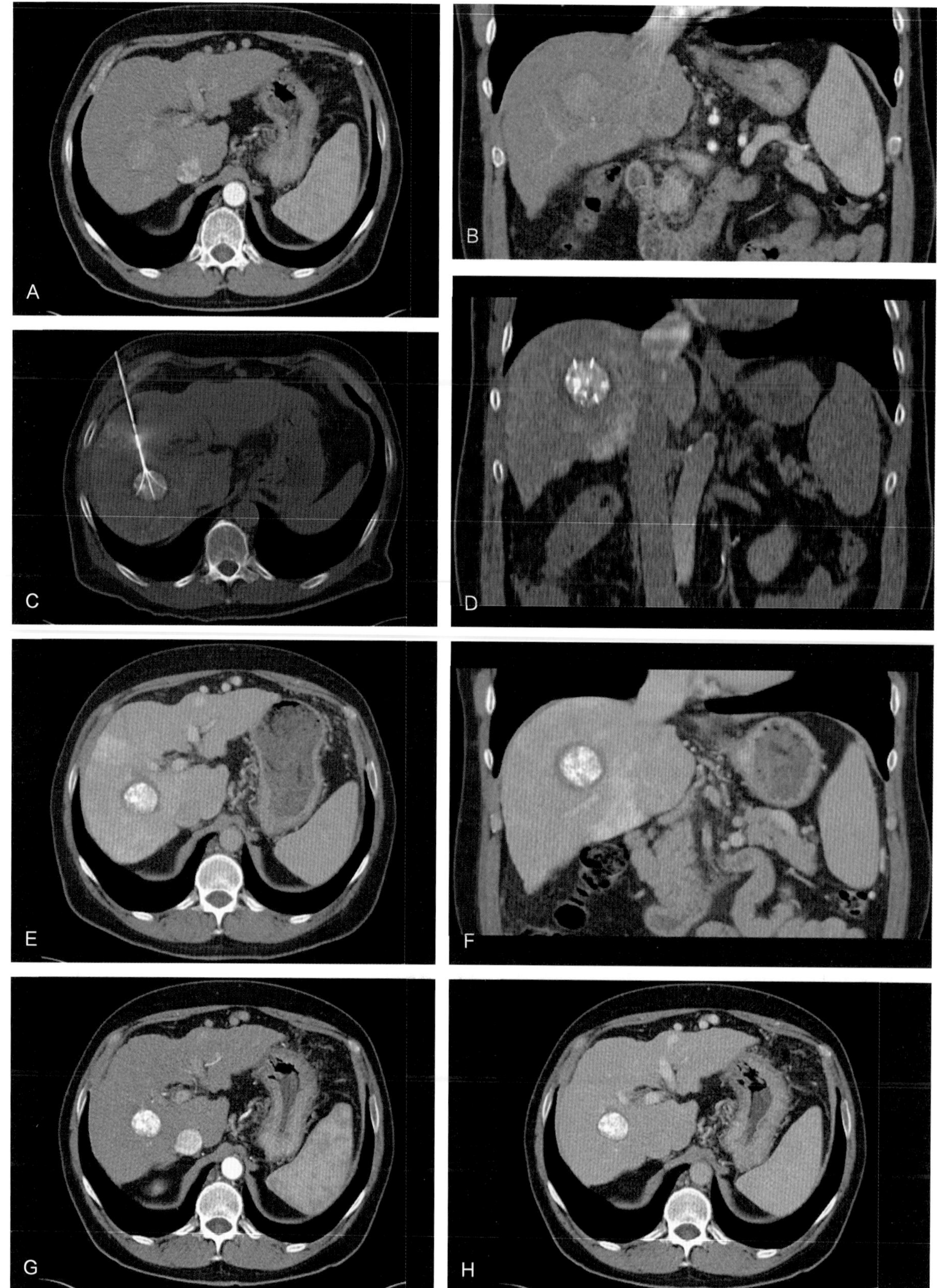

▲ **图 3-8 孤立性肝细胞癌病灶射频消融（RFA）多排螺旋 CT 评估**

术前 CT 轴位和冠状位图像显示动脉期轻度强化病灶（A 和 B），轴位和冠状位图像显示电极针（RITA Starburst XL）穿刺到位（C 和 D）。术后 1 天 CT 扫描显示消融区完全覆盖病灶（E 和 F）。术后 6 个月随访 CT 扫描，动脉期（G）及静脉期（H）均可见边界清晰的消融区，病灶大小稳定，无局部复发

较为理想（Lencioni 等，2005a），该研究入组患者均按照 BCLC 分期标准进行治疗。随访显示，1 年总生存率为 97%，2 年为 89%，3 年为 71%，4 年为 57%，5 年为 48%。其中 Child–Pugh A 级患者的生存率（*n*=144；3 年生存率为 76%，5 年生存率为 51%）明显高于 Child–Pugh B 级患者（*n*=43；3 年生存率为 46%，5 年生存率为 31%）。值得注意的是，在 116 例 Child–Pugh A 级合并单发肝细胞癌患者的亚组中，3 年和 5 年生存率分别达 89% 和 61%。

Tateishi 等（Tateishi 等，2005）分析 664 例肝细胞癌经皮射频消融治疗的结果，对直接接受射频消融治疗患者（319 例，初治患者）和既往接受过手术切除、微波消融、无水乙醇注射化学消融或 TACE 治疗后肿瘤复发并接受射频消融治疗患者（345 例，非初治患者）的累积生存率进行评估。其中初治患者术后 1 年、2 年、3 年、4 年和 5 年的累积生存率分别为 94.7%、86.1%、77.7%、67.4% 和 54.3%，而非初治患者的累积生存率则分别为 91.8%、75.6%、62.4%、53.7% 和 38.2%。若以不同 Child–Pugh 分级来分组，则 Child–Pugh A 级患者术后 1 年、2 年、3 年、4 年和 5 年生存率分别为 96.4%、90.4%、83.4%、72.9% 和 63.1%，Child–Pugh B/C 类患者术后 1 年、2 年、3 年、4 年和 5 年生存率分别为 90.7%、79.0%、65.0%、53.9% 和 31.4%。若以肿瘤大小分组，肿瘤直径≤ 2cm 的患者术后 1 年、2 年、3 年、4 年和 5 年生存率分别为 100%、93.2%、90.8%、90.8% 和 83.8%，肿瘤直径 2.1～5.0cm 的患者术后 1 年、2 年、3 年、4 年和 5 年生存率分别为 93.0%、85.4%、74.3%、63.0% 和 45.2%，对于肿瘤直径大于 5cm 的患者 1～5 年生存率分别为 87.5%、73.4%、58.7%、33.6% 和 33.6%。

6. 并发症发生率和死亡率

Mulier 等（Mulier 等，2002）发表了一篇世界范围内关于接受肝脏射频消融治疗并发症发生率和死亡率的文献综述，涉及 3670 例患者。在这些患者中，并发症发生率为 8.9%，死亡率为 0.5%。根据技术应用方式的不同，经皮介入、腹腔镜、单纯开放手术和联合其他治疗开放手术等方式下进行的并发症发生率分别为 7.2%、9.5%、9.9% 和 31.8%，死亡率分别为 0.5%、0%、0% 和 4.5%。

Livraghi 等（Livraghi 等，2003）在所发表的关于多中心肝肿瘤射频消融治疗并发症的研究报告中，对 2320 例患者共 3554 个病灶的治疗情况进行了分析。在这些患者中，1610 例为肝细胞癌患者，死亡率和严重并发症发生率分别为 0.3%（*n*=3）和 2.2%（*n*=50）。最常见的并发症包括腹腔出血、肿瘤种植转移、肝脓肿和肠穿孔。并发症发生率与单个患者接受射频消融治疗次数直接相关，出现轻微并发症（不需要进一步治疗，并未延长住院时间）的患者占比＜ 5%。

对于肝癌射频消融治疗后的种植转移问题需要引起足够重视。在一项涉及 241 例肝细胞癌患者的研究中，中位随访时间为 37 个月，其中 12 例患者（0.9%）出现了肿瘤种植情况（Livraghi 等，2005）。然而，术前是否进行肝脏活检与有无肿瘤播散发生密切相关。因此，笔者认为单独进行 RFA 引发肿瘤种植的风险较低，不建议在 RFA 之前进行活检，尤其对于后期可能进行肝移植治疗的患者。

7. 移植前桥接治疗

肝细胞癌是唯一一类通过移植治疗能够明显获益的实体肿瘤。尸体肝脏移植已经成为一项重大突破，特别是通过移植可能同时治愈肿瘤及潜在慢性肝病。肝移植条件要求肝细胞癌病灶为单发且直径＜ 5cm 或病灶≤ 3 个且直径＜ 3cm。据报道，此类患者术后 5 年生存率可达 70%，肿瘤复发率＜ 15%（Llovet 等，1999c；Mazzaferro 等，1996）。然而，供体肝脏的短缺导致移植等待时间延长。由于等待期内肿瘤的进展，可能致使肝移植患者预后欠佳。在一些西方国家，等待时间通常大于 12 个月，20%～50% 的患者因等待时间过长而失去移植手术时机。活体肝脏移植已成为尸体肝移植最可行的替代方法，但仍存在争议。因此，在患者仍在等待移植治疗期间，可采用辅助性多模式消融治疗（包括 RFA）来控制肿瘤的进展。

已有研究证实，RFA 对于病灶直径＜ 3cm 且处于等待肝移植治疗的肝细胞癌伴肝硬化患者是安全且有效的。Mazzaferro 等（Mazzaferro 等，2004）分析了 50 例单次 RFA 后行肝移植的患者共 60 处肝细胞癌灶的组织病理学缓解率，发现直径＜ 3cm 的肿瘤完全缓解率为 63%，与影像学检查证实的 70% 缓解率基本相符。RFA 治疗后肿瘤存留的可能性随时间延长而增加（12 个月为 59%；18 个月为 70%）。Mazzaferro 等（Mazzaferro 等，2004）认为肿瘤直径＞ 3cm 及消融后＞ 1 年的时间间隔预示着目标肿瘤灶存留的可能性高。在等待时间较短的情况下，积极的消融治疗可改善部分肝硬化肝细胞癌患者的肝移植预后，这一观点得到了许多学者的支持（Fisher 等，2004；Fontana 等，2002；Lu 等，2005）。

8. 结论

在肝细胞癌患者的治疗中，对于介入放射科医师来说，凭借现有技术和丰富经验，在众多医疗设备中射频消融是一个很好的选择。考虑到只有少数患者符合手术切除或肝移植的条件，RFA 等局部消融技术将在早期 HCC 患者的治疗中发挥重要作用。对于符合 BCLC 标准（单个病灶且直径＜ 5cm 或≤ 3 个病灶且直径＜ 3cm，Child-Pugh A 级或 B 级肝硬化，一般情况良好）的患者，能够通过 RFA 成功达到控制局部肿瘤的目的。其 5 年生存率略优于其他局部消融治疗（如 PEI）。其存活率明显高于疾病的自然病程。经皮 RFA 是肝功能代偿期患者进行肝移植的有效桥接治疗手段，且降低了因等待期肿瘤进展而引发的不良事件，改善了肝移植患者的预后。正确运用这项技术，仔细筛选患者及进行个体化肿瘤治疗是使患者更多获益的决定性因素。

参考文献

［1］ Akamatsu M, Yoshida H, Obi S et al (2004) Evaluation of transcatheter arterial embolization prior to percutaneous tumor ablation in patients with hepatocellular carcinoma: a randomized controlled trial. Liver Int 24:625–629.
［2］ de Baere T, Bessoud B, Dromain C et al (2002) Percutaneous radiofrequency ablation of hepatic tumors during temporary venous occlusion. AJR Am J Roentgenol 178:53–59.
［3］ Bloomston M, Binitie O, Fraiji E et al (2002) Transcatheter arterial chemoembolization with or without radiofrequency ablation in the management of patients with advanced hepatic malignancy. Am Surg 68:827–831.
［4］ Bruix J, Llovet JM (2002) Prognostic prediction and treatment strategy in hepatocellular carcinoma. Hepatology 35:519–524.
［5］ Bruix J, Llovet JM, Castells A et al (1998) Transarterial embolization versus symptomatic treatment in patients with advanced hepatocellular carcinoma: results of a randomized, controlled trial in a single institution. Hepatology 27:1578–1583.
［6］ Bruix J, Sherman M, Llovet JM et al (2001) Clinical management of hepatocellular carcinoma. Conclusions of the Barcelona-2000 EASL conference. European Association for the Study of the Liver. J Hepatol 35:421–430.
［7］ Buscarini L, Buscarini E (2001) Therapy of HCC-radiofrequency ablation. Hepatogastroenterology 48:15–19.
［8］ Buscarini L, Buscarini E, Di Stasi M, Vallisa D, Quaretti P, Rocca A (2001) Percutaneous radiofrequency ablation of small hepatocellular carcinoma: long-term results. Eur Radiol 11:914–921.
［9］ Chen MH, Yan K, Yang W et al (2005) [Efficacy of radiofrequency ablation of 343 patients with hepatic tumor and the relevant complications]. Beijing Da Xue Xue Bao 37:292–296.
［10］ Curley SA, Izzo F, Ellis LM, Nicolas Vauthey J, Vallone P (2000) Radiofrequency ablation of hepatocellular cancer in 110 patients with cirrhosis. Ann Surg 232:381–391.
［11］ Dupuy DE, Goldberg SN (2001) Image-guided radiofrequency tumor ablation: challenges and opportunitiespart II. J Vasc Interv Radiol 12:1135–1148.
［12］ Elias D, Sideris L, Pocard M, Dromain C, De Baere T (2004) Intraductal cooling of the main bile ducts during radiofrequency ablation prevents biliary stenosis. J Am Coll Surg 198:717–721.
［13］ Fan ST, Lai EC, Lo CM, Ng IO, Wong J (1995) Hospital mortality of major hepatectomy for hepatocellular carcinoma associated with cirrhosis. Arch Surg 130:198–203.
［14］ Fisher RA, Maluf D, Cotterell AH et al (2004) Non-resective ablation therapy for hepatocellular carcinoma: effectiveness measured by intention-to-treat and dropout from liver transplant waiting list. Clin Transplant 18:502–512.
［15］ Fontana RJ, Hamidullah H, Nghiem H et al (2002) Percutaneous radiofrequency thermal ablation of hepatocellular carcinoma: a safe and effective bridge to liver transplantation. Liver Transpl 8:1165–1174.
［16］ Gadaleta C, Mattioli V, Colucci G et al (2004) Radiofrequency ablation of 40 lung neoplasms: preliminary results. AJR Am J Roentgenol 183:361–368.
［17］ Gillams AR (2003) Radiofrequency ablation in the management of liver tumours. Eur J Surg Oncol 29:9–16.
［18］ Gillams AR (2005) The use of radiofrequency in cancer. Br J Cancer 92:1825 1829.

[19] Goldberg SN, Ahmed M (2002) Minimally invasive image-guided therapies for hepatocellular carcinoma. J Clin Gastroenterol 35:S115–S129.

[20] Goldberg SN, Gazelle GS, Halpern EF, Rittman WJ, Mueller PR, Rosenthal DI (1996) Radiofrequency tissue ablation: importance of local temperature along the electrode tip exposure in determining lesion shape and size. Acad Radiol 3:212–218.

[21] Koda M, Murawaki Y, Mitsuda A et al (2000) Predictive factors for intrahepatic recurrence after percutaneous ethanol injection therapy for small hepatocellular carcinoma. Cancer 88:529–537.

[22] Kurokohchi K, Masaki T, Miyauchi Y et al (2004) Efficacy of combination therapies of percutaneous or laparoscopic ethanol-lipiodol injection and radiofrequency ablation. Int J Oncol 25:1737–1743.

[23] Lai EC, Fan ST, Lo CM, Chu KM, Liu CL, Wong J (1995) Hepatic resection for hepatocellular carcinoma. An audit of 343 patients. Ann Surg 221:291–298.

[24] Lencioni R, Bartolozzi C, Caramella D et al (1995) Treatment of small hepatocellular carcinoma with percutaneous ethanol injection. Analysis of prognostic factors in 105 Western patients. Cancer 76:1737–1746.

[25] Lencioni R, Cioni D, Crocetti L, Bartolozzi C (2004) Percutaneous ablation of hepatocellular carcinoma: state-of-theart. Liver Transpl 10:S91–S97.

[26] Lencioni R, Cioni D, Crocetti L et al (2005a) Early-stage hepatocellular carcinoma in patients with cirrhosis: long-term results of percutaneous image-guided radiofrequency ablation. Radiology 234:961–967.

[27] Lencioni R, Della Pina C, Bartolozzi C (2005b) Percutaneous image-guided radiofrequency ablation in the therapeutic management of hepatocellular carcinoma. Abdom Imaging 30:401–408.

[28] Liver Cancer Study Group of Japan (1990) Primary liver cancer in Japan Clinicopathologic features and results of surgical treatment. Ann Surg 211:277–287.

[29] Livraghi T, Giorgio A, Marin G et al (1995) Hepatocellular carcinoma and cirrhosis in 746 patients: long-term results of percutaneous ethanol injection. Radiology 197:101–108.

[30] Livraghi T, Goldberg SN, Monti F et al (1997) Saline-enhanced radio-frequency tissue ablation in the treatment of liver metastases. Radiology 202:205–210.

[31] Livraghi T, Goldberg SN, Lazzaroni S et al (2000) Hepatocellular carcinoma: radio-frequency ablation of medium and large lesions. Radiology 214:761–768.

[32] Livraghi T, Solbiati L, Meloni MF, Gazelle GS, Halpern EF, Goldberg SN (2003) Treatment of focal liver tumors with percutaneous radio-frequency ablation: complications encountered in a multicenter study. Radiology 226:441–451.

[33] Livraghi T, Lazzaroni S, Meloni F, Solbiati L (2005) Risk of tumour seeding after percutaneous radiofrequency ablation for hepatocellular carcinoma. Br J Surg 92:856–858.

[34] Llovet JM, Bru C, Bruix J (1999a) Prognosis of hepatocellular carcinoma: the BCLC staging classification. Semin Liver Dis 19:329–338.

[35] Llovet JM, Bustamante J, Castells A et al (1999b) Natural history of untreated nonsurgical hepatocellular carcinoma: rationale for the design and evaluation of therapeutic trials. Hepatology 29:62–67.

[36] Llovet JM, Fuster J, Bruix J (1999c) Intention-to-treat analysis of surgical treatment for early hepatocellular carcinoma: resection versus transplantation. Hepatology 30:1434–1440.

[37] Llovet JM, Real MI, Montana X et al (2002) Arterial embolisation or chemoembolisation versus symptomatic treatment in patients with unresectable hepatocellular carcinoma: a randomised controlled trial. Lancet 359:1734–1739.

[38] Llovet JM, Burroughs A, Bruix J (2003) Hepatocellular carcinoma. Lancet 362:1907–1917.

[39] Lu DS, Yu NC, Raman SS et al (2005) Percutaneous radiofrequency ablation of hepatocellular carcinoma as a bridge to liver transplantation. Hepatology 41:1130–1137.

[40] Mazzaferro V, Regalia E, Doci R et al (1996) Liver transplantation for the treatment of small hepatocellular carcinomas in patients with cirrhosis. N Engl J Med 334:693–699.

[41] Mazzaferro V, Battiston C, Perrone S et al (2004) Radiofrequency ablation of small hepatocellular carcinoma in cirrhotic patients awaiting liver transplantation: a prospective study. Ann Surg 240:900–909.

[42] Moreno Planas JM, Lopez Monclus J, Gomez Cruz A et al (2005) Efficacy of hepatocellular carcinoma locoregional therapies on patients waiting for liver transplantation. Transplant Proc 37:1484–1485.

[43] Mulier S, Mulier P, Ni Y et al (2002) Complications of radiofrequency coagulation of liver tumours. Br J Surg 89:1206–1222.

[44] Poon RT, Fan ST, Tsang FH, Wong J (2002) Locoregional therapies for hepatocellular carcinoma: a critical review from the surgeon’ s perspective. Ann Surg 235:466–486.

[45] Qian J, Feng GS, Vogl T (2003) Combined interventional therapies of hepatocellular carcinoma. World J Gastroenterol 9:1885–1891.

[46] Raut CP, Izzo F, Marra P et al (2005) Significant long-term survival after radiofrequency ablation of unresectable hepatocellular carcinoma in patients with cirrhosis. Ann Surg Oncol 12:616–628.

[47] Sarasin FP, Giostra E, Mentha G, Hadengue A (1998) Partial hepatectomy or orthotopic liver transplantation for the treatment of resectable hepatocellular carcinoma? A costeffectiveness perspective. Hepatology 28:436–442.

[48] Tateishi R, Shiina S, Teratani T et al (2005) Percutaneous radiofrequency ablation for hepatocellular carcinoma. An analysis of 1000 cases. Cancer 103:1201–1209.

[49] Ulmer SC (2000) Hepatocellular carcinoma. A concise guide to its status and management. Postgrad Med 107:117–124.

[50] Yamakado K, Nakatsuka A, Ohmori S et al (2002) Radiofrequency ablation combined with chemoembolization in hepatocellular carcinoma: treatment response based on tumor size and morphology. J Vasc Interv Radiol 13:1225–1232.

[51] Yamasaki T, Kimura T, Kurokawa F et al (2005) Percutaneous radiofrequency ablation with cooled electrodes combined with hepatic arterial balloon occlusion in hepatocellular carcinoma. J Gastroenterol 40:171–178.

（四）LITT-HCC

Katrin Eichler　Martin G. Mack　Thomas J. Vogl　著
张啸波　王小娜　译　张　肖　校

肝细胞癌是世界范围内的常见癌症之一，其在非洲（撒哈拉以南）的发病率很高，且与肝炎病毒（HBV 和 HCV）、无水乙醇、黄曲霉毒素 b1 和肝硬化等因素高度相关（Bruix 等，1991）。原发性肝癌的临床发病率高，一方面是因为该疾病实际发病率不断增加，另一方面是因为通过现代影像技术可在疾病的早期阶段进行诊断。手术切除和肝脏移植仍是小结节肝细胞癌最有效的治疗方法。在一些研究中，通过使用经皮穿刺无水乙醇灌注（PEI）的方法获得了很高的存活率（Bruix 等，1991；sironi 等，1991，1993；Amin 等，1993；Livraghi 等，1995；Kawai 等，1997）。

经导管动脉栓塞术也是公认的治疗肝细胞癌方法之一，在一些研究中已证实该技术可有效减少肿瘤体积并提高生存率（Kanematsu 等，1993；Kawai 等，1997）。射频消融（RFA）已逐渐被应用于多种疾病的临床治疗（Rossi 等，1993，1996；Solbiati 等，1997；Livraghi 等，1999）。MR 引导激光诱导间质热疗（LITT）是治疗实体脏器局部肿瘤的一种微创技术（Jolesz 等，1988；Anzai 等，1991；Matsumoto 等，1992；Amin 等，1993a，1993b；Rossi 等，1993，1996；Solbiati 等，1997；Voel 等，1997，1998；Livraghi 等，1999）。有研究表明，激光探头的光纤末端周围会形成一个边界清楚的凝固性坏死区域，分散了通过光纤传输的光能（Dickinson 等，1986）。通过激光热能可对肿瘤造成破坏，同时大幅减少对周围结构（如神经或血管）的破坏。可通过实时 MR 测温来控制对肿瘤组织和周围正常实质消融的能量剂量及消融精确时间。

该研究的目的是评估 LITT 对小肝癌（直径＜3cm）的疗效。能否成功进行肝细胞癌的 LITT 治疗取决于特殊设计的激光光纤发射尖端是否处于靶区的最佳位置。MR 被认为是实时监测 LITT 术中热消融效果和术后评估凝固性坏死程度的最理想成像方式。在本项前瞻性研究中，分析了 MR 引导 LITT 在小结节 HCC 患者治疗中的局部肿瘤控制效果和患者的生存数据，结果均令人满意。

近年来，业内对组织间质治疗技术（如 LITT、RFA、微波消融和冷冻消融）的进一步发展十分关注。

以下将结合 MR 引导 LITT 在原发性肝肿瘤的治疗中涉及的实用技术、治疗效果和临床应用情况等内容进行介绍。

在一项研究中，1993 年 6 月至 2007 年 4 月期间共 84 例患者（115 个肝内病灶）接受了 MR 引导 LITT 治疗，男女比例为 63∶21。其中 56 例患者已接受经皮动脉化疗栓塞治疗作为初治方案，入组病例中还包括部分肝切除术后复发的肝转移患者、肝内多发转移患者、局部无法手术切除患者，以及有手术禁忌证或拒绝手术切除的患者。

激光消融通过经皮定位导入的钕－钇－铝－石榴石晶体（Nd∶YAG）激光探头系统对靶区进行治疗。在大多数相关研究中，采用 MR 和临床资料相结合的方式进行定性和定量的评估，生存数据采用 Kaplan–Meier 方法计算。

相关技术资料参见第 2 章经皮消融术中“一、热消融技术”的“（三）激光消融”。

1. 治疗期间

肝细胞癌病灶经 CT 扫描定位，入皮点局部区域注射 20ml 的 1% 利多卡因进行麻醉。在 CT 引导下，通过 Seldinger 技术可插入多达 4 个鞘管。然后，引入特殊的耐热防护纤维。推荐对所有患者常规使用 CT 来引导定位，以便及时发现定位过程中出血或气胸的情况。将患者妥善安置于 MR 检查台后，将光纤插入保护鞘内。在进行 LITT 治疗前和术中分别以轴位、冠状位和矢状位序列进行监测。MR 测温通过专门设计的 Flash-2D（TR102/TE8/ 翻转角度 15°）序列进行，该序列在探测温度变化方面更为敏感（图 3-9）。

根据信号减弱形状和强度的变化，需在耐热导管内重新调整光纤的位置。通过使用拉回技术，可使激光产生的能量所导致的热消融区更加符合病变的形状。

在关闭激光后，进行 Flash-2D（TR 154/TE 6/ 翻转角 70°）增强扫描（造影剂为 GD-DTPA，单次注射，剂量 0.1mmol/kg），以确定消融坏死的程度（图 3-10）。消融结束后，用纤维蛋白胶封闭插管通道。

2. 定性和定量评价 / 生存期

对 LITT 疗效的定量评估基于对病变和周围肝实质在评估时间段前后的对比分析，包括 T_2 和 T_1 加权自旋回波（SE）和梯度回波（GRE）序列中病变的形态学变化。定量资料采用公式（a×b×c）×0.5，对治疗前后肿瘤及坏死区体积进行计算，其中 a 为前后最大直径，b 为左右最大直径，c 为头足方向最大直径。

静脉注射每公斤体重 0.1mmol 的 GD-DTPA 造影剂后，T_1WI（TR 154ms，TE 6ms，翻转角 70°）显示自发性或治疗性坏死区表现为低信号，无对比强化。如在介入治疗后复查图像上的原病

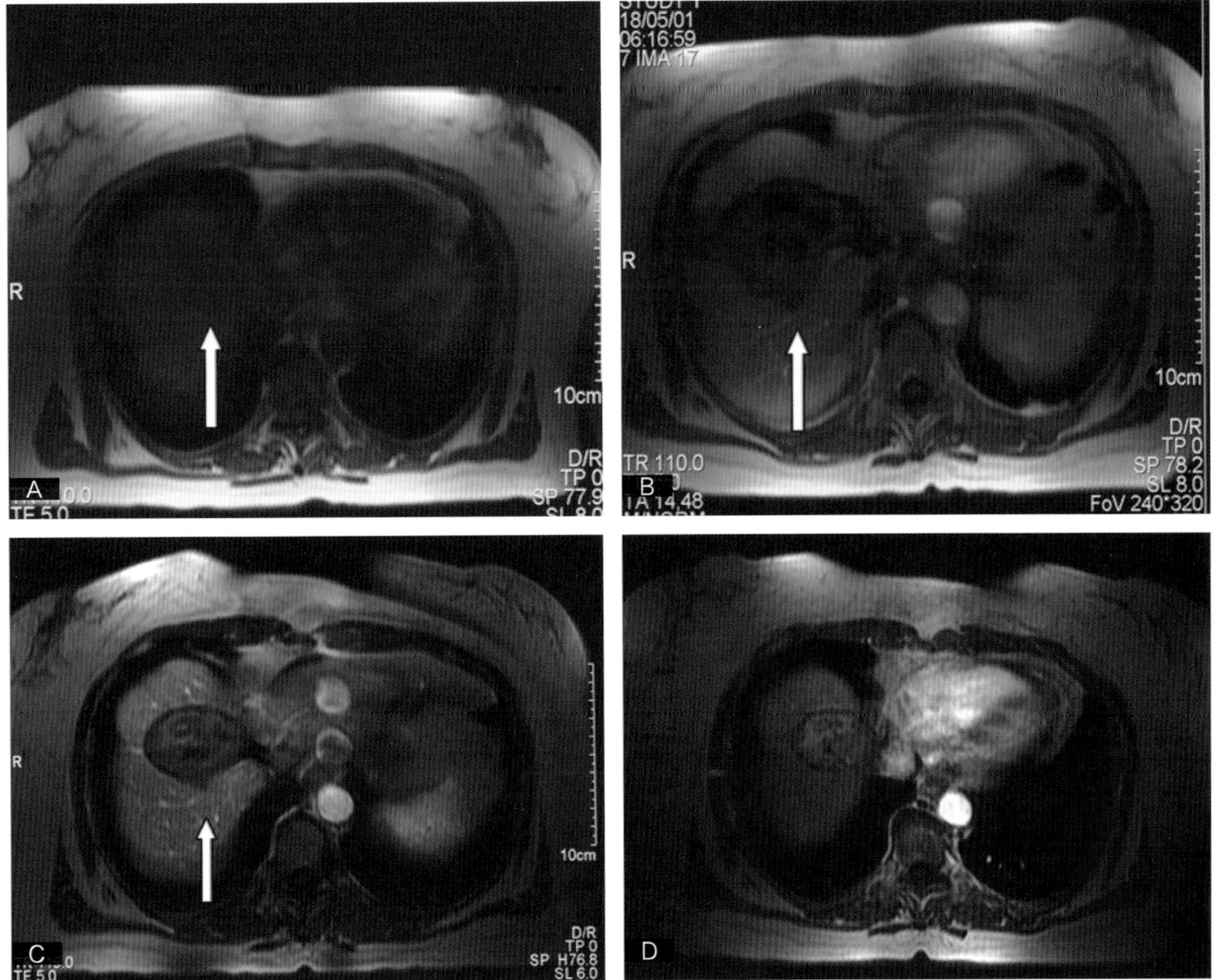

▲ 图 3-9　轴位增强 **Flash-2D** 图像清晰显示肝右叶肝细胞癌复发患者（**62** 岁）肝Ⅷ段病灶（**A**，箭）的大小和位置。激光诱导间质热疗（**LITT**；使用 **4** 根光纤，功率为 **25W**，照射 **25min**）**2** 天后轴位增强的 **Flash-2D** 图像可见形成凝固性坏死区（**B**，箭）包括原发病灶及周围 **5mm** 的安全消融边界，提示肿瘤完全消融。**LITT** 治疗后 **18** 个月，增强 T_1**WI** 图像显示坏死区体积减小，无直接或间接征象表明肿瘤存活（**C**，箭）。轴位 T_1**WI** 图像（**D**）显示 **LITT** 术后 **60** 个月无肿瘤存活

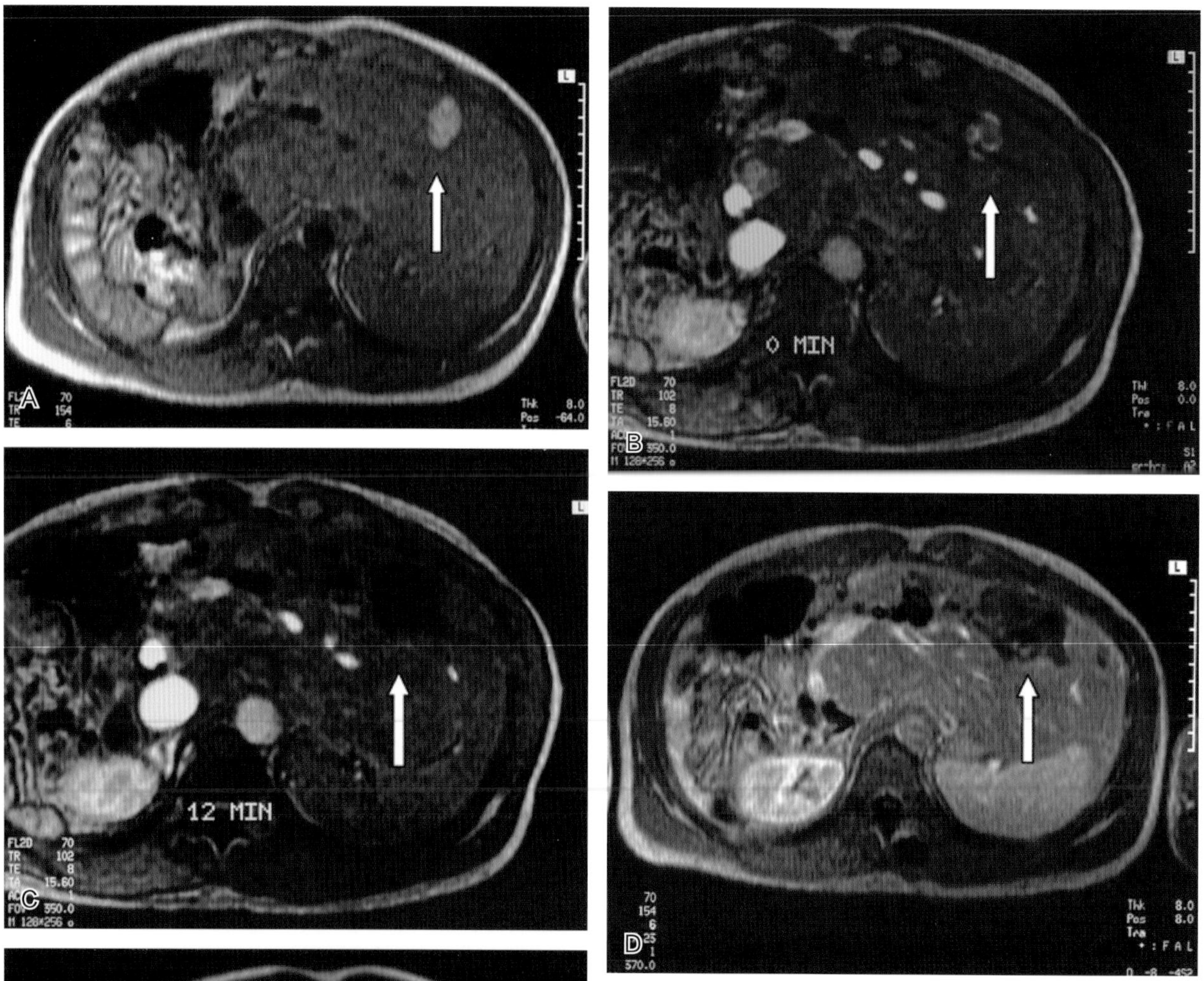

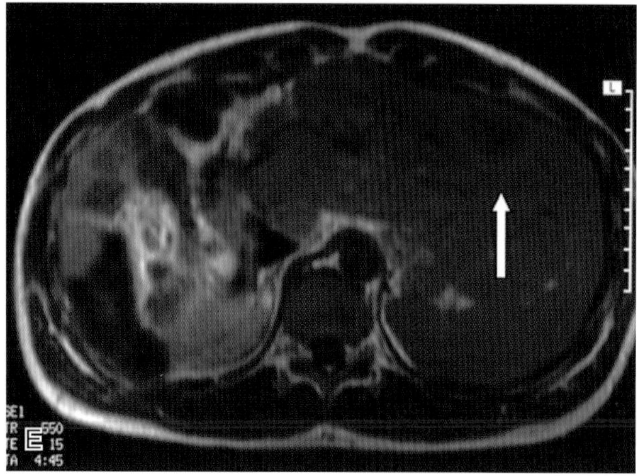

▲ 图 3-10　轴位 **Flash-2D** 平扫图像（**TR 154ms**，**TE 6ms**，翻转角 **70°**）显示患者（**38** 岁）未经治疗的肝细胞癌病灶表现为高信号（**A**，箭）。在开始激光诱导间质热疗（**LITT**）前，需进行 **MR Flash-2D** 扫描（**TR 102ms**，**TE 8ms**，翻转角 **15°**），然后再对病灶（箭，**B**）进行消融。轴位 **MR** 热敏感 **Flash-2D** 成像（**TR 102ms**，**TE 8ms**，翻转角 **15°**）在激光消融中的应用：消融开始后 **12min** 进行扫描，其中的低信号区可反映出热能在组织中的分布并可早期评估预期坏死区（箭，**C**）。**LITT** 治疗后 **2** 天，轴位 **T_1WI** 图像可见明显的信号改变并伴有较薄的低信号边界，提示肿瘤完全消融（箭，**D**）。肝细胞癌病灶 **MR** 引导 **LITT** 治疗 **11** 个月后，轴位增强 **T_1WI** 图像（**TR 550ms**，**TE 15ms**）仅显示出肝实质内残存的信号变化区（箭，**E**）

灶区域发现符合原肿瘤形态的轻度强化，可认为存在肿瘤残留的可能。消融区周围宽达 3mm 的环形明显强化带提示反应性血管增生，其为治疗本身所引起的。

3. MR 引导 LITT 治疗肝细胞癌的临床应用

所有患者在局部麻醉状态下均能够耐受手术。整个手术平均时长为 90min，且均为门诊手术。一般情况下，术中仅发生轻微并发症，不需要进一步治疗。通过 MR 实时测温技术可精确地显示由激光引起的消融变化范围及其与邻近解剖结构的关系。对于直径≤ 2cm 的病灶，使用单个激光探头治疗即可；对于较大病灶，可同时使用 2 个、

3个，甚至4个激光探头治疗。

22.4%的病灶直径＜2cm（平均应用能量41.1kJ），30.4%的病灶直径为2～3cm（平均应用能量73.4kJ），20%的病灶直径为3～4cm（平均应用能量117.9kJ），27.2%的病灶直径＞4cm（平均应用能量146.1kJ）。在98.5%的病例中达到肿瘤完全坏死并形成5mm的安全消融边界，并无局部复发。从肝细胞癌确诊之日开始计算，患者的平均生存时间为4.7年（95% CI为3.9～5.5，1年生存率为93%，2年生存率为76%，3年生存率为59%，5年生存率为41%）。首次激光消融后平均生存时间为4.1年（95%CI为3.1～5.0，1年生存率为81%，2年生存率为63%，3年生存率为47%，5年生存率为32%）。

目前肝癌在所有恶性肿瘤中占4%，居男性好发肿瘤的第七位，女性好发肿瘤的第九位（Bruix等，1991）。外科手术切除和肝移植是肝癌治疗的有效方式（Bismuth等，1993），但受临床条件的制约较大，对于病灶较大、病变同时存在于2个肝叶或一般情况较差的患者无法进行手术治疗。手术切除和肝移植仅能为少数患者提供成功治疗的机会，同时需要其他辅助治疗来提高手术成功率并减少术后复发率（Bismuth等，1993）。成功进行MR引导LITT治疗取决于许多因素。首先必须确保激光探头处于病灶立体形态中心最佳位置。MR相对于CT和超声的真正优势在于磁共振测温序列，其可快速获取温度图像，并且近乎实时地记录LITT的治疗效果。在治疗过程中，持续监测这些情况十分必要，有助于确保整个病变完全消融，如发现病变内有未治疗的残余组织，可在术中MR引导下及时重新定位激光探头。

术中MR监测还可最大限度地减少对正常组织的破坏，从而提高手术的安全性，特别是在毗邻肝脏的重要结构（大血管或中央胆管等）时。MR因其出色的软组织对比度和较高的空间分辨率，可提供高精度的位置信息，有利于及早发现并发症。在接受MR引导LITT的肝细胞癌患者中，可能发现胸腔积液。此外，这种治疗方法还有可能引发包膜下血肿、胆管和肠道损伤、感染、肝衰竭、出血及血管或其他结构损伤等潜在并发症。

有多个因素可能会影响消融坏死区域的大小和形态，包括肿瘤的立体形态、邻近结构（如动脉、门静脉、肝静脉或胆道系统）的情况等。肿瘤与肝包膜的位置关系是制定治疗计划时需要考虑的重要因素。如病变靠近肝包膜，术中必须加强镇痛处理。传统的MR兼容激光探头只适用于直径＜10mm的肝细胞癌病灶，因为LITT治疗过程中可采用术中多次调整单探头位置的方法进行消融，且可获得不错的效果，所以应尽量避免同时使用多个传统探头的消融方法。随着液体冷却系统的研发并应用于LITT探头中，与传统系统相比，可产生更大的凝固体积并更好地显示高温变化，消融更加均匀，可减少穿刺次数（Vogl等，1998）。对于直径约5厘米的病灶，则需3个或4个激光探头。置入探头的数量取决于病灶的大小、立体形态及其与血管的位置关系。

LITT的疗效尚需与其他不同微创技术充分比较。肝动脉化疗栓塞是向肝动脉注射碘油和化疗药物的治疗方式，其目的是使肿瘤产生选择性缺血损伤，作用机制主要依赖于肿瘤的动脉循环供血。Kanematsu等（Kanematsu等，1993）对67例接受肝脏手术患者及20例接受肝动脉化疗栓塞（TAE）的患者进行对比研究，发现肝脏手术组（67例）术后1年、3年和5年的累计生存率分别为89.1%、74.6%和54.6%，20例接受TAE治疗的患者术后1年、3年和5年累计生存率分别为90%、50%和17.50%。因此，手术治疗获得了更好的效果（Kanematsu等，1993）。

PEI被认为是一种替代外科手术的肝癌治疗方法。由于肝细胞癌病变质地柔软均一且血供丰富，无水乙醇在其中表现出选择性扩散；且无水乙醇对其余肝实质几乎没有危害。Livraghi等（Livraghi等，1999），在一项由9个医学中心共同参加的多中心试验中，观察发现直径< 5cm 单发病灶的肝细胞癌患者其 3 年生存率为 79%，5 年生存率为 47%。PEI 的疗效在受到病变大小和肝硬化严重程度的影响下，依然可与外科手术的疗效相媲美（Livraghi 等，1995）。

与 LITT 不同，射频消融是通过高温凝固组织的消融方法，射频能量从电极的暴露部分发出。这种能量转化为离子的震荡，再转化为热量，从而导致细胞凝固坏死。Rossi 等（Rossi 等，1993，1996）报道了基于 21 例小肝癌病例（肿瘤平均直径 2.5cm）使用可展开射频电极针治疗的经验，其中 6 例复发，15 例完全缓解（随访 6～19 个月）。Pacella 等（1997）报告了肝癌经皮超声引导激光凝固治疗的 3 年应用经验，对其中 29 例患者共 47 个经组织病理学证实的小肝癌病灶（直径 13～30mm）进行了治疗，结果显示 4 例患者局部复发，13 例出现新发病灶。另有相关研究报道，患者术后 1 年生存率达 100%，2 年生存率达 85%（Pacella 等，1997）。

Livraghi 等（Livraghi 等，1999）基于两组小肝癌病例对比分析射频消融与 PEI 的治疗有效性，射频消融组 52 例中 47 例达到完全坏死（90%），PEI 组 60 例中 48 例达到完全坏死（80%）。射频消融治疗前 1h，患者接受口服镇静剂和静脉注射止痛药物，并在术前、术中和术后均进行密切监测。大多数患者会在治疗过程中经历中等程度的疼痛，个别患者由于出现剧烈疼痛不得不中断治疗。术中麻醉注射丙泊酚，并在整个过程中进行辅助通气（Livraghi 等，1999）。

MR 引导 LITT 的主要优点在于通过 MR 引导比其他影像技术引导可更加精确地监测手术过程。

长期研究表明，肿瘤局部控制率很大程度上取决于所使用的技术和介入治疗团队的经验。

MR 引导 LITT 方案的主要优点包括微创、无短期或长期不良反应、患者耐受较好、可在门诊进行（Vogl 等，1997，1998）。

总之，MR 引导 LITT 已被证实是一种治疗寡结节型肝细胞癌安全、有效的方法。

参考文献

[1] Amin Z, Donald JJ, Masters A et al (1993a) Hepatic metastases: interstitial laser photocoagulation with real-time US monitoring and dynamic CT evaluation of treatment. Radiology 187:339–347.
[2] Amin Z, Bown SG, Lees WR (1993b) Local treatment of colorectal liver metastases: a comparison of interstitial laser photocoagulation (ILP) and percutaneous alcohol injection (PAI). Clin Radiol 48:166–171.
[3] Anzai Y, Lufkin RB, Castro DJ et al (1991) MR imagingguided interstitial Nd:YAG laser phototherapy: dosimetry study of acute tissue damage in an in vivo model. J Magn Reson Imaging 1:553–559.
[4] Bismuth H, Chiche L, Adam R, Castaing D, Diamond T, Dennison A (1993) Liver resection versus transplantation for hepatocellular carcinoma in cirrhotic patients. Ann Surg 218:145–151.
[5] Bruix J, Castells A, Bru C (1991) Caracteristicas clinicas y prognostico del carcinoma hepatocelular. Existen difirencias geograficas? Gastroenterol Hepatol 14:520–524.
[6] Dickinson RJ, Hall AS, Hind AJ, Young IR (1986) Measurement of changes in tissue temperature using MR imaging. J Comput Assist Tomogr 10:468–472.
[7] Jolesz FA, Bleier AR, Jakab P, Ruenzel PW, Huttl K, Jako GJ (1988) MR imaging of laser-tissue interactions. Radiology 168:249–253.
[8] Kanematsu T, Matsumata T, Shirabe K (1993) A comparative study of hepatic resection and transcatheter arterial embolization for the treatment of primary hepatocellular carcinoma. Cancer 71:2181–2186.
[9] Kawai S, Tani M, Okumura J, Ogawa M et al (1997) Prospective and randomized clinical trial of lipiodol-transcatheter arterial chemoembolization for treatment of hepatocellular carcinoma: a comparison of epirubicin and doxorubicin (second cooperative study). Semin Oncol 24:38–45.
[10] Livraghi T, Giorgio A, Marin G et al (1995) Hepatocellular carcinoma and cirrhosis in 746 patients: long-term results of percutaneous ethanol injection. Radiology 197:101–108.
[11] Livraghi T, Goldberg SN, Lazzaroni S, Meloni F, Solbiati L, Gazelle GS (1999) Small hepatocellular carcinoma: treatment with radio-frequency ablation versus ethanol injection. Radiology 210:655–661.
[12] Matsumoto R, Oshio K, Jolesz FA (1992) Monitoring of laser and freezing-induced ablation in the liver with T1-weighted MR imaging. J Magn Reson Imaging 2:555–562.
[13] Pacella CM, Bizarri G, Anelli V (1997) Treatment of small hepatocellular carcinoma: value of percutaneous laser interstitial photocoagulation. Radiology 205(P):200.
[14] Rossi S, Fornari F, Buscarini L (1993) Percutaneous ultrasound-guided radiofrequency electrocautery for the treatment of small hepatocellular carcinoma. J Interv Radiol 8:97–103.
[15] Rossi S, Di Stasi M, Buscarini E et al (1996) Percutaneous RF interstitial thermal ablation in the treatment of hepatic cancer. AJR Am J Roentgenol 167:759–768.

［16］ Sironi S, Livraghi T, DelMaschio A (1991) Small hepatocellular carcinoma treated with percutaneous ethanol injection: MR imaging findings. Radiology 180:333–336.
［17］ Sironi S, Livraghi T, Angeli E et al (1993) Small hepatocellular carcinoma: MR follow-up of treatment with percutaneous ethanol injection. Radiology 187:119–123.
［18］ Solbiati L, Goldberg SN, Ierace T et al (1997) Hepatic metastases: percutaneous radio-frequency ablation with cooledtip electrodes. Radiology 205:367–373.
［19］ Vogl TJ, Mack MG, Straub R, Roggan A, Felix R (1997) Percutaneous MRI-guided laser-induced thermotherapy for hepatic metastases for colorectal cancer. Lancet 350:29.
［20］ Vogl TJ, Mack MG, Roggan A et al (1998) Internally cooled power laser for MR-guided interstitial laser-induced thermotherapy of liver lesions: initial clinical results. Radiology 209:381–385.

二、继发性肿瘤

（一）射频消融

Ralf–Thorsten Hoffmann　Tobias F. Jakobs
Thomas K. Helmberger　Maximilian F. Reiser　著
单鹄声　译　张　肖　校

1. 概述

临床大多数癌症患者，其原发肿瘤可得到相对妥善的治疗。但随着病程进展，有些肿瘤会发生肝转移，发生率最高可达 70%。一项大样本尸检研究表明，恶性肿瘤患者发生肝转移的比例＞40%（Tranberg，2004）。肝转移因此成为影响肿瘤患者长期生存的最重要因素，并成为世界范围内肿瘤相关死亡的主要原因（Tranberg，2004）。在西方国家，接受手术切除的肝脏转移灶患者中，最常见的原发肿瘤位于结直肠，其次是乳腺。成功实施肝转移切除的患者，其 3 年、5 年、10 年生存率分别可达 45%、30% 及 20%（Ohlsson 等，1998；Scheele 等，1995）。手术切除是肝脏转移瘤的唯一根治性治疗手段，而化疗和放射治疗则只是姑息性治疗措施。但外科手术切除的纳入标准较为苛刻，在所有肝转移患者中仅有 10%～25% 适合手术。因此，对于微创介入治疗技术的需求也不断增加，经皮肿瘤消融术疗效确切，并可反复实施，可在降低复发率的同时，减轻医疗费用负担。近年来，一些间质消融技术（热消融或化学消融等）均表现出较好的发展前景。早在 1868 年，D’Arsonval 实施并报道了第一例肝脏组织热消融试验（Erce 和 Parks，2003）。然而，直至 1990 年，利用热消融技术治疗肝脏恶性病变才由 McGahan 等和 Rossi 等（McGahan 等，1990；Rossi 等，1990）提出。此后，热消融技术应用于原发性和转移性肝癌的治疗开始蓬勃发展，并引起国际上广泛关注，更多学者为此进行了深入且细致的临床研究。尽管该技术发展时间不长，但随着临床应用模式的转变，热消融技术在不断挑战外科切除作为局灶型肝癌的首选治疗手段的地位。

2. 适应证与禁忌证

射频消融（RFA）的最终目标是延长患者的生存时间、提高其生存质量。因此，局部消融治疗的适应证与外科手术的适应证相仿，但也存在一些差异（表 3–4），通常认为 RFA 适用于不能手术切除的多灶性肿瘤，或有手术禁忌证（如心血管疾病风险因素）的患者。其亦可作为辅助或新辅助治疗手段与手术切除联合应用于多发性肝癌的治疗。业内普遍认同的适应证为病灶≤ 4 个且直径＜ 5cm。研究表明，肿瘤直径＞ 3cm 时，局部复发率明显增高（Curley 等，1999，2000）。禁忌证包括肝外转移、肿瘤体积＞肝脏总体积的 30%、脓毒血症、严重衰弱和无法纠正的凝血功能障碍。肾癌或者乳腺癌患者通常广泛转移，但如果其综合治疗效果明显，仅剩肝脏残存转移病灶，亦可考虑 RFA 治疗（Curley，2003）。此外，肿瘤邻近肝门区为 RFA 的相对禁忌证，因为消融治疗可能伤及胆管。肝转移瘤肝内理想状态是

表 3-4　局部消融治疗的适应证和禁忌证

适应证	禁忌证
单个肿瘤，直径≤ 5cm	预期寿命< 6 个月
≤ 3 个病灶，直径≤ 3cm	感染
不可切除	难治性凝血功能障碍
手术切除后复发	难治性腹水
患者拒绝手术	门静脉高压
与手术切除联合应用	肿瘤直径> 5cm[a]
	> 4 个病灶
	肝外转移[b]
	肿瘤邻近重要器官（胆总管、心包、胃或肠管）[c]

a. 在部分病例中，根据肿瘤位于肝实质中的位置，消融也是可以实施的；b. 在特定患者（如稳定性骨转移、缓慢进展淋巴结转移）中，即使存在肝外转移，也可施行 RFA 治疗；c. 只有在无法通过注射空气或葡萄糖溶液分离重要器官的情况下使用

肿瘤直径< 3.5cm 且完全被肝实质包裹，距离肝包膜≥ 1cm 且距离大的肝脏血管或门静脉> 2cm（Gazelle 等，2000）。虽然对于包膜下肝转移灶也可进行 RFA 治疗，但手术过程相对复杂，术后疼痛及术后并发症发生率较高（Lencioni 等，2001）。通过选用新型射频设备，利用多针技术及血管造影辅助 RFA 技术，对于直径 3～4cm 的肿瘤也可实施治疗（Gazelle 等，2000；Lencioni 等，2001）。肿瘤邻近大血管治疗相对困难，灌注所致的冷却效应缩小了热消融所致的凝固性坏死范围（Gazelle 等，2000），但血流所致的热沉效应能够保护血管内膜免受热损伤，使得距离血管较近的电极也能够实现安全消融。

3. 结果

目前通过长期随访评价局部复发、无进展生存以及总生存率的研究仍较少，因此尚无法准确评价消融疗效。评价局部消融治疗最好的方法为分别统计肿瘤局部控制率和肿瘤局部复发率。许多研究表明，肿瘤完全消融率与生存率直接相关（Bilchik 等，2001），其疗效可与完整切除手术相媲美（Ohlsson 等，1998；Scheele 等，1995）。局部控制率作为主要研究指标，与转移灶大小密切相关（Curley，2003；Soliati 等，2001；Scheele 等，2000）。在 Curley（Curley，2003）的研究中，结肠癌转移患者经 RFA 治疗后，仅有 7% 的患者局部复发，但其中 80% 的复发患者其肿瘤直径> 5cm。

Solbiati 及其同事（Solbiati 等，2001）进行了一项关于肝肿瘤 RFA 的研究，对 109 例患者共 172 个转移灶行 RFA 治疗，中位随访时间为 3 年（5～52 个月），病灶局部控制率达 70%，复发率为 30%。该研究还分析了消融病灶直径< 3cm 和> 3cm 患者的局部复发率，分别为 16.5% 和 56.1%，两者间差异具有统计学意义，且 2 年、3 年生存率分别为 67%、33%；总体中位生存期为 30 个月（Solbiati 等，2001）。该研究同样得出与前述研究相符的结论，肿瘤控制率主要与肿瘤直径相关。该研究的不足在于采用经皮超声引导 RFA 治疗，组织分辨力较低，难以精准植入射频电极，导致消融不完全率和局部复发率较高。在法国的一项研究（De Baere 等，2000）中，对 68 例患者的 121 个肝转移病灶共进行 76 次 RFA 治疗，部分病例联合手术治疗，其中对 47 例患者的 88 个转移灶（直径 1～4.2cm）单纯使用 RFA 治疗，对其余 21 例患者则行 RFA 联合手术治疗或术中 RFA 治疗残余肿瘤。33 例患者（67 个转移灶）接受经皮 RFA 治疗，并至少随访 4 个月，病灶局部复发率仅为 10%（占患者总数的 21%），平均随访时间为 13.7 个月，患者生存率达 79%，42% 的患者无复发或新发病灶，但只有 27% 的患者达到无瘤生存状态。21 例不可切除的转移瘤患者接受联合术中 RFA 治疗（33 个病灶）及手术切除，其 3 年总生存和无瘤生存率分别为 94.7% 和 22%（De Baere 等，2000）。该研究表明，RFA 联合手术切除是安全的，有助于增加可手术切除的患者数量，提高总生存率。Gillams 和 Lees（Gillams 和 Lees，2004）的一项队列研究显示，对 167 例结肠癌肝转移患者采用经皮 RFA 治疗后，该组患者自确诊肝转移日期起算，其中位生存期为 38 个

月，5 年生存率为 30%；自患者第一次消融日期起算，则其中位生存期为 31 个月，5 年生存率为 25%。该研究表明，RFA 为结直肠癌转移的治疗提供了新的选择，并且该研究表明即使没有对照试验能够更确切的证实 RFA 的价值，对于那些不能行外科治疗的患者，仍然可以考虑接受 RFA 治疗。

神经内分泌肿瘤具有转移性，但也可通过 RFA 进行治疗。肝神经内分泌转移瘤由于产生及释放大量激素而导致严重的临床症状。神经内分泌肿瘤肝转移患者中只有一小部分可通过手术切除治愈。但通过外科手术、手术联合 RFA 或单纯消融在内的减瘤手术均可大幅减轻患者的临床症状。有学者针对 18 例神经内分泌肿瘤患者共 100 余个病灶（类癌、胰岛细胞癌或甲状腺髓样癌）进行 RFA 治疗相关研究（Siperstein 和 Berber，2001），遗憾的是该研究缺少患者的准确数据。该研究表明，大多数患者经过 RFA 治疗，激素释放减少，症状显著改善（Siperstein 和 Berber，2001）。然而，目前 RFA 相关研究最大的缺陷在于鲜见前瞻性随机对照试验来对比局部消融术与肝切除术及单纯化疗的差异，以及利用随机对照试验比较不同消融方法之间的差别。

4. 并发症

Livraghi 等（Livraghi 等，2003）在一项多中心研究中分析了 2320 例患者共 3554 个病灶 RFA 治疗后的并发症发生率，6 例（0.3%）患者死亡，其中 2 例死于肠穿孔所致多器官衰竭，1 例死于金黄色葡萄球菌性腹膜炎所致的感染性休克，1 例死于肿瘤破裂后大出血，1 例死于右胆管狭窄后肝衰竭，1 例手术后 3 天不明原因死亡。50 例（2.2%）患者出现严重并发症，最常见的并发症是腹腔出血、肝内脓肿形成和肠穿孔。由于在每次消融后均会进行针道消融，针道种植转移相对罕见（Livraghi 和 Meloni，2001）。腹腔出血多发生于较为表浅的转移病灶，肝脓肿往往发生于围手术期未接受抗生素治疗的糖尿病患者。此外，有关最大程度保护肝储备功能情况下邻近器官（结肠、胃）热损伤的研究报道少见（Livraghi 等，2003）。术后或围手术期疼痛、发热和无症状性胸腔积液等轻微并发症的发生率不足 5%。据报道，体温高达 39℃的发热属于相对常见的消融后综合征，其发生率与所消融肿瘤体积相关。胸腔积液也是常见并发症之一，特别是当采用肋间入路或病变位于肝脏穹隆时。Livraghi 等（Livraghi 等，2003）的研究还发现并发症发生率与 RFA 的次数直接相关，而肿瘤大小本身或使用的电极类型似乎对并发症的发生率及严重程度无显著影响。Livraghi 等（Livraghi 等，2003）的研究结果证实了 RFA 治疗局灶性肝肿瘤的风险相对较低，与其他学者的既往经验一致（Curley 等，2004；Liu 等，2002；Scheele 等，2002；Scheele 等，2003）。

5. 疗效评价

局部消融治疗（包括 RFA）的主要问题在于术中缺乏实时且直接的监控手段以明确消融区组织坏死的范围，从而影响消融的成功率。RFA 术中，虽不便于直接行增强 CT 显示 RFA 范围，但可在术后即刻进行 CT 检查，以观察无强化坏死区范围。术后即刻平扫 CT 影像表现为治疗区中心高密度，周围低密度区环绕；增强 CT 有助于鉴别消融组织和残留活性肿瘤。术后 CT 复查消融区域通常显示为低密度改变，无特殊肿瘤增强影像特征，周边或可呈薄壁环形强化。理想的肝脏肿瘤 RFA 治疗术后完全消融影像表现为消融区超出术前肿瘤范围且具备一定范围的安全边界（任意层面消融直径皆需超出肿瘤直径 1cm 以上）（图 3-11）。此外，增强扫描动脉期可见边缘强化带，这是热损伤导致消融区周围的早期炎症反应所致。

长期随访检查必不可少，可及早发现新发病灶和残余病灶，也便于完善患者治疗资料。笔者认为，在长期随访中，CT 增强扫描最为常用，另有专家建议采用 MRI 或超声造影（Cioni 等，2001；Lencioni 等，2002）进行随访。消融后 24h，无强化凝固性坏死区域显示更加清晰。根据肝脏的再生能力不同，RFA 术后影像学检查显示病灶和凝固性坏死区显著缩小大约需要6～12个月（图3–12）。延迟扫描可见凝固性坏死区周边均匀强化，为热损伤引起的炎症反应所致，而消融区周边呈块状不规则强化则往往意味着治疗不完全导致肿瘤残留，需再次进行消融治疗，以获得完全坏死的效果。局部消融治疗疗效评估的另一措施是监测肿瘤标志物[癌胚抗原（CEA）、癌抗原15–3（CA15–3）及其他相关指标]。据报道，治疗前肿瘤标志物水平升高的患者中，81%～100%的患者在RFA后的第一个月肿瘤

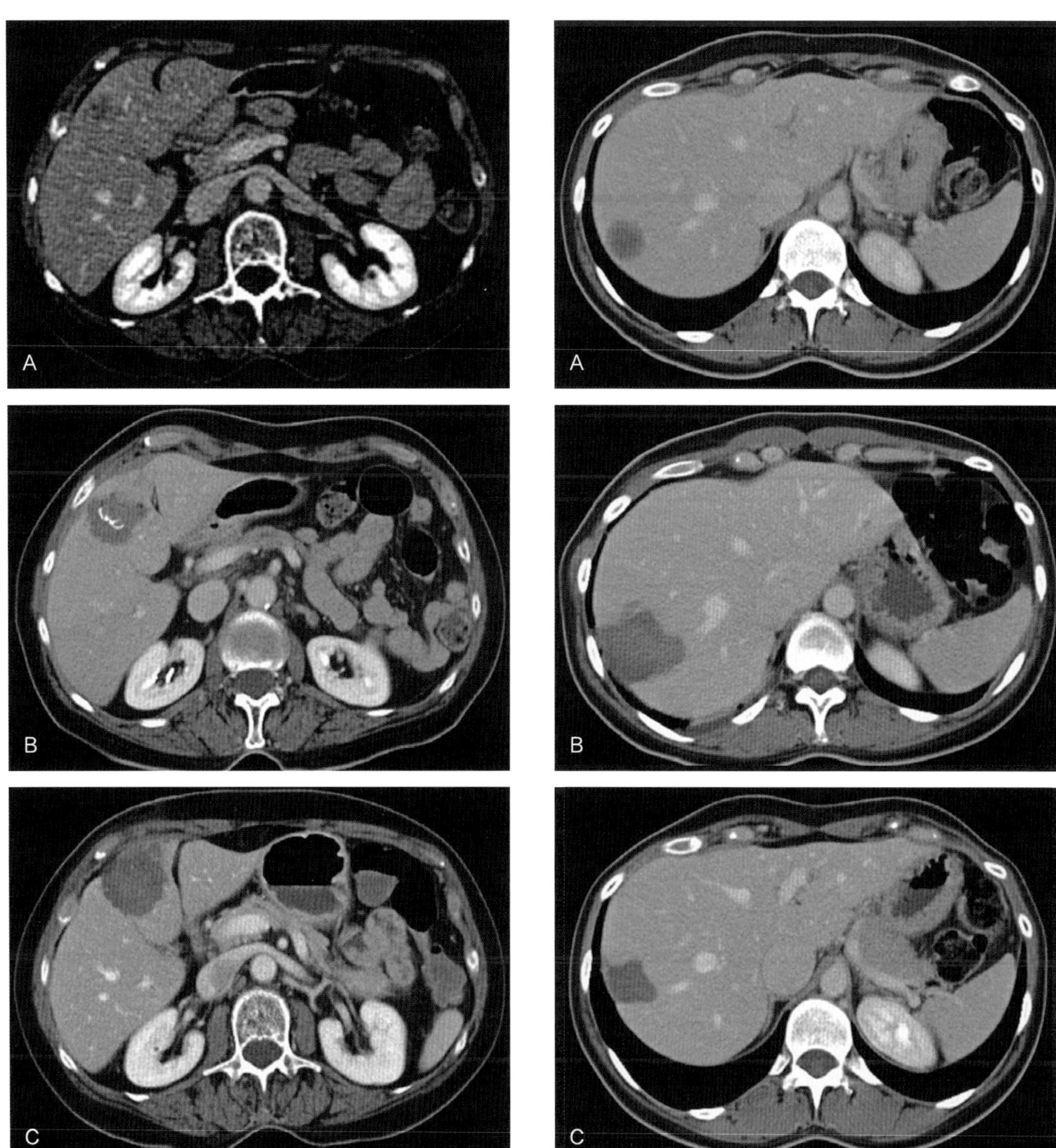

▲ 图3–11 结直肠癌肝转移患者，不适于外科手术。RFA治疗前CT扫描显示肝5段一直径2cm病灶。CT引导下采用3.0cm伞形消融针行RFA，治疗后即刻行增强CT扫描显示消融区完全覆盖病灶（B）。消融后24h，消融区域明显增大，超出肿瘤边界1cm以上（C）

▲ 图3–12 患者拒绝手术治疗。增强CT显示肝7段一直径3cm孤立性转移灶（A）。采用4cm伞形电极，以复合消融技术进行RFA治疗，形成足够的消融坏死区，24h后CT扫描可见巨大消融区域，达到完全消融（B）。RFA治疗后6个月，复查CT可见先前消融区瘢痕形成且萎缩，提示消融充分，无复发征象

标志物水平恢复正常或下降（Erce 和 Parks，2003）。PET-CT 对于检测 RFA 术后残存肿瘤很有价值。特别是当 CT 扫描无法判别时，FDG 摄取增高所提供的肿瘤活性信息可以确诊肿瘤复发（Anderson 等，2003；Donckier 等，2003；Joosten 等，2005）（图 3-13）。

6. 结论

经皮穿刺热消融治疗作为一种极有应用前景的可治愈肝转移的方法而受到越来越多的关注。与手术切除相比，消融治疗的优势包括并发症发生率和致死率低、治疗费用低、适合实时图像引导、可门诊实施、适应证广泛（甚至包括不可手术的患者）等（Goldberg 和 Ahmed，2002）。其他优点包括其引发免疫抑制更加轻微，释放肿瘤生长因子更少，以及消融术前或治疗过程中即可同时进行化疗（Tranberg，2004）。

RFA 的主要优势在于能够在肝脏中形成一个安全可控的热损伤区，在治疗直径< 3cm 的转移灶时具有较高的成功率，其长期效果可与外科手术相媲美。此外，RFA 联合多学科综合治疗可极大改善患者的预后。然而，对于直径> 3cm 的肿瘤和多发转移瘤，外科手术或手术与 RFA 联合治疗仍是首选的治疗方法，单纯 RFA 效果并不理想。迫切需要更多的随机对照试验，以进一步验证 RFA 在恶性肝脏肿瘤治疗中的价值。

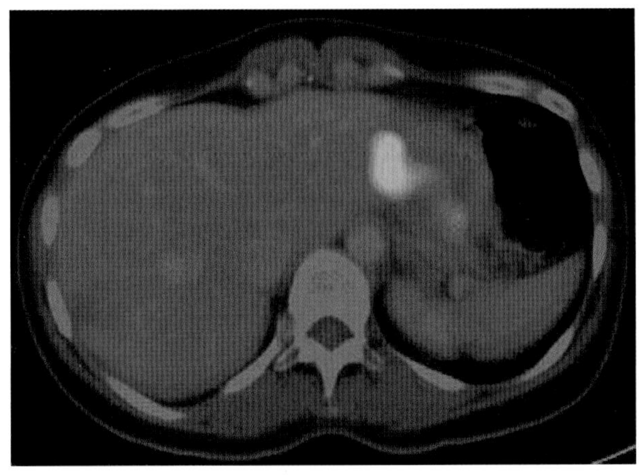

▲ 图 3-13 本图为 3-13 所示患者治疗 12 个月后随访 PET-CT 图像。RFA 治疗区域未见 FDG 高摄取，肝 2 段新发转移灶，而增强 CT 未见显示

参考文献

[1] Anderson GS, Brinkmann F, Soulen MC et al (2003) FDG positron emission tomography in the surveillance of hepatic tumors treated with radiofrequency ablation. Clin Nucl Med 28:192–197.

[2] de Baere T, Elias D, Dromain C et al (2000) Radiofrequency ablation of 100 hepatic metastases with a mean followup of more than 1 year. AJR Am J Roentgenol 175:1619–1625.

[3] Bilchik AJ, Wood TF, Allegra DP (2001) Radiofrequency ablation of unresectable hepatic malignancies: lessons learned. Oncologist 6:24–33.

[4] Cioni D, Lencioni R, Bartolozzi C (2001) Percutaneous ablation of liver malignancies: imaging evaluation of treatment response. Eur J Ultrasound 13:73–93.

[5] Curley SA (2003) Radiofrequency ablation of malignant liver tumors. Ann Surg Oncol 10:338–347.

[6] Curley SA, Izzo F, Delrio P et al (1999) Radiofrequency ablation of unresectable primary and metastatic hepatic malignancies: results in 123 patients. Ann Surg 230:1–8.

[7] Curley SA, Izzo F, Ellis LM et al (2000) Radiofrequency ablation of hepatocellular cancer in 110 patients with cirrhosis. Ann Surg 232:381–391.

[8] Curley SA, Marra P, Beaty K et al (2004) Early and late complications after radiofrequency ablation of malignant liver tumors in 608 patients. Ann Surg 239:450–458.

[9] Donckier V, Van Laethem JL, Goldman S et al (2003) [F-18] fluorodeoxyglucose positron emission tomography as a tool for early recognition of incomplete tumor destruction after radiofrequency ablation for liver metastases. J Surg Oncol 84:215–223.

[10] Erce C, Parks RW (2003) Interstitial ablative techniques for hepatic tumours. Br J Surg 90:272–289.

[11] Gazelle GS, Goldberg SN, Solbiati L et al (2000) Tumor ablation with radio-frequency energy. Radiology 217:633–646.

[12] Gillams AR, Lees WR (2004) Radio-frequency ablation of colorectal liver metastases in 167 patients. Eur Radiol 14:2261–2267.

[13] Goldberg SN, Ahmed M (2002) Minimally invasive image-guided therapies for hepatocellular carcinoma. J Clin Gastroenterol 35:S115–S129.

[14] Joosten J, Jager G, Oyen W, Wobbes T, Ruers T (2005) Cryosurgery and radiofrequency ablation for unresectable colorectal liver metastases. Eur J Surg Oncol 31:1152–1159.

[15] Lencioni R, Cioni D, Bartolozzi C (2001) Percutaneous radiofrequency thermal ablation of liver malignancies: techniques, indications, imaging findings, and clinical results. Abdom Imaging 26:345–360.

[16] Lencioni R, Cioni D, Crocetti L et al (2002) Ultrasound imaging of focal liver lesions with a second-generation contrast agent. Acad Radiol 9 [Suppl 2]:S371–374.

[17] Liu LX, Jiang HC, Piao DX (2002) Radiofrequency ablation of liver cancers. World J Gastroenterol 8:393–399.

[18] Livraghi T, Meloni F (2001) Removal of liver tumours using radiofrequency waves. Ann Chir Gynaecol 90:239–245.

[19] Livraghi T, Solbiati L, Meloni MF et al (2003) Treatment of focal liver tumors with percutaneous radio-frequency ablation: complications encountered in a multicenter study. Radiology 226:441–451.

[20] McGahan JP, Browning PD, Brock JM et al (1990) Hepatic

ablation using radiofrequency electrocautery. Invest Radiol 25:267–270.
[21] Mulier S, Mulier P, Ni Y et al (2002) Complications of radiofrequency coagulation of liver tumours. Br J Surg 89:1206–1222.
[22] Ohlsson B, Stenram U, Tranberg KG (1998) Resection of colorectal liver metastases: 25-year experience. World J Surg 22:268–276; discussion 276–267.
[23] Pereira PL, Trubenbach J, Schmidt D (2003) Radiofrequency ablation: basic principles, techniques and challenges. Rofo Fortschr Geb Rontgenstr Neuen Bildgeb Verfahr 175:20–27.
[24] Rossi S, Fornari F, Pathies C et al (1990) Thermal lesions induced by 480 kHz localized current field in guinea pig and pig liver. Tumori 76:54–57.
[25] Scheele J, Stang R, Altendorf-Hofmann A et al (1995) Resection of colorectal liver metastases. World J Surg 19:59–71.
[26] Siperstein AE, Berber E (2001) Cryoablation, percutaneous alcohol injection, and radiofrequency ablation for treatment of neuroendocrine liver metastases. World J Surg 25:693–696.
[27] Solbiati L, Ierace T, Tonolini M et al (2001) Radiofrequency thermal ablation of hepatic metastases. Eur J Ultrasound 13:149–158.
[28] Tranberg KG (2004) Percutaneous ablation of liver tumours. Best Pract Res Clin Gastroenterol 18:125–145.
[29] Wood TF, Rose DM, Chung M et al (2000) Radiofrequency ablation of 231 unresectable hepatic tumors: indications, limitations, and complications. Ann Surg Oncol 7:593–600.

（二）激光诱导间质热疗（LITT）

Thomas J. Vogl　Martin G. Mack　著
单鹄声　译　张　肖　校

1. 概述

经皮肿瘤消融已应用于多种器官病变的临床治疗。事实证明，肝脏是介入消融治疗的理想靶器官。目前世界范围内应用较广的主要有 3 种消融技术：冷冻消融、激光诱导间质热疗（LITT）和射频消融（RF）。肝脏在人体代谢中发挥至关重要的作用，常易被各种疾病波及，尤其是肿瘤。肝脏可能同时受到原发性恶性肿瘤（如肝细胞癌）和继发性肿瘤（如肝转移瘤）的侵袭。多种类型的肿瘤均可伴发肝脏转移瘤，也可发生骨、肺和脑转移。结直肠癌尤其易造成肝脏转移，这可能是由于肠系膜静脉血液汇入肝门静脉所致（Weiss，1994；Weiss 等，1986）。许多病例中，在对原发肿瘤进行治疗后，肝脏转移瘤的控制情况对患者生存时间具有决定性的影响。影响患者预后的因素主要是原发肿瘤的控制情况、肿瘤分期、肿瘤部位及患者年龄、伴发疾病等常规因素。激光诱导间质热疗（LITT）或射频消融（RFA）等介入治疗显示出对肿瘤部位的高控制率，目前正在进一步临床应用评估中。

恶性肿瘤肝转移的治疗策略复杂多样。目前对于肝脏孤立性病灶行手术切除仍是唯一的根治性治疗手段（Adson 等，1984；Fong 和 Blumgart，1998；Harrison 等，1997；Hughes 等，1988；Jenkins 等，1997；Lorenz 和 Waldemayer，1997；Maksan 等，2000；Mariette 和 Fagniez，1992；Petrelli 等，1985；Scheele 等，1996；Yoon 和 Tanabe，1999）。然而，术后肝内肿瘤复发率较高，治疗也可能导致肿瘤生长因子释放增加，刺激肿瘤进展，从而增加肝内转移的风险。近年来，业内对于 LITT、RFA、微波消融和冷冻消融等间质性治疗的进一步发展十分关注。

下面将以笔者所在医疗团队 1993—2005 年的研究及临床实践为例，主要从 MR 引导 LITT 治疗继发性肝肿瘤的技术、疗效和临床应用方面进行介绍。

1993 年 6 月至 2005 年 5 月，共对 1750 例患者进行 LITT 治疗，病灶包括 4950 个肝脏转移灶和 85 个肝细胞癌病灶，纳入了原发部位不同的各类肿瘤患者，如结直肠癌肝转移、乳腺癌肝转移、肝细胞肝癌、胰腺癌肝转移及其他肿瘤（图 3-14），也纳入了部分肝切除术后复发性肝内转移的患者，包括双叶转移的患者、局部不可切除病变的患者及有手术切除禁忌证或拒绝外科手术的患者。

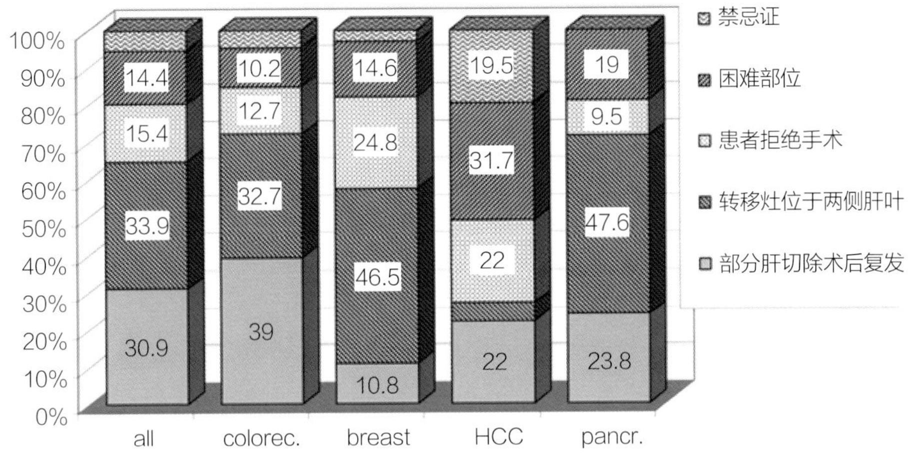

◀ 图3-14 所有患者（all）、结直肠癌转移患者（colorec.）、乳腺癌肝转移患者（breast）、肝细胞癌患者（HCC）和胰腺癌肝转移患者（pancr.）激光诱导间质热疗（LITT）的适应证分布情况

研究中，将一次激光治疗定义为针对治疗靶区的单次激光治疗，如进行退针消融以扩大凝固性坏死范围，则认为是第二次激光治疗。

2. 技术参数

激光消融设备和应用套装：激光消融是将波长1064nm的钕－钇－铝－石榴石晶体（Nd∶YAG）激光（MediLas 5060，MediLas 5100，Dornier Germering，Germany）通过光纤传输至特殊开发的治疗探头。激光消融技术应用初期，采用直径0.9mm玻璃穹顶的探头，安装在石英纤维（直径400μm）的一端。2000年以来，开始采用直径为1.0mm的柔性探头，这使得激光消融应用更加容易，因为探头造成邻近重要组织器官损伤的风险已降至几乎为零。探头（尖端）的有效长度在20～40mm。激光有效能量输出设定为12W/cm。

激光应用套装（SOMATEX，Berlin，Germany）由一根套管针、一个护套系统和一个保护导管组成，该导管可防止激光有效裸露端与治疗组织直接接触，并可用来冷却探头。在治疗期间，封闭的保护性导管能够保证完全移除治疗探头，进一步降低光纤损坏的概率，并且简化了流程，提升了安全性。

激光发生器安装在磁共振检查室外，激光通过光纤进行传输。所有患者均接受MR检查，包括T_1WI梯度回波（GE）序列平扫和GD-DTPA增强扫描（0.1mmol/kg）。获取T_2WI及T_1WI图像，用于靶区定位和介入治疗计划制定。采用常规1.5T MR系统（Siemens，Erlangen，Germany）和0.5T系统（Escint）。

3. 术中成像

LITT治疗前应充分告知患者LITT的优缺点及并发症风险，并签署知情同意书。通过CT扫描定位转移灶，对穿刺点采用20ml的1%利多卡因局部浸润麻醉。CT引导下，以Seldinger技术穿刺置入激光光纤。将患者摆位于MR检查床后，将激光器导管插入保护性导管。在LITT消融前及消融过程中进行三个垂直方位的MR序列成像。

每隔30s行MR扫描，以评估病灶及其周围组织热消融进展情况。加热可使T_1弛豫时间延长，进而表现为T_1WI图像上的信号降低。根据信号缺失的立体形态、强度及热量散步速度，可实时调整光纤的位置、激光功率和冷却速率。MRI显示病灶完全凝固坏死、周围组织形成5～15mm的安全边界时停止治疗。

关闭设备后，进行T_1WI增强FLASH-2D扫描，以明确消融区域坏死情况。采用纤维蛋白胶密封穿刺通路。LITT治疗后24～48h及此后每隔3个月进行MR平扫及增强扫描复查。获取评估定量和定性参数，包括大小、形态、信号表现及对比增强，判断治疗是否成功，决定是否再次治疗。

通过比较术前、术后病变及周围肝实质的影像学检查，评价激光治疗疗效。通过观察三维MR图像和测量3个平面（A、B和C）上的病灶最大径来计算肿瘤体积和凝固性坏死体积。体积计算公式：(A×B×C)×0.5。对结果采用多因素方差分析（ANOVA）检测显著性，生存率则通过 Kaplan–Meier 法来计算。

4. 肝转移灶 MR 引导 LITT 的临床应用

所有治疗均可在局部麻醉下进行，患者耐受性良好。1993 年 6 月至 1998 年 9 月，所有患者术后住院观察 24～48h。1998 年 10 月至 2005 年 5 月，接受治疗的所有患者均严格按照门诊治疗标准进行临床处理。

在 MR 引导 LITT 过程中，MR 测温数据表明转移性病灶对热量非常敏感，比正常肝实质周围升温更快，且能量传导更广。在 90.9% 的病例中，LITT 治疗过程中 MR 信号强度明显减低的区域与术后 24h MR 检查显示为凝固性坏死的区域相同。在 8.6% 的病例中，LITT 术后 24h 所获得的凝固性坏死区域比 MR 热成像显示的信号减低区域稍大。

对每例患者进行治疗的转移瘤平均数目为 2.8 个（中位数 2 个），临床详细评估数据见表 3–5。对于 57% 的患者，只针对其中 1～2 个转移灶进行了治疗。治疗超过 6 个转移病灶者仅占 7%。考虑到肝段体积的不同，所治疗的转移灶在不同肝段的分布是比较均匀的。

49% 的病灶邻近肝包膜，7% 的病灶邻近中央门静脉结构。分布于相对易于治疗位置的转移灶仅占 7%。

基于转移瘤的大小，为获得安全可靠的治疗边界，所采用的激光探头数量不同：26.1% 采用 1 个，29.8% 采用 2 个，18.8% 采用 3 个，18.4% 采用 4 个，5.3% 采用 5 个，1.7% 采用＞5 个（图 3–15）。

结直肠癌肝转移与乳腺癌肝转移、肝细胞癌相比，LITT 治疗所需平均输出能量显著增高，差

表 3–5 所纳入肝脏恶性病变患者临床及治疗数据

参数	平均值	中位数	最小值	最大值
患者年龄（岁）	59.5	60.0	28.4	88.7
所用治疗探头数目（个）	6.8	5	1	34
探头插植治疗总次数	11.4	9	1	56
转移灶数目（个）	2.8	2	1	21
LITT 治疗次数	2.4	2	1	13
LITT 疗程（个）	1.5	1	1	9
每一病灶所用的激光探头数目（个）	2.5	2	1	9
每一病灶的治疗次数	1.05	1	1	3
每一病灶治疗能量（kJ）	104	82.9	5.9	502.4

激光加入端数量指每例患者使用的加入端数量；治疗次数指每例患者进行的激光置入及调整总数；探头插植治疗总次数，探头插植并发射激光治疗为一次

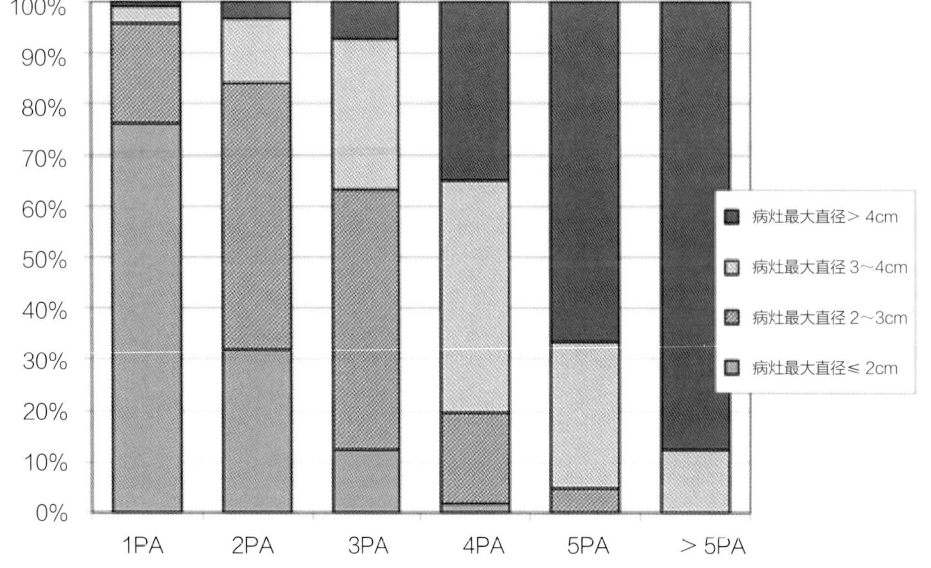

◀ **图 3–15 LITT 治疗单个转移瘤所采用的激光探头数量与转移瘤大小的关系**

PA：个探头（例如“5PA”应为“5 个探头”）

异有统计学意义（ANOVA 检验，P < 0.01）。

LITT 术后 24h 凝固性坏死体积明显超出初始肿瘤体积（P < 0.001）（图 3-16 至图 3-18）。随访中，凝固性坏死区域因吸收、萎缩而变小，3 个月时凝固性坏死的体积已经大约是坏死初始体积的一半，但仍大于肿瘤初始体积（图 3-16）。LITT 治疗 24h 后，直径 < 2cm 的病灶凝固性坏死的体积平均超过初始肿瘤体积 13 倍（范围 12～17 倍），直径 2～3cm 的病灶平均超过初始肿瘤体积 8 倍（范围 7.5～8.2 倍），直径 3～4cm 的病灶平均超过初始肿瘤体积 6 倍（范围 5.3～6.1 倍），直径> 4cm 的病变超过初始肿瘤体积 2.5 倍（范围 1.8～2.7 倍）。

从肝转移癌和原发性肝癌患者生存结果的数据上看，结直肠癌肝转移患者 5 年生存率相对较高（图 3-19），特别是转移灶较少的患者（1～2 个转移灶与 3 个或 3 个以上的转移灶相比较），但统计学差异并不显著。由于目前相关随机对照研究较少，所得生存数据的科学价值有限。然而，根据现有的资料分析，针对肝脏转移瘤进行积极的局部治疗有利于病灶局部控制率和患者生存率的提升。

5. 结直肠癌肝转移的 LITT 疗效及预后因素

1993—2005 年，共对 839 例结直肠癌肝转移患者（平均年龄 61.6 岁）的 2，506 个转移灶进行 MR 引导 LITT 治疗。针对以下指标分析：①原发

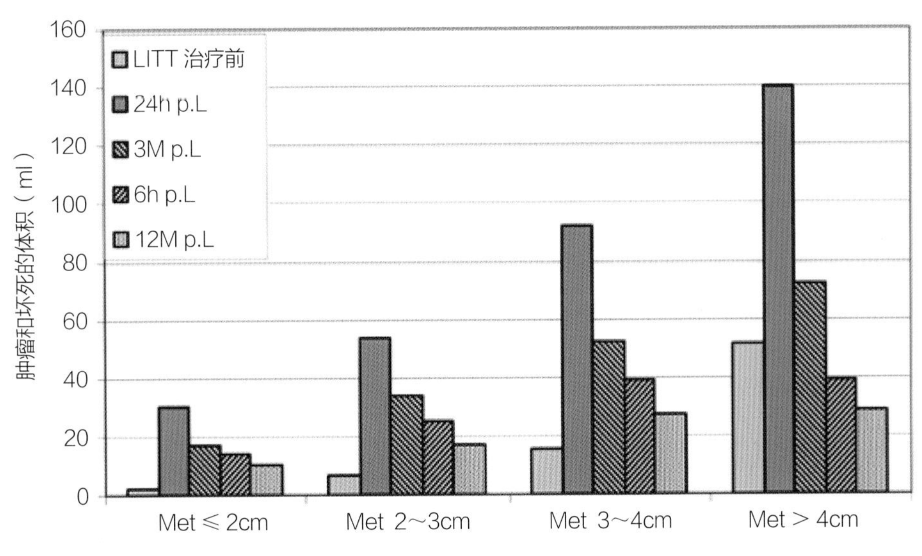

◀ 图 3-16 初始肿瘤体积（LITT 治疗前）平均值及 LITT 治疗后 24h（24 h p.L.）、治疗后 3 个月（3 M p.L.）、治疗后 6 个月（6 M p.L.）及治疗后 12 个月（12 M p.L.）凝固性坏死体积的平均值。评估包括所有原发部位来源的转移瘤

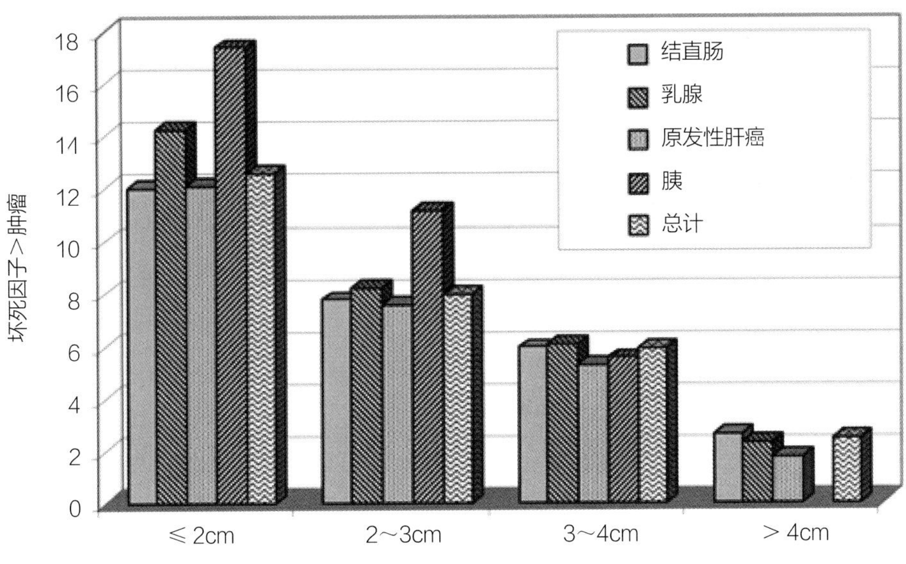

◀ 图 3-17 基于 LITT 治疗后 24h 增强影像所测凝固性坏死体积超过肿瘤初始体积的倍数。根据肿瘤原发部位及所治疗转移瘤大小的不同，分别给出数据

肿瘤和淋巴结分期；②肿瘤原发部位（直肠、乙状结肠、结肠）；③第一次 LITT 治疗时肝转移灶的数目；④同时性转移（从诊断肿瘤至首次肝转移时间不足 6 个月）或异时性转移；⑤生存率；⑥ LITT 适应证。应用 Tarone Ware、Breslow 和 Log Rank 检验进行统计学显著性分析。

以下因素对患者生存率的影响具有统计学意义：①淋巴结转移状态，N0/N1（平均生存期 3.9 年，95% CI 3.6～4.3）vs. N2/N3（平均生存期 3.6 年，95% CI 3.1～4.0）；②初始转移灶，1 个 /2 个转移灶（平均生存期 4.3 年，95% CI 3.9～4.7）vs. 3 个 /4 个转移灶（平均生存期 3.3 年，95% CI 2.9～3.7）vs. ≥ 5 个转移灶（平均生存期 2.8 年，95% CI 2.5～3.1）；③转移的类型，同时性转移（平均生存期 3.5 年）vs. 异时性转移（平均生存期 4.1 年）。拒绝外科手术切除的患者（平均生存期 5.5 年）、切除后复发性肝转移瘤患者（平均生存期 3.6 年）、病灶位于手术困难部位的患者（平均生存期

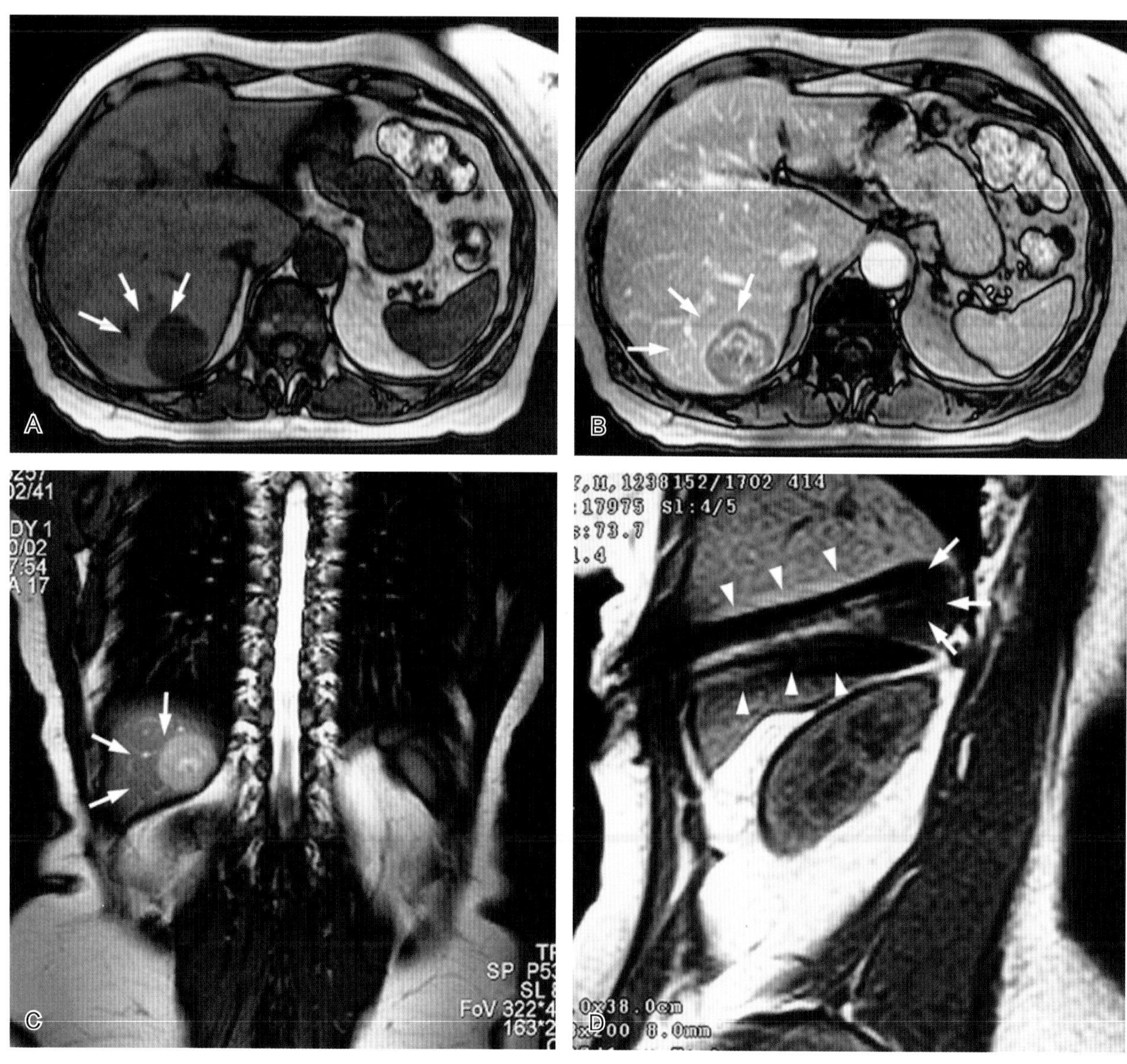

▲ 图 3-18 **62 岁乳腺癌肝转移患者**

A. LITT 治疗前 2 周非增强 T_1WI 轴位图像（TR=74ms，TE=2.6ms）可见肝 7 段转移灶（箭），最大径 3.8cm；B. 增强 T_1WI 轴位图像（TR=74ms，TE=2.6ms）显示转移灶周围强化（箭）；C. 冠状位 T_2WI GE 图像（TR=4.5ms，TE=2.2ms）可见肝 7 段转移灶（箭），最大径 3.8cm；D.LITT 治疗前即刻矢状位非增强 T_1WI FLASH-2D 图像清晰显示转移灶（箭）和光纤（箭头）的位置。为更好显示治疗器械，在保护性导管内放置了磁敏感标记

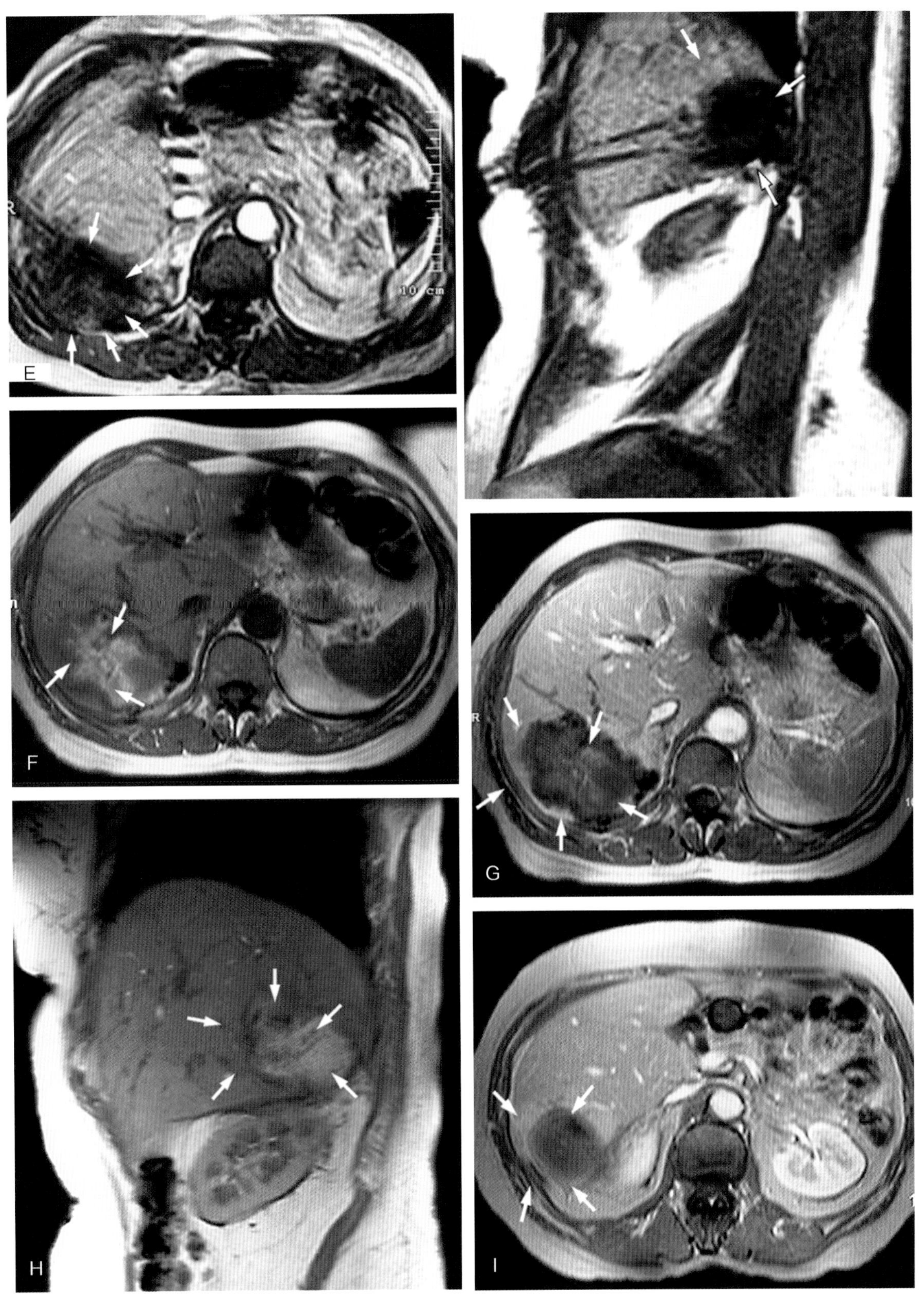

▲ 图 3-18（续）　**62 岁乳腺癌肝转移患者**

E. LITT 治疗开始 20min 后，获取 T_1WI 轴位和矢状位图像，由于组织温度升高，病灶及周围组织（箭）信号明显下降。病灶中心的温度约为 110℃，周围区域的温度约为 60～70℃；F. LITT 治疗后 24h 轴位非增强 T_1WI 图像可见凝固性坏死区（箭）和部分炎症改变；G. LITT 治疗后 24h 轴位增强 T_1WI 图像亦可见凝固性坏死区（箭）；H. 治疗后 24h 增强 T_1WI 矢状位图像显示坏死范围扩大（箭）；I. LITT 治疗后 3 个月增强 T_1WI 轴位图像可见凝固性坏死区（箭）

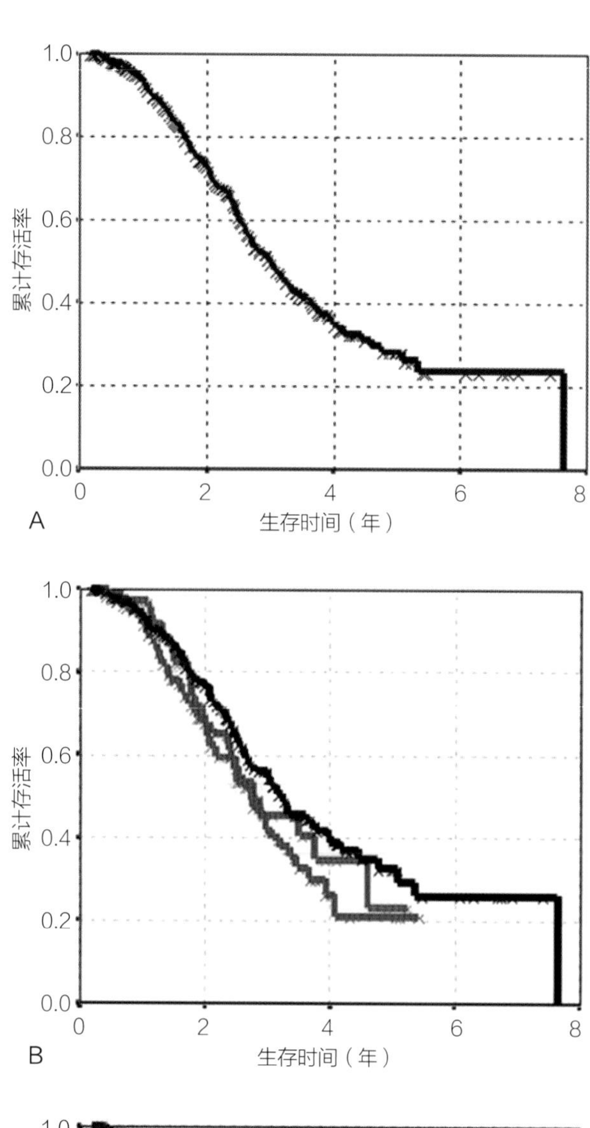

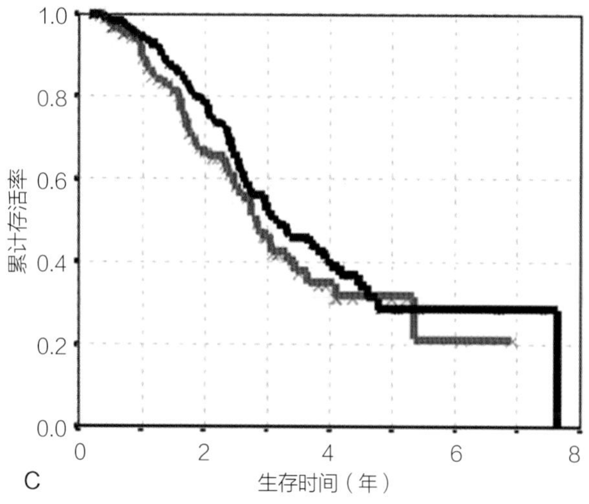

▲ 图 3-19 一组结直肠癌肝转移患者（*n*=1556）中接受 LITT 治疗者（*n*=512）的总体生存数据（A）。还包括初始转移灶个数不同的患者间生存期的比较（B：黑线代表有 1 个或 2 个转移灶的患者，蓝线代表有 3 个或 4 个转移灶的患者，红线代表转移灶＞ 4 个的患者）及初始淋巴结分期不同的患者间生存期的比较（C：黑线代表即 N_0 和 N_1 分期，红线代表 N_2 或 N_3 分期）

3.4 年）及肝两叶转移瘤患者（平均生存期 3.2 年）与有常规手术禁忌证的患者（平均生存期 2.6 年）间生存期差异无统计学意义。原发性 T 分期不会直接影响结直肠癌肝转移患者的预后（T_1/T_2：平均生存率 3.9 年，T_3/T_4：平均生存率 3.7 年，对数秩 0.45，*Breslow*=0.68，*Tarone-Ware*=0.55）。原发性肿瘤的部位对患者生存期的影响仅在 *Breslow* 和 *Tarone-Ware* 检验中显示出统计学上的显著差异（直肠：患者平均生存期 3.63 年；乙状结肠：患者平均生存期 3.55 年；结肠：患者平均生存期 3.72 年）。生存率分析采用 *Kaplan-Meier* 法。病灶直径≤ 2cm 者占 33.3%（LITT 平均能量 54.5kJ，能量范围 8.2～249.7kJ），直径 2～3cm 者占 33.3%（LITT 平均能量 94.9kJ，能量范围 11.6～361.4kJ），直径 3～4cm 者占 18.1%（LITT 平均能量 133.45kJ，能量范围 20.2～452.6kJ），直径＞ 4cm 者占 15.6%（LITT 平均能量 189.1kJ，能量范围 10.4～515.0kJ）。77.6% 的患者（*n*=651）在入组时肝转移灶≤ 5 个且无肝外病灶，并接受了以根治为目的的治疗；22.4% 的患者（*n*=188）接受了姑息性治疗（转移灶＞ 5 个和（或）局限性肝外转移）。入组患者转移灶治疗数目及占比：1 个转移灶者占 29%，2 个转移灶者占 26.5%，3 个转移灶者占 17.8%，4 个转移灶者占 10.6%，≥ 5 个转移灶者占 7.5%。

自患者确诊肝转移之日算起，所有接受肝转移灶 LITT 治疗的患者其平均生存期为 3.8 年（95% CI 3.5～4.1，1 年生存率为 93%，2 年生存率为 72%，3 年生存率为 47%，5 年生存率为 24%）。中位生存期方面，根治性治疗的患者为 4.0 年（95% CI 3.7 ～ 4.4），姑息性治疗的患者为 2.8 年（95% CI 2.4～3.1）。

淋巴结情况、原发性肿瘤与肝转移的间隔时间、MR 引导 LITT 治疗前肝转移灶的数目是影响患者生存预后的关键因素。MR 引导 LITT 治疗结直肠癌肝转移患者具有较高的局部肿瘤控制率和生存率，可能优于外科切除手术。

6. 乳腺癌肝转移的 LITT 疗效及预后因素

对 334 例患者（平均年龄 54.7 岁，范围 23—

82岁）共781个转移灶进行消融手术。6.6%的患者为术后复发转移，46.4%的患者为双侧肝叶转移，28%的患者拒绝手术切除，1.8%的患者有手术禁忌证，17.2%的患者其转移部位难以行外科手术切除。生存率分析采用*Kaplan–Meier*法。并对预后的影响因素（如所治疗转移灶的数目、是否发生骨转移及激素受体情况等）进行评估。

自第一次LITT治疗之日算起，患者的中位生存期为4.3年（95% CI 3.7～4.8；1年生存率为85%，2年生存率为66%，3年生存率为50%，5年生存率为28%）。以转移灶的确诊日期为基线，患者的中位生存期为4.9年（95% CI 4.3～5.4；1年生存率为95%，2年生存率为78%，3年生存率为60%，5年生存率为39%）。初始时3个或更多转移灶的患者比1个或2个转移灶的患者生存率有降低的趋势，但在统计学上差异并不明显（*Tarone Ware*检验，*P*=0.3；*Log Rank*检验，*P*=0.5；*Bre–slow*检验，*P*=0.2）。是否发生骨转移并不是预后相关因素。唯一的预后相关因素是激素受体状态，至少有一种激素受体阳性的患者，其生存期较全部受体阴性的患者明显增高（平均生存期5.5年，95% CI 4.8～6.3 vs. 平均生存期3.7年，95% CI 2.8～4.6）。

综上所述，MR引导下LITT是治疗乳腺癌肝转移的安全有效的方法。

7. 胃癌肝转移的LITT疗效及预后因素

对27例患者（男22例，女5例，平均年龄61岁，年龄范围36—86岁）共58个转移灶行47次LITT治疗，每例患者平均治疗病灶数为2.1个（1～5个）。生存率分析采用*Kaplan–Meier*法。7.4%的患者为术后复发转移，48.1%的患者双侧肝叶转移，25.9%的患者拒绝手术切除，7.4%的患者有手术禁忌证，11.1%的患者其转移部位难以外科手术切除。38.9%的患者病灶直径≤2cm，35.2%的患者病灶直径为2～3cm，14.8%的患者病灶直径为3～4cm，11.1%的患者病灶直径＞4cm。

LITT治疗于门诊局部麻醉下进行。自首次LITT治疗之日算起，患者的平均生存期为2.3年（95% CI 1.5～3.1，中位生存期为1.2年，1年生存率为60%，2年生存率为36%，5年生存率为20%）。自发现肝转移灶之日算起，患者的平均生存期为2.7年（95% CI 1.9～3.5，中位生存期为1.4年，1年生存率为81%，2年生存率为41%，5年生存率为22%）。病灶平均最大径为2.4cm（范围0.7～7cm；平均体积13.9cm³），凝固性坏死平均大小为4.9cm（范围2.0～8.0cm；平均体积50cm³）。平均应用能量为85.1kJ（中位数56.9kJ；能量范围3.1～258.8kJ）。

MR引导LITT治疗胃癌肝转移是一种安全、微创的治疗方法。

8. 胰腺癌肝转移的LITT疗效及预后因素

对26例患者（男16例，女10例；平均年龄57岁；年龄范围40—76岁）共69个肝脏转移性病灶行50次LITT治疗。每例患者平均治疗病灶数为2.7个。生存率分析采用*Kaplan–Meier*法。纳入患者转移灶＜5个，最大直径5cm。

19.2%的患者为术后复发转移，57.7%的患者为肝内多发转移，7.7%的患者拒绝手术切除，15.4%的患者其转移部位难以行外科手术。6例患者转移灶为1个，9例为2个，7例为3个，2例为4个，2例＞4个。16例患者（原发肿瘤确诊后6个月内）有同时性转移，10例有异时性转移。

LITT治疗均在门诊局部麻醉下进行。自确诊肝脏转移之日算起，患者的平均生存期为1.8年（95% CI 1.1～2.5，中位生存期0.9年，1年生存率为46%，2年生存率为38%，3年生存率为14%，5年生存率为9%）。自首次行LITT之日算起，患者的平均生存期1.4年（95% CI 0.8～2.2，中位生存期0.8年，1年生存率42%，2年生存率21%，3年生存率10%）。26例患者中20例既往接受Whipple’s手术，患者发生肝脓肿的风险较高，约12.5%的患者出现肝脓肿，而在接受LITT治疗的全部患者中肝脓肿并发症发生率仅为0.6%。

由于胰腺癌肝转移的生存率较低，因此MR引导LITT消融治疗的适应证选择非常关键，需要特别关注接受Whipple’s手术后的患者，其肝脓肿发生率明显增高。

肝脏是恶性肿瘤常见的转移部位。在欧美国家，肝转移瘤是最常见的肿瘤，发病率是非洲和亚洲国家的近 20 倍。结直肠癌是西方国家的第三大死亡原因，仅次于肺癌和乳腺癌，在结直肠癌死亡患者中约有 2/3 可检出肝转移。转移性肝癌患者的生存期取决于肝脏受累的程度和转移性肿瘤的特征。研究表明，结肠癌肝转移患者转移灶局限于一叶且侵犯范围＜肝脏体积的 25% 时，如不采取治疗患者将在 4 个月内死亡（Stangl 等，1994）。当 25%～75% 肝脏受累时，患者的生存期为 5.5 个月；当＞ 75% 的肝脏受累时，患者的生存期则＜ 3.4 个月。

肝转移瘤的治疗方法包括手术及局部消融治疗。消融技术包括 LITT、射频消融（Christophi 等，2004；Gillams，2005；Lubienski，2005；Zhou 等，2005）、冷冻消融（Finlay 等，2000；Lencioni 等，1989；Scheele 等，2000；Lencioni 等，1998；Scheele 等，1998）、微波消融（Wang 等，2000）及无水乙醇注射（Bartolozzi 和 Lencioni，1996；Sato 等，2000；Lencioni 等，1990；Scheele 等，1993）或肿瘤内科治疗如全身化疗或局部化疗（Ardalan 等，1991；Scheele 等，2000a，b；Kemeny，1995；Kemeny 和 Atiq，1999；Kemeny 等，1999；Scheele 等，2000）。肝脏转移瘤患者肝脏功能通常显著受损，因此在灭活肿瘤的同时需注重肝脏储备功能的保护，尽可能延缓肝衰竭。

局部消融技术的出现显著提高了肝转移患者的生存率（Dodd 等，2000），射频消融是目前最常用的技术。自 20 世纪 60 年代以来，射频波（RF 波）就被用于治疗脑内肿瘤，通过立体定向控制技术实施。多年来，射频消融也被用于治疗软组织肿瘤，特别是肝脏恶性肿瘤。与 LITT 的原理相似，射频消融通过单极或双极电极系统产生 300～500kHz 的电磁波，基于组织高电阻致使目标区域加热至 90℃左右，造成肿瘤细胞凝固性坏死。既往研究中一般均采用单极系统，多极系统在理论上可能在非靶区产生不可控电流，导致局部烧伤。单针双极治疗系统将 2 个电极整合到一个消融针内，避免了以上并发症，而针尖冷循环装置的应用，可有效避免温度过高局部组织碳化导致消融区受限，使消融区域直径增加至 5cm。

1996 年，Rossi 等（Rossi 等，1996）利用单级、双极或多极射频系统对 13 例转移瘤患者进行治疗。尽管肿瘤直径＜ 3.5cm，但术后 1 年仅 1 例患者未见活性肿瘤病灶，随访期内整组病例复发率约为 55%。而针对 39 例肝细胞癌患者的疗效相对较好，复发率仅为 10%，平均生存期达 44 个月（Rossi 等，1996）。

1997 年，Solbiati 等（Solbiati 等，1997）对 29 例患者的 44 个肝转移灶（直径 1.3～5cm）进行消融治疗，原发病变位于结直肠、胃、乳腺和胰腺，其中 20 例患者为孤立性病灶，采用冷循环系统，91% 的肿瘤获得完全消融。随访期间，66% 的治疗病灶情况稳定，患者术后 6、12、18 个月生存率分别为 100%、94% 和 86%。Livraghi 等（Livraghi 等，1997）尝试使用射频消融联合病灶区域注射生理盐水的方式，对 14 例患者共 24 个肝转移灶（直径 1.2～4.5cm）进行治疗，术后 6 个月 52% 的病灶完全灭活。1999 年，Livraghi 等进行了一项射频消融（42 例患者共 52 个病灶）与经皮注射无水乙醇（44 例患者共 60 处肿瘤）治疗肝癌的对照研究，系首个针对同一癌种患者人群进行两种消融技术直接对比的临床试验。经皮穿刺无水乙醇灌注（PEI）组 80% 肿瘤完全消融，射频消融组完全消融率为 90%，两者差别无统计学意义。射频消融治疗的主要优点是治疗次数较少（1.2 次 vs. 4.8 次），但其并发症发生率较高（2% 严重，8% 轻微），而 PEI 的并发症发生率为 0（Livraghi 等，1999）。与穿刺机械性损伤相关的并发症较多，如气胸或血胸（2%）、胆管和胆囊损伤、腹腔出血（8%）和胸腔积液。部分手术过程中由于温度增高引起患者剧烈疼痛，在术中需采用全身麻醉。

既往数据显示，肝转移瘤患者（主要是结直肠癌）消融局部控制率非常高（对照研究中，

3个月和6个月的局控率＞97%），且复发率较低。即使对于直径达5cm的转移瘤患者也可在门诊局麻下进行LITT治疗。消融安全边界设定为1cm，这对于降低复发率非常重要。此外，多处消融治疗可同时进行。

不同病灶治疗所用的能量值变化范围很大，表明治疗过程中的热量分布存在较大的差异。有时数分钟足以完全消融病灶并获得安全可靠的治疗边界，有时则需要30分钟或更长的治疗时间才能针对另一个同样大小的病灶进行完全消融。因此，为避免治疗过度或不足，对治疗进行可靠的实时监测是绝对必要的。由于激光消融与最为可靠的测温方法MRI完全兼容，因此MRI非常适于LITT等热消融的监测。

生存率是治疗效果评价的最优指标，我们的研究表明结直肠癌、乳腺癌肝转移患者消融治疗的生存率和手术切除相当。因此，需要认真考虑对于术后复发转移以及双叶受侵及的患者，外科手术切除是否仍是最好的选择。虽然数据上显示消融生存率与外科手术相当，然而消融患者群体的全身情况一般较差。基于手术切除转移病灶术后的多组生存数据，MR引导下的激光诱导间质治疗作为一种非常好的治疗选择，可在肿瘤治疗中进行应用。基于现有生存率和局部肿瘤控制率数据，笔者认为对于满足LITT纳入标准的患者，不再需要针对LITT与单纯化疗进行随机对照研究。

在现代肿瘤治疗理念中，“临床获益”、“机能状态”和“生活质量”的定义十分重要，其主要适用于患有局部晚期或进展期恶性肿瘤的患者，而这些肿瘤已经无法治愈。最重要的是，在大多数情况下高强度全身或局部的化疗会严重影响患者的生活质量。从这个背景来看，必须更加重视肿瘤治疗的观念，微创技术的应用使得对患者的损伤越来越小，治疗时间也越来越短（Vogl等，2001a至c，2002a和b）。

将新的治疗手段整合到肿瘤治疗过程中非常必要，这些工作目前已广泛开展。LITT应用于临床已有多年，在现代肿瘤治疗理念中发挥了重要作用。

参考文献

[1] Adson MA, Heerden van J, Adson MH, Wagner JS, Ilstrup DM (1984) Resection of hepatic metastases from colorectal cancer. Arch Surg 119:647–651.

[2] Amin Z, Lees WR, Bown SG (1993) Hepatocellular carcinoma: CT appearance after percutaneous ethanol ablation therapy. Radiology 188:882–883.

[3] Ardalan B, Sridhar KS, Benedetto P et al (1991) A phase I, II study of high-dose 5-fluorouracil and high-dose leucovorin with low-dose phosphonacetyl-L-aspartic acid in patients with advanced malignancies. Cancer 68:1242–1246.

[4] Bartolozzi C, Lencioni R (1996) Ethanol injection for the treatment of hepatic tumors. Eur Radiol 6:682–696.

[5] Bismuth H, Chiche L, Adam R, Castaing D, Diamond T, Dennison A (1993) Liver resection versus transplantation for hepatocellular carcinoma in cirrhotic patients. Ann Surg 218:145–151.

[6] Charnley RM, Doran J, Morris DL (1989) Cryotherapy for liver metastases: a new approach. Br J Surg 76:1040.

[7] Christophi C, Nikfarjam M, Malcontenti-Wilson C, Muralidharan V (2004) Long-term survival of patients with unresectable colorectal liver metastases treated by percutaneous interstitial laser thermotherapy. World J Surg 28:987–994.

[8] De Cobelli F, Castrucci M, Sironi S et al (1994) Role of magnetic resonance in the follow-up of hepatocarcinoma treated with percutaneous ethanol injection (PEI) or transarterial chemoembolization (TACE). Radiol Med Torino 88:806–817.

[9] Dodd GD 3rd, Soulen MC, Kane RA et al (2000) Minimally invasive treatment of malignant hepatic tumors: at the threshold of a major breakthrough. Radiographics 20:9–27.

[10] Douillard JY, Cunningham D, Roth AD et al (2000a) Irinotecan combined with fluorouracil compared with fluorouracil alone as first-line treatment for metastatic colorectal cancer: a multicentre randomised trial [published erratum appears in Lancet 2000 Apr 15;355(9212):1372]. Lancet 355:1041–1047.

[11] Douillard JY, Bennouna J, Vavasseur F et al (2000b) Phase I trial of interleukin-2 and high-dose arginine butyrate in metastatic colorectal cancer. Cancer Immunol Immunother 49:56–61.

[12] Finlay IG, Seifert JK, Stewart GJ, Morris DL (2000) Resection with cryotherapy of colorectal hepatic metastases has the same survival as hepatic resection alone. Eur J Surg Oncol 26:199–202.

[13] Fong Y, Blumgart LH (1998) Hepatic colorectal metastasis: current status of surgical therapy. Oncology (Huntingt) 12:1489–1498; discussion 1498–1500, 1503.

[14] Gillams AR (2005) The use of radiofrequency in cancer. Br J Cancer 92:1825–1829.

[15] Harrison LE, Brennan MF, Newman E et al (1997) Hepatic resection for noncolorectal, nonneuroendocrine metastases: a fifteen-year experience with ninety-six patients. Surgery 121:625–632.

[16] Hewitt PM, Dwerryhouse SJ, Zhao J, Morris DL (1998) Multiple bilobar liver metastases: cryotherapy for residual lesions after liver resection. J Surg Oncol 67:112–116.

[17] Hughes KS, Simon R, Songhorabodi S et al (1988) Resection of the liver for colorectal carcinoma metastases: a multiinstitutional study of indications for resections. Surgery 103:278–

288.
[18] Jenkins LT, Millikan KW, Bines SD, Staren ED, Doolas A (1997) Hepatic resection for metastatic colorectal cancer. Am J Surg 63:605–610.
[19] Kawai S, Tani M, Okumura J, Ogawa M et al (1997) Prospective and randomized clinical trial of lipiodol-transcatheter arterial chemoembolization for treatment of hepatocellular carcinoma: a comparison of epirubicin and doxorubicin (second cooperative study). Semin Oncol 24:38–45.
[20] Kemeny NE (1995) Regional chemotherapy of colorectal cancer. Eur J Cancer 31A:1271–1276.
[21] Kemeny NE, Atiq OT (1999) Non-surgical treatment for liver metastases. Baillieres Best Pract Res Clin Gastroenterol 13:593–610.
[22] Kemeny N, Huang Y, Cohen AM et al (1999) Hepatic arterial infusion of chemotherapy after resection of hepatic metastases from colorectal cancer. N Engl J Med 341:2039–2048.
[23] Livraghi T, Lazzaroni S, Vettori C (1990) Percutaneous ethanol injection of small hepatocellular carcinoma. Rays 15:405–410.
[24] Livraghi T, Lazzaroni S, Pellicano S, Ravasi S, Torzilli G, Vettori C (1993) Percutaneous ethanol injection of hepatic tumors: single-session therapy with general anesthesia. AJR Am J Roentgenol 161:1065–1069.
[25] Livraghi T, Goldberg SN, Monti F et al (1997) Saline-enhanced radiofrequency tissue ablation in the treatment of liver metastases. Radiology 202:205–210.
[26] Livraghi T, Goldberg SN, Lazzaroni S, Meloni F, Solbiati L, Gazelle GS (1999) Small hepatocellular carcinoma: treatment with radiofrequency ablation versus ethanol injection. Radiology 210:655–661.
[27] Lorenz M, Waldeyer M (1997) The resection of the liver metastases of primary colorectal tumors. The development of a scoring system to determine the individual prognosis based on an assessment of 1,568 patients. Strahlenther Onkol 173:118–119.
[28] Lorenz M, Waldeyer M, Muller HH (1996) Comparison of lipiodol-assisted chemoembolization versus only conservative therapy in patients with nonresectable hepatocellular carcinomas. Z Gastroenterol 34:205–206.
[29] Lorenz M, Heinrich S, Staib-Sebler E et al (2000) Relevance of locoregional chemotherapy in patients with liver metastases from colorectal primaries. Swiss Surg 6:11–22.
[30] Lubienski A (2005) Radiofrequency ablation in metastatic disease. Recent Result Cancer Res 165:268–276.
[31] Maksan SM, Lehnert T, Bastert G, Herfarth C (2000) Curative liver resection for metastatic breast cancer. Eur J Surg Oncol 26:209–212.
[32] Mariette D, Fagniez PL (1992) Hepatic metastasis of noncolorectal cancers. Results of surgical treatment. Rev Prat 42:1271–1275.
[33] Petrelli NJ, Nambisan RN, Herrera L, Mittelman A (1985) Hepatic resection for isolated metastasis from colorectal carcinoma. Am J Surg 149:205–208.
[34] Ramsey WH, Wu GY (1995) Hepatocellular carcinoma: update on diagnosis and treatment. Dig Dis 13:81–91.
[35] Rossi S, Di Stasi M, Buscarini E et al (1996) Percutaneous RF interstitial thermal ablation in the treatment of hepatic cancer. AJR Am J Roentgenol 167:759–768.
[36] Sato M, Watanabe Y, Tokui K, Kawachi K, Sugata S, Ikezoe J (2000) CT-guided treatment of ultrasonically invisible hepatocellular carcinoma. Am J Gastroenterol 95:2102–2106.
[37] Scheele J, Altendorf-Hofmann A, Stangl R, Schmidt K (1996) Surgical resection of colorectal liver metastases: gold standard for solitary and completely resectable lesions. Swiss Surg Suppl 4:4–17.
[38] Seifert JK, Achenbach T, Heintz A, Bottger TC, Junginger T (2000) Cryotherapy for liver metastases. Int J Colorectal Dis 15:161–166.
[39] Shapiro RS, Shafi r M, Sung M, Warner R, Glajchen N (1998) Cryotherapy of metastatic carcinoid tumors. Abdom Imaging 23:314–317.
[40] Shiina S, Tagawa K, Unama T et al (1990) Percutaneous ethanol injection therapy of hepatocellular carcinoma: analysis of 77 patients. AJR Am J Roentgenol 155:1221–1226.
[41] Sironi S, Livraghi T, DelMaschio A (1991) Small hepatocellular carcinoma treated with percutaneous ethanol injection: MR imaging findings. Radiology 180:333–336.
[42] Solbiati L, Goldberg SN, Ierace T et al (1997) Hepatic metastases: percutaneous radiofrequency ablation with cooledtip electrodes. Radiology 205:367–373.
[43] Stangl R, Altendorf Hofmann A, Charnley RM, Scheele J (1994) Factors influencing the natural history of colorectal liver metastases. Lancet 343:1405–1410.
[44] Vogl TJ, Mack M, Straub R, Zangos S et al (2001a) Perkutane Laserablation von malignen Lebertumoren. Zentralbl Chir 126:571–575.
[45] Vogl TJ, Eichler K, Straub R, Engelmann K et al (2001b) Laser-induced thermotherapy of malignant liver tumors: general principals, equipments, procedure – side effects, complications, and results. Eur J Ultrasound 13:117–127.
[46] Vogl TJ, Mack M, Straub R, Eichler K et al (2001c) MR-guided laser-induced thermotherapy (LITT) of malignant liver and soft tissue tumors. Med Laser Appl 16:91–102.
[47] Vogl TJ, Mack M, Straub R, Eichler K, Roggan A et al (2002a) Magnetic resonance (MR)-guided percutaneous laserinduced interstitial thermotherapy (LITT) for malignant liver tumors. Sur Technol Int 10:89–98.
[48] Vogl TJ, Engelmann K, Mack M, Straub R et al (2002b) CTguided intratumoral administration of cisplatin/epinephrine gel for treatment of malignant liver tumors. Br J Cancer 12(86):524–529.
[49] Vogl TJ, Eichler K, Mack M, Straub R (2002c) MR-guided laser-induced thermotherapy of malignant liver tumors. Experience with complications in 899 patients. Radiology 225:367–377.
[50] Wang SS, VanderBrink BA, Regan J et al (2000) Microwave radiometric thermometry and its potential applicability to ablative therapy. J Interv Card Electrophysiol 4:295–300.
[51] Weiss L (1994) Inefficiency of metastasis from colorectal carcinomas. Kluwer, Boston, Mass.
[52] Weiss L, Grundmann E, Torhorst J et al (1986) Haematogenous metastatic patterns in colonic carcinoma: an analysis of 1,541 necropsies. J Pathol 150:195–203.
[53] Yoon SS, Tanabe KK (1999) Surgical treatment and other regional treatments for colorectal cancer liver metastases. Oncologist 4:197–208.
[54] Zhou X, Strobel D, Haensler J, Bernatik T (2005) Hepatic transit time: indicator of the therapeutic response to radiofrequency ablation of liver tumours. Br J Radiol 78:433–436.

三、良性肿瘤

症状性血管瘤 / 腺瘤

Andreas Lubienski Martin Simon Thomas K. Helmberger 著
单鹄声 译 张 肖 校

1. 概述

肝良性肿瘤（如血管瘤和腺瘤）的介入治疗方面的研究仍较少。据报道，尸检中血管瘤的检出率高达 7%，以女性多见，女性患者与男性患者的比例为 4 ∶ 1 至 6 ∶ 1（Reddy 等，2001），发病年龄 30—40 岁。肝血管瘤直径大多＜ 4cm，一般无临床症状，经超声或 CT 偶然发现。约有 20% 的血管瘤直径＞ 4cm，10%～29% 为多发，更易引起临床症状，以上腹部疼痛最为常见（Tait 等，1992），血管瘤偶尔自发破裂，导致腹腔出血或胆道出血。

婴幼儿时期即可发生 Kasabach–Merritt 综合征，由巨大海绵窦状血管瘤导致的血小板减少相对少见（Scribano 等，1996）。对于血管瘤的治疗尚存在争议。大多数血管瘤不需要进行治疗，在伴发破裂等急性症状情况下，则需及时行外科治疗。然而，对于仅有轻微症状的血管瘤患者，最佳治疗手段存在争议（Fareges 等，1995）。血管瘤的传统治疗方法是手术切除，以恢复肝脏功能和解决相关症状。手术决策取决于手术风险与血管瘤相关症状和并发症严重程度。无论血管瘤大小，安全起见首选非手术治疗，只有出现了相关严重并发症时，才考虑进行手术治疗。基于治疗安全性的目的，介入微创手术在临床上具有很强的吸引力（Zagoria 等，2004）。

相反，腺瘤是罕见的肝脏良性肿瘤，主要发生于女性，往往因为发生致命性大出血后被确诊，或偶然行放射学检查时发现。腺瘤的标准治疗是手术完整切除。但肝腺瘤的标准治疗还存在争议。肝腺瘤易出现出血和变性，因此临床将其纳入外科切除的适应证（Foster 和 Berman，1994）。肝腺瘤的诊疗需根据其大小及其临床表现制订个体化方案。对肿瘤直径＜ 3cm 且甲胎蛋白正常的患者相对安全仅需定期影像学随访即可。而在肿瘤直径＞ 3cm 且为恶性病变（如肝细胞癌）的可能性高时，多数肝脏外科医生主张手术切除，介入治疗也作为一种治疗肝腺瘤的新选择。

2. 介入栓塞

(1) 血管瘤：由于在治疗不可切除的肝癌方面效果显著，经动脉介入栓塞治疗已在一些症状性海绵状血管瘤的研究中尝试性应用（Srivastava 等，2001；Zeng 等，2004）。然而，血管瘤的血流动力学与肝癌不同，介入栓塞治疗血管瘤的优势尚未完全发挥出来（Cui 等，2003），但其有助于安全、有效地改善患者症状，同时避免外科手术的创伤、住院时间的延长及避免术后康复的问题。对于症状性血管瘤可考虑选择介入栓塞术进行治疗（Deutsch 等，2001）。

(2) 肝腺瘤：对于肝腺瘤，一般不采取介入栓塞进行治疗，除非由于腺瘤破裂而导致急性出血，可紧急采用介入栓塞术进行对症处理（Terkivatan 等，2001）。

3. 射频消融（RFA）

(1) 血管瘤：影像引导肝穿刺的风险较低，即使在血管瘤中也是如此（Cui 等，2003），且已证实射频消融治疗肝恶性肿瘤疗效确切、并发症发生率更低（Mulier 等，2002），因此射频消融术已被尝试用于治疗症状性海绵状血管瘤并获得较为满意的疗效（Cui 等，2003；Tak 等，2006），其作用机制尚不清楚，可能与血管内皮层损伤引起的血栓形成有关（Cui 等，2003）。

(2) 腺癌：对于适合的病例，RFA 可以作为手术切除的替代治疗方式，以更多的保留正常肝组织，特别是在那些多发性腺瘤的病例中（Fujita 等，2006；Rocourt 等，2006）。

参考文献

［1］ Cui Y, Zhou LY, Dong MK et al (2003) Ultrasonography guided percutaneous radiofrequency ablation for hepatic cavernous hemangioma. World J Gastroenterol 9:2132–2134.

［2］ Deutsch GS, Yeh KA, Bates WB 3rd, Tannehill WB (2001) Embolization for management of hepatic hemangiomas. Am Surg 67:159–164.

［3］ Farges O, Daradkeh S, Bismuth H (1995) Cavernous hemangioma of the liver: are there any indications for resection? World J Surg 19:19–24.

［4］ Foster JH, Berman MM (1994) The malignant transformation of liver cell adenomas. Arch Surg 129:712–717.

［5］ Fujita S, Kushihata F, Herrmann GE et al (2006) Combined hepatic resection and radiofrequency ablation for multiple hepatic adenomas. J Gastroenterol Hepatol 21:1351–1354.

［6］ Mulier S, Mulier P, Ni Y, Miao Y, Dupas B, Marchal G, De Wever I, Michel L (2002) Complications of radiofrequency coagulation of liver tumours. Br J Surg 89:1206–1222.

［7］ Reddy KR, Kligerman S, Levi J et al (2001) Benign and solid tumors of the liver: relationship to sex, age, size of tumors, and outcome. Am Surg 67:173–178.

［8］ Rocourt DV, Shiles WE, Hammond S, Besner GE (2006) Contemporary management of benign hepatic adenoma using percutaneous radiofrequency ablation. J Pediatr Surg 41:1149–1152.

［9］ Scribano E, Loria G, AscentiG et al (1996) Spontaneous hemoperitoneum from a giant multicystic hemangioma of the liver: a case report. Abdom Imaging 21:418–419.

［10］ Srivastava DN, Gandhi D, Seith A, Pande GK, Sahni P (2001) Transcatheter arterial embolization in the treatment of symptomatic cavernous hemangiomas of the liver: a prospective study. Abdom Imaging 26:510–514.

［11］ Tait N, Richardson AJ, Muguti G et al (1992) Hepatic cavernous haemangioma: a 10 year review. Aust N Z J Surg 62:521–524.

［12］ Tak WY, Park SY, Jeon SW et al (2006) Ultrasonographyguided percutaneous radiofrequency ablation for treatment of a huge symptomatic hepatic cavernous hemangioma. J Clin Gastroenterol 40:167–170.

［13］ Terkivatan T, de Wilt JH, de Man RA et al (2001) Indications and long-term outcome of treatment for benign hepatic tumors: a critical appraisal. Arch Surg 136:1033–1038.

［14］ Zagoria RJ, Roth TJ, Levine EA, Kavanagh PV (2004) Radiofrequency ablation of a symptomatic hepatic cavernous hemangioma. AJR Am J Roentgenol 182:210–212.

［15］ Zeng Q, Li Y, Chen Y et al (2004) Gigantic cavernous hemangioma of the liver treated by intra-arterial embolization with pingyangmycin-lipiodol emulsion: a multi-center study. Cardiovasc Intervent Radiol 27:481–485.

第 4 章　肾脏病变消融治疗

Kidney–Radiofrequency Ablation (RFA)

Andreas H. Mahnken　著

单鹤声　译　张　肖　校

一、概述

肾癌约占男性新发癌症病例的 3%，已成为较大社会经济问题之一。2004 年，美国癌症协会发布的数据显示有 35710 例肾癌新发病例，并预计其中将有 12480 人死于肾癌（Jemal 等，2004）。既往肾细胞癌（RCC）往往由于出现腹痛和血尿等症状而被发现。随着超声和 CT 等影像技术的广泛应用，小肾癌的检出率明显增高（Pan–tuck 等，2001）。多排螺旋 CT（MDCT）和 MRI 等医学影像技术的进一步发展及临床普及应用，使得肿瘤的早期诊断成为可能。目前，约 2/3 的 RCC 病例为偶然发现（Homma 等，1995）。然而，肾脏小肿瘤的鉴别诊断仍是临床难题之一（Zagoria 和 Dyer，1998）。

肾脏肿瘤的自然病程差异极大，肿瘤分期和病理类型均与预后相关。出现症状的肾脏肿瘤患者的 5 年生存率为 53%，而体检偶然发现的肾脏肿瘤患者则为 85%（Sweeney 等，1996），提示肿瘤越小患者生存期越长（Guinan 等，1995）。此外，直径＜ 4cm 的肿瘤极少发生转移。

根治性切除是肾细胞癌的常规治疗手段，病灶大小是影响 RCC 预后的关键指标，对于小肾癌患者，采用微创技术可在灭活肿瘤的同时最大限度保留肾脏的功能。这些保留肾单位的微创技术已成为临床诊疗常规手段（Uzzo 和 Novick，2001），开腹或腹腔镜下部分肾切除术后，患者的 10 年无瘤生存率＞ 85%，这些数据与全肾切除术无明显差异（Fergany 等，2000）。这进一步促进了新的治疗理念的发展，引入更多侵入性更小、基于能量消融的治疗方案。其中一些热消融技术已成为临床常规治疗手段，包括 RFA、冷冻消融、激光诱导间质热疗（LITT）、微波消融和高强度聚焦超声。1997 年，RFA 治疗首次用于肾癌患者（Zlotta 等，1997），引起广泛关注。RFA 与外科手术相比具有一定的优势，如可降低并发症风险、可治疗无法外科手术的患者、可门诊实施治疗等。

二、实验研究

有学者通过动物实验研究评估了正常猪肾或兔肾 VX2 肿瘤射频消融术后即刻或短期的组织病理学变化（Hsu 等，2000），发现动物肾脏射频消融区轮廓清晰，术后即刻镜下可见胞浆嗜酸性粒细胞增多，细胞边界完整性丧失，核染色质模糊，间质出血。典型的凝固性坏死在第 3 天出现，炎症及成纤维改变将肾脏消融区和正常肾实质分开；第 14 天时细胞核完全变性；第 30 天时坏死完全，无任何肾实质特征。根据其组织学特点，从内至外分为 4 个分区：完全坏死区、炎症浸润区、出血区、纤维化和再生区（Crowley 等，2000）。肾髓质比肾皮质对热消融更为敏感（Polascik 等，1999），可能是由于肾髓质中离子浓度较高，离子间振动摩擦能量增多，从而产生更大的热效应所致。基于此，有研究者在消融区域滴注生理盐水，以增加坏死区的大小（Lee 等，2005）。

诱发肿瘤细胞坏死的温度需＞ 60℃，但由于热沉效应的原因，消融区域大小可能在高灌注脏器（如肾实质）中受到限制，主要是由于血流的冷却效应引起的。为补偿冷却效应损失，可建立短暂性肾缺血动物模型，其目的是观察消融区的大小。经股动脉球囊阻断肾动脉及使用栓塞剂的选择性肾动脉栓塞后，RFA 术后即刻处死动物进行分析，发现肾脏消融范围显著增大（Aschoff 等，2001；Chang 等，2004）。在另一项研究中，采用腹腔镜阻断肾门，结果显示缺血肾脏较非缺血肾脏在 2 周和 4 周时消融范围增大。然而，在 4 周时消融区范围差别显著性降低（Corwin 等，2001）。以上结果提示，可采用通过调节肾脏灌注来改变坏死范围的治疗策略。近期一项体外实验研究分析了 RFA 设备对坏死区大小和形状的影响（Häcker 等，2005）。利用该研究成果可根据肿瘤大小、形状及位置不同，采用不同的消融设备，以获得理想的坏死消融区。

三、适应证

与肾脏肿瘤根治性切除术相比，RFA 治疗尚缺乏长期随访数据。一项小规模临床研究报道了肾脏 RFA 治疗后患者 4 年多的随访数据（McDougal 等，2005）。在获得更为明确的长期随访数据前，肾肿瘤 RFA 治疗应限于特定的患者。为患者提供所有可行的治疗方案，筛选合适的患者进行 RFA 治疗，泌尿科、肿瘤科和介入放射科之间的多学科密切合作至关重要。

无论是通过开放手术还是腹腔镜，部分肾切除术仍会发生并发症的风险，因此保留肾单位的消融技术成为一种需求，可在不引起相关并发症的情况下灭活肿瘤。因此，RFA 被视为外科手术禁忌证患者的首选治疗方式，尤其是合并其他疾病患者或拒绝开放性手术的患者。肾脏 RFA 仍缺乏统一的适应证标准（表 4–1）。临床对于无相关并发症且预期寿命 5～10 年的患者通常建议外科手术切除。多数学者将 RFA 的适应证限定为无转移灶患者或预期寿命＞1 年的患者（Gervais 等，2005a），其他适应证标准包括孤立肾、多发肾细胞癌、von Hippel–Lindau 病或肾功能受限的患者（图 4–1）。姑息性治疗的适应证包括治疗难治性血尿（Neeman 等，2005）。少见的适应证包括减瘤术联合免疫治疗进展期和肾切除术后复发的患者。如果缺乏安全的穿刺入路，可能无法进行影像引导 RFA 治疗，但对于这部分患者可进行术中 RFA。RFA 治疗的禁忌证包括败血症、严重虚弱和无法纠正的凝血障碍，瘤栓也是肾脏射频消融的禁忌证。对于特定患者，RFA 可作为是一种新的治疗方法。有研究报道，应用 RFA 成功治疗 1 例多部位病变 Wilm’s 瘤患儿，该患儿化疗无效且仅剩余 1 个肾脏（Brown 等，2005）。即使是肾盂输尿管连接部的移行细胞癌，采用 RFA 治疗也可使患者获益（Schultze 等，2003）。据报道，RFA 也可用于孤立性转移癌的治疗（Zagoria 等，2001；Gervais 等，2002），以及骨转移瘤疼痛的姑息治疗（Goetz 等，2004）。尽管这些均为个案报道，但已明确证实 RFA 治疗对晚期肿瘤治疗的潜在价值。

表 4–1　肾脏 RFA 治疗的适应证和禁忌证

适应证	禁忌证
不宜手术	败血症
孤立肾	血管侵犯
多发肾肿瘤	凝血障碍
von Hippel Lindau 病	预期寿命＜1 年或＞10 年*
难治性血尿*	严重衰弱*
减瘤术*	肿瘤位于肾脏中央区域*
肿瘤肾外表现*	

*. 广大适应证及相对禁忌证

四、治疗技术

肾肿瘤 RFA 可在患者静脉镇静镇痛麻醉的情况下于门诊完成，最多需要术后留观 24h。为确保患者的最佳依从性和舒适性，部分患者的治疗也可在全麻下完成。一般不会预防性使用抗生素，但如果治疗时间较长或治疗过程中需反复调整患

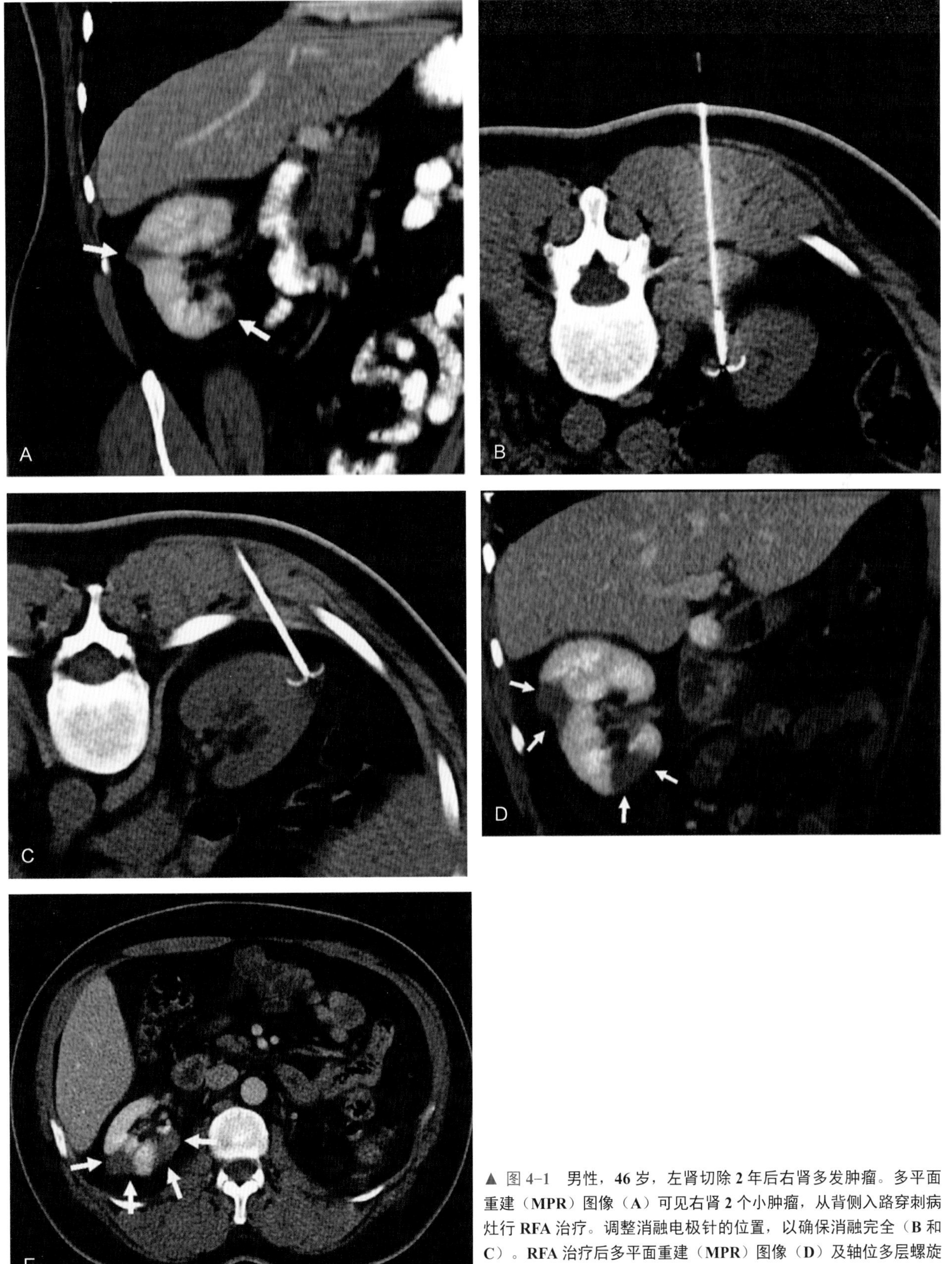

▲ 图 4-1　男性，**46** 岁，左肾切除 **2** 年后右肾多发肿瘤。多平面重建（**MPR**）图像（**A**）可见右肾 **2** 个小肿瘤，从背侧入路穿刺病灶行 **RFA** 治疗。调整消融电极针的位置，以确保消融完全（**B** 和 **C**）。**RFA** 治疗后多平面重建（**MPR**）图像（**D**）及轴位多层螺旋 **CT**（**MSCT**）图像（**E**）可见典型的楔形坏死表现

者体位，使用抗生素对患者有益。消融治疗前通常需进行穿刺活检，但有可能影响后续手术操作。各研究中推荐的活检时机各不相同。结合既往经验，笔者建议活检与消融治疗同期进行，以避免肿瘤细胞沿着穿刺针道种植转移。

肾脏肿瘤射频消融可通过开放性手术或在腹腔镜及影像引导经皮穿刺下进行。动物实验表明，采用以上的方法进行消融的效果并无统计学差异（Crowley 等，2000）。为达到完全灭活肿瘤的目的，消融区域的范围必须超过肿瘤体积并涵盖部分正常的肾组织。射频消融大多可产生 1.6～5cm 坏死区（Goldberg 等，2000），但由于肿瘤的几何形状与消融区分布并不能完美匹配，很多肿瘤还需要进行叠加适形消融。消融区的直径、体积及形状取决于所选用的射频消融系统、消融时间及电极的参数配置。因此，掌握所采用消融系统的特点非常必要，以确保消融治疗安全、有效。

消融手术规划需仔细考虑肿瘤位置、热沉效应及消融针的特性。控制局部血流可提高射频消融效率。射频消融术前使用弹簧圈或细颗粒物对肿瘤行栓塞治疗，可减少栓塞组织周围实质内的血流，从而获得更好、更均匀的热分布。此外，栓塞治疗本身也提高了治疗的疗效。因此，建议对直径＞ 3cm 的富血供肾肿瘤行栓塞治疗（Mahnken 等，2005）（图 4–2）。为达到这种联合手术的最佳疗效，两种介入治疗均应在 24h 内完成。此外，大肿瘤需要进行重叠适形消融，以获得足够覆盖整个肿瘤的消融区域，并避免肿瘤残留。重新定位（调针）包括将射频电极针沿穿刺方向回撤消融（退针消融），以及将射频电极针退出肿瘤调整角度后重新穿刺进行消融。

虽然射频消融追求足够的消融区域以彻底灭活肿瘤，但在任何时候都需要避免热损伤肾盂、肾盏结构。因此，对周围外生性肿瘤最适合采用射频消融，而中央型肿瘤则是射频消融的相对禁忌证（图 4–3）。但对于严格筛选的病例，即使位于肾脏中央，也可成功实施消融手术。对于这些肿瘤患者来说，由于肾门周围血管丰富，热沉效应尤其明显。因此，考虑到凝固性坏死不完全的风险，在设计消融方案时，需要特别考虑热沉效应的影响（Gervais 等，2003）。为避免对周围结构（如结肠）的损伤，肾旁注射空气、CO_2、水或生理盐水以“隔离”对热损伤敏感的组织器官可能起到保护作用。如有必要，也可考虑将冷盐水注入肾脏的集合系统，以避免肾盂的热损伤（Margulis 等，2005）。此外，还应警惕穿刺引发的医源性气胸（Ahrar 等，2005）。

五、围介入期和影像学复查

与开腹手术或腹腔镜手术不同，热消融治疗过程中，不能够在直视下观察关键解剖结构。因此，选择最佳的图像引导非常必要（超声、CT 或 MRI）。虽然射频消融可在超声、CT 和 MR 引导下进行，但这些方式无法实现实时监测消融情况。只有 MR 温度图像可实时显示温控情况，从而实时监测介入治疗是否成功。虽然在前面部分章节中提及射频消融过程中需要的温控图绘制技术的基本原理及在射频脉冲中的应用（Leptit–Coiffe 等，2002），但该技术尚未普及。介入治疗过程中及术后即刻超声的应用受限于气泡的形成。如治疗成功，坏死组织无血流灌注，在消融探针拔除之前行增强扫描有助于评估 CT 或 MR 引导的射频消融的消融效果。MRI 技术用以区分治疗与非治疗实质的误差＜ 2mm（Merkle 等，1999）。

严格的影像学随访，对及时发现局部或全身复发非常重要。随访过程中，推荐使用增强 CT 或者 MRI。随访的必要性及随访频率，应根据肿瘤的病理学类型是恶性还是良性（如嗜酸性粒细胞瘤或血管平滑肌脂肪瘤）而定（Tuncali 等，2004）。肾脏肿瘤治疗成功的典型影像学表现为无强化楔形区或局部萎缩，偶为脂肪组织填充（Matsumoto 等，2004）。MRI 显示治疗成功的病灶典型表现为 T_2WI 低信号，周围有高信号包膜，T_1WI 高信号（图 4–4），注入造影剂后可见包膜

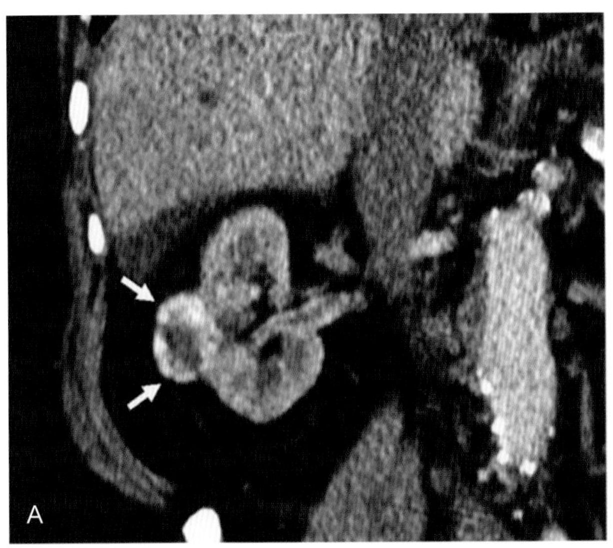

◀ 图 4–2　男性，**73** 岁，肾癌（**RCC**）合并糖尿病以及心血管疾病。介入治疗前，多排螺旋 **CT** 扫描多平面重建（**MPR**）冠状位图像可见右肾一偏中心肿瘤，直径 **3.6cm**（**A**，箭），风险较高。考虑到肿瘤为富血供，在射频消融前进行了栓塞治疗（**B**、**C**）。侧入路，经皮穿刺置入一伞形射频消融电极针（**D**）。射频消融治疗后 **4** 个月，轴位 **CT** 图像显示肿瘤区域无强化（**E**，箭），提示肿瘤完全坏死，并可见无强化的安全边界形成

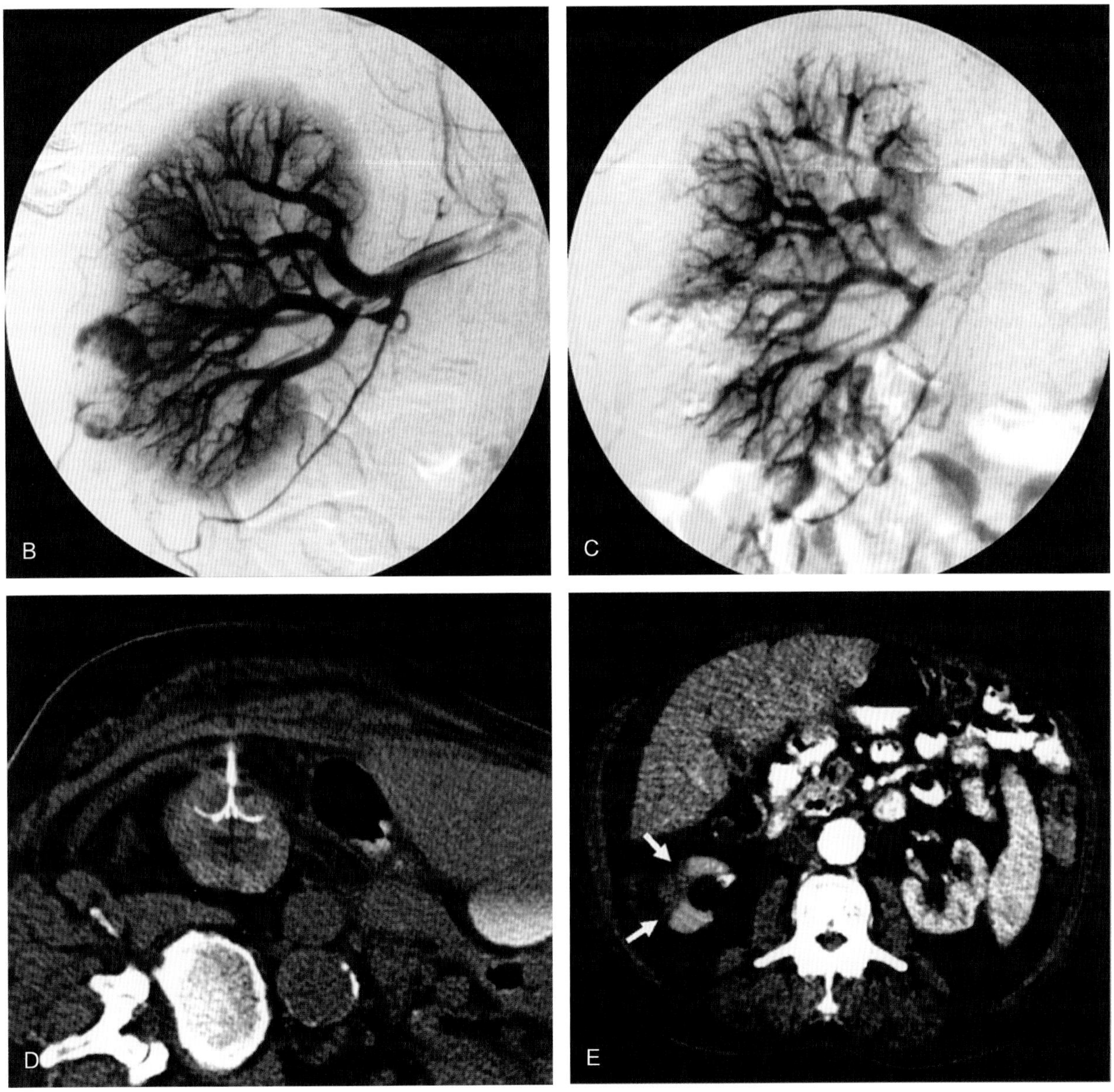

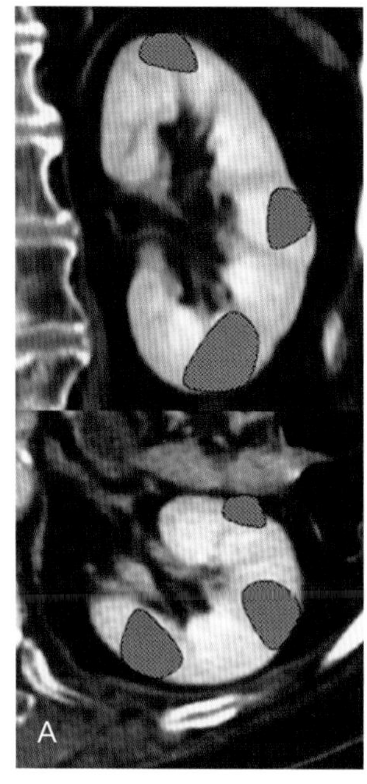

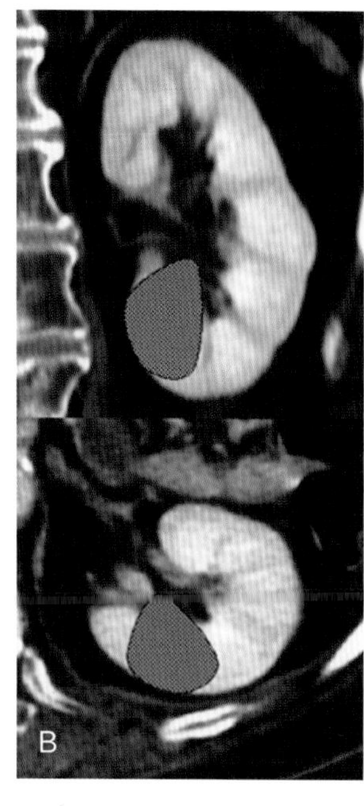

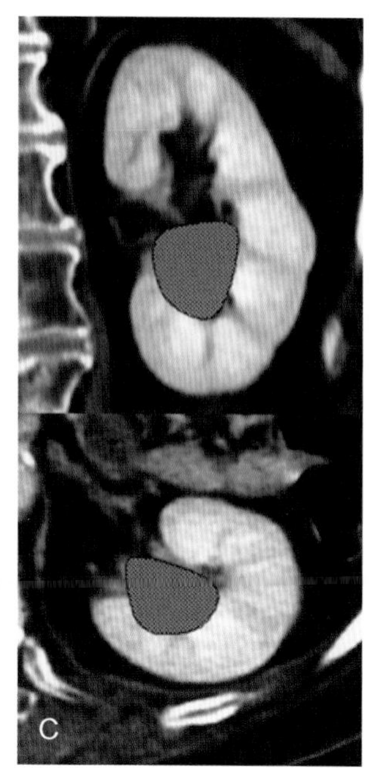

◀ **图 4-3 适合及不适合射频消融的肿瘤位置**
对外生型和皮质肿瘤（A）适合采用肾脏射频消融治疗，实质肿瘤与肾门相接（B）可考虑行射频消融治疗，中央型肿瘤（C）则为典型的射频消融禁忌证

强化（Merkle 等，2005）。因此，行 CT 和 MRI 扫描时需获得平扫及增强图像。介入治疗后，早期进行影像学评估以排除肿瘤残留，已成为广泛共识，因为对及时发现的肿瘤残留可通过再次射频消融成功治愈。如术后未发现活性肿瘤残存，则通常在 3 个月、6 个月及 1 年再次扫描。但目前还没有统一的影像学随访标准。

六、结果

Zlotta 等（Zoltta 等，1997）报道了第一例开腹根治性肾癌切除术前经皮射频消融治疗外生型肾癌的病例。病理标本组织学评估可见间质水肿与固缩，消融范围与布针区域完美契合。经皮消融治疗范围内未发现活性的肿瘤细胞残存。McGovern 等（McGovern 等，1999）报道了第一例单独使用射频消融治疗肾癌术后随访 3 个月的病例。此后，越来越多关于射频消融在肾细胞癌微创治疗中的研究报道不断涌现，证实了其应用价值及潜力。此外，消融治疗的费用比腹腔镜下部分肾切除术更低（Lotan 和 Cadeddu，2005）。

Gervais 等（Gervais 等，2003）报道了第一个大样本研究，共对 34 例肾癌患者共 42 个病灶进行 54 次经皮射频消融。肿瘤平均直径为 3.2cm（范围 1.8～8.9cm），术后平均随访 13.2 个月，随访结果证实射频消融治疗有效。最重要的是，该研究首次明确了影响手术成功率的关键因素：实质内或中央区肿瘤直径＞ 3cm 时易复发，而外生型肿瘤即使直径＞ 3cm 也可得到有效治疗。目前已有较多研究证实了射频消融治疗小肾癌的短期疗效（表 4-2）。

一些研究则重点关注于射频消融肾脏肿瘤的完全性坏死方面。Michaels 等（Michaels 等，2002）通过组织学检查发现入组病例中除 1 例外，其余病例的肿瘤标本中均有存活性肿瘤细胞。Rendon 等（Rendon 等，2002）研究发现，射频消融后即刻行部分或根治性肾切除术的患者中，4/5 的肿瘤存在有活性肿瘤残存；射频消融后 1 周行肾切除术患者中，3/5 的肿瘤存在有活性肿瘤残存。Walther 等（Walther 等，2000）研究报道，接受射频消融治疗的 11 例肾癌患者中，1 例存在活性肿瘤细胞残存，其余 10 例均完全坏死。这些研究结果值得重视，但其中也存在一些方法学的问题，如 Micheals 等的研究忽略了重叠消融的实施，且未将病理结果与影像学表现对比；Rendon

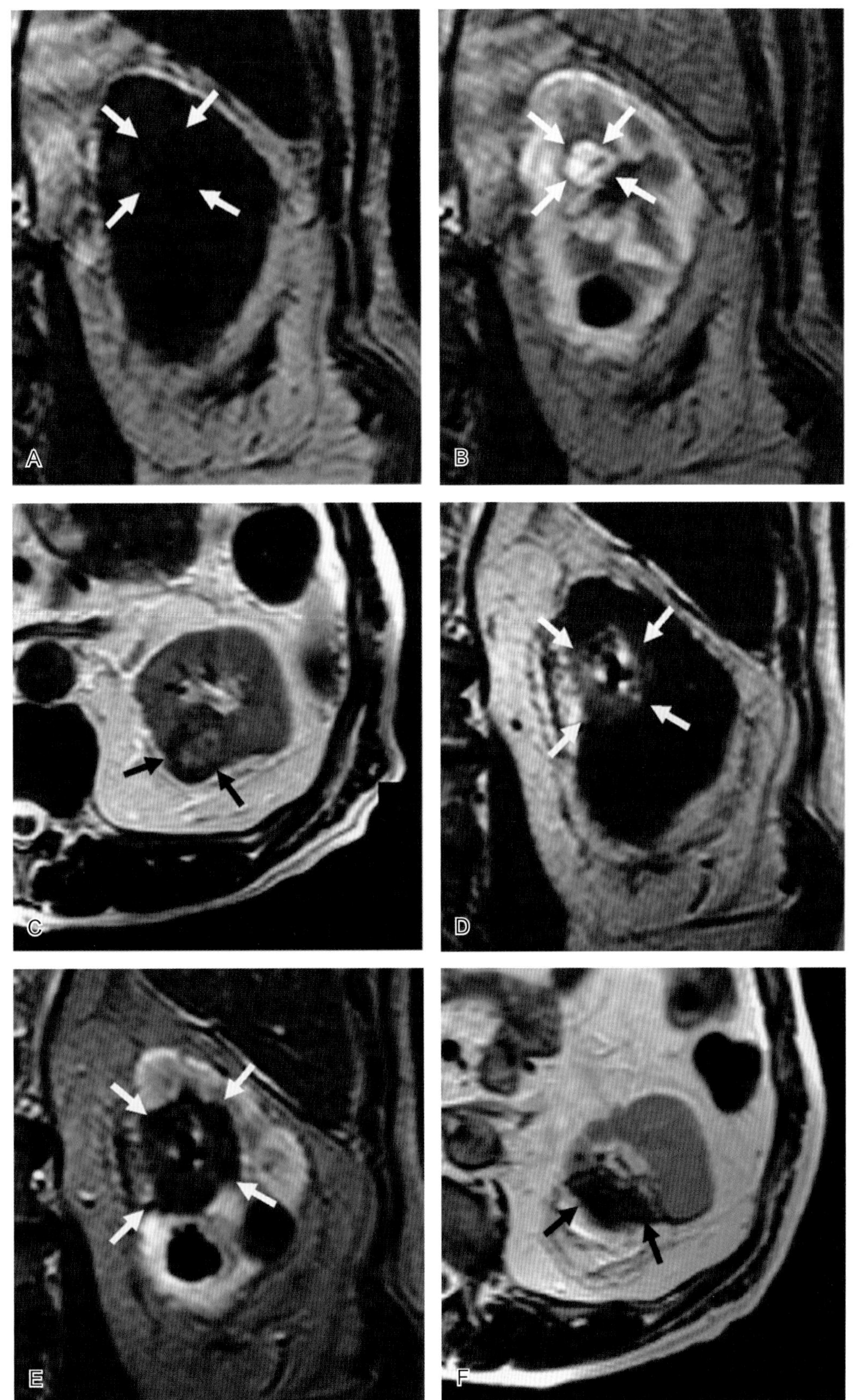

▲ 图 4-4　男性，**72** 岁，肾癌。介入治疗前 T_1**WI** 平扫可见一等信号肿瘤（**A**），注射造影剂后可见明显增强（**B**），T_2**WI** 显示病灶呈不均质低信号（**C**）。射频消融术后 T_1**WI** 平扫肿瘤呈高信号（**D**），增强扫描未见造影剂填充（**E**），T_2**WI** 可见病灶呈低信号伴明亮的边缘（**F**）。此外，介入治疗后 **MRI** 可见中央区域一可疑伪影，考虑为射频电极针的金属磨损引起

表 4-2　肾射频消融治疗效果

作者（发表年）	引导技术	患者（例）/病灶（个）	病灶平均最大直径（cm）	肿瘤局控情况（消融满意病灶/全部病灶）	随访时间（月）
Zlotta 等，（1997）	perc. US， OP	2/3	2～5	3/3	—
Walther 等，（2000）	OP	4/11	2.2	10/11	—
Michaels 等，（2002）	OP US， OP	15/20	2.4	1/20	—
Ogan 等，（2002）	perc. CT	12/13	2.4	12/13	4.9
Matlaga 等，（2002）	OP US， OP	10/10	3.2	8/10	—
Pavlovich 等，（2002）	perc. US， CT	21/24	2.4	24/24	2
de Baere 等，（2002）	perc. US/CT	5/5	3～4	5/5	9
Rendon 等，（2002）	lap/perc.， OP	10/11	2.4	4/11	—
Jacomides 等，（2003）	全部 lap，5 OP	13/17	2.0	17/17	9.8
Su 等，（2003）	perc. CT	29/35	2.2	35/35	9
Mayo-Smith 等，（2003）	perc. US/CT	32/32	2.6	31/32	9
Farrell 等，（2003）	perc.， OP US/CT	20/35	1.7	35/35	9
Lewin 等，（2004）	perc. MR	10/10	2.6	10/10	23
Zagoria 等，（2004）	perc. CT	22/24	3.5	20/24	7
Veltri 等，（2004）	perc. US	13/18	2.5	16/18	14
Hwang 等，（2004）	perc. CT， lap	17/24	2.2	23/24	13
Mahnken 等，（2005）	perc. CT	14/15	3.0	15/15	13.9
Chiou 等，（2005）	perc.	12/12	3.7	9/12	—
Matsumoto 等，（2005）[a]	perc. CT， lap	91/109	2.4	109/109	—
Gervais 等，（2005）[a]	perc. CT/US	85/100	3.2	89/100	28
Boss 等，（2005）	perc. MR	8/8	2.3	8/8	13
全部 / 均值		445/536	2.6	90.3%	11.8

a. 包括良性肿瘤；lap. 腹腔镜手术；perc. 经皮；OP. 开放手术；US. 超声；MR. 磁共振

等的结论仅是基于 HE 染色病理检查结果，而不是参考标准的 NADHase 染色。因此，这些研究的结果难免存在一定的偏颇。Jacomides 等的研究纳入 17 例腹腔镜下治疗肾细胞癌的患者，对其中 5 例进行了射频消融后二次手术行肿瘤切除，组织学未发现残存肿瘤（Jacomides 等，2003），此后的研究（MaDougal 等，2005）也印证了该结果。在这些研究中，均非常重视射频消融治疗的细致操作和术后严格的影像学随访。

七、并发症

肾脏肿瘤射频消融术并发症发生率约 7%，最常见的并发症为自限性血尿。严重并发症少见，如血肿、尿性囊肿、肾梗死、输尿管梗阻及皮肤瘘管形成（Rhim 等，2004）。尽管泌尿系统的热损伤令人担忧，但尿液渗漏相对少见。集合系统的热损伤更容易导致狭窄形成，穿孔则较少见。如中央型肿瘤与肾盏境界不清，集合系统出血则相对常见，发生率可达 33%，需予以治疗（Gervais 等，2005b）。大多数并发症可通过非保守治疗痊愈，但也存在少数特殊情况。据报道，1 例患者射频消融后进针部位皮下有出现 5mm 转移灶，经手术切除好转（Mayo Smith 等，2003）。此类种植性转移并发症可通过拔除射频消融电极针时消融针道来避免。与其他热消融技术相比，射频消融的一个突出的优点就是可通过消融凝固穿刺针道来避免针道出血及肿瘤种植，从而减低并发症风险。此外，动物实验表明，肿瘤位置对并发症的发生存在影响，中央型的肿瘤更易发生肾动脉损伤等严重的并发症（Lee 等，2003）。

八、结论

微创热消融技术的引入为肾肿瘤的治疗提供了一种安全、准确的治疗选择，可替代开腹手术或腹腔镜手术切除。实验和临床研究都证明射频消融是一种安全有效的治疗方法。大部分患者对于经皮穿刺微创介入治疗可耐受，但其长期结果有待进一步明确。因此，需严格制定其适应证，规范其纳入标准。尽管仍存在这些限制，针对肾肿瘤射频消融治疗的相关研究越来越多，一旦其长期有效性得以证明，该技术将有可能取代外科手术，逐渐成为小肾癌的一线治疗手段。

参考文献

[1] Ahrar K, Matin S, Wallace MJ, Gupta S, Hicks EM (2005) Percutaneous transthoracic radiofrequency ablation of renal tumors using an iatrogenic pneumothorax. AJR Am J Roentgenol 185:86–88.

[2] Aschoff AJ, Sulman A, Martinez M, Duerk JL, Resnick MI, MacLennan GT, Lewin JS (2001) Perfusion-modulated MR imaging-guided radiofrequency ablation of the kidney in a porcine model. AJR Am J Roentgenol 177:151–158.

[3] de Baere T, Kuoch V, Smayra T, Dromain C, Cabrera T, Court B, Roche A (2002) Radiofrequency ablation of renal cell carcinoma: preliminary clinical experience. Urology 167:1961–1964.

[4] Boss A, Clasen S, Kuczyk M, Anastasiadis A, Schmidt D, Claussen CD, Schick F, Pereira PL (2005) Radiofrequency ablation of renal cell carcinomas using MR-guidance: initial results. Rofo 177:1139–1145.

[5] Brown SD, Vansonnenberg E, Morrison PR, Diller L, Shamberger RC (2005) CT-guided radiofrequency ablation of pediatric Wilms tumor in a solitary kidney. Pediatr Radiol 35:923–928.

[6] Chang I, Mikityansky I, Wray-Cahen D, Pritchard WF, Karanian JW, Wood BJ (2004) Effects of perfusion on radiofrequency ablation in swine kidneys. Radiology 231:500–505.

[7] Chiou YY, Hwang JI, Chou YH, Wang JH, Chiang JH, Chang CY (2005) Percutaneous radiofrequency ablation of renal cell carcinoma. J Chin Med Assoc 68:221–225.

[8] Corwin TS, Lindberg G, Traxer O, Gettman MT, Smith TG, Pearle MS, Cadeddu JA (2001) Laparoscopic radiofrequency thermal ablation of renal tissue with and without hilar occlusion. J Urol 166:281–284.

[9] Crowley JD, Shelton J, Iverson AJ, Burton MP, Dalrymple NC, Bishoff JT (2000) Laparoscopic and computed tomography-guided percutaneous radiofrequency ablation of renal tissue: acute and chronic effects in an animal model. Urology 57:976–980.

[10] Farrell MA, Charboneau WJ, DiMarco DS, Chow GK, Zincke H, Callstrom MR, Lewis BD, Lee RA, Reading CC (2003) Imaging-guided radiofrequency ablation of solid renal tumors. AJR Am J Roentgenol 180:1509–1513.

[11] Fergany AF, Hafez KS, Novick AC (2000) Long-term results of nephron-sparing surgery for localized renal cell carcinoma: 10-year follow up. J Urol 163:442–445.

[12] Gervais DA, Arellano RS, Mueller PR (2002) Percutaneous radiofrequency ablation of nodal metastases. Cardiovasc Intervent Radiol 25:547–549.

[13] Gervais DA, McGovern FJ, Arellano RS, McDougal SW, Mueller PR (2003) Renal cell carcinoma: clinical experience and technical success with radio-frequency ablation of 42 tumors. Radiology 226:417–424.

[14] Gervais DA, McGovern FJ, Arellano RS, McDougal WS, Mueller PR (2005a) Radiofrequency ablation of renal cell carcinoma. Part 1: Indications, results, and role in patient management over a 6-year period and ablation of 100 tumors. AJR Am J Roentgenol 185:64–71.

[15] Gervais DA, Arellano RS, McGovern FJ, McDougal WS, Mueller PR (2005b) Radiofrequency ablation of renal cell carcinoma. Part 2: Lessons learned with ablation of 100 tumors. AJR Am J Roentgenol 185:72–80.

[16] Goetz MP, Callstrom MR, Charboneau JW, Farrell MA, Maus TP, Welch TJ, Wong GY, Sloan JA, Novotny PJ, Petersen IA, Beres RA, Regge D, Capanna R, Saker MB, Gronemeyer DH, Gevargez A, Ahrar K, Choti MA, de Baere TJ, Rubin J (2004) Percutaneous image-guided radiofrequency ablation of painful metastases involving bone: a multicenter study. J Clin Oncol 22:300–306.

[17] Goldberg SN, Gazelle GS, Mueller PR (2000) Thermal ablation therapy for focal malignancy: a unifi ed approach to underlying principles, techniques, and diagnostic imaging guidance. AJR Am J Roentgenol 174:323–331.

[18] Guinan PD, Vogelzang NJ, Fremgen AM, Chmiel JS, Sylvester JL, Sener SF, Imperato JP (1995) Renal cell carcinoma: tumor size, stage and survival. Members of the Cancer Incidence and End Results Committee. J Urol 153:901–903.

[19] Häker A, Vallo S, Weiss C, Grobholz R, Alken P, Knoll T, Michel MS (2005) Minimally invasive treatment of renal cell carcinoma: comparison of 4 different monopolar radiofrequency devices. Eur Urol 48:584–592.

[20] Homma Y, Kawabe K, Kitamura T, Nishimura Y, Shinohara M,

Kondo Y, Saito I, Minowada S, Asakage Y (1995) Increased incidental detection and reduced mortality in renal cancer – recent retrospective analysis at eight institutions. Int J Urol 2:77–80.
[21] Hsu TH, Fidler ME, Gill IS (2000) Radiofrequency ablation of the kidney: acute and chronic histology in porcine model. Urology 56:872–875.
[22] Hwang JJ, Walther MM, Pautler SE, Coleman JA, Hvizda J, Peterson J, Linehan WM, Wood BJ (2004) Radio frequency ablation of small renal tumors: intermediate results. J Urol 171:1814–1818.
[23] Jacomides L, Ogan K, Watumull L, Cadeddu JA (2003) Laparoscopic application of radio frequency energy enables in situ renal tumor ablation and partial nephrectomy. J Urol 169:49–53.
[24] Jemal A, Tiwari R, Murray T, Ghafoor A, Samuels A, Ward E, Feuer EJ, Thun M (2004) Cancer statistics. CA Cancer J Clin 54:8–29.
[25] Lee JM, Kim SW, Chung GH, Lee SY, Han YM, Kim CS (2003) Open radio-frequency thermal ablation of renal VX2 tumors in a rabbit model using a cooled-tip electrode: feasibility, safety, and effectiveness. Eur Radiol 13:1324–1332.
[26] Lee JM, Han JK, Choi SH, Kim SH, Lee JY, Shin KS, Han CJ, Choi BI (2005) Comparison of renal ablation with monopolar radiofrequency and hypertonic-saline-augmented bipolar radiofrequency: in vitro and in vivo experimental studies. AJR Am J Roentgenol 184:897–905.
[27] Lepetit-Coiffe M, Quesson B, Seror O et al (2002) Real-time temperature control during RF induced local hyperthermia: a feasibility study. In: Proceedings of the 19th Annual Scientifi c Meeting of the European Society for Magnetic Resonance in Medicine and Biology (ESMRMB 2002), August 2002, Cannes, France, p 251.
[28] Lewin JS, Nour SG, Connell CF, Sulman A, Duerk JL, Resnick MI, Haaga JR (2004) Phase II clinical trial of interactive MR imaging-guided interstitial radiofrequency thermal ablation of primary kidney tumors: initial experience. Radiology 232:835–845.
[29] Lotan Y, Cadeddu JA (2005) A cost comparison of nephronsparing surgical techniques for renal tumour. BJU Int 95:1039–1042.
[30] Mahnken A, Rohde D, Brkovic D, Günther RW, Tacke J (2005) Percutaneous radiofrequency ablation of renal cell carcinoma: preliminary results. Acta Radiol 46:208–214.
[31] Margulis V, Matsumoto ED, Taylor G, Shaffer S, Kabbani W, Cadeddu JA (2005) Retrograde renal cooling during radiofrequency ablation to protect from renal collecting system injury. J Urol 174:350–352.
[32] Matlaga BR, Zagoria RJ, Woodruff RD, Torti FM, Hall MC (2002) Phase II trial of radio frequency ablation of renal cancer: evaluation of the kill zone. J Urol 168:2401–2405.
[33] Matsumoto ED, Watumull L, Johnson DB, Ogan K, Taylor GD, Josephs S, Cadeddu JA (2004) The radiographic evolution of radio frequency ablated renal tumors. J Urol 172:45–48.
[34] Matsumoto ED, Johnson DB, Ogan K, Trimmer C, Sagalowsky A, Margulis V, Cadeddu JA (2005) Short-term efficacy of temperature-based radiofrequency ablation of small renal tumors. Urology 65:877–881.
[35] Mayo-Smith WW, Dupuy DE, Parikh PM, Pezzullo JA, Cronan JJ (2003) Imaging-guided percutaneous radiofrequency ablation of solid renal masses: techniques and outcomes of 38 treatment sessions in 32 consecutive patients. AJR Am J Roentgenol 180:1503–1508.
[36] McDougal WS, Gervais DA, MCGovern FJ, Mueller PS (2005) Long-term follow-up of patients with renal cell carcinoma treated with radiofrequency ablation with curative intent. J Urol 174:61–63.
[37] McGovern FJ, Goldberg SN, Wood BJ, Mueller PR (1999) Radiofrequency ablation of renal cell carcinoma via image guided needle electrodes. J Urol 161:599–600.
[38] Merkle EM, Shonk JR, Duerk JL, Jacobs GH, Lewin JS (1999) MR-guided RF thermal ablation of the kidney in a porcine model. AJR Am J Roentgenol 173:645–651.
[39] Merkle EM, Nour SG, Lewin JS (2005) MR imaging follow-up after percutaneous Radiofrequency ablation of renal cell carcinoma: findings in 18 patients during first 6 months. Radiology 235:1065–1071.
[40] Michaels MJ, Rhee HK, Mourtzinos AP, Summerhayes IC, Silverman ML, Libertino JA (2002) Incomplete renal tumor destruction using radio frequency interstitial ablation. J Urol 168:2406–2410.
[41] Neeman Z, Sarin S, Coleman J, Fojo T, Wood BJ (2005) Radiofrequency ablation for tumor-related massive hematuria. J Vasc Interv Radiol 16:417–421.
[42] Ogan K, Jacomides L, Dolmatch BL, Rivera FJ, Dellaria MF, Josephs SC, Cadeddu JA (2002) Percutaneous radiofrequency ablation of renal tumors: technique, limitations, and morbidity. Urology 60:954–958.
[43] Pantuck AJ, Zisman A, Belldegrun AS (2001) The changing natural history of renal cell carcinoma. J Urol 166:297–301.
[44] Pavlovich CP, Walther MM, Choyke PL, Pautler SE, Chang R, Linehan WM, Wood BJ (2002) Percutaneous radio frequency ablation of small renal tumors: initial results. J Urol 167:10–15.
[45] Polascik TJ, Hamper U, Lee BR, Dai Y, Hilton J, Magee CA, Crone JK, Shue MJ, Ferrell M, Trapanotto V, Adiletta M, Partin AW (1999) Ablation of renal tumors in a rabbit model with interstitial saline-augmented radiofrequency energy: preliminary report of a new technology. Urology 53:465–472.
[46] Rendon RA, Kachura JR, Sweet JM, Gertner MR, Sherar MD, Robinette M, Trachtenberg JTJ, Sampson H, Jewett MAS (2002) The uncertainty of radiofrequency treatment of renal cell carcinoma: findings at immediate and delayed nephrectomy. J Urol 167:1587–1592.
[47] Rhim H, Dodd GD, Chintapalli KN, Wood BJ, Dupuy DE, Hvizda JL, Sewell PE, Goldberg SN (2004) Radiofrequency thermal ablation of abdominal tumors: lessons learned from complications. Radiographics 24:41–52.
[48] Schultze D, Morris CS, Bhave AD, Worgan BA, Najarian KE (2003) Radiofrequency ablation of renal transitional cell carcinoma with protective cold saline infusion. J Vasc Interv Radiol 14:489–492.
[49] Su LM, Jarrett TW, Chan DY, Kavoussi LR, Solomon SB (2003) Percutaneous computed tomography-guided radiofrequency ablation of renal masses in high surgical risk patients: preliminary results. Urology 61 [Suppl 4A]:26–33.
[50] Sweeney JP, Thornhill JA, Graiger R, McDermott TE, Butler MR (1996) Incidentally detected renal cell carcinoma: pathological features, survival trends and implications for treatment. Br J Urol 78:351–353.
[51] Tuncali K, vanSonnenberg E, Shankar S, Mortele KJ, Cibas ES, Silverman SG (2004) Evaluation of patients referred for

percutaneous ablation of renal tumors: importance of a preprocedural diagnosis. AJR Am J Roentgenol 183:575–582.

[52] Uzzo RG, Novick AC (2001) Nephron sparing surgery for renal tumors: indications techniques and outcomes. J Urol 166:6–18.

[53] Veltri A, De Fazio G, Malfi tana V, Isolato G, Fontana D, Tizzani A, Gandini G (2004) Percutaneous US-guided RF thermal ablation for malignant renal tumors: preliminary results in 13 patients. Eur Radiol 14:2303–2310.

[54] Walther MM, Shawker TH, Libutti SK, Lubensky I, Choyke PL, Venzon D, Linehan WM (2000) A phase 2 study of radio frequency interstitial tissue ablation of localized renal tumors. J Urol 163:1424–1427.

[55] Zagoria RJ, Dyer RB (1998) The small renal mass: detection, characterization, and management. Abdom Imaging 23:256–265.

[56] Zagoria RJ, Chen MY, Kavanagh PV, Torti FM (2001) Radio frequency ablation of lung metastases from renal cell carcinoma. J Urol 166:1827–1828.

[57] Zagoria RJ, Hawkins AD, Clark PE, Hall MC, Matlaga BR, Dyer RB, Chen MY (2004) Percutaneous CT-guided radiofrequency ablation of renal neoplasms: factors influencing success. AJR Am J Roentgenol 183:201–207.

[58] Zlotta AR, Wildschutz T, Raviv G, Peny MO, van Gansbeke D, Noel JC, Schulman CC (1997) Radiofrequency interstitial tumor ablation (RITA) is a possible new modality for treatment of renal cancer: ex vivo and in vivo experience. J Endourol 11:251–258.

第5章 肺部病变消融治疗

Lung

一、肺肿瘤射频消融（RFA）

Karin Steinke 著

郭兰坤 张啸波 译 张 肖 校

（一）概述

1. 肺肿瘤

原发性肺癌是严重的全球性健康问题之一，死亡人数甚至超过乳腺癌、前列腺癌及结直肠癌的总和（Brescia，2001）。非小细胞肺癌（NSCLC）约占原发性肺癌的80%。无法手术切除是影响预后的最主要因素（Strauss，1997）。仅有不足1/5的NSCLC患者在确诊时可行根治性切除，但由于肺癌是最具有生物学侵袭性的癌症之一，即使能够完全切除的患者也容易复发，这使得患者的5年死亡率接近90%（Salgia和Skarin，1998）。

几乎所有的原发肿瘤均可发生肺转移。恶性肿瘤患者中，经尸检发现有肺转移者占25%～30%（Ollila和Morton，1998）。尽管接近1/3的癌症患者死于肺转移，但其中却很少有满足手术切除标准者。

在一项涉及5206例肺转移瘤外科手术治疗的回顾性研究中，原发病变42%为肉瘤，14%为结直肠癌，9%为乳腺癌，8%为肾癌，7%为生殖细胞肿瘤，6%为黑色素瘤，5%为头颈癌（Friedel等，1999）。

易发生肺转移并以肺为唯一转移部位的肿瘤包括肉瘤、肾细胞癌和头颈癌。而诸如乳腺癌、黑色素瘤和结直肠癌通常发生多器官转移（Davidson等，2001）。

近年来，关于不同患者人群转移瘤切除手术的研究（Friedel等，2002；Pastorino等，2002；Pfannschmidt等，2002）表明，转移瘤切除术是安全的，并可延长患者生存期。经研究证实，手术切除的完整性会明显影响预后生存期，但有关无瘤间隔时间（DFI）、肿瘤类型、转移瘤数量和大小对生存期的影响方面尚无统一结论。

结直肠癌肺转移相对较为特殊。结直肠癌是工业化国家中第二常见的内脏恶性肿瘤，在北美、欧洲、澳大利亚、新西兰和日本的发病率高（Faivre等，2002）。此外，结直肠癌发病率在世界大多数国家和地区呈上升趋势（Faivre等，2002）。结直肠癌患者中，尽管复发大多发生在局部，但在约20%的患者中会出现远处转移（Davidson等，2001）。发生孤立性肺转移概率较低，仅为2%～4%，肺是腹外转移的最常见部位（McCormack和Ginsberg，1998）。与许多其他癌症不同，结直肠癌远处转移的出现不妨碍进行根治性治疗（Penna和Nordlinger，2002）。

在一项研究中，通过对85例肺转移瘤患者分别采用传统的电凝或吻合器缝合、肺叶切除术或钕－钇－铝－石榴石晶体（Nd：YAG）激光消融，结果表明手术方式不会对生存率产生显著影响（Mineo等，2001）。

根据现有结直肠癌肺转移患者外科手术后的完善生存数据，可得出以下结论：如果能够通过RFA完全消融肿瘤，其生存率可与外科手术切除相媲美，且发病率及死亡率较低、患者生活质量较高，只需患者留院观察一晚甚至在门诊进行治疗。

2. 肺肿瘤局部消融

(1) 方法技术：局部肿瘤消融的不同技术及其临床适应证已在第 2 章和第 3 章详细介绍。

肺肿瘤局部治疗方法包括热消融治疗［如 RFA、激光诱导间质热疗（LITT）、微波消融、高强度聚焦超声（HIFU）］、放射治疗（内放射 / 外放射）、光动力疗法和电化学疗法等。

其中一些方法已经广泛应用于临床，如 RFA 和 LITT（Vogl 等，2004）。

微波产生的凝固作用可在数分钟内产生较大的消融体积，对肝肿瘤的治疗效果至少与经皮穿刺无水乙醇灌注（PEI）的效果相当（Seki 等，1999）。如通过直径＜ 2mm 的消融天线即可完成消融治疗，则经皮微波消融治疗肺部肿瘤将会很有吸引力。

HIFU 的工作原理是将能量转化为热量，这是其与 RFA、LITT 和微波消融原理的共同之处。当然，这种方法的优势在于无须穿刺。通过 0.5～4.0MHz 的频率进行治疗，可对深部预选的软组织靶区进行热消融，而对较浅的表层组织无损伤。HIFU 治疗深部病灶受以下限制：兆赫兹的超声波无法通过空气或骨骼传播，声波传播需要液体或软组织路径为媒介（Visioli 等，1999）。

冷冻消融是治疗肝脏肿瘤的有效方法。其并发症发生率较 RFA 高，但冷冻消融未在肺部肿瘤中广泛应用的主要原因并非如此，而是由于其探针直径较粗（Wang 等，2004）。

放射治疗、光动力疗法等方法临床应用仍较少。电化学疗法仍处于试验阶段。由于组织特性原因，在肝脏中广泛使用的局部肿瘤化学毁损方法并不适用于肺。

(2) 适应证：肺肿瘤局部消融的适应证与手术切除的指征大致相似，但略有不同。通常认为单侧胸腔病变数目应≤ 5 个，病灶最大直径应＜ 5cm。大多数专家认为，RFA 仅适用于无明显肺外转移的患者，但该方法在减轻疼痛方面也有一定作用，这部分内容将在下文中进行讨论。理想情况下，靶病灶的最大直径应＜ 3.5cm 并完全被非肿瘤性肺组织包围。对于毗邻胸膜的肿瘤也可进行有效治疗，但治疗时和治疗后疼痛可能会较为明显。

(3) 局部消融相对于肺切除术的优点：与肺切除术相比，局部消融具有其毋庸置疑的优势。外科手术的创伤可能会导致肿瘤复发、转移灶的生长和转移扩散。与手术相关的这些不良事件取决于多种因素，如免疫抑制（Colacchio 等，1994）、脱落的肿瘤细胞进入伤口区域和循环系统（Hansen 等，1995）及伤口愈合时生长因子的产生和释放等，都会影响肿瘤细胞的黏附和生长（Brown 等，1999）。

局部肿瘤治疗的潜在优势：①选择性消融产生的免疫抑制作用较轻，生长因子释放较少；②微创手术并发症发生率和死亡率较低；③对边缘性肺功能不佳的患者可通过保留健康的肺组织来减少呼吸障碍；④具有可重复性；⑤较为经济；⑥术中有完备的影像引导，且影像资料可用于术后随访对照；⑦治疗疼痛较轻，有效提高患者的生存质量，且可作为门诊手术或明显缩短住院时间（术后仅需留院观察一晚即可出院），使患者更快恢复正常生活。

热消融治疗后，有许多因素诱发了积极的免疫作用，如肿瘤内热休克蛋白（HSP）表达（Srivastava，2002）、癌症抗原表达（Gromkowskie 等，1989）及淋巴细胞在内皮细胞上的附着增加（Lefor 等，1994）。

(4) 治疗要求

①规避种植转移风险的活检和治疗：肿瘤的特性通常可从新病变的出现、现有病变的生长或肿瘤标志物［如癌胚抗原（CEA）］升高等表现反映出来。然而，在某些情况下不进行活检则难以最终明确肺结节是否为恶性，尤其是较小的结节。

有研究报道，在对肺肿瘤进行细针穿刺活检后，会发生沿针道的种植转移。这是一种后果严重的并发症，尤其是对于接受根治性肺切除手术的患者而言。解决该问题的方法之一是采用双针技术（Wales 等，1981），同时允许鞘针穿过胸膜，在不增加气胸风险的情况下提取病变的多个样本。

因肺部经皮微创肿瘤治疗而发生针道种植转移的报道鲜见。根据肝脏相关治疗的数据，在接受 PEI 治疗的肝细胞癌患者中有 0.7%～2.3% 的病例会发生针道种植转移（Ishii 等，1998）。

经皮肝脏 RFA 后沿电极针道种植转移率为 0.3%～12.5%（Mulier 等，2002；Llovet 等，2001）。

沿电极针道种植转移的风险很可能被低估了，因为术后有许多患者发生疾病进展和（或）复发，以及生存期或随访时间缩短的情况。

在治疗结束时，立即仔细对针道周围的组织进行消融，有助于降低针道种植转移的风险。

②术中成像与实时监控：经皮治疗依赖于通过影像技术对肿瘤扩散情况进行准确描述。

与实体器官相比，肺实质无法通过超声显影。CT 和 PET 检查常用于消融术前成像，CT 和 MRI 则用于术中监测，CT、PET 及 MRI 均可用于术后随访。

CT 作为实时监测设备并不理想，因为在 24h 内并不能显示组织的热损伤变化，但在肺部充分消融的病变周围能够可重复的观察到椭球性密度浑浊区（磨玻璃样改变），其相当于热消融的区域，且与周围正常肺组织界限分明。因此，在射频消融后即刻 CT 扫描，出现周缘磨玻璃密度影则提示消融成功（Yasui 等，2004）。

MRI 是进行温度测量的理想设备。其特殊优势是不仅可进行温度成像，还可用于靶区勾画，且可对治疗效果进行早期评估（Quesson 等，2000），但缺点在于实用性相对较低且成本较高。

^{18}F- 氟代脱氧葡萄糖（FDG）是一种会在肿瘤中积累量大于正常组织的葡萄糖。FDG PET 可用于多种恶性肿瘤的诊断和随访，尤其是肺癌（Rohrenet 等，2004）。可将 CT 与 PET 相结合，与单纯 PET 成像相比，PET/CT 具有一些潜在的优势，可通过 CT 进行更精确的校正使 PET 图像质量更高，还可将 CT 信息（解剖结构）与 PET 信息（代谢）进行自动配准，并缩短成像时间。

③不同局部消融方法比较：有关于肺部各种局部消融方法的前瞻性随机对照研究仍较少。RFA 和 LITT 是两种具有竞争力的微创治疗方法，目前关于肺 RFA 的研究数据较多，LITT 的应用相对较为局限（Vogl 等，2004）。LITT 治疗的短期随访结果似乎与 RFA 相当，但接受 LITT 治疗的患者其病灶最大直径＜ 3cm。然而，LITT 治疗导致气胸的发生率（10%）明显低于 RFA（30%～40%）。

④局部消融与外科手术切除比较：肺恶性肿瘤的局部消融治疗相对较为新颖，缺乏与手术切除进行长期随访的对照研究。当然也存在患者选择偏倚的因素，因为目前 RFA 的患者群体主要是由难以手术切除的肿瘤患者构成。

在原发性肺癌中，Ⅰa 期的 NSCLC 根治性手术的有关数据显示，患者 1 年、3 年和 5 年的总生存率分别为 89%、76% 和 66%（Campione 等，2004）。随着肺癌病例可手术分期的不断提高（部分病例可达Ⅲb 期），存活率和复发率情况却日益降低。对局部消融与外科手术进行对比造成困难的第二大直接原因是大多数患者接受了辅助或新辅助治疗，包括化疗、放射治疗或同步放化疗（Okawara 等，2004）。

就肺转移手术切除而言，其研究数据也存在很大差异。在国际肺转移登记中心基于 5206 例肺转移切除手术的预后分析中，对长期结果进行了评估。肺转移患者完全切除术后 5 年存活率为 36%，10 年存活率为 26%，15 年为 22%（中位数为 35 个月）；不完全切除术后 5 年存活率为 13%，10 年存活率为 7%（中位数为 15 个月）。完全切除的患者中，无病间隔时间为 0～11 个月的患者 5 年生存率为 33%，无病间隔时间＞ 36 个月的患者 5 年生存率为 45%；单个病灶患者 5 年存活率为 43%，病灶数目≥ 4 个的患者 5 年存活率为 27%。

3. RFA 治疗

人类使用"热疗"已有几千年历史，最早可追溯至古印度和古希腊时期，治疗师曾将其作为止血的方法。希波克拉底曾说："药物不能治愈的疾病，刀能治愈；刀不能治愈的疾病，火能治愈"（Adams，1886）。

近年来，热能已广泛应用于电凝手术设备中，以控制出血和切割组织。

在过去几十年中，RFA 曾被用于治疗心律失常（Luderitz，2003），其也被用于治疗三叉神经痛（Oturai 等，1996）和骨样骨瘤（Rosenthal 等，1998）。

RFA 在治疗除肺肿瘤以外的实体器官肿瘤中的应用在本书其他章节进行了详细介绍。RFA 最有前景及最常见的临床应用是在治疗肝肿瘤方面，其在肺肿瘤治疗方面的应用和发展有望与肝肿瘤消融相似。

射频电极针的型号从 14G 至 17G 不等，并设计出多种各具特点的电极针，如水冷却、盐水灌注、单极或双极、直型针，以及可弯曲或可扩展的形态，所有这些设计旨在增加单位时间内引起的坏死体积。不同射频系统在发射功率（50～250W）、发射器成本（12 000～30 000 美元）、电极针成本（500～1500 美元）、参数监控、所用算法等方面有所不同。所有电极均不可重复使用。

本章所述的 RFA 操作细节和结果基于笔者使用的 RITA 系统（RITA Medical Systems，Mountain View，Calif.，USA）和 RITA® StarBurstTM XL 电极针的一些经验。通过调节电极的位置可获得直径 3～5cm 的消融区。这种电极探针有 9 个可扩展电极（其中 5 个能够进行测温）和 1 个套管针尖端。之所以选择这种消融系统，因为它的可扩展电极可以固定在组织上，确保位置不受呼吸运动的影响。该系统操作方便，射频发射器相关数据（功率、阻抗、温度、时间等）可清晰显示出来。

（二）动物实验

1. 血管直径对活体绵羊肺部射频损伤的影响

已有相关试验研究对兔正常肺组织经皮 RFA 的可行性和安全性进行了评估（Goldberg 等，1995），并对试验诱导的肺恶性肿瘤消融有效性进行了评估（Goldberg 等，1996；Miao 等，2001；Ahrar 等，2003）。然而，在动物活体肺 RFA 试验方面获得一定的经验后，临床已开始对患者进行肺射频消融治疗。目前相关动物实验几乎都是基于啮齿类动物进行的，缺乏大型动物试验数据。

需要评估的一个重要问题是 RFA 在肺部的热沉效应是否与肝脏的热沉效应相同（Lu 等，2002）。既往利用绵羊活体模型，宏观评估了血管大小对肺射频损伤所产生的影响，包括灌注引起的热沉效应、发生相关血管损伤的可能性及并发症的类型和严重程度。

在预定的位置（肺门、肺门周围和肺外 1/3 处）依次进行射频消融。消融后按照急性反应组（立即安乐死）、亚急性反应组（消融后 72h 安乐死）和慢性反应组（消融后 28 天安乐死）对试验动物进行分组和处置。对所有射频消融区进行组织学分析，以确定血管损伤和效应的热沉程度，并评估并发症。对所有标本的代表性区域大体切片进行拍照，选定具有代表性的肺部病变进行组织学检查。

大体病理可见典型的中央变色坏死区，被两个同心边缘包围，内部的白色边缘代表嗜酸性凝固性坏死，外部的暗红色区域代表出血。在急性标本上，还发现了另一个外同心层，并可见血细胞和水肿表现。

如之前在消融切除模型中所示（Steinke 等，2002），消融灶与正常肺之间存在一个明显的界限（图 5-1），最终表现为由被纤维囊包围的中央凝固坏死区构成的结节（图 5-1C）。

在急性、亚急性和慢性消融区中，仅在直径＞3mm 的血管中观察到热沉效应，表现为血管和消融区域之间组织内陷，而在直径＜3mm 的血管中有 20% 可见血栓。在组织病理学上，直径＜3mm 的血管至少表现出部分血管壁损伤，其特征在于内皮细胞坏死和腔内血栓，直径＞3mm 的血管其血管壁损伤程度随血管直径的增加而降低

（Steinke 等，2005）。

2. 心肌与毗邻心脏的肺组织射频消融的安全性

为评估 RFA 用于邻近心脏的肺实质区域消融的可行性和安全性，并评估 RF 电极穿透心包和心肌所引起的临床影响及对心脏的组织病理学损伤，笔者曾在与这些结构区域相关的预定位置依次进行了 RFA。

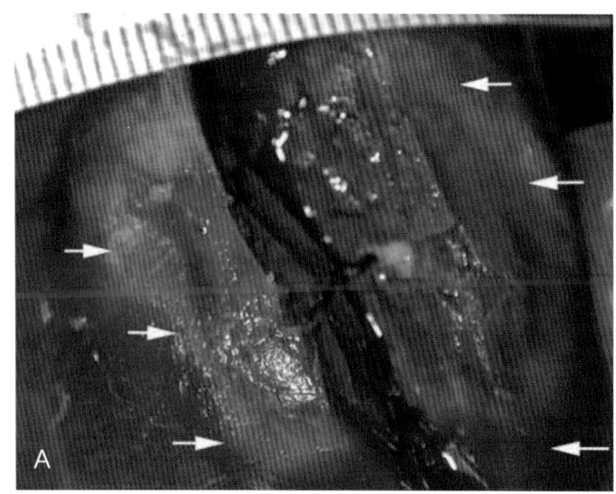

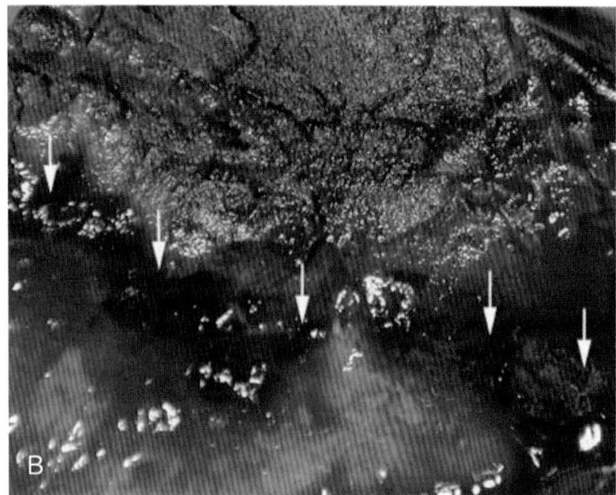

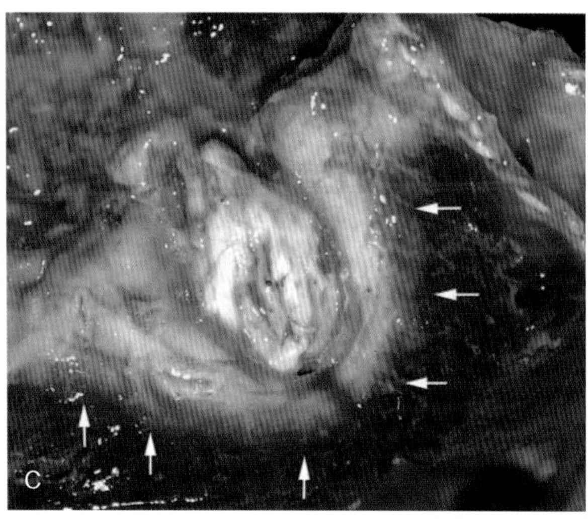

▲ 图 5-1 绵羊肺部急性（A）、亚急性（B）及慢性（C）射频消融损伤大体病理可见中心坏死周围伴有边界清晰的同心圆边缘

在与心脏相邻部位的消融中，均发现室性心动过速。在消融中，如果电极针刺入左心室心肌（图 5-2），会引起严重的心动过速，心率可高达 180 次 / 分钟，但除了短暂性室性心动过速外尚未发现其他的不良反应。

由于心肌的连续跳动导致电极针尖端偶尔会偏离心脏。即使使用最大功率，最靠近心脏的电极尖端周围的温度也不会超过 47℃。这主要是由于循环血液的冷却作用，该冷却作用可有效防止对血管或心脏的热损伤，但同时还防止了组织的致死性损害，可能因此而导致肿瘤复发。

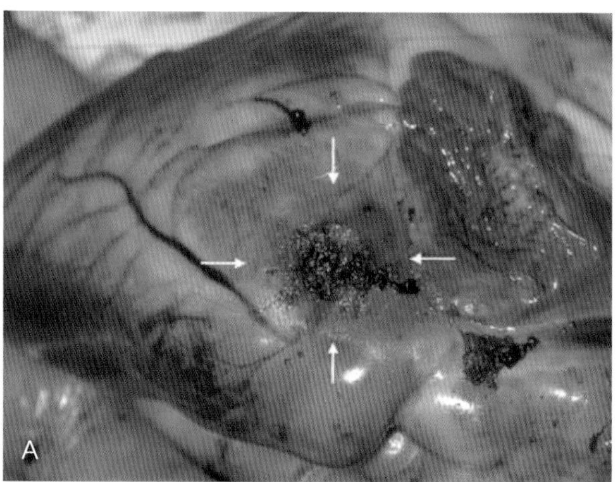

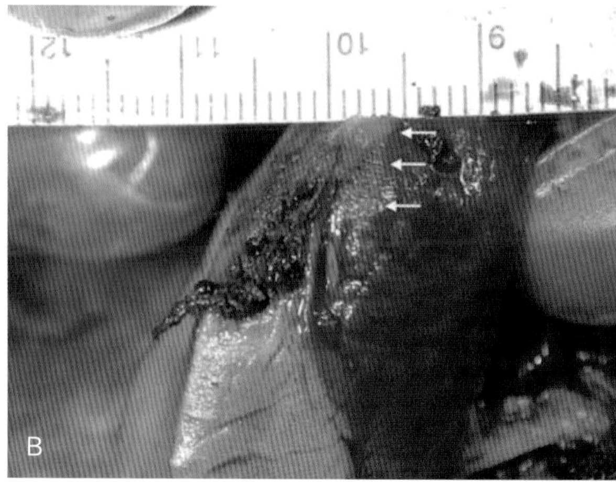

▲ 图 5-2 RFA 引起的左心室热损伤（A，箭）。左心室沿电极轨迹切面可见 RFA 对心肌的热损伤（B，箭）

并不提倡对位于可能引起心肌或冠状动脉热损伤区域的肿瘤进行RFA治疗。与心脏相邻甚至与心脏紧贴的肺部肿瘤，也有可能会被安全地消融。然而，由于循环血液的冷却作用，在心脏和大血管附近可能会残存未完全消融的肿瘤。

（三）患者处置

1. 患者的选择及预处理

应由多学科专家共同对患者进行评估。根据肺部肿瘤的位置和分布、心肺功能情况而被判定无法外科手术的患者可能适于进行射频消融治疗。另有一部分患者尽管可进行外科手术治疗，但因拒绝手术而选择创伤较小的替代治疗方法。

对于双肺转移病灶也可进行RFA治疗，但出于安全考虑，一次只能消融单侧肺内病灶。对于直径＞3.5cm的病灶，往往需要进行重叠消融。

RFA治疗仅有的排除标准包括无法纠正的凝血障碍及每侧胸腔有＞5个转移病灶。曾接受过肺切除术的患者进行RFA治疗的风险较高，需要有胸外科医生和麻醉师在场且需要一系列重症监护设施。

治疗前，必须进行细致的临床评估，完善相关实验室检查、影像学检查和肺功能检查。术前胸部CT检查至关重要，其目的在于确定病灶数目、大小和位置。必须明确病灶与心脏、主要支气管和血管的关系及周围肺实质的状态。此外，术前CT图像也是术后随访观察的重要参考资料。

根据笔者的经验，通常对于单侧胸腔≤5处病灶且最大病灶直径≤4cm的患者可进行射频消融治疗，个别例外情况另行考量。

2. 治疗相关流程及注意事项

治疗前，患者（或其家属）需签署知情同意书。

根据病变的位置选择合适的手术体位，并将患者固定于CT扫描床。需要注意的是，消融每个病灶至少要在目标温度下保持15min，因此应尽可能选择患者较为舒适的体位，最好是仰卧或俯卧位。通过脉搏血氧仪监测和记录患者的血压、脉搏和血氧饱和度情况。建议持续低流量吸氧（通常为2～4L/min）。

在患者背部肌肉处皮肤贴附2个接地电极片或在其每侧大腿上各贴附1个接地电极片（图5-3），使患者成为电流回路的一部分，将电极片较长的边缘面向消融部位，从而提供较大的“接触面”，以减少皮肤灼伤的风险。术中向患者进行射频能量传输时，建议反复检查接地电极片的温度，以避免皮肤灼伤。

穿刺入皮点及路径的选择应符合路径最短且垂直的基本原则，避开肺大疱、叶间裂或肺血管及支气管，且使电极探针远端处于胸腔内较浅位置，以减少呼吸、运动或射频电极近端线缆重量引起的位移影响。

在对穿刺入皮点区域消毒后，对穿刺路径组织及胸膜进行局部麻醉。术中镇静或镇痛通常采用清醒镇静，以催眠药物和短效镇痛药的组合为多，可以根据术中需要给予和增加镇痛药物，并根据患者的依从性和操作的不同阶段进行调节。尽管（或由于）深度镇静状态下有时也会发生非常轻微的躁动，但大多数情况下并不需要麻醉师干预。不依赖麻醉师监护，可极大提高消融操作及CT室管理的灵活性，并且减低手术成本。然而，在术中出现较长时间疼痛、患者移动等情况，以及对与胸膜广泛接触的肿瘤进行消融时，可能需要全身麻醉。

在CT引导下进行电极探针定位穿刺（图

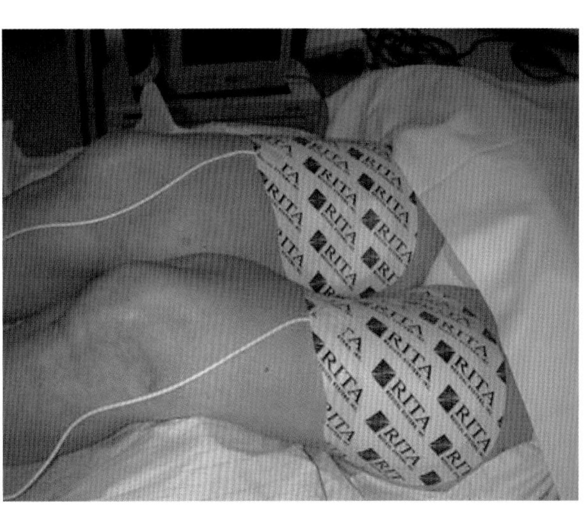

▲ 图5-3　将接地电极片贴附于患者大腿部位

5–4)。CT 较适于作为影像引导方式。由于呼吸运动的影响，非透视 CT 引导较为困难且精确度较差。使用 CT 透视引导可在实时观测下快捷地将电极穿刺至肿瘤病灶处，从而减少患者接受的辐射时间和剂量(Carlson 等,2001)。在此过程中，临床医生可通过使用其他手术工具（如血管钳）抓取或移动电极探针，以最大限度地减少自身接受的辐射。

穿刺到位（最好对 3 个平面图像进行综合评估）之后（图 5–4B），将穿刺探针展开为 2cm 的电极阵列，并连接至射频发生器。这时应该警惕电极“回退”的风险，在这种情况下套管针会发生回退，电极将会暴露在肿瘤的近端，而不会像预期的那样穿出外鞘刺入肿瘤内部。

使用基于温度为衡量标准的治疗方案，一般建议的初始功率设置为 50W，最高可调至 150W，将平均消融温度设置为 90℃。目的是逐渐加热导致肿瘤发生凝固坏死。我们尝试通过较低功率设置方案来避免炭化的形成及后续的无效加热过程。

术中需通过间断扫描来确认电极针的位置，尤其是在改变电极释放直径或患者体位发生明显变化时。当平均消融温度维持时间达到预期设定目标时，射频发生器将自动关闭，并自动开始 20s 的冷却循环。冷却周期结束后，如果消融区组织温度≥ 60℃，电极回退至套管针中，而后可开始进行“针道消融”。该过程能够凝固针道并减低出血及肿瘤种植转移的风险。如果冷却循环完成后有一个或多个测温电极提示温度＜ 60℃，则提示消融不完全，需进行第二个消融周期。

3. 疗效评估及随访

治疗完成后，应对患者进行 3～4h 的心率、血压及血氧饱和度监测。患者最好采用穿刺部位在下的体位卧床，这有助于减少空气渗漏和术后气胸的发生。此后每隔 3～4h 进行一次立位胸部 X 线检查，以排除新发气胸或气胸量增加的情况。对于少量且无症状的气胸患者，在经 X 线检查确保处于稳定状态时可保守处理。对于大量且有症状的气胸患者，通常需要置入小口径导管进行引流。一般认为，无症状患者气胸量超过同侧肺体积的 30% 时也需进行引流，是否进行引流则应根据具体情况来决定。

随访内容包括临床评估、实验室检查和肺功能检查等。如果消融治疗是作为临床研究的一部分进行的，还应对患者的生存质量进行评估。就随访中的影像学检查而言，CT 是最佳的选择。

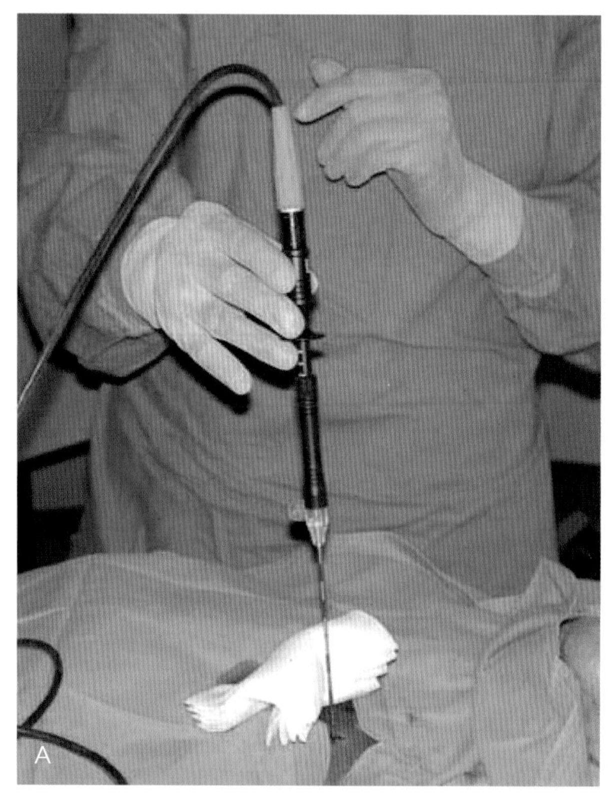

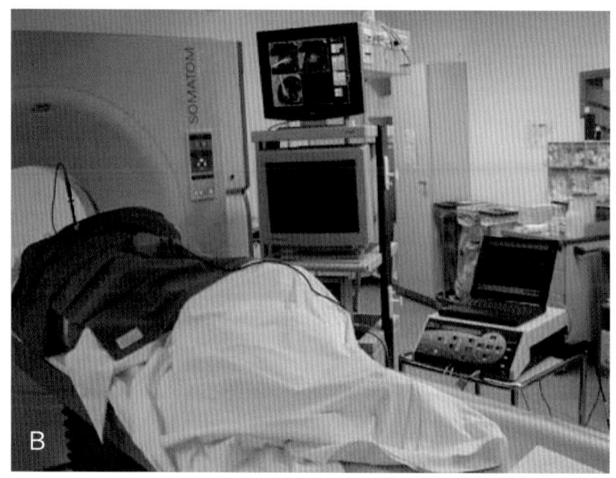

▲ 图 5–4 在无菌条件下插入射频治疗设备（**A**）。在 **CT** 室内正在进行介入治疗，基于 **3** 个平面的图像对电极针的位置进行监测（**B**）

建议在术后 1 个月进行胸部 CT 检查，在术后第一年内每间隔 3 个月进行一次复查，随后每 6 个月复查一次，以评估消融灶的大小变化及其对比吸收情况。术后 1 个月的 CT 扫描复查测量结果可作为此后复查的重要参考依据，任何进一步的增大或吸收减缓都会提示复发可能。

MRI 和 PET 也是很好且敏感的随访检查方式（MacManus 和 Hicks，2003），可较好地区分残余肉芽组织与肿瘤复发，但对于许多医院而言，其实用性欠佳且成本较高。

（四）CT 引导 RFA 治疗肺肿瘤的形态学表现

超声及 MRI 对肺组织的显示欠佳，CT 仍是经皮介入诊断及治疗的首选影像引导方式。

在 RFA 过程中，消融部位的典型特征是围绕消融探针周围形成的球状磨玻璃密度区，且密度不断增高（图 5–5）。

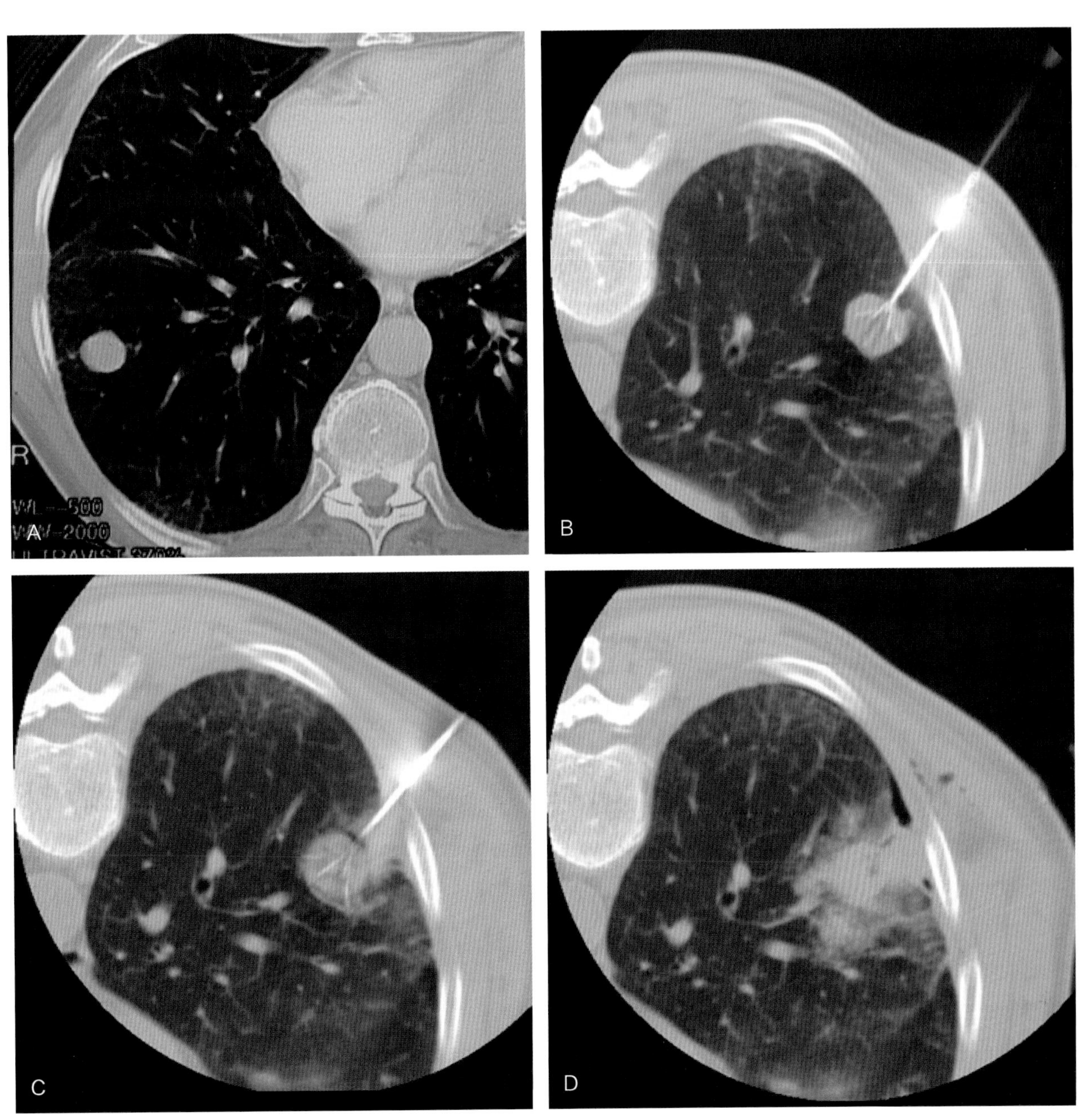

▲ 图 5–5 **RFA 术中病变周围区域密度不断增高**

A. RFA 治疗前 CT 图像；B. 消融开始时 CT 图像；C. 消融半程 CT 图像；D. 消融术后 CT 图像

成功的消融治疗不仅要求消融区完全涵盖肿瘤，还要求周围留有足够的安全边界，成功消融后 1 周病灶的大小较基线会有所增加，术后 1 个月时 95% 的病灶仍会大于基线水平，3 个月时仍有 76% 的病灶大于基线水平，6 个月时大部分病灶则就会小于基线水平或与基线水平近似（图 5-6）。术后 6 个月，如病灶仍明显大于基线水平，应该考虑到不完全消融或复发的可能。瘢痕残留为常见的最终消融转归表现，完全性的瘢痕残留可见于直径＜ 3cm 的病灶完全消融后。

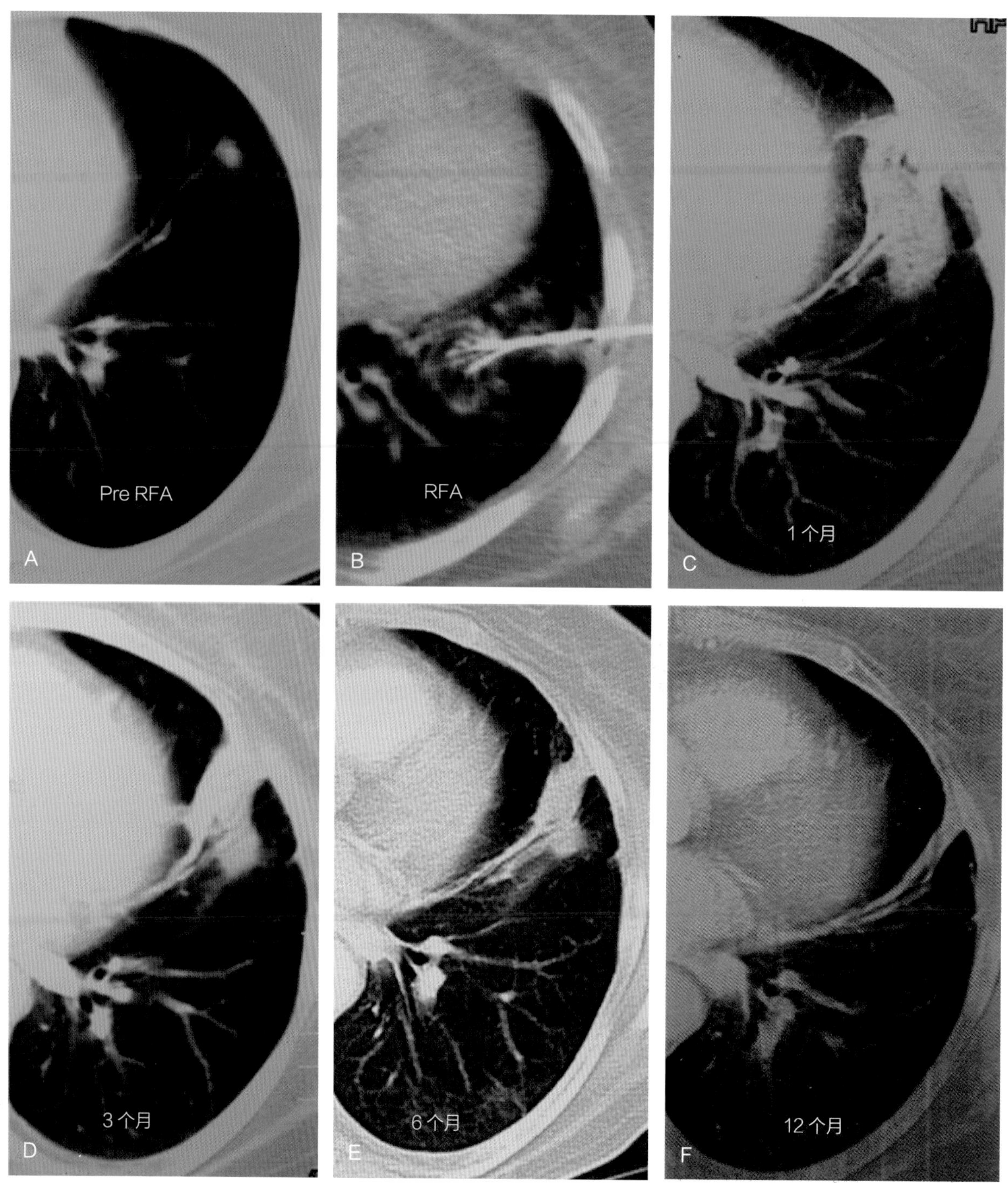

▲ 图 5-6　左肺可见直径 1cm 的肺转移瘤病灶（A），行 RFA 治疗（B）。消融后 1 个月，密度增高区大小为 2.5cm × 5cm（C）；消融后 3 个月，密度增高区大小为 2.2cm × 4cm，与胸膜相连（D）；消融后 6 个月，密度增高区大小为 1.7cm × 3cm（E）；消融后 12 个月，可见残余瘢痕，未见占位性病变（F）

（五）肺内大病灶实现完全消融面临的困难

通常，确诊时原发性和转移性肺肿瘤的直径已＞ 3cm。目前常用的射频电极能够达到的最大消融直径为 5cm。消融治疗的肿瘤最大直径≤ 3cm 为宜，因为肿瘤周围还应留出＞ 1cm 的安全消融边界。

重叠消融是针对较大病灶的一种消融方法，已成功应用于肝肿瘤的 RFA 治疗（Curley，2001；Livraghi 等，2000）。局部复发通常在消融后 3～6 个月能够在 CT 上表现出来，在某些情况下消融后数周也可能发现较早的复发（图 5–7）。然而，必须注意鉴别由周围强化的肉芽组织造成的假阳性征象。

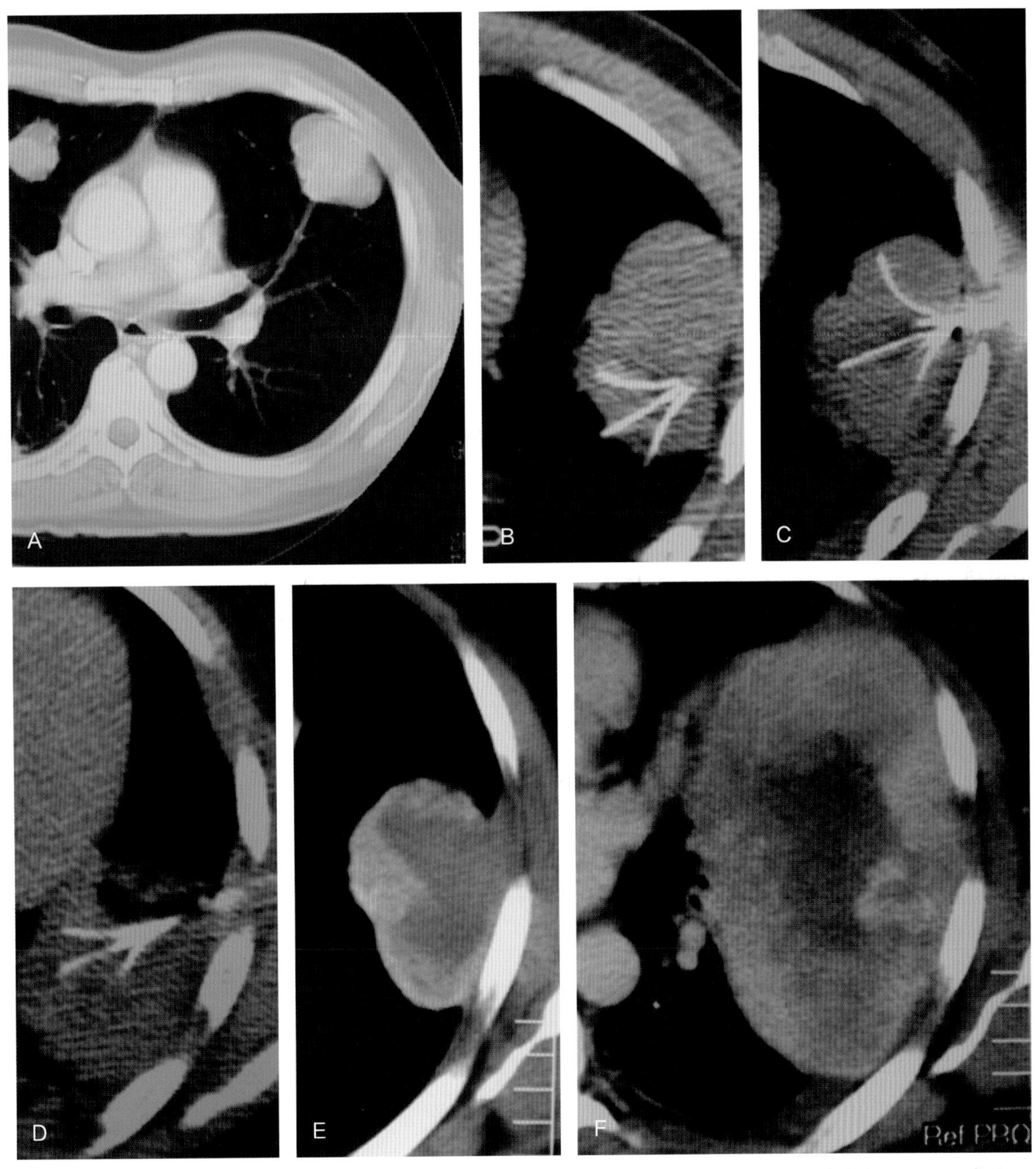

▲ 图 5–7 男性，**52** 岁，转移性肾细胞癌。**RFA** 治疗前胸部 **CT** 可见左肺上叶最大径约 **5cm** 的肺转移瘤病灶（**A**）。**RFA** 术中 **CT** 显示消融时肿瘤内部后上方的电极位置（**B**）、肿瘤内部前上方的电极位置（**C**）及肿瘤内部下方的电极位置（**D**）。**RFA** 术后 **1** 个月，残余肿瘤表现为边缘性增强（**E**）。**RFA** 术后 **4** 个月，残余肿瘤迅速增大（**F**）

RFA 电极针在肿瘤内的位置准确度对于成功消融至关重要。理想情况下，对于直径 3～5cm 的肿瘤应进行 6 次重叠消融治疗，4 次在 x 轴平面上，2 次在 y 轴平面上，所有消融区均应涵盖肿瘤中心位置（Dodd 等，2002）。

由于患者呼吸运动的影响，病变始终在移动。消融的程度受肿瘤附近的大血管的制约，因血液循环引起的热沉效应导致难以达到病灶完全消融（Lu 等，2002）。

然而，RFA 的优点在于可重复多次消融，以摧毁残余肿瘤。此外，即使消融达不到 100% 的肿瘤坏死，也可以作为肺肿瘤化疗和放射治疗的补充治疗方式。

（六）CT 引导下 RFA 治疗肺部病变的局限性及并发症

相关技术性问题的发生率＜ 5%，包括质地坚硬的肿瘤从电极尖端弹开、干燥组织黏附在打开的电极尖端致使电极难以退回套管内、未能达到目标温度等问题。

对于邻近心脏或主要支气管、血管的病变，消融治疗不仅要注意在不损伤毗邻重要结构的情况下准确穿刺到肿瘤，还要克服循环血液的冷却效应，成功实施完全消融是对医生技术的挑战。

1. 气胸和肺实质内出血

气胸在 RFA 相关并发症中较为常见，约 1/3 的肺外来源转移瘤患者和约 1/2 的原发性肺癌患者（病灶不邻近胸膜）可能会在消融术中出现气胸（图 5–8）。既往接受过肺部手术或目标病灶活检的患者，可能会发生胸膜粘连，气胸发生的风险则相对较低。同时治疗多个病灶更易发生气胸。有研究报道，在发生 RFA 相关气胸的患者中，平均治疗 2.6 个病灶，而在未发生气胸的患者中，平均治疗 1.4 个病灶（Steinke 等，2003）。

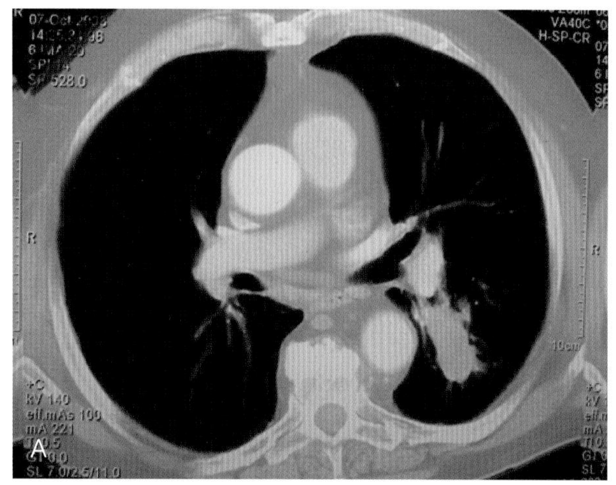

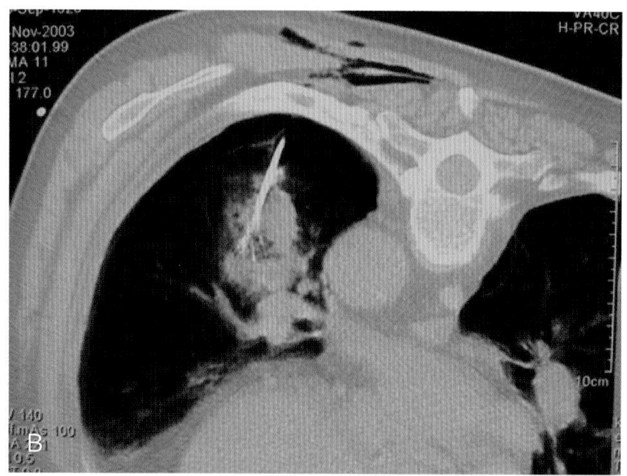

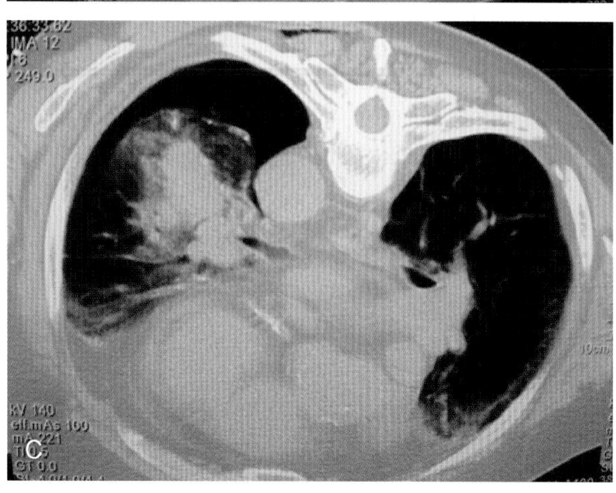

▲ **图 5–8** 肺气肿背景下可见肺类癌病灶（**A**）。**RFA** 术中可见气胸及软组织肿胀（**B**）。消融结束时气胸量增多（**C**）

据报道，肺活检相关气胸的发生率为 19%～60%（Richardson 等，2002），其中需要进行胸腔引流者占 3%～50%（Saji 等，2002；Richardson 等，2002）。

出血是肺射频消融并发症之一，往往是由于电极探针穿刺引起，而不是消融过程本身引起的（图 5–9）。Dupuy 等（Dupuy 等，2002）的研究显示，感染的发生率＜ 1%，支气管胸膜瘘形成的发生率＜ 1%。在 Vaughn 等（Vaughn 等，2002）的研究中，气胸的发生率为 20%，出血的发生率为 1%。

有研究报道，使用 22G 细针进行经皮活检引起气胸和肺实质出血的发生率为 8.2% 和 1.4%，使用 20G 同轴活检针则气胸和肺实质出血的发生率为 24% 和 29%（Arslan 等，2002）。在英国的一项涉及 5444 例活检病例的大样本研究中，气胸的发生率为 20.5%，咯血的发生率为 5.3%（Lopez Hanninen 等，2001）。咯血的发生率与肺实质出血的发生率并不相关。Richardson 等研究显示，肺实质出血的患者占 29%，但其中没有一例有咯血症状。电极针较粗（14G）及需要进行多次消融，似乎可以解释 RFA 相关气胸的发生率高于单纯的穿刺活检的原因。在一定程度上，既往研究中相关结果的差异可通过患者选择和管理方面的偏倚来解释。建议在单侧胸腔最多对 6 个转移病灶进行消融治疗。不同于早期阶段，病灶大小和邻近主要血管及支气管，已不再是 RFA 治疗的绝对禁忌证。

对于接受 RFA 治疗的患者，还应注意围手术期肺内出血的风险。此类出血通常为自限性，但也有出现大量肺内出血并导致死亡的情况发生（Dupuy 等，2002；Vaughn 等，2002）。

对于呼吸功能储备较差的患者，RFA 一旦引起严重的实质出血可能导致氧饱和度的突然下降，这比在进行外科手术的情况下更难处理。对于此类患者，应特别关注其用药史，包括使用抗凝药物或抗血小板药物，必要时应在消融治疗前适当时间段内停止使用。在评估患者是否适合接受 RFA 治疗时，应考虑到肺动脉高血压（PAH）对消融的影响，并在治疗前对三尖瓣反流进行超声心动图评估，尤其是对于中央型病变患者。

2. 皮肤灼伤

在 RFA 术中及术后，接地电极片部位偶尔会发生Ⅰ度、Ⅱ度或Ⅲ度灼伤。笔者在工作中曾发生过 3 例皮肤严重烧伤的情况，其中 2 例为开腹下肝脏消融，1 例为经皮肝脏消融（图 5–10），所有电极片均分别正确放置，消融结束时也没有发现任何一个电极片被错误连接。根据笔者的经验及其他研究者的实验结果，分析原因可能为肿瘤射频消融中使用长时间较大电流增加了电极片烧伤的发生率。

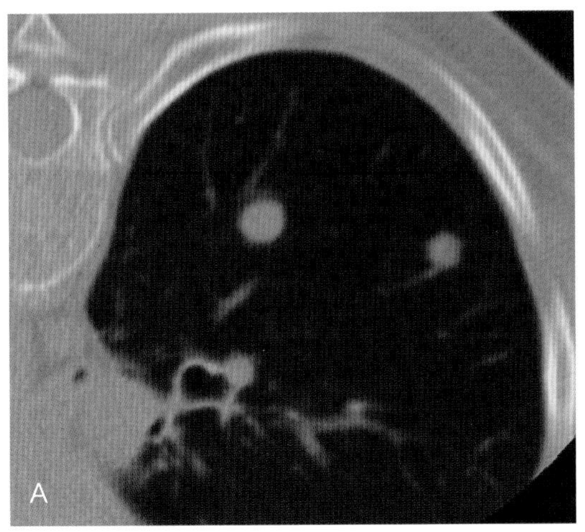

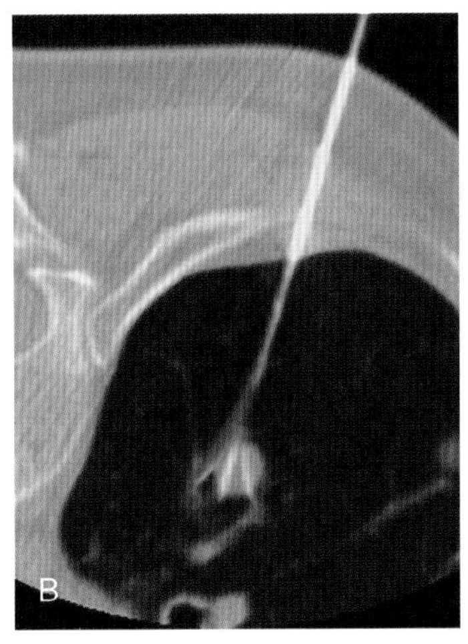

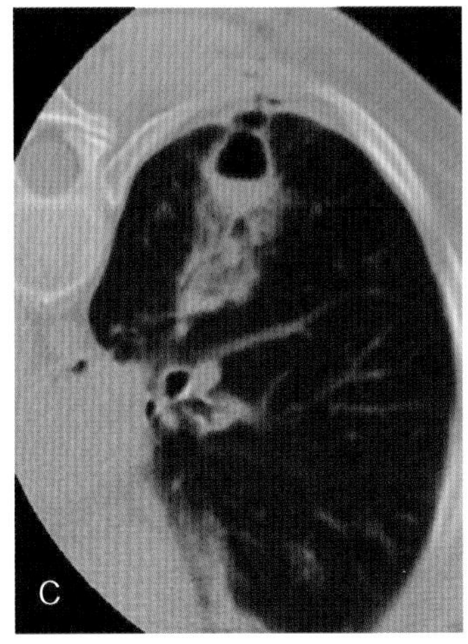

▲ **图 5–9　RFA 治疗过程中出血和空洞形成**

A. 左肺下叶可见 2 个结直肠癌转移灶；B. 消融病灶；C. 消融针前端伞针打开后发生出血，针道消融后空洞形成

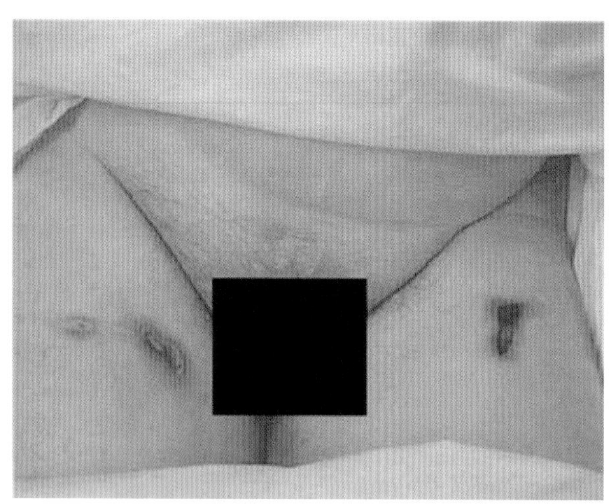

▲ 图 5-10 双侧大腿电极片贴附部位皮肤烧伤

上述 3 例 RFA 相关严重皮肤灼伤的患者中，我们均使用了相对较长的时间（121min、72min 和 45min）逐步达到最大消融功率（150W）。造成皮肤灼伤的其他风险因素可能包括患有周围循环不良的血管疾病、动脉搭桥术后、糖尿病及周围神经病变等。

在 RFA 并发症中，皮肤烧伤似乎被大家所低估，尤其是轻度皮肤刺激症状的发生率似乎在随访中被忽视了，认为电极片烧伤并不是严重问题，因为患者通常在（经皮）手术的同一天或第二天出院。

据报道，电极片贴附部位产生灼伤的阈值温度为 45～47℃（Berber 等，2000）。随着 RFA 技术的发展，可产生更大的消融范围。通过各个电极间的电流是相等的，所以影响消融区域大小的工作电极因素对于电极片贴附部位也会产生影响，这些因素包括电流密度、功率大小及影响热量分布的因素（血液流动、热量的传导和对流等）。

由于电极片的表面积较大，因此电极片部位的电流密度相对较小。热疗设备最小电极片面积的研究显示，最大安全功率密度约为 $1.5W/cm^2$，对于 200W 的最大输出功率，电极片的最小所需表面积为 $133cm^2$（Pearce 等，1997）。

Goldberg 等（Goldberg 等，2001）研究证实，电极片贴附方向也是影响贴附部位皮肤所达到最高温度的重要因素。前缘是功率最大的位置，因此电极片边缘最大的一侧应面向工作电极。正确放置电极片对于避免灼伤至关重要。贴附电极片处的皮肤应备皮，正确清洁皮肤能够有效避免接触不良。多个电极片同时放置时，需要密切注意电极片之间及与射频电极间的水平和距离应相近，防止电流通过最近的电极片返回形成优先路径，导致电流密度过高而引起烧伤。

笔者既往工作中遇到的严重皮肤烧伤情况集中发生于前后 5 个月的时间，且并没有因此修改消融方案，其中包括 1 例多发肺转移瘤患者经过 2h 的消融治疗后发生Ⅰ度烧伤，不能明确排除电极片故障导致烧伤的可能。

3. 胸腔积液

在 RFA 治疗期间通常会出现少量的胸腔积液，积液量会随消融持续时间和治疗病灶数的增加而增多。介入治疗后立位胸部 X 线检查可见外侧肋膈角消失。这些良性积液不需要穿刺引流，积液通常会在几天内吸收。

4. 空洞和感染

约有 25% 的病例在 RFA 消融部位会出现空洞，但通常可逐渐吸收。治疗 1 周后，病灶大小超过治疗前的 2 倍或更多时，出现空洞的概率更高（P=0.0001；Steinke 等，2003）。

肺消融治疗后，患者偶可见咳痰，几乎没有任何肺炎或肺脓肿的临床症状。

对于消融治疗和术后护理来说，患者的临床状况要比放射检查表现更为重要。如果 RFA 术后患者持续低热且体温并未继续升高，伴有寒战、不适或出现比轻度胸膜炎更为严重的疼痛，可能提示肺炎或脓肿形成可能，患者可在出院后继续服用非阿片类镇痛药。

肺消融治疗后空洞病变的典型进程见图 5-11。

在一些医疗机构中，在患者 RFA 治疗当天消融前静脉注射抗生素；而在另一些医疗机构中，会在消融前一天及后一天均静脉注射抗生素。

脓肿的形成时间甚至可能会发生于消融后 3 周（图 5-12），有些可能需要引流甚至手术干预，对于基础情况不佳和心肺功能不良的患者，甚至有致命风险。

5. 其他并发症

肺消融治疗结束后，将伞状电极回缩至外鞘针内时，会发生一类极其少见的技术问题，如果烧焦的消融组织夹在伞状电极和外鞘针之间的空隙中，或粘在伞状电极上，将阻碍其回到鞘内。

烧焦组织黏附在电极上的情况经常会发生，一般可通过调整伞针的位置及来回收放几次来克服。根据笔者的经验，如果阻抗上升至 200Ω 以上且在 20W 以下的低功率状态下维持目标温度，则将有大量烧焦的组织黏附在尖端部位。在以阻抗为基准的射频消融系统中，这时应结束消融。然而，在以温度为基准的消融系统中，如果尚未达到设定的时间，尽管发生了所谓的功率骤降，仍可能继续进行消融。如果阻抗＞ 900Ω 将导致射频发生器自动关闭，如果没有自动关闭，则会由于热量无法进一步扩散至周围组织中而使靶组织发生碳化。为在阻抗升高的情况下防止靶组织发生碳化或使其影响最小化，可暂停射频能量的输送、完全缩回电极伞针、旋转并重新放置伞针然后恢复输送射频能量。

肺组织由错综交替的气体充填空间和支气管血管束组成，与肝脏这样均匀的实体器官相比，肺似乎更易发生碳化。RFA 治疗不仅要消融实体肿瘤，而且还应覆盖肿瘤周围至少 1cm 的安全范围。该安全范围由正常的充气肺组织构成，也可能发生碳化。

通过电极针的中央通道或可伸缩针尖内的孔道注射生理盐水能够在一定程度上解决 RFA 相关组织碳化的问题，不仅可降低阻抗，而且缩短

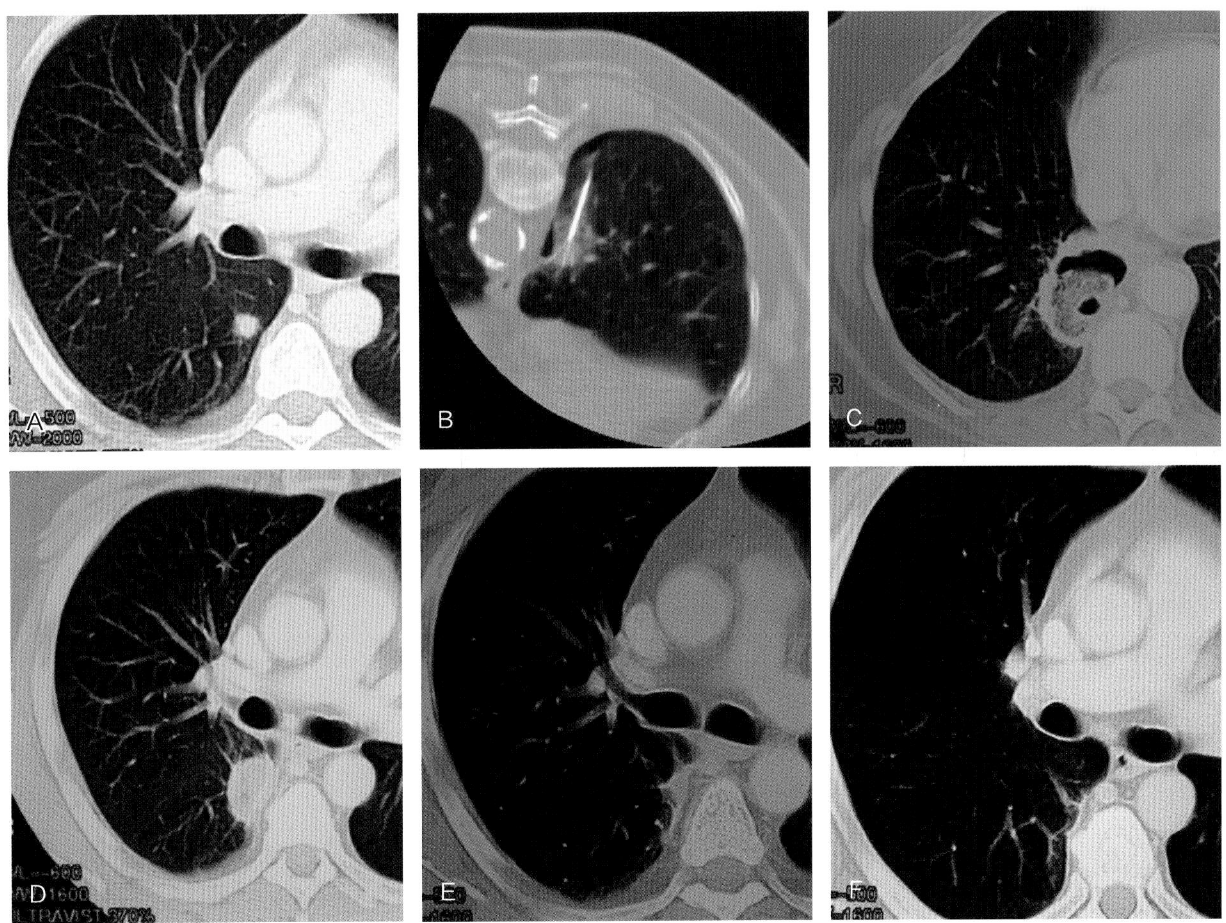

▲ **图 5-11　肺消融治疗后空洞病变的典型进程**

A. 术前病灶图像；B. RFA 术中图像；C. 消融区中心空洞形成，消融后 1 个月消融范围超过初始病变体积 200% 以上；D. 消融后 3 个月空洞吸收；E. 消融后 6 个月残存部分表现为邻近胸膜增厚；F. 空洞完全吸收

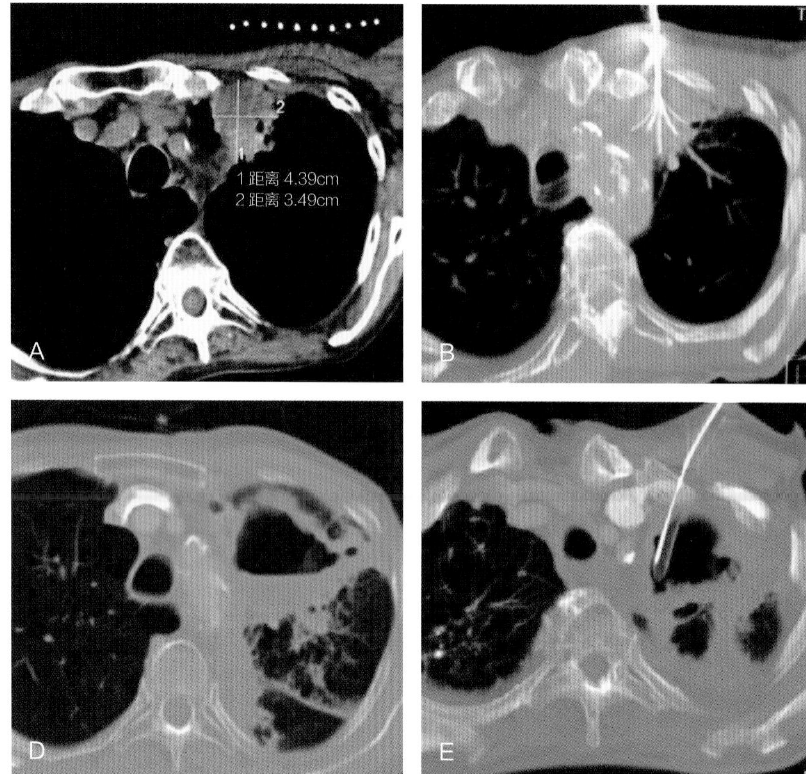

▲ **图 5-12 RFA 术后脓肿形成**
A. 左肺上叶非小细胞肺癌伴肺气肿，术前制定消融计划；B. RFA 术中 CT 图像；C. 消融后即刻 CT 图像可见小而分散的气泡融合；D. 消融后 1 个月脓肿形成，并可见宽大气液平面；E. 脓肿引流

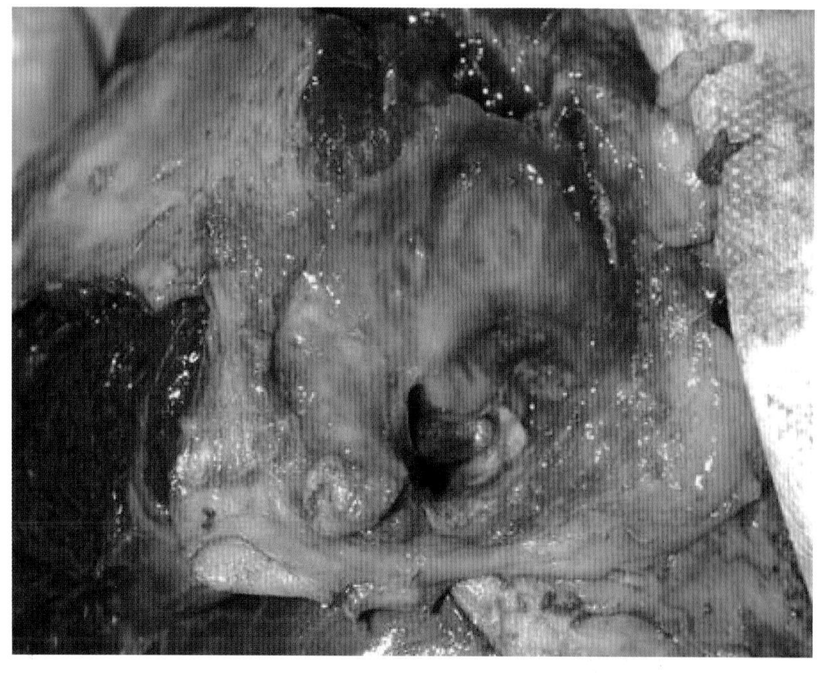

◀ **图 5-13 支气管胸膜瘘（镊子尖端处）**

了消融时间，并显著增大了消融范围（Miao 等，2001；Ahmed 和 Lobo，2002）。

支气管胸膜瘘也是肺部射频消融后的并发症之一（Jungraithmayr 等，2005）。笔者所在团队在既往的实验中，对羊进行肺消融后观察到这类并发症并进行了详细记录（图 5-13）。RFA 治疗与 CT 引导穿刺活检引发空气栓塞的风险相近，尤其是在使用同轴穿刺技术的情况下。

（七）结论与展望

肺部病变的局部消融技术主要应用于不可切除肿瘤的治疗中。局部肿瘤消融的优势包括在损伤靶组织的同时免疫抑制影响小且生长因子释放少、并发症发生率和死亡率低、与开放手术相比成本更低、术后患者生存质量相对较高等。但消融治疗并非没有并发症，因此必须由多学科团队对每位患者进行仔细的治疗风险评估。

局部消融治疗的最终目标是延长患者的生存期。然而，由于适应证和治疗方法的异质性且随访时间较短，目前很难估计生存率情况。尚缺乏前瞻性随机研究对局部治疗方法进行比较，其中RFA治疗似乎是目前最好的治疗选择。

成功的RFA治疗可分为技术层面和临床层面，其治疗目的是实现局部肿瘤的控制。RFA的优势在于其可多次重复进行，并可用来消灭残留的肿瘤或治疗复发的肿瘤。此外，即使RFA不能100%破坏肿瘤，其也可作为化疗和放射治疗在肺部肿瘤治疗中的有效补充。

RFA治疗相关并发症发生率和死亡率均较低，且具有患者生存质量较高及可有效缩短治疗时间（治疗可在门诊进行或仅需留院观察一晚）等优点。

参考文献

[1] Adams F (1886) Translator. Genuine works of Hippocrates. William Wood, New York.
[2] Ahmed M, Lobo SM (2002) Improved coagulation with saline solution pretreatment during radiofrequency tumor ablation in a canine model. J Vasc Interv Radiol 13:717–724.
[3] Ahrar K, Price RE, Wallace MJ, Madoff DC, Gupta S, Morello FA Jr, Wright KC (2003) Percutaneous radiofrequency ablation of lung tumors in a large animal model. J Vasc Interv Radiol 14(8):1037–1043.
[4] Arslan S, Yilmaz A, Bayramgurler B, Uzman O, Nver E, Akkaya E (2002) CT-guided transthoracic fine needle aspiration of pulmonary lesions: accuracy and complications in 294 patients. Med Sci Monit 8:493–497.
[5] Berber E, Flesher NL, Siperstein AE (2000) Initial clinical evaluation of the RITA 5-centimeter radiofrequency thermal ablation catheter in the treatment of liver tumors. Cancer J 6:319–329.
[6] Brescia FJ (2001) Lung cancer – a philosophical, ethical, and personal perspective. Crit Rev Oncol Hematol 40(2):139–148.
[7] Brown LM, Malkinson AM, Rannels DE, Rannels SR (1999) Compensatory lung growth after partial pneumonectomy enhances lung tumorigenesis induced by 3-methylcholanthrene. Cancer Res 59(20):5089–5092.
[8] Campione A, Ligabue T, Luzzi L, Ghiribelli C, Paladini P, Voltolini L, Di Bisceglie M, Lonzi M, Gotti G (2004) Impact of size, histology, and gender on stage IA non-small cell lung cancer. Asian Cardiovasc Thorac Ann 12(2):149–153.
[9] Carlson SK, Bender CE, Classic KL, Zink FE, Quam JP, Ward EM, Oberg AL (2001) Benefits and safety of CT fluoroscopy in interventional radiologic procedures. Radiology 219(2):515–520.
[10] Colacchio TA, Yeager MP, Hildebrandt LW (1994) Perioperative immunomodulation in cancer surgery. Am J Surg 167(1):174–179.
[11] Curley SA (2001) Radiofrequency ablation of malignant liver tumors. Oncologist 6:14–23.
[12] Davidson RS, Nwogu CE, Brentjens MJ, Anderson TM (2001) The surgical management of pulmonary metastasis: current concepts. Surg Oncol 10(1–2):35–42.
[13] Dodd GD 3rd, Soulen MC, Kane RA, Livraghi T, Lees WR, Yamashita Y, Gillams AR, Karahan OI, Rhim H (2000) Minimally invasive treatment of malignant hepatic tumors: at the threshold of a major breakthrough. Radiographics 20(1):9–27.
[14] Dupuy DE, Mayo-Smith WW, Abbott GF, DiPetrillo T (2002) Clinical applications of radio-frequency tumor ablation in the thorax. Radiographics 22:259–269.
[15] Faivre J, Bouvier AM, Bonithon-Kopp C (2002) Epidemiology and screening of colorectal cancer. Best Pract Res Clin Gastroenterol 16(2):187–199.
[16] Friedel G, Pastorino U, Buyse M, Ginsberg RJ, Girard P, Goldstraw P, Johnston M, McCormack P, Pass H, Putnam JB, Toomes H (1999) Resection of lung metastases: long-term results and prognostic analysis based on 5206 cases – the International Registry of Lung Metastases. Zentralbl Chir 124(2):96–103.
[17] Friedel G, Pastorino U, Ginsberg RJ, Goldstraw P, Johnston M, Pass H, Putnam JB, Toomes H (2002) Results of lung metastasectomy from breast cancer: prognostic criteria on the basis of 467 cases of the International Registry of Lung Metastases. Eur J Cardiothorac Surg 22(3):335–344.
[18] Goldberg SN, Gazelle GS, Compton CC, McLoud TC (1995) Radiofrequency tissue ablation in the rabbit lung: efficacy and complications. Acad Radiol. 2(9):776–784.
[19] Goldberg SN, Gazelle GS, Compton CC, Mueller PR, McLoud TC (1996) Radio-frequency tissue ablation of VX2 tumor nodules in the rabbit lung. Acad Radiol 3(11):929–935.
[20] Goldberg SN, Ahmed M, Gazelle GS, Kruskal JB, Huertas JC, Halpern EF, Oliver BS, Lenkinski RE (2001) Radiofrequency thermal ablation with NaCl solution injection: effect of electrical conductivity on tissue heating and coagulation-phantom and porcine liver study. Radiology 219(1):157–165.
[21] Gromkowski SH, Yagi J, Janeway CA Jr (1989) Elevated temperature regulates tumor necrosis factor-mediated immune killing. Eur J Immunol 19(9):1709–1714.
[22] Hansen E, Wolff N, Knuechel R, Ruschoff J, Hofstaedter F, Taeger K (1995) Tumor cells in blood shed from the surgical field. Arch Surg 130(4):387–393.
[23] Ishii H, Okada S, Okusaka T, Yoshimori M, Nakasuka H,

Shimada K, Yamasaki S, Nakanishi Y, Sakamoto M (1998) Needle tract implantation of hepatocellular carcinoma after percutaneous ethanol injection. Cancer 82(9):1638 1642.

[24] Jungraithmayr W, Schafer O, Stoelben E, Hasse J, Passlick B (2005) Radiofrequency ablation of malignant lung tumours. Judicious approach? Chirurg 76(9):887–893.

[25] Lefor AT, Foster CE 3rd, Sartor W, Engbrecht B, Fabian DF, Silverman D (1994) Hyperthermia increases intercellular adhesion molecule-1 expression and lymphocyte adhesion to endothelial cells. Surgery 116(2):214–220; discussion 220–221.

[26] Livraghi T, Goldberg SN, Lazzaroni S, Meloni F, Ierace T, Solbiati L, Gazelle GS (2000) Hepatocellular carcinoma: radio-frequency ablation of medium and large lesions. Radiology 214:761–768.

[27] Llovet JM, Vilana R, Bru C, Bianchi L, Salmeron JM, Boix L, Ganau S, Sala M, Pages M, Ayuso C, Sole M, Rodes J, Bruix J (2001) Increased risk of tumor seeding after percutaneous radiofrequency ablation for single hepatocellular carcinoma. Hepatology 33(5):1124–1129.

[28] Lopez Hanninen E, Vogl TJ, Ricke J, Felix R (2001) CT-guided percutaneous core biopsies of pulmonary lesions. Diagnostic accuracy, complications and therapeutic impact. Acta Radiol 42:151–155.

[29] Lu DS, Raman SS, Vodopich DJ, Wang M, Sayre J, Lassman C (2002) Effect of vessel size on creation of hepatic radiofrequency lesions in pigs: assessment of the "heat sink" effect. AJR Am J Roentgenol 178(1):47–51.

[30] Luderitz B (2003) Historical perspectives on interventional electrophysiology. J Interv Card Electrophysiol 9(2):75–83.

[31] MacManus MP, Hicks RJ (2003) PET scanning in lung cancer: current status and future directions. Semin Surg Oncol 21(3):149–155.

[32] McCormack PM, Ginsberg RJ (1998) Current management of colorectal metastases to lung. Chest Surg Clin N Am 8(1):119–126.

[33] Miao Y, Ni Y, Bosmans H, Yu J, Vaninbroukx J, Dymarkowski S, Zhang H, Marchal G (2001) Radiofrequency ablation for eradication of pulmonary tumor in rabbits. J Surg Res 99(2):265–271.

[34] Mineo TC, Ambrogi V, Tonini G, Nofroni I (2001) Pulmonary metastasectomy: might the type of resection affect survival? J Surg Oncol 76:47–52.

[35] Mulier S, Mulier P, Ni Y, Miao Y, Dupas B, Marchal G, De Wever I, Michel L (2002) Complications of radiofrequency coagulation of liver tumours. Br J Surg 89(10):1206–1222.

[36] Okawara G, Ung YC, Markman BR, Mackay JA, Evans WK (2004) Postoperative radiotherapy in stage II or IIIA completely resected non-small cell lung cancer: a systematic review and practice guideline. Lung Cancer 44(1):1–11.

[37] Ollila DW, Morton DL (1998) Surgical resection as the treatment of choice for melanoma metastatic to the lung. Chest Surg Clin N Am 8(1):183–196.

[38] Oturai AB, Jensen K, Eriksen J, Madsen F (1996) Neurosurgery for trigeminal neuralgia: comparison of alcohol block, neurectomy and radiofrequency coagulation. Clin J Pain 12:311–315.

[39] Pastorino U (2002) History of the surgical management of pulmonary metastases and development of the International Registry. Semin Thorac Cardiovasc Surg 14(1):18–28.

[40] Pearce JA, Geddes LA, Bourland JD, Silva LF (1979) The thermal behaviour of electrolyte-coated metal-foil dispersive electrodes. Med Instrum 13:298–300.

[41] Penna C, Nordlinger B (2002) Colorectal metastasis (liver and lung). Surg Clin North Am 82(5):1075–1090.

[42] Pfannschmidt J, Hoffmann H, Muley T, Krysa S, Trainer C, Dienemann H (2002) Prognostic factors for survival after pulmonary resection of metastatic renal cell carcinoma. Ann Thorac Surg 74(5):1653–1657.

[43] Quesson B, de Zwart JA, Moonen CT (2000) Magnetic resonance temperature imaging for guidance of thermotherapy. J Magn Reson Imaging 12(4):525–533.

[44] Richardson CM, Pointon KS, Manhire AR, MacFarlane JT (2002) Percutaneous lung biopsies: a survey of UK practice based on 5444 biopsies. Br J Radiol 75:731–735.

[45] Rohren EM, Turkington TG, Coleman RE (2004) Clinical applications of PET in oncology. Radiology 231(2):305–332.

[46] Rosenthal DI, Hornicek FJ, Wolfe MW, Jennings LC, Gebhardt MC, Mankin HJ (1998) Percutaneous radiofrequency coagulation of osteoid osteoma compared with operative treatment. J Bone Joint Surg Am 80:815–821.

[47] Saji H, Nakamura H, Tsuchida T et al (2002) The incidence and the risk of pneumothorax and chest tube placement after percutaneous CT-guided lung biopsy: the angle of the needle trajectory is a novel predictor. Chest 121(5):1521–1526.

[48] Salgia R, Skarin AT (1998) Molecular abnormalities in lung cancer. J Clin Oncol 16(3):1207–1217.

[49] Seki T, Wakabayashi M, Nakagawa T, Imamura M, Tamai T, Nishimura A, Yamashiki N, Okamura A, Inoue K (1999) Percutaneous microwave coagulation therapy for patients with small hepatocellular carcinoma: comparison with percutaneous ethanol injection therapy. Cancer 85(8):1694–1702.

[50] Srivastava P (2002) Roles of heat-shock proteins in innate and adaptive immunity. Nat Rev Immunol 2(3):185–194.

[51] Steinke K, Habicht J, Thomsen S, Jacob LA (2002) CT-guided radiofrequency ablation of a pulmonary metastasis followed by surgical resection: a case report. Cardiovasc Intervent Radiol 25:543–546.

[52] Steinke K, King J, Glenn D, Morris DL (2003) Radiologic appearance and complications of percutaneous computed tomography-guided radiofrequency-ablated pulmonary metastases from colorectal carcinoma. J Comput Assist Tomogr 27:750–757.

[53] Steinke K, Haghighi KS, Wulf S, Morris DL (2005) Effect of vessel diameter on the creation of ovine lung radiofrequency lesions in vivo: preliminary results. J Surg Res 124(1):85–91.

[54] Strauss GM (1997) Prognostic markers in resectable nonsmall cell lung cancer. Hematol Oncol Clin North Am 11(3):409–434.

[55] Vaughn C, Mychaskiw G, Sewell P (2002) Massive hemorrhage during radiofrequency ablation of a pulmonary neoplasm. Anesth Analg 94:1149–1151.

[56] Visioli AG, Rivens IH, ter Haar GR, Horwich A, Huddart RA, Moskovic E et al (1999) Preliminary results of a phase I dose escalation clinical trial using focused ultrasound in the treatment of localized tumours. Eur J Ultrasound 9(1):11–18.

[57] Vogl TJ, Fieguth HG, Eichler K, Straub R, Lehnert T, Zangos S, Mack M (2004) Laser-induced thermotherapy of lung metastases and primary lung tumors. Radiologe 44(7):693–699.

[58] Wales LR, Stark P, Morishima MS (1981) Percutaneous aspiration biopsy of the lung. The double needle technique. Radiologe 21(3):150–154.

[59] Wang HW, Zhang YQ, Luo J, Yan X, Lu HY (2004) Percutaneous lung cancer cryotherapy guided by computer tomography. Zhonghua Jie He He Hu Xi Za Zhi 27(5):311–314.
[60] Yasui K, Kanazawa S, Sano Y, Fujiwara T, Kagawa S, Mimura H, Dendo S, Mukai T, Fujiwara H, Iguchi T, Hyodo T, Shimizu N, Tanaka N, Hiraki Y (2004) Thoracic tumors treated with CT-guided radiofrequency ablation: initial experience. Radiology 231(3):850–857.

二、激光诱导间质热疗（LITT）治疗肺转移瘤

Thomas J. Vogl Martin G. Mack Mohammed Nabil 著
郭兰坤 张啸波 译 张 肖 校

（一）概述

肺转移瘤临床十分常见，好发于具有丰富静脉引流的肿瘤病例（如骨肉瘤、绒毛膜癌、黑素瘤、睾丸畸胎瘤及肾癌和甲状腺癌）。对肺转移情况的监测在癌症患者的治疗中至关重要。

肿瘤通过静脉引流和肺动脉转移至肺部，随后进入小肺动脉或小动脉中，并延伸至相邻的肺组织中，进而形成多发、球形、大小不一的肺结节。通过支气管动脉、肺淋巴管、支气管吸入及胸膜腔内发生的转移较少见（Isaac Hassan，Lung metastases，http://www.emedicine.com/radio/topic404.htm）。

尽管肺组织缺乏像肝脏一样的高度再生能力，但肺转移瘤的消融治疗原则一如肝脏转移瘤，转移灶切除术仍被认为是治疗肺转移的局部肿瘤治疗金标准。据报道，患者术后 5 年生存率为 20%～62%，长期生存可达 10 年（Vogl 等，2004）。成功治愈取决于多种不同的因素，单发转移比多发转移治愈的概率更高，异时转移比同步转移患者治愈概率更高，结直肠癌转移比其他原发性肿瘤转移患者治愈概率更高。进行转移灶切除治疗通常要求患者没有其他肺外转移灶。此外，对肺外转移灶需进行适当的治疗（Diederich 和 Hosten，2004；Weigel 等，2004）。患者的心肺功能储备应当能够承受根治性切除手术。当手术切除在技术上可行且没有其他创伤更小的系统治疗可供选择时，可进行根治性切除。外科手术与热消融相比，后者的优势在于对肺实质的损伤更小。然而，尽可能保留肺实质的新型外科手术技术在一定程度上能够解决这个问题（Diederich 和 Hosten，2004）。胸腔镜手术是一种越来越被接受的微创外科手术方法之一。由于要求病灶必须位于肺的外 1/3 或邻近叶间裂处，因此只能在约 20% 的患者中应用。通过其他方法（如经皮消融）进行补充治疗，有助于提高适用胸腔镜治疗的患者比例。

肺转移瘤的微创介入治疗方法主要为经皮热消融和近年来快速发展的经动脉化疗栓塞。这些治疗方法的长期效果有待于进一步验证。

射频消融（RFA）是在肝肿瘤治疗中应用最为广泛的经皮热消融技术。在少数关于肺肿瘤 RFA 的研究中，治疗病灶达到了 100% 的形态学缓解，患者平均生存时间可达 19.7 个月（Lee 等，2004）。

微波消融也是肺癌影像引导经皮治疗方法之一，且效果显著、组织损伤小。在一项临床研究中，总缓解率达 57.1%，且无不良反应或并发症（Feng 等，2002）。

LITT 现已投入临床应用。虽然不同医疗机构中使用的设备和探头可能有所不同，但其治疗效果均较为满意。

经动脉化疗栓塞治疗肺转移瘤，通过在段肺动脉内导入血管内球囊导管，超选择至目标部位注射化疗药物、碘油或微球以达到灭活肿瘤细胞的目的，膨胀的球囊还可防止栓塞物质反流至主

肺动脉。治疗后肿瘤体积平均可减少 56.8%，此方法仍在不断发展，疗效前景可观（Vogl 等，2005）。

（二）物理学原理

LITT 治疗肿瘤的物理学机制是激光纤维导致肿瘤内部的温度升高，达到足以引起凝固坏死的程度。通常使用钕－钇－铝－石榴石晶体（Nd：YAG）激光（Dornier mediLas 5060，Dornier mediLas 5100；Dornier Medizintechnik，Germering，德国）进行消融，波长为 1064nm。通过 400mm 长的光纤传输至专门开发的扩散器终端，该扩散器发出的激光有效距离可达 12～15mm（Knappe 和 Mols，2004；Vogl 等，2004b；Weigel 等，2004）。

人体中，肺实质的含水量约为 83.7%。相对较高的水分含量（肝脏中的水分含量仅为 71.5%）使其具有良好的导热性和较高的热容。因此，肺部组织易存储导入的热量，且热量向四周扩散的十分缓慢。与肝肿瘤相比，肺肿瘤的消融需要更高的温度和更长的消融时间。临床肺肿瘤的消融治疗时间一般需要 10～30min。温度显著升高会导致热效应和组织损伤。因为一部分能量沿温度梯度扩散至较冷的环境中，所以热量导致的坏死区大小会超过光学穿透深度（Knappe 和 Mols，2004）。

除血管外，肺脏还包括通气的肺泡及支气管的复杂结构。充气腔体具有隔热作用，而封闭的毛细管床则充当散热器。支气管系统中的气体通过通气不断交换，同时血液高速循环带走热量。这些结构的位置关系变化可能会导致热参数的变化。此外，转移性病变的光学和热学特性也不相同，主要取决于原发性肿瘤的组织学特征（Knappe 和 Mols，2004）。

由于周围正常肺组织的热绝缘作用，RFA 产生的能量传播会集中在实体肿瘤部分。然而，这种作用也同样限制了进一步的能量沉积。此外，在肿瘤和肺实质之间的过渡带阻抗升高会导致电流中断（陡降）。与 RFA 相比，LITT 通过相干单色光的照射来工作，该单色光被组织适当吸收，并且其效果不受阻抗上升影响（Knappe 和 Mols，2004；Vogl 等，2004c）。

（三）动物实验

1. LITT 消融对免疫刺激的影响

消融与免疫刺激反应之间的关系引发了人们的思考。已有一项动物实验研究证明两者之间存在联系。该研究的目的是比较 LITT 和肝切除术对肝内残余肿瘤组织的免疫应答以及未经治疗的肝转移瘤生长的影响。将腺癌细胞分别植入 60 只 Wistar Albino Glaxo（WAG）大鼠的肝脏左右叶中。左叶肿瘤通过 LITT 或部分肝切除术治疗。治疗后定期对作为对照的右叶肿瘤进行进一步检查。与肝切除术相比，LITT 术后在对照侧未治疗肿瘤的侵袭边缘处发现一些免疫因子的表达显著增强，从而导致肿瘤生长减少（Isbert 等，2004）。

已有评估 LITT 在肺肿瘤治疗中是否具有相同作用的相关研究相继开展。

2. LITT 对肿瘤生长的影响

在一项动物实验中，分析了关于 LITT 对肿瘤生长的影响及其与肿瘤大小之间的关系，在 20 只 WAG 大鼠中植入不同大小的结直肠癌肝转移瘤。根据肿瘤大小，将 WAG 大鼠分为两组。14 天后，应用 1064nm 的钕－钇－铝－石榴石晶体（Nd：YAG）激光对肿瘤进行消融。通过 MRI 确定治疗前后的肿瘤体积，并计算平均肿瘤生长率。两组所形成的消融坏死区平均体积相同。与较小的病变相比，LITT 技术用于较大肝肿瘤可能会刺激加快肿瘤的生长（Maataoui 等，2005）。

（四）介入治疗前准备

1. 患者选择

与其他器官转移瘤的局部治疗基本相同，LITT 在肺转移中的适应证可分为新辅助、姑息性和（或）对症治疗。LITT 治疗的意义在于通过对病变进行有效的局部控制来延长患者的生存期。

在病情严重的患者中也可能实现这一目标。恶性肿瘤转移的性质限制了完全治愈的机会，因为在同一或另一器官中时刻可能发生新的转移灶。此外，由于消融不彻底，治疗部位会存在复发的风险（图5-14）。因此，尽管在某些情况下可实现完全缓解，但治愈并不作为LITT治疗转移瘤患者的主要目标。

与手术相关的新辅助LITT治疗，其主要目的是将因病灶范围而无法手术的肿瘤转化为可手术状态。例如，对于一例双侧双肺叶受累的患者，对这些肺叶之中的一个孤立病灶进行LITT治疗将使该肺叶免于手术切除，从而保留了一部分肺组织，否则无法完全通过手术进行所有病灶的切除。对于手术患者，LITT治疗还可减少整个肺部受到手术伤害，将肺切除术改为肺叶切除术或将肺叶切除术改为肺段切除术或局部切除术，通过新辅助LITT可以最大限度地减少手术切除的范围。LITT也可作为全身化疗的新辅助措施，尤其对于存在肺外扩散的情况。

另一方面，在无法手术、手术后复发或全身化疗失败的情况下，LITT可作为一种姑息治疗手段用来缓解症状，从而改善这类患者的生活质量。在不同的医疗机构中，LITT肿瘤消融的纳入标准也有所不同。能够治疗的最大病灶取决于消融可达到的最大坏死范围大小，而坏死区的大小取决于所用探头的类型和大小，最大消融范围通常为3.0～4.0cm。在不同研究中，一次或数次治疗最多能够处理的单侧肺转移病灶数目可能为3个或6个，甚至12个，尚无统一意见。根据笔者既往的经验，建议单侧肺治疗的病灶≤3个，且最大直径＜3cm。病灶距离主支气管等重要结构应≥1cm。如双肺受累，则建议一次只治疗一侧肺，对侧可以在3～4周后再进行治疗（Diederich和Hosten，2004；Vogl等，2004a）。

适于手术治疗的肺转移患者同样也适于进行经皮消融治疗。如果患者有手术或全身麻醉禁忌证，或拒绝手术，也可进行经皮消融治疗。但值得注意的是，如果经皮消融治疗时发生并发症，少部分情况需要外科手术处理（Diederich和Hosten，2004）。

2. 治疗前评估

治疗前需要完善的检查，包括评估肿瘤分期的CT扫描、肿瘤标志物检查、血常规检查、肺功能检查和心电图等（Vogl等，2004a）。

（五）设备与治疗

1. 激光消融系统

标准的激光消融应用套件（SOMATEX，Berlin，Germany）由套管针、导丝、外鞘系统和远端封闭的特殊双腔保护导管组成。光纤的直径为9F，并使用室温氯化钠溶液在双腔导管内循环进行内部冷却。冷却光纤头端表面会改变径向温度分布，从而降低较深的组织层最高温度并避免碳化，保证能够使用高达35W的激光功率。这

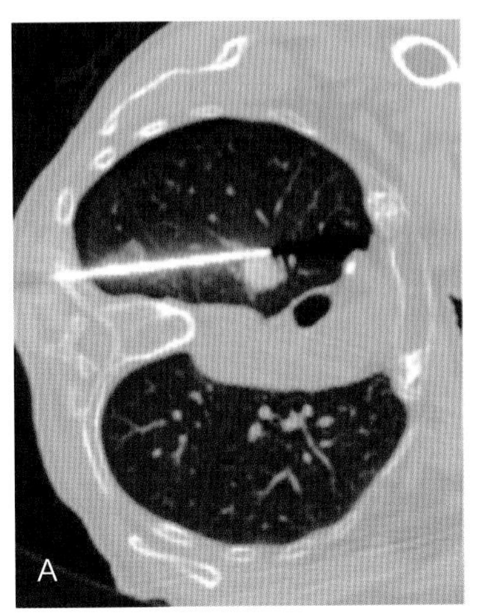

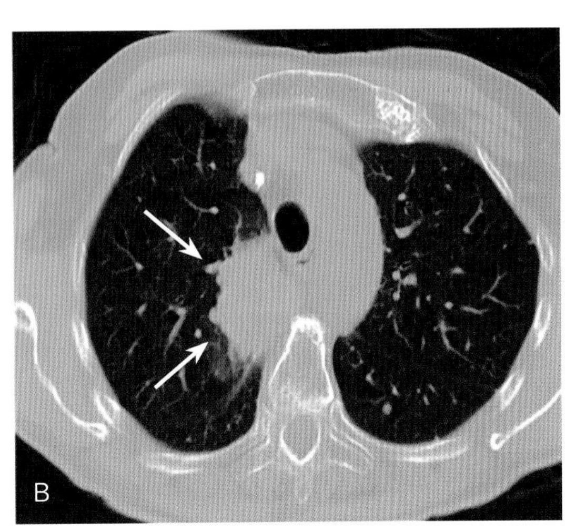

◀ **图5-14 患者左侧卧位，右肺上叶直径2cm转移灶激光诱导间质热疗（A）。术后1年随访CT显示消融区有残留病变，且明显增大（B，箭）**

样可使激光辐射的组织穿透更加均匀。激光消融系统可与MRI设备完全兼容（Knappe和Mols，2004；Vogl等，2004b）。

一种特殊的激光消融系统，即“一步系统”（SOMATEX，Berlin，Germany）被开发用于实现更加方便的操作、更少的肺部创伤。该系统具有9F聚四氟乙烯外鞘，并带有锋利的末端和稳定的消融探头（Vogl等，2004a）。

Mikrodom和Mikroflexx（Trumpf Medical Systems）激光消融系统的消融探头长度分别为1、2、2.5、3cm。对肺转移的消融治疗可使用柔性和刚性消融探头。探头圆顶的长度应覆盖进入方向上病变的直径，并留有至少1cm的安全边界范围（Weigel等，2004）。

2. 穿刺

穿刺过程可在CT或MRI引导下进行。通常仅需局部麻醉和静脉镇静即可。镇痛和镇静可通过静脉注射氰苯双哌酰胺（Dipidolor，Janssen Cilaq，Germany），依据患者体重确定使用剂量。实时监测患者脉搏、血氧及心电图。局部皮肤消毒后，选择最佳的穿刺入皮点及穿刺路径。根据病变部位和穿刺路径不同，患者取仰卧、侧卧或俯卧位（图5-15）。最佳穿刺路径的选择基于病灶的位置及其与胸膜、主要支气管及肺内血管的毗邻关系。一般应尽可能以锐角通过胸膜进入，并使激光探头与肿瘤的最大直径平面进行接触（Vogl等，2004a）。对于与胸膜关系密切的较小病变，应适当选择消融探头的长度和穿刺路径，尽可能避免灼伤胸膜，而不必考虑消融的安全边界范围（图5-16）（Hosten等，2003）。

穿刺前，注射10ml的0.5%的甲哌卡因（Scandicain）进行局部麻醉。在CT引导下按照原计划穿刺路线（Carevision，Siemens，Erlangen）使用“一步系统”进行激光消融。CT有助于实时控制激光探头的位置及其与重要结构之间的位置关系。在确定位于肿瘤内部后，移除针芯，并引入热稳定导管。然后将柔性激光光纤（Medilas Dornier，Sunnydale，Calif.，USA）插入其中（Vogl等，2004a）。

采用5.5F微型光纤更加便于进入肺部，从而提高治疗效率，并最大程度减低并发症风险，这也更加符合微创治疗的理念（Weigel等，2004）。

激光消融可同时采用多根光纤（Dornier Medizintechnik，Germering，Germany）。每一根光纤均可与分束器TT SWITCH 3（Trumpf Medical Systems）一起使用，这样最多可同时使用6根光纤进行消融治疗（Weigel等，2004）。

3. 影像引导激光消融治疗

激光消融能量为10～12W/cm，因光纤长度不同而有所差异。根据肿瘤大小，平均消融时间15～20min。在激光消融过程中，每隔3min进行一次CT扫描，以监测消融过程，这有助于控制

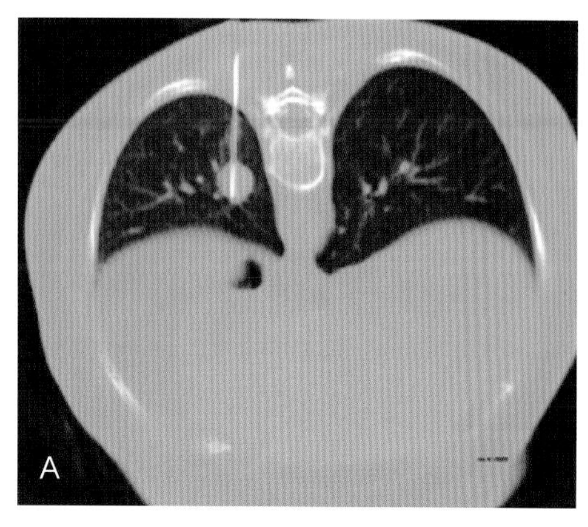

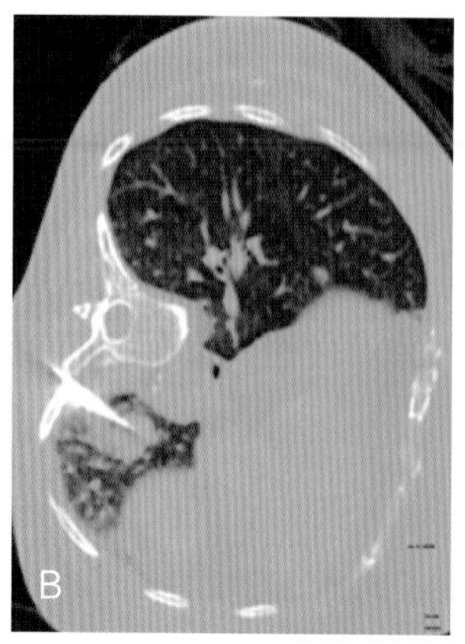

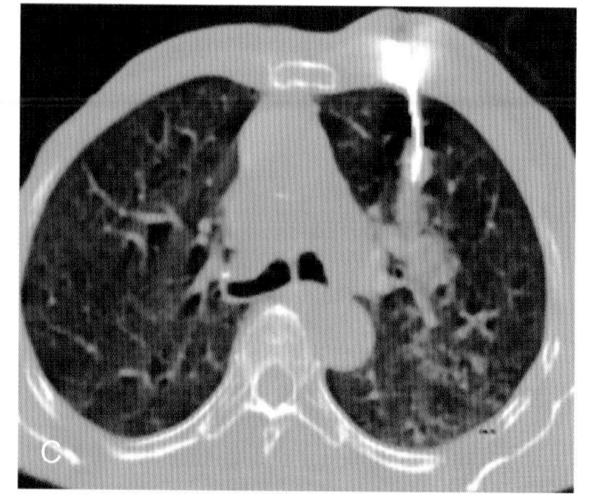

▲ 图5-15 不同的穿刺路径及相应的患者体位

A和B. 俯卧位，背侧入路，治疗后部病变（A）；病变位置类似时，也可选择侧卧位，当患者侧卧时患侧在下，并从背侧入路进针。这种体位限制了患侧的呼吸运动，有利于激光探头的精确定位；C. 仰卧位，前入路，治疗前部病变

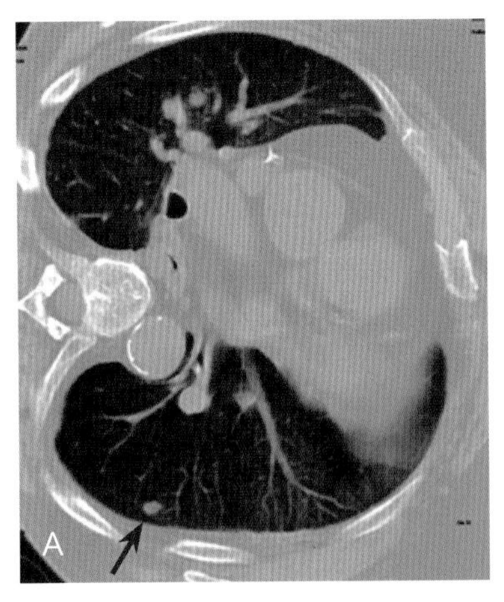

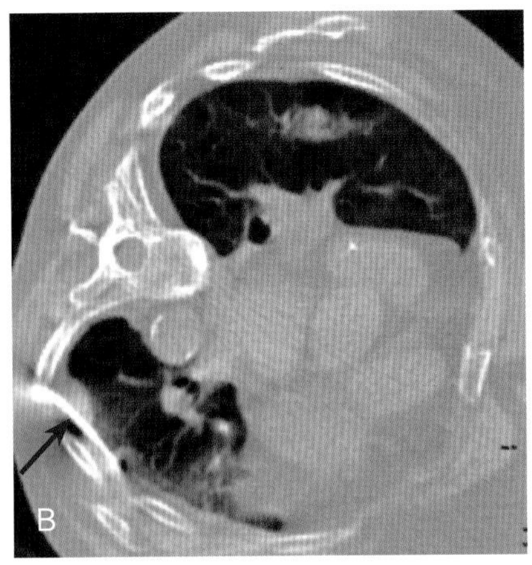

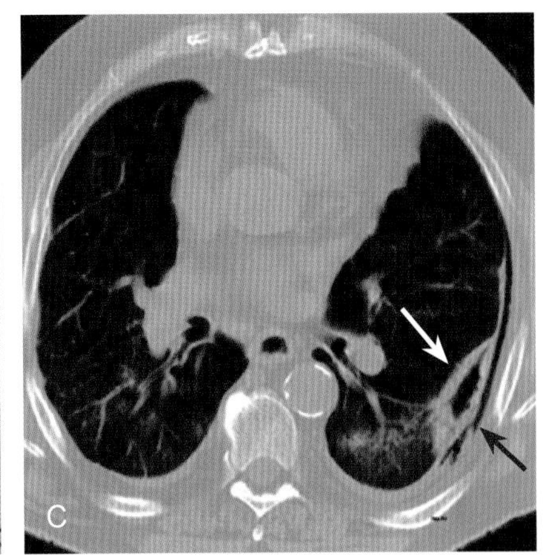

▲ 图 5-16 病灶（A，箭）位于侧胸膜下区域，患者取侧卧位，患侧在下。从背部入路穿刺距离较短，激光消融光纤（B，箭）相对于病变和胸膜表面成锐角。随访仰卧位 CT 平扫显示病灶完全消融，局部有气体，病灶上方可见少量气胸（C，箭）

光纤的位置，并在必要时进行调整，同时能够显示消融过程中肿瘤和肺实质的改变，以及观察有无气胸或实质内出血（Vogl 等，2004a）。

通过 0.5T 的封闭式 MRI 设备（Privilig；Elscint，Frankfurt，Germany）进行 MR 测温。使用 T_1 加权梯度回波序列（140/12，翻转角 80°，矩阵 128×256，5 幅轴位图像，层厚 8mm，15s 的采集时间）在轴位和与激光探头平行面进行成像，可近乎实时对消融情况进行监测，并且每分钟重复一次，以监测消融情况。通过回拉技术，在第一个激光消融周期结束时将光纤束回退 2cm，然后再进行第二个消融周期，有助于扩大凝固坏死面积。坏死区表现为逐渐减低的 T_1 低信号（Vogl 等，2004b）。

消融结束时，在患者深吸气末且屏住呼吸的状态下移除消融系统。可通过注射盐水避免空气通过消融系统进入患者胸腔。最后，在穿刺部位使用石膏绷带包扎（Vogl 等，2004a）。

4. LITT 治疗后影像学检查

CT 图像显示消融期间光纤周围的病变中可见空气囊泡逐渐形成。这种现象在消融 3min 后出现，10min 后达到最大范围。囊泡低密度区的直径为 7～22mm。由于水肿和（或）出血，直接与消融范围接触的肺实质内形成的磨玻璃范围增大（Vogl 等，2004a）（图 5-16 至图 5-18）。

在 MRI 监测下，消融过程中的能量沉积表现为 T_1WI 等信号的肺病变信号减低。随着能量持续的作用及消融时间的延长，肺部病变信号逐渐减低，与周围肺组织的低信号融为一体。在靠近胸壁或大血管的病变消融中，MRI 测温非常有必要，因为邻近血管的散热作用可能导致信号降低的延迟，通过 MRI 监测可及时调整消融时间，以确保获得满意疗效（Vogl 等，2004a）。

CT 也是较为理想的监测手段。在适当的技术条件下，能够较好地解决患者及操作医生辐射暴露的问题。原则上，对于一些病灶通过超声和 X 线透视技术来监测消融也是可行的，但目前并未普及应用（Diederich 和 Hosten，2004）。

5. 评估与随访

介入治疗后应即刻进行胸部 CT 检查，以评

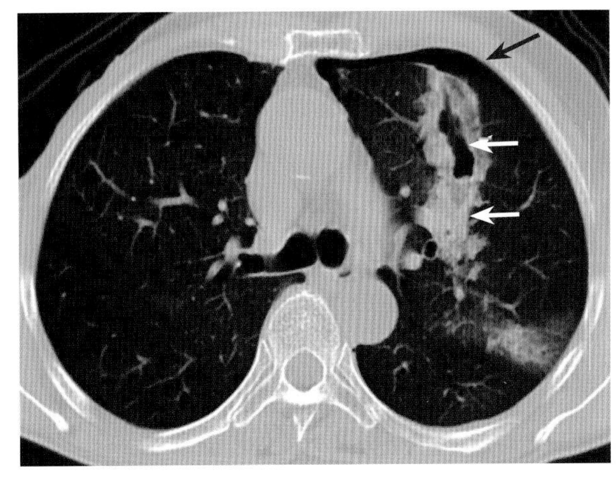

▲ 图 5-17 CT 平扫可见 LITT 消融区囊泡影，周围可见高密度水肿 / 出血区包裹（白箭），上方可见少量气胸（黑箭）

估和及时发现可能的并发症。术后 6h 进行胸部正侧位 X 线检查，在随后 24h 内进行 CT 或 MRI 平扫（Symphony Quan tum，Siemens，Germany）及 MRI 增强（使用 DTPA 造影剂）扫描（Magnevist，Schering，Germany），3 个月后进行对照影像复查（Vogl 等，2004a）。

（六）局限性及并发症

大多数患者可耐受 LITT 治疗，且不会出现严重的不良反应。常规麻醉措施一般可满足治疗需求，但在必要时也可对患者进行全身麻醉和插管。约 2% 的患者有较长时间的持续性疼痛，可通过静脉注射镇痛药和口服镇痛药物来缓解（Diederich 和 Hosten，2004；Vogl 等，2004a）。

根据笔者的经验，使用 9F 光纤进行消融，患者气胸发生率为 3%；外科手术患者的气胸发生率为 9.8%（图 5–17）。仅对少数患者需要进行胸腔置管，以防止气胸进展。引流效果满意，移除引流管后 CT 扫描显示气胸完全吸收（Vogl 等，2004a）。然而，有学者使用 5.5F 微型光纤进行消融，结果显示患者气胸发生率达 48%（Weigel 等，2004）。

据报道，在使用 5.5F 光纤进行激光消融的病例中，21% 发生出血，9% 出现咯血（Weigel 等，2004），而在使用 9F 探头的病例中，仅有 3% 出现咯血（Vogl 等，2004a）（表 5–1，图 5–18）。关于治疗所用光纤与并发症的关系，尚需通过进一步随机研究进行分析与验证。

（七）优缺点

LITT 与其他治疗方式相比，优劣程度尚无定论。其作为热消融技术之一，具有共性的适应证和禁忌证。消融治疗可作为外科手术、全身化疗及经动脉化疗栓塞的有效补充，但由于不同消融技术的治疗机制不同，会导致技术方面和局部效果的一些差异。如能对这些差异进行详细的评估，则可对实际治疗效果进行较为准确的比较，但由

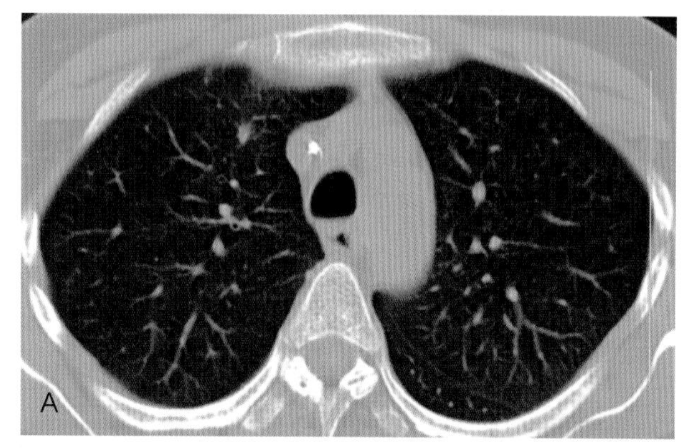

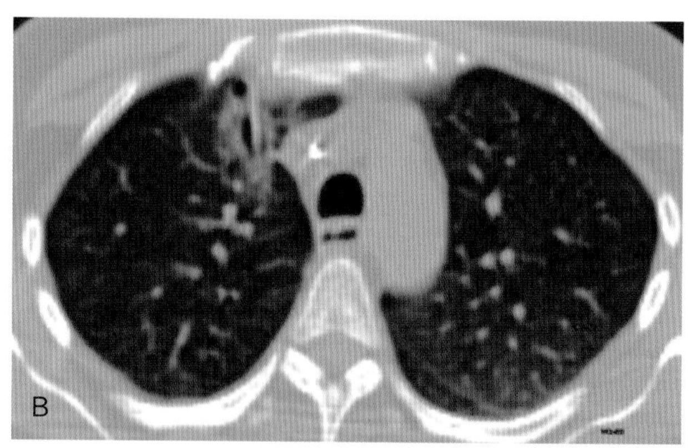

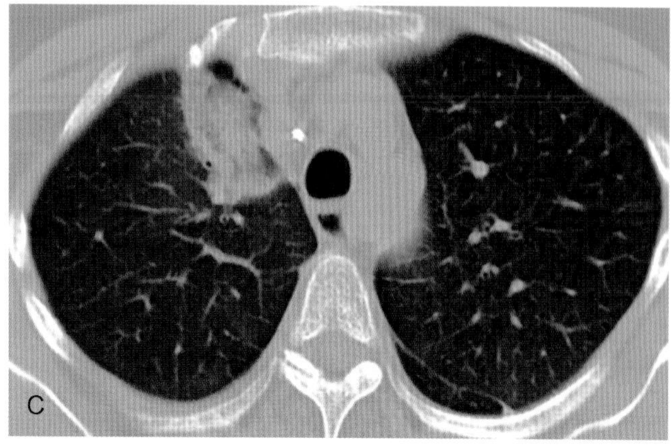

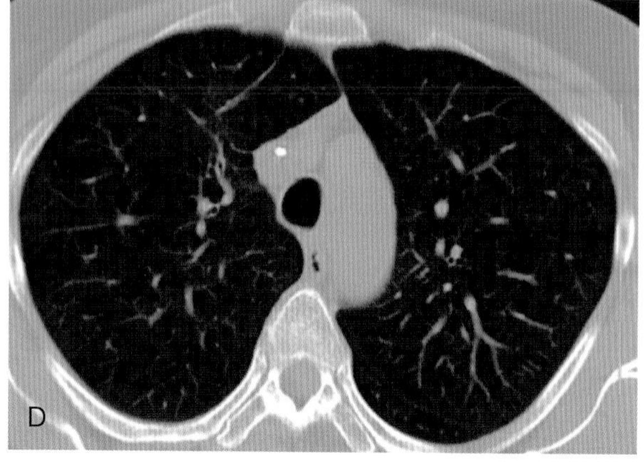

▲ **图 5–18 右肺上叶转移灶（箭）直径约 6mm（A）。LITT 治疗当天消融区可见囊泡（B）；第二天 CT 扫描显示消融部位表现为高密度，提示血肿形成（C）；8 个月后随访 CT 扫描显示血肿完全消退，消融区无残留或复发性病变（D）**

表 5-1 LITT 治疗相关并发症（%）

并发症	气胸	胸腔引流	实质出血	咯血	胸腔积液	心包积液
Weigel 等（2005）	48	21	21	9	—	—
Vogl 等（2004b）	9.8	6.6	3	—	—	—
Hosten 等（2003）	30	10	20	—	40	10

于目前缺乏足够的大样本相关研究，无法明确这些方法中的哪一种完全优于其他方法。

肺部 LITT 与 RFA 的对比分析研究显示，LITT 受血管冷却效果的影响较小，不存在阻抗问题，能够获得较大的消融体积及较高的完全消融率。然而，LITT 的缺点在于系统定位不精确、穿刺困难，且碳化会限制热消融范围。RFA 的优势是可更容易地实现病变穿刺（Vogl 等，2004c）。

肺肿瘤 RFA 与 LITT 的利弊见表 5-2。

（八）结论

LITT 是一种可用于肺转移灶和原发性肺癌的新型消融治疗技术，具有良好的应用前景，但该方法也存在一些技术性和物理学方面的问题亟待解决，以获得更好的治疗效果。

表 5-2 LITT 与 RFA 的利弊比较

消融方式	优 点	缺 点
LITT	冷却效果较低 无阻抗问题 能够产生较大的消融体积 可进行测温	穿刺困难 光纤直径较大 组织易碳化
RFA	操作简单，可直接穿刺	存在阻抗问题 消融体积较小 无法测温

参考文献

[1] Diederich S, Hosten N (2004) Percutaneous ablation of pulmonary tumours: state-of-the-art 2004. Radiologe 44(7):658–662.

[2] Feng W, Liu W, Li C, Li Z, Li R, Liu F, Zhai B, Shi J, Shi G (2002) Percutaneous microwave coagulation therapy for lung cancer. Zhonghua Zhong Liu Za Zhi 24:388–390.

[3] Hassan I. Lung, Metastases. http://www.emedicine.com/ radio/topic404.htm.

[4] Hosten N, Stier A, Weigel C, Kirsch M, Puls R, Nerger U, Jahn D, Stroszczynski C, Heidecke CD, Speck U (2003) Laser-induced thermotherapy (LITT) of lung metastases: description of a miniaturized applicator, optimization, and initial treatment of patients. Rofo 175(3):393–400.

[5] Isbert C, Ritz JP, Roggan A, Schuppan D, Ruhl M, Buhr HJ, Germer CT (2004) Enhancement of the immune response to residual intrahepatic tumor tissue by laser-induced thermotherapy (LITT) compared to hepatic resection. Lasers Surg Med 35(4):284–292.

[6] Knappe V, Mols A (2004) Laser therapy of the lung: biophysical background. Radiologe 44(7):677–683.

[7] Lee JM, Jin GY, Goldberg SN, Lee YC, Chung GH, Han YM, Lee SY, Kim CS (2004) Percutaneous radiofrequency abla tion for inoperable non-small cell lung cancer and metastases: preliminary report. Radiology 230(1):125–134.

[8] Maataoui A, Qian J, Mack MG, Straub R, Oppermann E, Khan MF, Knappe V, Vogl TJ (2005) Laser-induced interstitial thermotherapy (LITT) in hepatic metastases of various sizes in an animal model. Rofo 177(3):405–410.

[9] Vogl TJ, Fieguth HG, Eichler K, Straub R, Lehnert T, Zangos S, Mack M (2004a) Laser-induced thermotherapy of lung metastases and primary lung tumors. Radiologe 44(7):693–699.

[10] Vogl TJ, Straub R, Eichler K, Sollner O, Mack MG (2004b) Colorectal carcinoma metastases in liver: laser-induced interstitial thermotherapy – local tumor control rate and survival data. Radiology 230(2):450–458.

[11] Vogl TJ, Straub R, Lehnert T, Eichler K, Luder-Luhr T, Peters J, Zangos S, Sollner O, Mack M (2004c) Percutaneous thermoablation of pulmonary metastases. Experience with the application of laser-induced thermotherapy (LITT) and radiofrequency ablation (RFA), and a literature review. Rofo 176(11):1658–1666.

[12] Vogl TJ, Wetter A, Lindemayr S, Zangos S (2005) Treatment of unresectable lung metastases with transpulmonary chemoembolization: preliminary experience. Radiology 234(3):917–922.

[13] Weigel C, Kirsch M, Mensel B, Nerger U, Hosten N (2004) Percutaneous laser-induced thermotherapy of lung metastases: experience gained during 4 years. Radiologe 44(7):700–707.

第 6 章　软组织及肌肉骨骼病变消融治疗

Soft Tissue and Musculoskeletal

骨转移瘤射频消融（RFA）治疗

Dirk Proschek　Martin G. Mack
Thomas J. Vogl　著
郭兰坤　张啸波　译　张　肖　校

（一）概述

临床中，介入放射科医生与患者之间的交流越来越多。实际上，介入放射科医生在许多情况下扮演了外科医生的角色；例如，利用 RFA 技术对骨转移瘤患者进行微创治疗时。医学影像学和介入技术的发展对临床诊疗产生了重大影响。影像引导下的介入治疗（包括经皮穿刺活检），减少了临床对于开放外科手术的依赖性。由于硬件及技术的不断革新，介入放射学现已发展成为具有一定规模且前景广阔的医学领域。

骨转移瘤在许多进展期癌症患者中很常见，在骨骼疾病中同样占有很大比重。临床恶性肿瘤病例中，约 30% 会发生骨转移（Jemal 等，2004；Thomaset 等，1996），脊柱（80%）和股骨（40%）为最常见的转移部位。乳腺癌、肺癌、前列腺癌及肾癌患者易发生骨转移，且其中前列腺癌和乳腺癌（女性）是骨转移更为常见的原发病变（Jemal 等，2004）。在美国，男性新发癌症病例中有 33% 是前列腺癌（每年 230，110 例新发前列腺癌病例），女性新发癌症病例中有 32% 是乳腺癌（每年 215，990 例新发乳腺癌病例）（Jemalet 等，2004；Thomas 等，1996）。在所有患有乳腺癌和前列腺癌的病例中，60%～80% 会发生骨转移。疼痛是骨转移瘤患者最常见的临床症状，且可导致患者行动不便，影响其生存质量。饱受疼痛折磨的骨转移瘤患者比例＞ 80%。临床对于骨转移瘤的治疗有 3 个主要目标：①缓解疼痛症状；②改善患者活动能力，提高患者生存质量；③延长患者生存期。

可行的治疗方法主要包括局部非手术治疗（如放射治疗）、外科手术治疗和全身系统性治疗。对于骨肿瘤患者而言，热消融治疗是一种很有前景的微创治疗方式。术中可通过超声、CT 或 MRI 进行影像引导，将长而细（通常＜ 18G）并带有隔热层的电极针送至肿瘤内部。电极连接到发射器，将电能转化为热能，致使肿瘤组织发生凝固坏死。

（二）影像引导技术

近年来，医学影像学取得了极大的发展，特别是在 CT 成像方面，多探测器的应用及 3D 成像能力的不断提高，使得 CT 技术在介入诊疗方面的应用日益成熟，很大程度上提高了 CT 在临床诊疗中的作用。多探测器 CT 的应用显著缩短了介入治疗的时间（Kataoka 等，2006）。CT 和 MRI 引导的介入操作可分为诊断性和治疗性。应用于软组织及肌肉骨骼病变的诊断性介入方式包括活检和抽吸（Haaga，2005）；治疗性方式则更加多样化，包括局部肿瘤治疗、影像引导肿瘤消融及血管介入治疗，其中消融治疗技术以肿瘤热消融或化学消融为代表。

（三）影像引导热消融治疗

在早期热消融治疗中，穿刺通常直接根据术

前 CT 数据进行可视化引导。治疗期间消融区大小和形状的变化无法预测，且在治疗期间无法辨识，必须等到进行后续图像扫描才能评估。

CT 引导为病灶穿刺提供了很好的可视化条件。低剂量 CT 和 CT 透视技术使手术速度更快，患者受辐射剂量更低（Silverman 等，1999；Teeuwisse 等，2001）。治疗过程中，可清晰显示病灶大小及热消融区的形状。术者可在手术过程中调整治疗方法，以达到有效的热消融治疗效果，使影像引导下 RFA 治疗相关并发症发生率显著降低。

热消融的其他影像引导方法包括超声和 MRI。MRI 引导治疗受限于无法灵活地监测病变的大小和形状。新型软件和新型硬件设备在监测术中组织破坏方面达到令人满意的效果。MRI 具有出色的软组织分辨率，但目前在骨转移的热消融中 CT 引导实际具有最优的可视化效果。

（四）RFA 治疗

热能一直被应用于医学领域。加热的金属棒被应用于古老的印度医学中，希腊人则使用加热的石头来止血。电灼术已经在外科手术中使用了数十年，用以止血和切割组织。目前 RFA 技术已应用于神经外科领域。在过去，电极植入通常是在术前 CT 可视化下进行的。适应证包括脊髓切开术、苍白球切开术和丘脑切开术（Hitchcock，1981；Laitinen 和 Hariz，1992；Sweet 和 Hamlin，1960）。

射频发生器形成电流。生物结构的抗性导致局部离子振动。当离子试图追随交替电流方向的变化产生热量至干燥点时，会在电极头端周围产生摩擦（Dupuy，1999）。射频热消融与电灼的区别在于主要热源为电极周围的组织而非电极本身。RFA 的实现取决于电能向组织的转移（Aronow，1960）。这是通过带有可变长度暴露尖端并置入病变组织内的电极传递发生器产生射频能量来实现的。针尖处的能量会在周围组织中引起离子搅动和摩擦热，当温度足够高时，会导致细胞死亡和凝固坏死（图 6–1）。发射器系统可分为单极和双极系统。当使用单极系统时，通过在大腿上贴附接地电极片使患者接入电极回路。对于双极系统，不需要接地电极片。

RFA 具有以下优点。

- 已有较大的临床应用历史。
- 严重并发症非常少见。
- 与激光消融技术相比，RFA 是一种更加经济实用的治疗手段。
- 可通过不同的电极针来控制热损伤的大小和形状。
- 在治疗过程中，可通过射频施加器和发生器来控制施加的能量。
- 基于阻抗测量，可对病变组织进行精确热消融而不会破坏正常组织。
- 无须担心累积剂量，可进行重复治疗。
- MRI 或 CT 引导 RFA 是一种安全有效的治疗方式。

治疗过程

在治疗前，应对所有患者进行必要的检查。治疗前至少 24h，必须进行全血细胞计数和凝血功能检测。需评估的术前资料包括 CT、MRI 和 X 线检查。所有操作均在 CT 室或类似的介入手术室中进行，并应在严格无菌条件下进行。门诊患者可在全身麻醉或清醒镇静条件下进行 RFA 治疗。局部麻醉或镇静适用于大多数情况，通常采

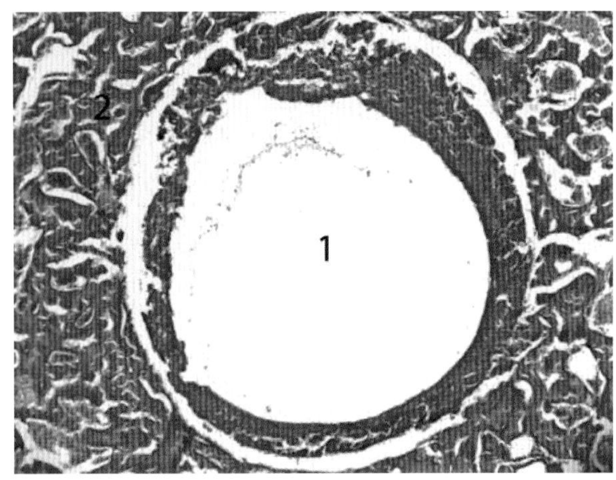

▲ 图 6–1　消融后射频电极残留针道（1）的组织病理学表现，可见针道周围大量的细胞破坏和坏死（2）

用局部麻醉、静脉镇痛和镇静相结合的方法。例如，联合使用甲哌卡因、吡咯乙酰胺和咪达唑仑进行清醒镇静。术中进行常规心电、血氧和呼吸监测可确保手术过程患者安全。在连续的CT、透视、超声或MR引导下，在皮肤行小切口切开后，使用套管针（如14G椎体成形术套管）穿刺入病灶所在部位（图6–2）。应通过透视、CT、MRI或多种技术对探针位置进行精确控制（图6–3）。笔者推荐使用CT和透视相结合的引导方式，通过不用技术置入射频电极。例如，使用椎管成形术套管作为通道（图6–3）。射频电极长度（20～30mm）的选择取决于肿瘤的大小。

射频能量由射频发生器系统产生。功率的调节取决于肿瘤的大小，有效功率为每厘米长度电极10W。当因阻抗增加而导致射频能量输出停止时，肿瘤消融结束。每次治疗约有10～15min的有效消融。术后应行CT检查，以确认没有软组织肿胀和血肿形成。

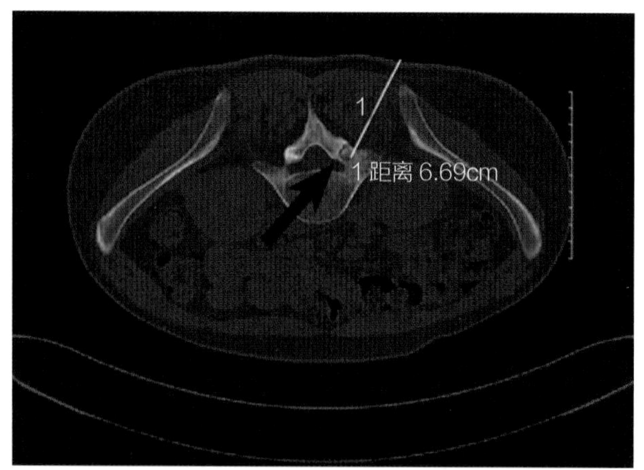

▲ 图6–2　女性，64岁，乳腺癌骨转移。RFA治疗前轴位CT显示第5腰椎左侧椎弓根溶骨性转移病灶（箭）

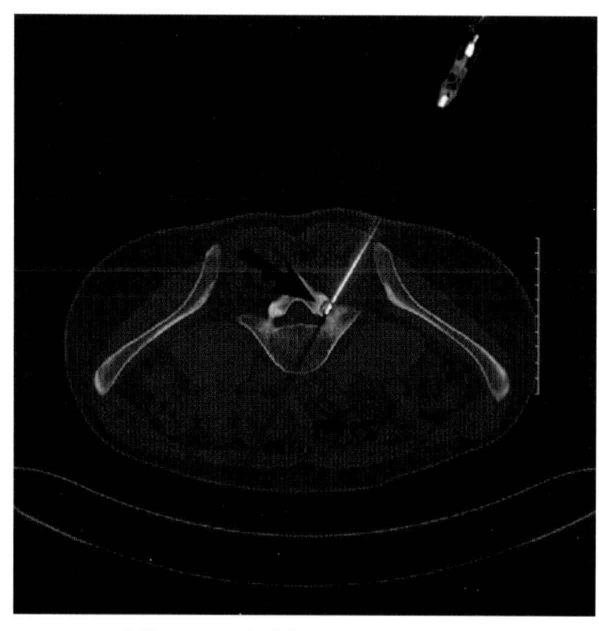

▲ 图6–3　女性，64岁，乳腺癌骨转移。使用双极射频电极（箭）进行RFA治疗，穿刺至第5腰椎左椎弓根处转移瘤病灶内。CT显示双极射频电极针在转移瘤内的位置。需注意双极射频探针的电极之间的绝缘带

（五）并发症

RFA是一种相对安全的消融方式。据报道，其并发症发生率为1%～2%，且大多数并发症为轻症，并不会危及生命。RFA治疗相关死亡率＜0.1%（Jakobs 等，2004；Livraghi 等，2003）。严重并发症非常罕见，包括急性出血、肿瘤脓肿形成、血管和神经损伤（Albisinni 等，2004；Dupuy，1999；Livraghi 等，2003）。轻微并发症很少，主要包括自限性出血和血肿、皮肤烧伤及短暂性疼痛。尽管这种技术是微创的，但穿刺过程中也有可能发生包括出血和神经损伤等潜在并发症，了解针通道区域的解剖结构有助于避免并发症的发生。

（六）临床经验

1. 骨样骨瘤的RFA治疗

骨样骨瘤是一种骨良性病变，由成骨组织（瘤巢）的中心区域组成，周围是反应性硬化骨区（图6–4至图6–6）。患者主要的临床症状是疼痛，且夜间最严重，往往可通过阿司匹林和其他非甾体类抗炎药来缓解（Pinto 等，2002）。大多数骨样骨瘤见于10—25岁患者。约50%的病灶位于股骨和胫骨。多数患者经数年保守治疗后，疼痛基本消退。骨样骨瘤的治疗需要完全去除瘤巢（Woertler 等，2001）。

经皮切除需要使用较大口径的器械，以确保完全切除病变。由于病灶所在骨骼结构连续性破坏，可能导致骨折、活动和负重受限。据报道，

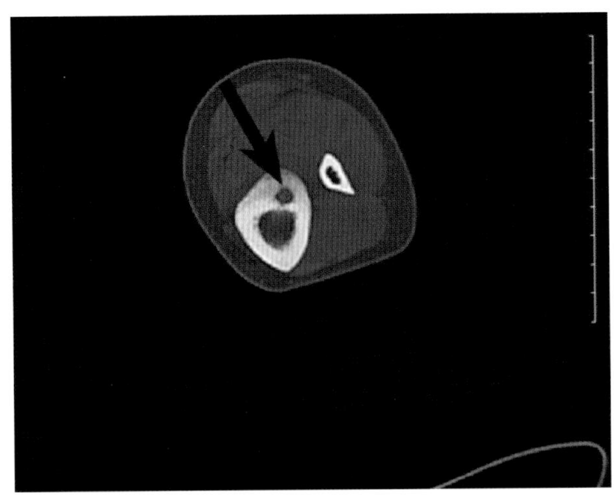

▲ 图 6-4　女性，17 岁，左胫骨骨样骨瘤（箭）

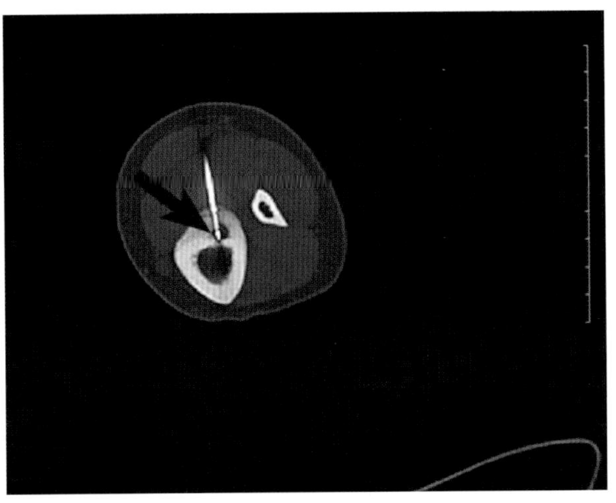

▲ 图 6-5　女性，17 岁，左胫骨骨样骨瘤。CT 引导下经皮穿刺。需特别注意射频电极在瘤巢中心的位置（箭）

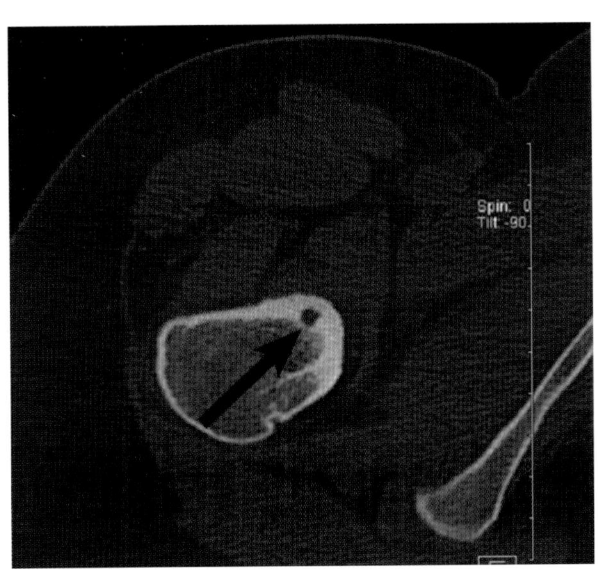

▲ 图 6-6　男性，19 岁，右股骨骨样骨瘤（箭）

并发症发生率＞ 20%，骨折风险达 5%（Ramseier 和 Exner，2006；Sans 等，1999）。骨样骨瘤的 RFA 治疗只需要创建一个很小的骨质通道来插入电极（图 6-7 和图 6-8）。因此，针对骨组织的破坏较小，不会导致明显的结构减弱。与瘤巢切除手术相比，RFA 治疗的并发症发生率和创伤更小（Ramseier 和 Exner，2006；Sans 等，1999；Woertler，2001）。

Rosenthal 等（Rosenthal 等，1998）回顾性对比分析手术切除（n=87）与 RFA 治疗（n=38）患者的预后。该研究表明，两种方法之间在复发率（RFA：11%；手术：9%）及并发症发生率（RFA：0%；手术：2%）方面并无显著差异。该研究中，RFA 治疗患者的住院需求相对于手术患者显著减少。

有研究报道，在接受 CT 引导经皮 RFA 治疗的 38 例患者中，37 例（男 25 例，女 8 例，年龄 5—43 岁）治疗成功（Martel 等，2005）。所有患

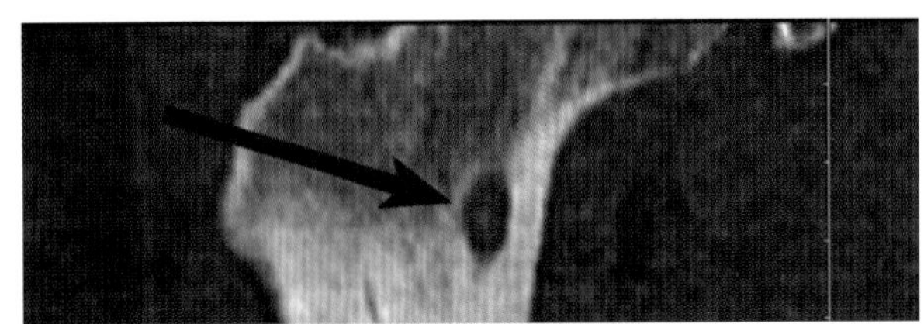

▲ 图 6-7　男性，19 岁，右股骨骨样骨瘤。CT 重建图像清晰显示骨样骨瘤瘤巢的位置（箭）

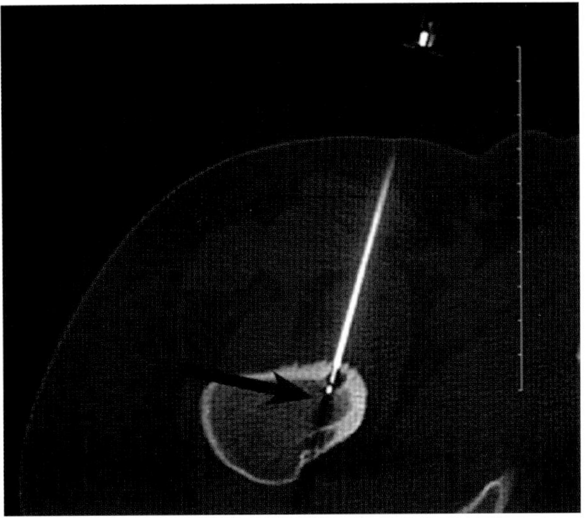

▲ 图 6-8　男性，19 岁，右股骨骨样骨瘤。CT 引导下经皮穿刺，射频电极在瘤巢中心，位置准确（箭）

者的疼痛均得到缓解，可在术后 24h 内恢复正常活动。在 3～24 个月随访期间，未见严重并发症。

其他研究同样表明经皮 RFA 治疗的效果良好。据报道，RFA 治疗的成功率为 94%（表 6–1），仅 2% 的病例出现治疗相关并发症（表 6–1）。

尽管目前临床证据仍较为缺乏，但与开放性手术相比，RFA 这种替代方法已显示出死亡率更低、治疗及恢复时间更短、仅需日常护理标准即可等诸多优点。

2. 骨转移瘤的 RFA 治疗

骨骼是第三大最常见的癌症转移部位，仅次于肺和肝脏。在患有乳腺、前列腺和肺部原发性恶性肿瘤的患者中，骨转移发生率相对较高。骨转移通常会引起骨溶解，从而导致疼痛、骨折、活动能力下降，严重影响患者的生存质量（图 6–2）。外放射治疗通常是溶骨性骨转移初期的姑息性治疗方法（图 6–3），但在 20%～30% 的患者中，放射治疗难以治愈骨转移引起的疼痛，而由于存在正常组织受损的风险，之前接受过照射的部位产生复发性疼痛，可能不再适合进行其他放射治疗。RFA 可作为缓解骨转移疼痛的另一种替代方法，且具有较好的应用前景（Jemal 等，2004；Thomas 等，1996）。

骨转移瘤热消融治疗的适应证和禁忌证如下。

适应证：溶骨性病灶、骨转移疼痛患者，以及不适合标准治疗或治疗失败的患者。

禁忌证：富血供肿瘤，有骨折风险、体积较大的肿瘤，与主要神经血管结构有关的肿瘤，以及在肿瘤部位用金属装置进行内部固定的病例。

在 Goetz 等（Goetz 等，2004a）的一项多中心研究中，43 例疼痛症状明显的溶骨性骨转移患者接受了 RFA 姑息治疗。在这些患者中，39 例（91%）曾接受过阿片类药物治疗，以控制拟行 RFA 治疗处病变引起的疼痛；32 例（74%）曾接受过放射治疗。RFA 治疗前患者平均疼痛评分为 7.9 分（范围 4～10 分）。RFA 术后第 4、12 和 24 周平均疼痛评分分别降至 4.5 分、3.0 分和 1.4 分。43 例患者中，41 例（95%）在疼痛评分方面得到显著改善。

一些回顾性试验显示，RFA 治疗具有较高的成功率，且并发症较少（表 6–2）（Callstrom 等，2002；Dupuy，1989；Goetz 等，2004b）。

（七）结论

RFA 是一种较为安全的微创肿瘤消融治疗技术，可快速减轻骨转移患者的疼痛并改善其生存质量。随着射频发生器、软件系统及引导、监测技术的不断改进，RFA 治疗必将克服其以前的局限与不足，今后极有可能成为局部治疗骨肿瘤的最佳选择。

表 6–1　不同文献中 RFA 治疗骨样骨瘤的成功率及并发症发生率

作　者	发表年	样本量（例）	成功率（%）	并发症发生率（%）
Barei 等	2000	11	91	无
Lindner 等	2001	58	100	1.7
Vanderschueren 等	2002	97	92	2.1
Venbrux 等	2003	9	89	22（2/9）
Rosenthal 等	2003	126	89	3.2
Cioni 等	2004	38	92	5.3
Martel 等	2005	38	100	5.3
Rimondi 等	2005	97	98	2.1

表 6-2 使用射频消融治疗疼痛性骨转移的不同回顾性研究

作者	患者人数	疼痛减轻（%）	并发症（%）
Dupuy（1989）	10	90	无
Callstrom 等（2002）	12	92	无
Goetz 等（2004a）	43	95	7

参考文献

［1］ Albisinni U, Rimondi E, Bianchi G, Mercuri M (2004) Experience of the Rizzoli Institute in radiofrequency thermal ablation of musculoskeletal lesions. J Chemother 16 [Suppl 5]:75–78.
［2］ Aronow S (1960) The use of radio-frequency power in making lesions in the brain. J Neurosurg 17:431–438.
［3］ Barei DP, Moreau G, Scarborough MT, Neel MD (2000) Radiofrequency Ablation of Osteoid Osteoma. Clin Orthop Relat Res 373:115–124.
［4］ Callstrom MRCJ, Goetz MP, Rubin J, Wong GY, Sloan JA, Novotny PJ, Lewis BD, Welch TJ, Farrell MA, Maus TP, Lee RA, Reading CC, Petersen IA, Pickett DD (2002) Painful metastases involving bone: feasibility of percutaneous CT- and US-guided radio-frequency ablation. Radiology 224:87–97.
［5］ Cioni R, Armillotta N, Bargellini I, Zampa V, Cappelli C, Vagli P, Boni G, Marchetti S, Consoli V, Bartolozzi C (2004) CT-guided radiofrequency ablation of osteoid osteoma: long-term results. Eur Radiol 14(7):1203–1208.
［6］ Dupuy D (1989) Radiofrequency ablation: an outpatient percutaneous treatment. Radiology 209:389.
［7］ Dupuy D (1999) Radiofrequency ablation: an outpatient percutaneous treatment. Med Health RI 82:213–216.
［8］ Goetz MP, Charboneau JW, Farrell MA, Maus TP, Welch TJ, Wong GY, Sloan JA, Novotny PJ, Petersen IA, Beres RA, Regge D, Capanna R, Saker MB, Gronemeyer DH, Gevargez A, Ahrar K, Choti MA, de Baere TJ, Rubin J (2004a) Percutaneous image-guided radiofrequency ablation of painful metastases involving bone: a multicenter study. J Clin Oncol 22:300–306.
［9］ Goetz MP, Charboneau JW, Farrell MA, Maus TP, Welch TJ, Wong GY, Sloan JA, Novotny PJ, Petersen IA, Beres RA, Regge D, Capanna R, Saker MB, Gronemeyer DH, Gevargez A, Ahrar K, Choti MA, de Baere TJ, Rubin J (2004b) Percutaneous image-guided radiofrequency ablation of painful metastases involving bone: a multicenter study. J Clin Oncol 15:200–206.
［10］ Haaga J (2005) Interventional CT: 30 years ‘ experience. Eur Radiol 15:116–120.
［11］ Hitchcock ERMT (1981) A comparison of results from centermedian and basal thalamotomies for pain. Surg Neurol 15:341–351.
［12］ Jakobs TFHR, Vick C, Reiser MF, Helmberger TK (2004) RFA in Tumoren des Knochens und der Weichteile. Radiologe 44:370–375.
［13］ Jemal ATR, Murray T, Ghafoor A, Samuels A, Thun MJ (2004) Cancer statistics, 2004. CA Cancer J Clin 54:8–29.
［14］ Kataoka MLRV, Lin PJ, Siewert B, Goldberg SN, Kruskal JB (2006) Multiple-image in-room CT imaging guidance for interventional procedures. Radiology 239(3):863–868.
［15］ Laitinen LVAB, Hariz MI (1992) Leksell ‘s posteroventral pallidotomy in the treatment of Parkinson ‘s disease. J Neurosurg 76:53–61.
［16］ Lindner NJ, Ozaki T, Roedl R, Gosheger G, Winkelmann W, Wortler K (2001) “Percutaneous radiofrequency ablation in osteoid osteoma” . J Bone Joint Surg Br 83(3):391–396.
［17］ Livraghi TSL, Meloni MF, Gazelle GS, Halpern EF, Goldberg SN (2003) Treatment of focal liver tumors with percutaneous radio-frequency ablation: complications encountered in a multicenter study. Radiology 226:441–451.
［18］ Martel J, Bueno A, Ortiz E (2005) Percutaneous radiofrequency treatment of osteoid osteoma using cool-tip electrodes. Eur Rad 56(3):403–408.
［19］ Pinto CHTA, Vanderschueren GM, Hogendoorn PC, Bloem JL, Obermann WR (2002) Technical considerations in CT-guided radiofrequency thermal ablation of osteoid osteoma: tricks of the trade. AJR Am J Roentgenol 179:1633–1642.
［20］ Ramseier LEDS, Exner GU (2006) Osteoid osteoma: CT guided drilling and radiofrequency ablation. Orthopade 19 Epub ahead.
［21］ Rimondi E, Bianchi G, Malaguti MC, Ciminari R, Del Baldo A, Mercuri M, Albisinni U (2005) Radiofrequency thermoablation of primary non-spinal osteoid osteoma: optimization of the procedure. Eur Rad 15(7):1393–1399.
［22］ Rosenthal DIHF, Wolfe MW, Jennings LC, Gebhardt MC, Mankin HJ (1998) Percutaneous radiofrequency coagulation of osteoid osteoma compared with operative treatment. J Bone Joint Surg Am 80:815–821.
［23］ Rosenthal DI, Hornicek FJ, Torriani M, Gebhardt MC, Mankin HJ (2003) Osteoid osteoma: percutaneous treatment with radiofrequency energy. Radiology 229(1):171–175.
［24］ Sans NG-FD, Assoun J, Jarlaud T, Chiavassa H, Bonnevialle P, Railhac N, Giron J, Morera-Maupome H, Railhac JJ (1999) Osteoid osteoma: CT-guided percutaneous resection and follow-up in 38 patients. Radiology 212:687–692.
［25］ Silverman SGTK, Adams DF, Nawfel RD, Zou KH, Judy PF (1999) CT fluoroscopy-guided abdominal interventions: techniques, results, and radiation exposure. Radiology 212:673–681.
［26］ Sweet VM, Hamlin H (1960) RF lesions in the central nervous system of man and cat. J Neurosurg 17:213–225.
［27］ Teeuwisse WMGJ, Broerse JJ, Obermann WR, van Persijn van Meerten EL (2001) Patient and staff dose during CT guided biopsy, drainage and coagulation. Br J Radiol 74:720–726.
［28］ Thomas CAC, Dienes HP, Emons B, Falk S, Gabbert H (1996) Spezielle Pathologie. Schattauer, Stuttgart, Vanderschueren GM, Taminiau AH, Obermann WR, Bloem JL (2002) Osteoid osteoma: clinical results with thermocoagulation. Radiology 224(1):82–86.
［29］ Venbrux AC, Montague BJ, Murphy KP, Bobonis LA, Washington SB, Soltes AP, Frassica FJ (2003) Image-guided percutaneous radiofrequency ablation for osteoid osteomas. J Vasc Interv Radiol 14(3):375–380.
［30］ Woertler KVT, Boettner F, Winkelmann W, Heindel W, Lindner N (2001) Osteoid osteoma: CT-guided percutaneous radiofrequency ablation and follow-up in 47 patients. J Vasc Interv Radiol 12:717–722.

第 7 章 其他病变的消融治疗

Other

一、头颈部病变

Martin G. Mack　Thomas J. Vogl　著
周建涛　译　张　肖　校

（一）概述

头部和颈部有许多小而复杂的解剖结构，熟悉正常的空间结构关系和变异对于消融计划的制定和实施十分必要。头颈部病变常毗邻重要组织结构，使诊断和治疗过程复杂化。改进可视化程度，以提供关键信息，使该部位病变的消融治疗成为可能。

临床对于头颈部复发性肿瘤的姑息性治疗，因病变周围重要血管和神经结构的影响及肿瘤的侵袭性而受到限制。激光诱导间质热疗（LITT）是近年快速发展起来的一种可对实体器官内肿瘤进行局部破坏的微创技术。实验结果表明，通过该技术可获得明显的凝固性坏死区域，且对周围结构的损伤较小。

MR 引导 LITT 具有诸多潜在优势：① MRI 具有良好的软组织对比度和高空间分辨率，可提供高精度局部解剖图像；②特别设计的 MR 测温序列可用于监测肿瘤及周围正常组织的温度升高，这使得对消融中逐渐扩大的凝固性坏死区进行精确可视化监测成为可能；LITT 过程中，MRI 对于避免激光治疗引起的局部并发症至关重要；③与传统的姑息性手术相比，LITT 术后患者的康复时间、住院时间更短，感染和其他并发症风险更小；④与外科手术相比，微创治疗可大幅降低医疗成本；此外，LITT 治疗可避免外科引起的畸形及因此需要进行的复杂重建手术。

已有许多研究对 LITT 治疗肝转移瘤和其他肿瘤的潜力进行了评估。

（二）设备与方法

1. 激光系统及应用装置

通过钕 – 钇 – 铝 – 石榴石晶体（Nd：YAG）激光（Dornier–MediLas 5060 或 Dornier–MediLas 5100）和特制的柔性光纤进行消融。此外，还可采用专用的经皮治疗试剂盒，以提升消融疗效。

治疗过程中，波长 1046nm 的激光通过扩散器传输至组织。这种波长的激光可穿透至生物组织深处，光子的吸收和热传导使得生物组织发生高温凝固效应。这种对靶组织的破坏作用会在消融中立即形成，也会延迟产生。

用于软组织肿瘤经皮微创消融的 MRI 引导 LITT 冷却功能激光系统（SOMATEX，德国）中包括与 MRI 设备兼容的套管针（长度 20cm，直径 1.3mm，探针尖端为四棱形状）、导丝（长度 100cm）、9F 鞘管和 7F 热稳定（400℃）套管保护导管（长度 40cm）及内置探头等。消融过程中可使用生理盐水进行内部冷却（图 7–1A）。激光探头表面的冷却改变了径向温度分布，使更深层的组织达到最高温度。保护导管可有效防止激光探头直接与患者接触，即使在治疗过程中不幸发生损伤，也可通过保护导管将探头完全取出，有助于提高安全性，简化治疗过程。该导管是透明且耐高温（400℃）的，鞘和保护导管上的标记使其便于在消融中准确定位。

LITT 消融该系统与 MRI 设备完全兼容（图 7-1）。激光探头上的磁铁性标记有助于提升可视化程度和定位准确性。

激光发射装置可安装在治疗室外，激光通过较长的光纤来传输。MRI 引导 LITT 治疗的实施需征得患者的同意（签署知情同意书）。

2. MRI 引导 LITT 治疗

在 LITT 治疗前，应在 48h 内对患者进行 CT 和 MRI 增强检查。使用 20～30ml 的 1% 甲哌卡因（Scandicain，阿斯利康，威德尔，德国）行局部麻醉。根据 CT 定位确定穿刺至病灶的距离和穿刺角度。对于复发性鼻咽癌和多形性腺瘤，选择颧骨入路相对较为安全，如需直接穿刺喉部和口腔的咽鼓管，术后应用纤维蛋白胶封闭（Tissucol Duo S，Baxter，维也纳，奥地利）针道。

通常使用 0.5T MRI 扫描仪（Privilig，Escint，以色列）T_1 通用序列（TR=140ms，TE=12ms，翻转角 80°，矩阵 128×256，层厚 8mm，层间距 30%，采集时间 15s），以轴位且平行于激光探头方向扫描。LITT 治疗大多采用局部麻醉及静脉注射止痛药［哌替啶 10～80mg 和（或）吡他拉米 5～15mg（Dipidolor，Janssen-CILAG AG，诺伊斯，德国）］和镇静药（咪达唑仑 2～10mg，Hoffmann-La Roche，格伦察赫维伦，德国）。

3. MRI 测温

MRI 测温采用快速梯度回波脉冲序列（TR=7ms，TE=3ms，TI=400ms）及 Thermo-FLASH-2D sequence 序列（TR=102ms，TE=8ms，翻转角 15°），两者均对温度变化十分敏感。

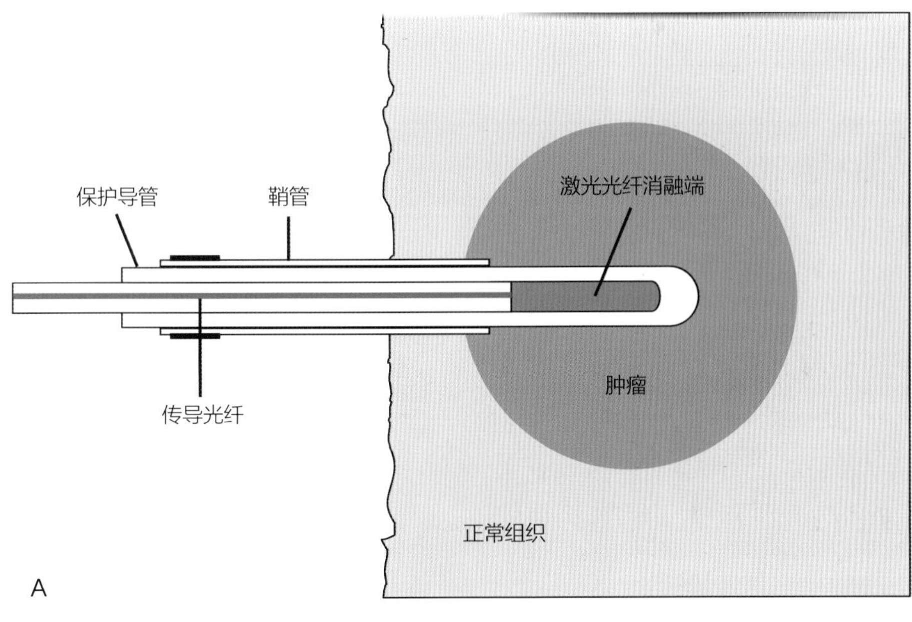

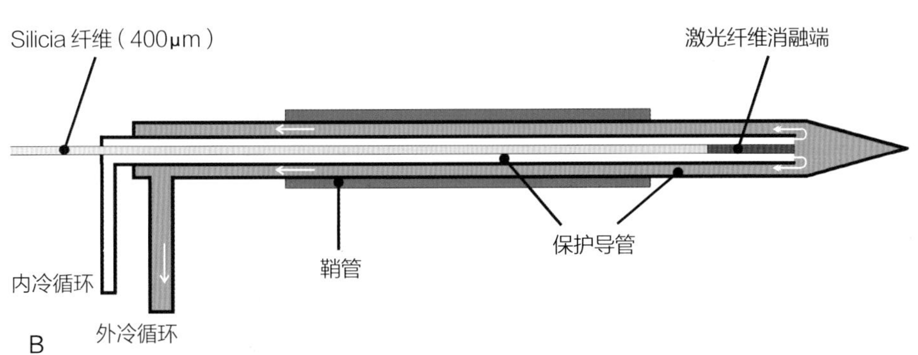

◀ 图 7-1　**MRI 引导 LITT 治疗设备示意图**
A. 激光发射设备；B. 消融光纤构造

在 LITT 治疗前后需要进行 T_1WI（SE，GE）和 T_2WI（SE）扫描。且需要在静脉注射造影剂的 180s 之前及在短延迟（6s）后进行动态快速自旋回波序列扫描。LITT 治疗后 1、4、12 和 24 周进行随访复查，包括平扫及增强检查。MRI 定性及定量参数包括病灶大小、形态、增强扫描早期和晚期表现等。

（三）结论

对于确诊头颈部复发性肿瘤的患者，可采用经颧下入路治疗鼻咽及咽旁间隙病灶。对于上颌窦肿瘤则可直接经前或侧入路穿刺，颈部及口腔病灶可经前或侧入路穿刺。所有相关穿刺需在 CT 引导下进行。

CT 引导有助于准确将套管和穿刺针置入最佳位置（图 7–2A 和 B，图 7–3）。LITT 治疗大多是在局部麻醉和适量全身镇痛下进行的。在定位保护导管和插入激光探针后，根据激光探针的位置因素来计算激光能量和治疗持续时间，主要包括探头与肿瘤边界的位置、肿瘤的均匀性及其与邻近血管结构的关系，尤其需要注意颈内动脉和颈外动脉的主要分支，包括上颌动脉、舌动脉和咽升动脉。

介入治疗前可对图像进行个体优化，使肿瘤的信号强度低于脂肪、高于肌肉组织。这些图像可用作观察 LITT 期间信号丢失变化的基线资料。

评估治疗成功与否的标准主要包括临床症状（如疼痛或其他局部症状）及治疗前后信号变化、肿瘤形态变化等。在所有患者中均形成明确的凝固性坏死区（体积范围 3～25cm^3），并使大多数患者的临床症状得以缓解（图 7–2B）。

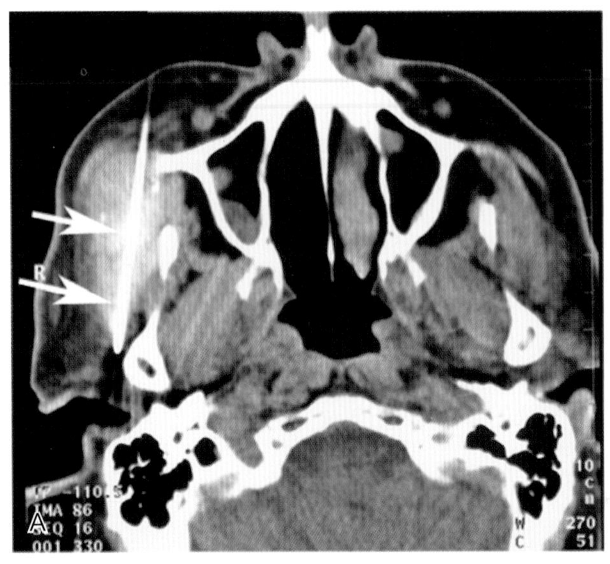

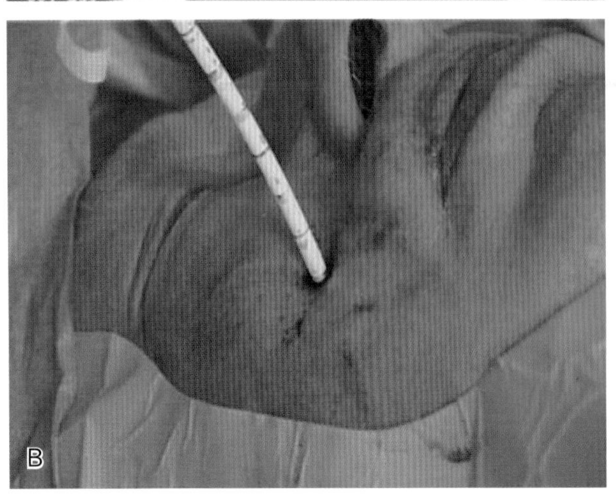

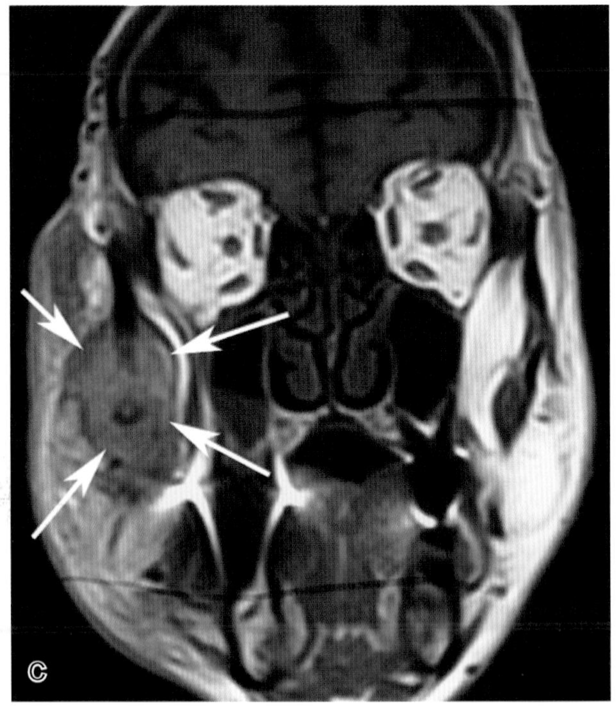

▲ 图 7–2　咀嚼肌间隙的肝细胞癌转移

A.CT 引导下对病灶的穿刺，需注意穿刺针的位置（箭）；B. 选择颧骨下入路；C.LITT 治疗（消融时间 12min，功率 22.8W）后 T_1WI 可见明显的坏死区（箭）

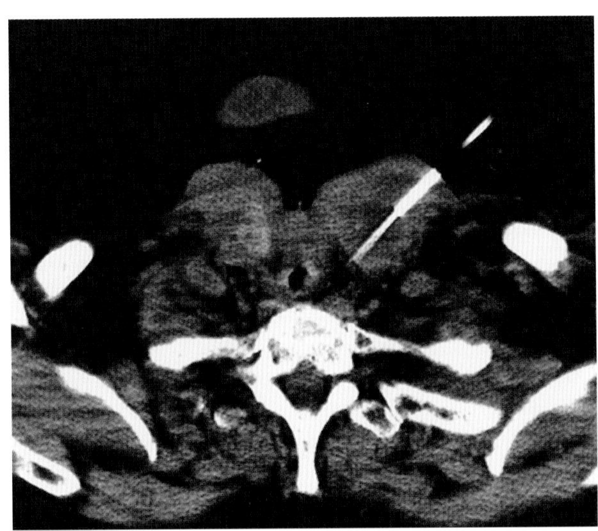

▲ 图 7-3　**CT 引导 LITT 治疗鳞状细胞癌瘤旁复发肿瘤**

LITT 治疗可在门诊进行，一般不需要全身麻醉。

（四）讨论

LITT 是一种广泛应用于全身的微创肿瘤消融技术，尤其用于治疗肝转移。复发性头颈部癌症的姑息性治疗因病变邻近重要血管和神经结构及肿瘤的侵袭性而受到限制。微创治疗（如 MRI 引导 LITT 治疗）具有以下优势：① MRI 可提供良好的软组织对比度和高空间分辨率，有助于提高局部解剖辨识度；②利用温感序列可监测肿瘤及周围正常组织的温度变化，提高安全性；此外，MRI 实时监控 LITT 治疗能够早期发现局部并发症（如出血或坏死）；③与传统的姑息性手术相比，LITT 治疗患者康复时间及住院时间更短，感染和其他并发症风险均有所降低；④与外科手术相比，成功实施 LITT 治疗将显著降低医疗成本。另一间接的好处是可有效避免手术导致的畸形及因此而进行的美容整形。

MRI 引导 LITT 治疗的临床成功取决于 3 个因素：①确保激光消融光纤位于病灶中心的最佳位置；②全方位监控，获得最佳的消融温度；③准确记录局部肿瘤控制率。

通过 MRI 的“在线测温”可精确指导热疗，而增强 MRI 则是治疗后随访的最佳成像方式。

参考文献

[1] Anzai Y, Lufkin RB, Saxton RE et al (1991) Nd:YAG interstitial laser phototherapy guided by magnetic resonance imaging in an ex vivo model: dosimetry of laser-MRtissue interaction. Laryngoscope 101:755.

[2] Castro DJ, Saxton RE, Layfield LJ et al (1990) Interstitial laser phototherapy assisted by magnetic resonance imaging: a new technique for monitoring laser-tissue interaction. Laryngoscope 100:541.

[3] Chapman R (1998) Successful pregnancies following laserinduced interstitial thermotherapy (LITT) for treatment of large uterine leiomyomas by a minimally invasive method. Acta Obstet Gynecol Scand 77:1024.

[4] De Poorter J (1995) Noninvasive MRI thermometry with the proton resonance frequency method: study of susceptibility effects. Magn Reson Med 34:359.

[5] De Poorter J, De Wagter C, De Deene Y, Thomsen C, Stahlberg F, Achten E (1995) Noninvasive MRI thermometry with the proton resonance frequency (PRF) method: in vivo results in human muscle. Magn Reson Med 33:74.

[6] Eyrich GK, Bruder E, Hilfiker P et al (2000) Temperature mapping of magnetic resonance-guided laser interstitial thermal therapy (LITT) in lymphangiomas of the head and neck. Lasers Surg Med 26:467.

[7] Fiedler VU, Schwarzmaier HJ, Eickmeyer F et al (2001) Laserinduced interstitial thermotherapy of liver metastases in an interventional 0.5 Tesla MRI system: technique and first clinical experiences. J Magn Reson Imaging 13:729.

[8] Gewiese B, Beuthan J, Fobbe F, Stiller D, Muller G, Bose Landgraf J, Wolf KJ, Deimling M (1994) Magnetic reso nance imaging-controlled laser-induced interstitial thermotherapy. Invest Radiol 29:345.

[9] Harth T, Kahn T, Rassek M, Schwabe B, Schwarzmaier HJ, Lewin JS, Modder U (1997) Determination of laserinduced temperature distributions using echo-shifted TurboFLASH. Magn Reson Med 38:238.

[10] Hynynen K, Darkazanli A, Damianou CA, Unger E, Schenck JF (1993) Tissue thermometry during ultrasound exposure. Eur Urol 1:12.

[11] Kahn T, Bettag M, Ulrich F et al (1994) MRI-guided laserinduced interstitial thermotherapy of cerebral neoplasms. J Comput Assist Tomogr 18:519.

[12] Le Bihan D, Delannoy J, Levin RL (1989) Temperature mapping with MR imaging of molecular diffusion: application to hyperthermia. Radiology 171:853.

[13] Mack MG, Straub R, Eichler K, Engelmann K, Roggan A, Woitaschek D, Bötger M, Vogl TJ (2001) Percutaneous MR imaging-guided laser-induced thermotherapy of hepatic metastases. Abdom Imaging 26:369.

[14] Matsumoto R, Oshio K, Jolesz FA (1992) Monitoring of laser and freezing-induced ablation in the liver with T1-weighted MR imaging. J Magn Reson Imaging 2:555.

[15] Orth K, Russ D, Duerr J et al (1997) Thermo-controlled device for inducing deep coagulation in the liver with the Nd:YAG laser. Lasers Surg Med 20:149.

[16] Panych LP, Hrovat MI, Bleier AR, Jolesz FA (1992) Effects related to temperature changes during MR imaging. J Magn Reson Imaging 2:69.

[17] Peters RD, Chan E, Trachtenberg J, Jothy S, Kapusta L, Kucha-

rczyk W, Henkelman RM (2000) Magnetic resonance thermometry for predicting thermal damage: an application of interstitial laser coagulation in an in vivo canine prostate model [In Process Citation]. Magn Reson Med 44:873.

[18] Vogl TJ, Mack MG, Muller P, Phillip C et al (1995) Recurrent nasopharyngeal tumors: preliminary clinical results with interventional MR imaging-controlled laser-induced thermotherapy. Radiology 196:725.

[19] Vogl TJ, Mack MG, Hirsch HH, Müller P, Weinhold N, Wust P, Philipp C, Roggan R, Felix R (1997) In-vitro evaluation of MR-thermometry for laser-induced thermotherapy. Fortschr Rötgenstr 167:638.

[20] Vogl TJ, Mack MG, Straub R, Roggan A, Felix R (1997) Magnetic resonance imaging – guided abdominal interventional radiology: laser-induced thermotherapy of liver metastases. Endoscopy 29:577.

[21] Vogl TJ, Mack MG, Roggan A, Straub R, Eichler KC, Muller PK, Knappe V, Felix R (1998) Internally cooled power laser for MR-guided interstitial laser-induced thermotherapy of liver lesions: initial clinical results. Radiology 209:381.

[22] Vogl TJ, Muller PK, Mack MG, Straub R, Engelmann K, Neuhaus P (1999) Liver metastases: interventional therapeutic techniques and results, state of the art. Eur Radiol 9:675.

[23] Vogl TJ, Eichler K, Straub R, Engelmann K, Zangos S, Woitaschek D, Bottger M, Mack MG (2001) Laser-induced thermotherapy of malignant liver tumors: general principals, equipment(s), procedure(s) – side effects, complications and results. Eur J Ultrasound 13:117.

[24] Zhang Y, Samulski TV, Joines WT, Mattiello J, Levin RL, LeBihan D (1992) On the accuracy of noninvasive thermometry using molecular diffusion magnetic resonance imaging. Int J Hypertherm 8:263.

二、乳腺病变

Stefan O.R.Pfleiderer　Werner A.Kaiser　著
周建涛　译　张肖　校

（一）乳腺癌流行病学

乳腺癌严重危害人类健康，是目前工业化国家中女性最常见的癌症类型。德国每年新增乳腺癌病例 55 100 例，在所有女性癌症病例中占 26.8%（Robert Koch Institut，2004）。这些乳腺癌患者中，40% 年龄＜ 60 岁。在北美国家，约 1/8 的女性在其一生中会罹患乳腺癌（Gordon 等，2004）。

基于 20 余年随访结果的研究显示，乳腺癌根治性保乳治疗（BCT）与根治性乳房切除术的疗效相当（Fisher 等，2002；Veronesi 等，2002）。尽管术后放射治疗是必要的，但临床更倾向于选择 BCT，因为女性患者往往希望获得更好的外观效果，且乳腺癌的预后近年来已明显改善，约 90% 的 T_1a 期乳腺癌患者无病生存期可达 20 年。即使对于晚期乳腺癌患者，根治性乳房切除术也已不是必须，因为患者有机会在新辅助化疗和连续的肿瘤降期后转为 BCT 治疗（Singletary，2001）。另外一个重要的方面，由于成像技术的灵敏度不断提高，特别是 MRI 结合钼靶摄影，灵敏度可达 95%～100%（Kaiser 和 Zeitler，1989）。估计初步诊断乳腺癌病灶的平均大小已缩小至 10mm（Cady，2000）。因此，乳腺癌治疗呈现出微创治疗的趋势，对微创手术的评估是必要的。热疗在肿瘤的微创消融中起着关键作用。已有经皮微创治疗乳腺癌的研究报道（Kacher 和 Jolesz，2004）。激光诱导间质热疗（LITT）（Dowlatshahi 等，2004；Mumtaz 等，1996；Pfleiderer 等，2003b）、射频消融（RFA）（Boehm 等，2001；Burak 等，2003；Fornage 等，2004；Hayashi 等，2003）和高频聚焦超声（HIFU）（Gianfelice 等，2003a，b；Hyhyhen 等，2001）是通过高温来杀灭肿瘤细胞。冷冻疗法（Hewitt 等，1997；Pfleiderer 等，2002，2005）则是通过冷冻探针将靶区局部温度冷却至 −180℃来消融肿瘤组织。目前冷冻疗法主要用于肝癌和前列腺癌的消融治疗（Seifert 和 Morris，1999）。已有关于乳腺癌（Morin 等，2004；Pfleiderer 等，2002，2005）和乳腺纤维瘤（Kaufman 等，2002，2004；Littrup 等，2005）冷冻治疗的研究报道。

肿瘤组织的热损伤会在一定程度上影响生物肿瘤标记物和激素受体状态的充分评估。因此，在超声、立体定向或MRI引导下，对乳腺进行微创活检（如大孔经乳腺活检或真空辅助活检等）作为消融前组织学诊断是十分必要的。同时还需检测雌激素和孕酮受体及HER-2/neu，以制订辅助治疗方案。

（二）LITT治疗

LITT的热效应是通过激光光子与被激光照射的组织分子之间的相互作用而产生的。通过吸收、扩散、折射过程完成激光在组织中的传播。LITT治疗过程中组织结构的改变（如凝固后的漂白或炭化后的变暗等）会导致光学性质的动态变化。激光通过经皮光学纤维直接传送至靶病变部位。在激光能量转化为热能后，激光的吸收诱发LITT的热效应，提高了靶组织的温度，从而形成一个热消融区。

由于光纤一般通过套管针置入，因此可在乳腺活检后直接使用同轴技术进行LITT。然后将套管针向后拉，这可有效避免外套管遮挡激光。与裸光纤相比，扩散头端能够实现更大体积的消融治疗区。使用内冷式光纤，可有效避免激光纤尖端附近靶组织发生碳化，进一步增大坏死区的范围（Vogl等，2002）。LITT的一个重要优点是与MRI设备完全兼容。目前看来，MRI是LITT治疗最佳的引导方式。MRI扫描不受激光的影响，激光的传输也不会被MRI影响，激光设备可置于治疗室外。此外，利用MRI可在LITT治疗期间进行温度成像。据报道，在T_1WI和弥散加权（DWI）图像中，可通过信号的减低来观察局部温度的升高。信号减低出现在治疗开始后约30s，并在270～400s后达到最大程度。相位成像也可用于温度和剂量监测（图7-4）（Fried等，1996；Hall Craggs，2000；Mumtaz等，1996；Pfleiderer等，2003b；Steiner等，1998）。LITT诱导的热消融区由内到外通常主要包括中央空调、苍白组织带、外周“出血边缘”，超过此范围才可见存活组织。在组织学上，激光消融区的特征是细胞形态上没有异常，但在中间苍白组织区域内可见深染且不清晰的细胞核和高嗜酸性的细胞质反射蛋白凝固。“出血边缘”由受损程度较轻的细胞组成，其细胞核只有轻微的深染。在这些增殖的成纤维细胞附近，可见间质血管和血管外的红细胞。Dowlasthahi等（Dowlasthahi等，2002）对56例经组织学证实的浸润性乳腺癌患者（病灶直径＜23mm）进行LITT治疗，在70%的早期乳腺癌患者中实现了对肿瘤的完全消融。56例患者中，54例患者LITT术后2个月内接受外科手术治疗。15例患者消融后有肿瘤残留。造成肿瘤残留的原因包括LITT治疗中未能达到足够的消融能量（4例）、由于术中镇静问题患者出现体位移动（2例）、激光消融设备存在问题（4例）、活检后血肿或液体注入过多而导致肿瘤消融不完全（5例）。对2例LITT治疗后未经外科手术的患者随访2年，最初治疗的病灶缩小，取而代之的是囊性改变，囊肿吸收后活检组织学检查仅发现纤维化改变，2年后未发现残留肿瘤（Dowlatshahi等，2002）。

Harms（Harms，2001）在MRI引导下对12例乳腺癌患者的22个病灶行LITT治疗。通过激发去共振旋转传递技术（RODEO），MRI可提供高对比度和高分辨率的乳腺图像，便于肿瘤定位。LITT消融一般不需要对患者进行全身麻醉，局部麻醉后，将激光探头插入肿瘤内，采用MRI监控消融过程，消融造成的凝固性坏死表现为低信号区。12例患者中，3例患者的肿瘤直径＜3cm，肿瘤被完全破坏，其他患者因较大肿瘤而未完全消融（Harms，2001）。Akimov等（Akimov等，1998）对35例原发性乳腺癌患者行LITT治疗，其中28例为根治性切除术前LITT治疗，7例单纯接受LITT治疗。在未经手术治疗的7例患者中，5例肿瘤得到局部控制。对Ⅰ～Ⅲ期患者进行随访，LITT术后无病生存期为19～60个月；经LITT治疗，绝经前患者的3年无病生存率为27%，绝经期患者的3年无病生存率为92%。

（三）RFA治疗

在RFA治疗过程中，交流电通过针状电极

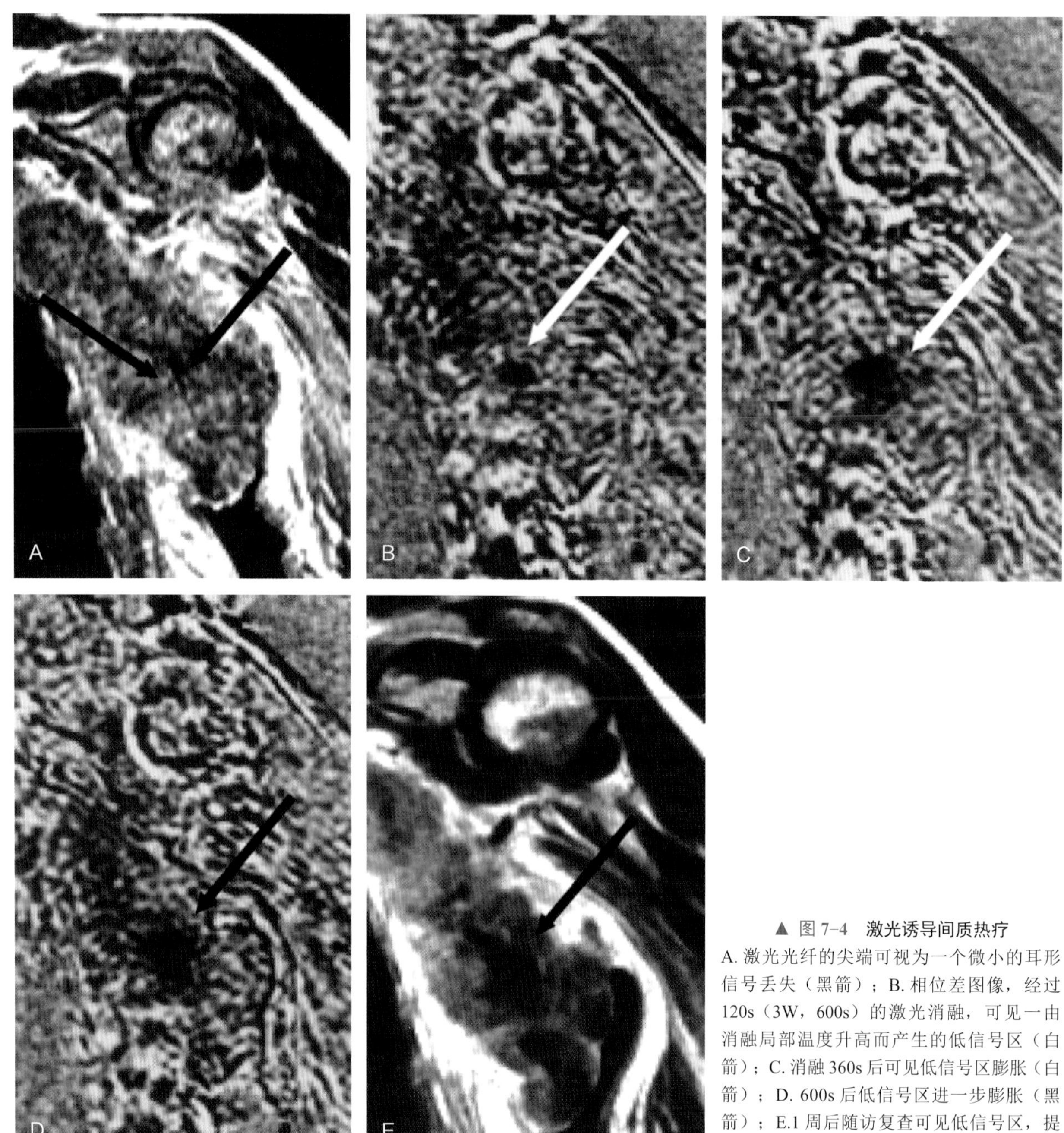

▲ 图 7-4 **激光诱导间质热疗**
A. 激光光纤的尖端可视为一个微小的耳形信号丢失（黑箭）；B. 相位差图像，经过120s（3W，600s）的激光消融，可见一由消融局部温度升高而产生的低信号区（白箭）；C. 消融 360s 后可见低信号区膨胀（白箭）；D. 600s 后低信号区进一步膨胀（黑箭）；E.1 周后随访复查可见低信号区，提示凝固性坏死（黑箭）

进入组织。当离子以所施加的频率振荡时，交流电产生离子运动和搅动。局部摩擦导致组织加热，导致细胞死亡。组织学表现为凝固性坏死和蛋白变性。大体上看，消融区中心呈黄白色，周围有的红色边缘为反应性出血所致（Mirza 等，2001）。Boehm 等（Boehm 等，2001）开发出一种脂肪包裹的乳腺肿瘤作为射频消融治疗实验肿瘤模型，用于研究超声监测下盐水增强 RFA 对乳腺肿瘤的微创治疗。共将 27 个 VX_2 肿瘤植入 14 只家兔的腹膜后区域，每隔 2～3 天通过超声进行监测。肿瘤植入后 16 天进行盐水增强 RFA（电极针长度为 25mm，消融时间 10min，功率 28W，以 15ml/h 输注浓度为 0.9% 的 NaCl，在阻抗增加的情况下可提高至 30ml/h），并通过超声来监测 RFA 过程中肿瘤的热损伤。随访 3 周后组织病理学检查未发现复发，则认为治疗成功。

所有肿瘤植入成功，植入后 16 天肿瘤直径达 5～38mm。经 RFA 治疗后，27 个肿瘤中的 14 个（51.8%）局部复发，这 14 个肿瘤在 RFA 治疗前直径均＞ 20mm，提示这种方法对于较小的肿瘤似乎更为有效（Boehm 等，2001）。

目前关于乳腺癌 RFA 治疗的临床研究及样本量仍较少。Jeffrey 等（Jeffrey，1999）以 RFA 治疗 5 例局部晚期乳腺癌女性患者，肿瘤直径 4～7cm。消融后立即行乳房切除术，电极针的针尖周围形成直径 0.8～1.8cm 的消融区，其中 4 例组织学上显示肿瘤细胞死亡，1 例残留肿瘤直径＜ 1mm，无治疗相关并发症发生。Izzo 等（Izzo 等，2001）对 26 例活检证实的浸润性乳腺癌患者进行超声引导下 RFA 治疗后，手术切除肿瘤，肿瘤直径 0.7～3cm，26 例患者中的 25 例（96%）经 RFA 治疗后肿瘤出现完全凝固性坏死。1 例患者术后组织学检查发现邻近针轴附近残存肿瘤细胞，这很难让人理解，因为肿瘤残留通常发生在消融区边缘而非中心区域。1 例并发症为 RFA 治疗引起皮肤烧伤。该研究的局限性在于通过超声监测无法精确测量组织病理学上的完全坏死范围，消融区的高回声和背侧声影更深层区域的监测，导致缺乏对消融充分性的实时评估（Izzo 等，2001）。在另一项研究中，对 21 例病灶直径＜ 2cm 的浸润性乳腺癌患者在开腹手术切除肿瘤前进行超声引导下 RFA 治疗，采用伞状针头，对手术标本采用 NADH 染色以评价 RFA 的疗效。1 例接受新辅助化疗的女性患者，靶病变显示完全破坏，但在超声检查和组织学检查中发现残留浸润性肿瘤组织；20 例患者经 RFA 治疗后肿瘤完全灭活，未观察到任何不良反应（Fornage 等，2004）。由于高频交流电的影响，无法在 MRI 引导下进行 RFA。然而，MRI 可用于精准显示病灶和射频电极，并在消融后用于治疗反应评估。MRI 对乳腺癌具有较高的敏感性，可检出直径 3mm 的病灶，有助于发现多灶性病变（Fischer 等，2005）。Hayashi 等（Hayashi 等，2003）对 22 例绝经后女性乳腺癌（活检证实，病灶≤ 3cm）患者，行超声引导下 RFA 治疗，并在治疗后 1～2 周之间进行外科手术切除。22 例中 19 例肿瘤完全凝固性坏死。3 例患者消融区边缘病变残留；5 例患者在消融区外发现病变组织，其中包括多灶性肿瘤（2 例）、早期转移肿瘤（1 例）及广泛导管原位癌伴微侵袭癌（2 例）。通常 RFA 治疗的患者耐受性良好，且对治疗区域的外观影响小（Hayashi 等，2003）。Elliot 等（Elliot 等，2002）开展立体定向引导下乳腺癌 RFA 治疗，经钼靶 X 线摄影引导下活检发现一处 16mm 的浸润性导管癌病灶后，以金属夹来标记病灶，并进行 RFA 治疗。4 周后，定位后切除消融部位。手术标本中未发现活瘤，表明立体定向引导下 RFA 是可行的。

（四）HIFU

HIFU 与常规超声原理相同。由压电元件发射能量，使之聚焦于一点。在焦点处，通过机械能转化为热的聚焦能量沉积导致蛋白质变性和组织坏死。当温度＞ 56℃保持 1s 以上，细胞增殖将停止。快速的热量沉积导致细胞不可逆死亡及组织凝固性坏死。在 HIFU 治疗过程中，病灶处的温度会迅速上升（＞ 80℃），即使暴露时间很短，也会导致有效和完全的细胞损毁。在数秒钟内达到如此高的温度所造成的高温度梯度，使得治疗区域在不损害周围非肿瘤组织的情况下形成清晰的边界。在其他热消融技术中，灌注的冷却效果可能会抑制消融效率，而 HIFU 则不受这种限制，因为对于几立方毫米体积的病灶进行消融时暴露时间＜ 3s（Kennedy 等，2003）。这个过程在整个肿瘤体积内重复，直至病变完全消融。MRI 在肿瘤检测和温度监测方面具有良好的解剖分辨率和高灵敏度（Bohris 等，1999）。MRI 与 HIFU 联合应用可清晰显示肿瘤的边缘，并很好地控制当前治疗部位的温度（Jolesz 和 Hynynynen，2002）。Huber 等（Huber 等，2001）发表了 MRI 引导 HIFU 治疗乳腺癌的一项动物实验及一篇个案报道。个案报道中，患者取俯卧位，乳房置于 HIFU 系统的水浴装置中。HIFU 系统由超声源、MRI 线圈和液压驱动定位系统组成。超声换能器的精确度为偏差范围< 1mm。超声显示病灶呈雪茄状，直径 1mm，长度 8.7mm。MRI 能够更为清晰地显示消融区域，逐步重叠消融直至消融区完全覆盖病灶，同时注意保护毗邻正常组织结构。与其他微创治疗方法不同的是，HIFU 无须穿刺即可使消融能量穿透皮肤。据报道，一例病灶直径为 22mm 的乳腺浸润性导管癌患者，HIFU 术后 MRI 显示治疗区无强化，术后 5 天行标准保乳手术，手术病理标本显示 HIFU 治疗区呈白色坏死区，边缘充血，与 MRI 所示的靶区吻合。Chung 等（Chung 等，1996）和 Mulkern 等（Mulkern 等，1998）采用 HIFU 治疗 11 例女性乳腺癌患者，在 73% 的病例中取得了部分或全部成功消融，并报道了由于患者运动、功率设置不足及在治疗或局部麻醉过程中气泡形成引起光束反射而引起的一系列问题。

Gianfelice 等（Gianfelice 等，2003）对 17 例乳腺癌患者进行 MRI 引导 HIFU 治疗，在治疗乳腺小肿瘤（直径< 3.5cm）前后进行动态 MR 乳腺成像，手术切除病灶后行组织病理学分析，以确定是否存在残留肿瘤。MR 乳腺成像所获得的数据与组织病理学确定的活性肿瘤残留比例之间具有良好的相关性。肿瘤残留量为 0%～75%，有 9 例患者 HIFU 术后肿瘤残留量< 10%，4 例女性患者未发现肿瘤残留。MR 乳腺成像是一种评估 HIFU 治疗后乳腺肿瘤残留情况的可靠方法。在同一项研究中，Gianfelice 等（Gianfelice 等，2003）对 12 例患者进行 HIFU 治疗，消融时间为 35～133min（中位时间 76.5min），平均 46.7% 的肿瘤位于靶区内，43.3% 的癌组织被破坏。在后面 9 例接受更先进 HIFU 系统治疗的患者中，平均 95.6% 的肿瘤位于靶区内，88.3% 的癌组织被破坏；2 例患者未发现肿瘤存活（图 7–5）。残留肿瘤主要位于肿瘤周围，研究表明可通过增加超声消融能量来增大总靶区。Wu 等（Wu 等，2003）发表了一篇样本量最大的 HIFU 临床试验。试验入组了 48 位女性患者，并将其随机分入改良根治手术组（25 位女性）及 HIFU 治疗后 1～2 周内行改良根治手术组。结果显示 HIFU 引发的乳腺水肿在 HIFU 治疗后 7～10 天内消失。23 例患者中，14 例出现轻微并发症（治疗后乳房沉重或局部疼痛等），但其中仅 4 例需要服用镇痛药。所有病例中，肿瘤与乳头之间的距离> 20mm，肿瘤与皮肤之间的距离> 5mm。组织学检查显示，治疗区域内肿瘤细胞完全死亡。

（五）微波消融治疗

应用于活体组织的微波消融通过刺激组织和

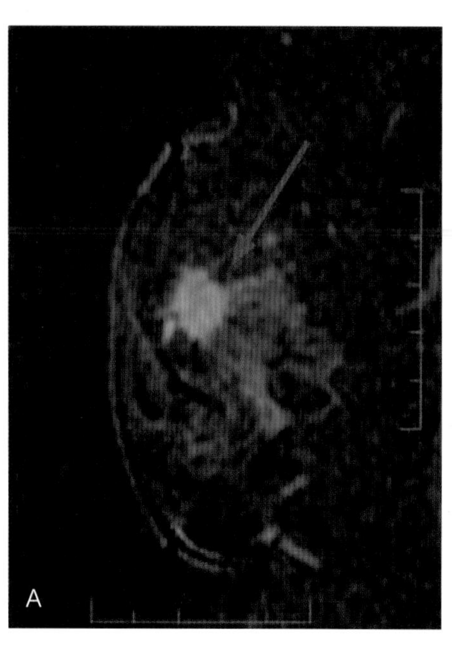

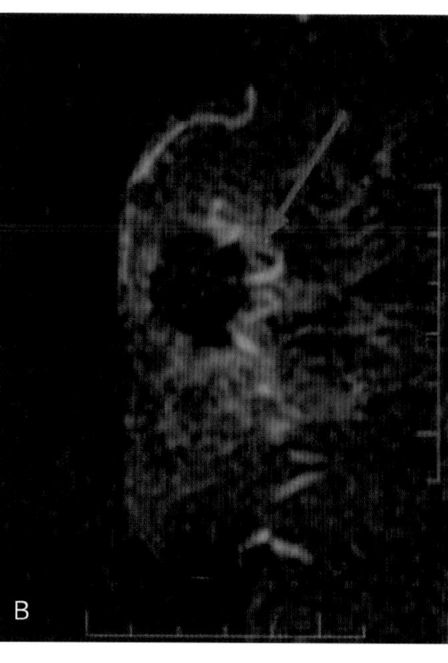

◀ **图 7–5 MRI 引导下乳腺癌 HIFU 治疗。注入 DTPA 造影剂后 T_1WI 减影图像清晰显示 HIFU 前乳腺癌病灶（A，箭）。HIFU 治疗后病灶未见增强（B），表明消融有效**
（图片由日本宫崎市 Breastopia Namba 医院提供）

细胞内的水分子而产热，水分子的快速运动摩擦加热，导致病灶发生凝固性坏死。微波消融治疗乳腺癌是通过两个微波相控振的波导施加器（微波消融天线）来实现的。能量优先加热含水量高的组织（如乳腺癌组织），而含水量较低的周围组织（如脂肪或结缔组织和乳腺实质）吸收的热能较少，但需在治疗过程中经常冷却浅层的皮肤。Gardner 等（Gardner 等，2002）对 10 例患有乳腺癌的女性进行微波消融治疗，所有肿瘤均在微波消融后 18 天内行手术切除，HIFU 治疗后超声检查显示 60% 的患者肿瘤明显缩小，手术标本组织学检查显示肿瘤坏死体积占比约为 80%。在另一研究中，25 例患者接受微波消融治疗（Vargas 等，2004），组织学检查显示肿瘤坏死体积占比约为 68%，病灶平均直径为 18mm，25 例中有 2 例患者的肿瘤完全消融。

（六）冷冻疗法

在冷冻治疗过程中，会出现 3 种导致肿瘤细胞死亡的基本现象。

- 细胞内和细胞外冰晶的快速形成，在细胞膜和细胞器上产生机械剪切力，导致细胞机械损伤。
- 细胞脱水，由于水通过渗透作用从细胞内转移到细胞外，导致关键细胞成分的破坏。
- 由于血管淤滞和血管损伤导致的缺血，阻止营养物质到达残留的活细胞。

温度降低越快，冷冻治疗对靶组织的损害就越严重。与液氮系统相比，氩气系统达到目标温度更快，肿瘤细胞可被更有效地破坏。Hewitt 等（Hewitt，1997）对液氮冷冻疗法与氩气冷冻疗法进行对比分析，使用 3 个不同的低温探针（直径 3mm）：常规液氮探针（N 探针）、带有气体旁路的新型 N 探针及氩气探针。将每个探针在以下 2 个模型中进行测试。

- 模型 1：20℃的新鲜羊肝。将探针插入组织中，每 15s 记录探针路径中第 5mm、10mm、15mm 和 20mm 处冰球形成的速度，每 2.5min 测量冰球直径。10min 后，加热探针并取出。
- 模型 2：温水浴。探针浸在温水（42℃）中 15min 并每间隔 5min 测量冰球直径。

采用氩气系统进行冷冻消融时，肝脏径向温度下降较快（$P < 0.001$），手术时间明显缩短（$P < 0.01$）。新型 N 探针比常规 N 探针的性能更好，但温度下降速度仍不及氩气探针。在羊肝模型（20℃）中，冷冻消融 10min 后两者产生的冰球直径相似；但在温水中，使用新型 N 探针时冰球直径更大（$P < 0.02$）。氩气冷冻消融系统最初降温似乎更快，但在温暖的环境中，产生的冰球直径不及液氮基系统（Hewitt 等，1997）。已有关于冷冻治疗安全性研究的相关报道。在一项涉及 5432 例前列腺癌患者冷冻消融治疗的回顾研究中，3 例患者治疗后死亡（0.06%）。另有研究报道，肝脏肿瘤冷冻治疗后因冷休克导致的死亡率为 1.5%～1.6%，这在前列腺治疗中并不常见（Seifert 和 Morris，1999）。在 Pfleiderer 等（Pfleiderer 等，2002，2005）的研究中，冷冻治疗后有 2 例患者出现轻微并发症，可能是由于插入冷冻探针时血管受损所致。虽然低温休克等并发症，如低温消融致肝脏瘘管形成或前列腺冷冻治疗导致尿道狭窄或失禁，不太可能发生在乳腺的冷冻治疗中，但仍可能会有皮肤或脂肪组织坏死、血肿、肋间神经损伤和局灶性神经炎等并发症出现。Pfleiderer 等（Pfleiderer 等，2002，2005）采用冷冻疗法治疗 41 例经皮穿刺证实的乳腺癌病例，其中 30 例患者（均为女性）的病灶直径≤ 15mm（范围 5～15mm，中位数 12mm）（Pfleiderer 等，2005），11 例患者的病灶直径≥ 16mm（Pfleiderer 等，2002）。局部麻醉后，在超声引导下将一根直径 3mm 的冷冻探针置入肿瘤内（图 7-6），对所有肿瘤均进行两个冷冻周期和一个复温周期的治疗。在这一过程中，对冰球的大小和探针尖端的温度（图 7-7）进行密切监控。在冷冻治疗后 6 周内对患者进行外科手术，并对标本进行组织学评价。

中位最低温度达 −146℃（温度范围：−117～

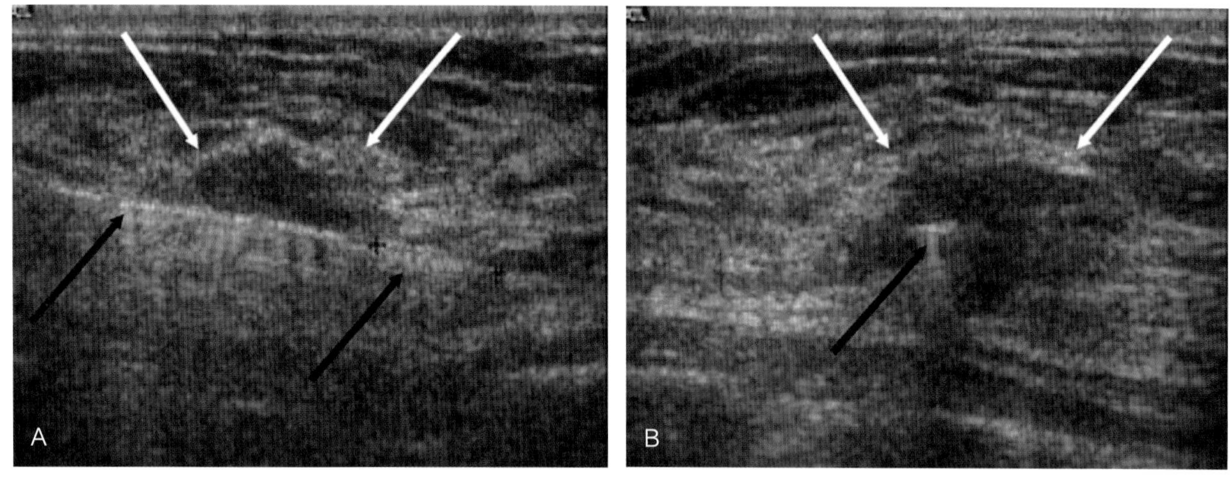

▲ **图 7-6　内冷式探针最终位置的二维超声图像（70 岁患者）**

A 和 B. 冷冻探针（黑箭）穿过组织学证实的浸润性导管癌病灶（直径 14mm，白箭）的中心，患者在冷冻治疗后接受开放手术，术后标本的组织学评估未发现任何残留的活性肿瘤

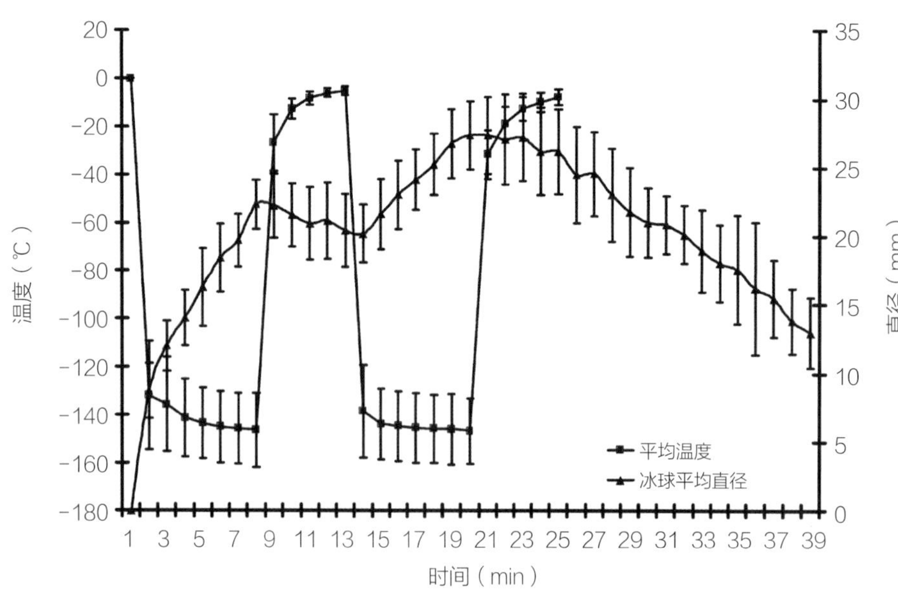

◀ **图 7-7　16 例患者冷冻治疗过程中每分钟（x 轴为时间）测量的平均温度（左侧 y 轴为温度）和冰球平均直径（右侧 y 轴为直径）**

-167℃）。在 29 例肿瘤直径≤ 15mm 的患者中，组织病理学检查在 5 例患者的手术标本边缘发现原位残余导管癌（DCIS），在另 24 例患者中未发现肿瘤细胞存活（Pfleiderer 等，2005）。29 例患者均无严重不良反应发生；其中 1 例由于技术问题，冷冻治疗未能完全进行。11 例肿瘤直径≥ 16mm 的患者肿瘤完全消融（Pfleiderer 等，2002）。已有研究报道，在临床上隐匿、残留的肿瘤甚至在保乳手术后仍然存在。Holland 等（Holland 等，1985）在 40% 的连续切片的乳房切除手术标本中发现了意外的肿瘤灶。另一方面 Karasawa 等（Karasawa 等，2003）的研究显示，348 例患者中 102 例最终病理切缘为阳性，提示乳腺癌保乳手术后癌细胞仍保持在手术切缘 5mm 范围内；但该研究中只有 5 例患者 5 年后局部复发，由此可见残存的肿瘤组织并不一定会导致复发。在冷冻治疗前应对所有癌症患者的激素受体状态进行评估，以便对所有患者进行适当的辅助治疗。

诸多研究显示，病理边缘状态是局部复发最重要的预测因素之一。获得根治性切缘是否会降低 BCT 术后局部复发率目前尚不清楚（Chagpar

等，2003；Singletary，2002）。然而，应避免冷冻区边缘残留肿瘤细胞。MR 乳腺成像作为对乳腺病变敏感的成像方式（Fischer 等，2005）有助于诊断，并可用于指导制订治疗计划，以及用于在介入治疗前进行影像引导下乳腺活检（Pfleiderer 等，2003；Veltman 等，2005）。Morin 等（Morin 等，2004）认为，相比于其他成像方式，MR 可更好地指导冷冻消融治疗，因为基于 MR 图像更易于区分肿瘤组织与冷冻疗法形成的冰球。然而，只有面向超声探头的冰球面才可通过超声显示。由于声波遮蔽，超声无法完全探测到冰球后面的区域（图 7–8）。此外，通过超声检查进行评估可能会低估肿瘤的真实微观范围，从而导致对乳腺病变治疗不足。在 Morin 等（Morin 等，2004）的研究中，25 例拟手术的浸润性乳腺癌患者于乳房切除术前 4 周，接受 MRI 引导（0.5T 开放配置 MR 系统，T_1WI FSE 图像）经皮冷冻消融。冷冻疗法未造成严重的局部或全身并发症。涵盖在冰球中的所有肿瘤组织均被破坏。25 例患者中，13 例冷冻消融后组织学检查发现肿瘤残留，表明冰球实际未能覆盖整个病灶。Roubidoux 等（Roubidoux 等，2004）在超声引导下用 2.7mm 的冷冻探针对 9 例经组织活检确诊的小病灶单发浸润性乳腺癌患者进行冷冻消融，病灶平均直径为 12mm（范围 8～18mm）。在门诊使用氩气冷冻消融系统和双冻融循环方案治疗乳腺癌，冷冻消融后 2～3 周切除肿瘤。在超声引导下，冰球逐渐形成并包绕肿瘤病灶（平均直径 4.4cm），术后 9 例患者中 2 例（22%）有肿瘤残留，包括 1 例为单发较小的局灶浸润性癌和 1 例广泛多灶性导管原位癌（DCIS）。对于直径≤ 17mm 的肿瘤或在超声声像图上未见棘状边缘的肿瘤，均证实消融后未见侵袭性肿瘤组织残留。Pfleiderer 等（Pfleiderer 等，2002，2005）及 Roubidoux 等（Roubidoux 等，2004）均认为术前 MR 乳腺成像是避免残留肿瘤的有效方法。DCIS 在 MR 乳腺成像中具有特征性的表现，其对于高等级 DCIS 的敏感度为 92%（Neubauer 等，2003）。因此，MR 乳腺成像可能有助于避免针对弥漫导管内肿瘤的女性患者进行微创治疗。

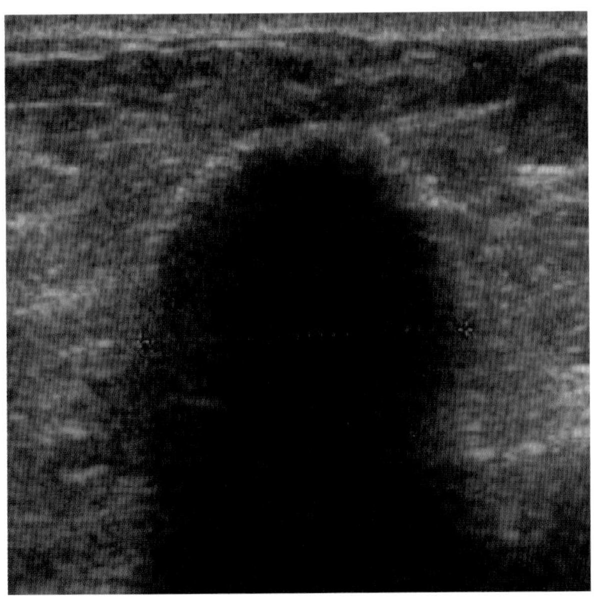

▲ 图 7–8　超声图像能够清晰显示冰球的镰刀状高回声表面，但由于冰面反射超声波，造成背侧声影，冰球后面的整个区域无法显示

Kaufman 等（Kaufman 等，2004）对纤维腺瘤女性患者进行超声引导下经皮冷冻治疗，63 例患者的 78 个病灶经活检证实为纤维腺瘤、其他良性乳腺结节或结节性纤维囊变。在冷冻消融后共有 64 位患者共 78 处个病灶（平均直径 2.0cm，直径范围 0.8～4.2cm）完成了治疗后 12 个月的随访，其中包括 53 个纤维腺瘤。术后 12 个月超声检查显示总体肿瘤体积缩小 88.3%（纤维腺瘤为 87.3%），随访复查中医生及患者本人均未触及肿物占 73%（纤维腺瘤患者为 75%）。2 例随访复查触及肿物的患者（均为纤维腺瘤患者）接受肿物切除手术，均为坏死碎片，冷冻治疗范围内无存活肿瘤。

（七）结论

影像引导下经皮微创治疗乳腺癌的方法仍在进一步研究中同样 BCT 也在向着减少创伤的方向发展。微创治疗主要是通过在肿瘤病灶内沉积能量来破坏癌组织以达到治疗目的。所有报道均显示出肿瘤在治疗过程中遭受了不同程度的破坏。

但局部肿瘤控制的局限性仍然存在于几乎所有的研究当中。另一方面，即使在保乳术后，围手术期组织学不易察觉的阳性切缘也会出现，并可能导致局部癌症复发。乳腺癌经皮微创治疗，应注意避免消融区边缘肿瘤细胞的残留。根据淋巴结转移情况和肿瘤形态、大小，进行 BCT 手术及术后放射治疗或化疗仍是目前治疗乳腺癌的标准方法。然而，通过微创消融治疗亦可获得与手术结果相当甚至更好的疗效，并在消融后短期内使病灶具有全阴性边缘，同时保留足够的安全边界。经皮消融术后的远期疗效尚需进一步验证。因此，必须进行更广泛和深入的临床研究，尤其是对于后续未经手术治疗但接受包括放射治疗和化疗在内的辅助治疗的病例。

参考文献

[1] Akimov AB, Seregin VE, Rusanov KV et al (1998) Nd:YAG interstitial laser thermotherapy in the treatment of breast cancer. Lasers Surg Med 22:257–267.

[2] Boehm T, Malich A, Reichenbach JR, Fleck M, Kaiser WA (2001) Percutaneous radiofrequency (RF) thermal ablation of rabbit tumors embedded in fat: a model for RF ablation of breast tumors. Invest Radiol 36:480–486.

[3] Bohris C, Schreiber WG, Jenne J et al (1999) Quantitative MR temperature monitoring of high-intensity focused ultrasound therapy. Magn Reson Imaging 17:603–610.

[4] Burak WE Jr, Agnese DM, Povoski SP et al (2003) Radiofrequency ablation of invasive breast carcinoma followed by delayed surgical excision. Cancer 98:1369–1376.

[5] Cady B (2000) Breast cancer in the third millennium. Breast J 6:280–287.

[6] Chagpar A, Yen T, Sahin A et al (2003) Intraoperative margin assessment reduces reexcision rates in patients with ductal carcinoma in situ treated with breast-conserving surgery. Am J Surg 186:371–377.

[7] Chung AH, Hynynen K, Colucci V, Oshio K, Cline HE, Jolesz FA (1996) Optimization of spoiled gradient-echo phase imaging for in vivo localization of a focused ultrasound beam. Magn Reson Med 36:745–752.

[8] Dowlatshahi K, Francescatti DS, Bloom KJ (2002) Laser therapy for small breast cancers. Am J Surg 184:359–363.

[9] Dowlatshahi K, Dieschbourg JJ, Bloom KJ (2004) Laser therapy of breast cancer with 3-year follow-up. Breast J 10:240–243.

[10] Elliott RL, Rice PB, Suits JA, Ostrowe AJ, Head JF (2002) Radiofrequency ablation of a stereotactically localized nonpalpable breast carcinoma. Am Surg 68:1–5.

[11] Fischer DR, Wurdinger S, Boettcher J, Malich A, Kaiser WA (2005) Further signs in the evaluation of magnetic resonance mammography: a retrospective study. Invest Radiol 40:430–435.

[12] Fisher B, Jeong JH, Anderson S et al (2002) Twenty-five-year follow-up of a randomized trial comparing radical mastectomy, total mastectomy, and total mastectomy followed by irradiation. N Engl J Med 347:567–575.

[13] Fornage BD, Sneige N, Ross MI et al (2004) Small (≤ 2-cm) breast cancer treated with US-guided radiofrequency ablation: feasibility study. Radiology 231:215–224.

[14] Fried MP, Morrison PR, Hushek SG, Kernahan GA, Jolesz FA (1996) Dynamic T1-weighted magnetic resonance imaging of interstitial laser photocoagulation in the liver: observations on in vivo temperature sensitivity. Lasers Surg Med 18:410–419.

[15] Gardner RA, Vargas HI, Block JB et al (2002) Focused microwave phased array thermotherapy for primary breast cancer. Ann Surg Oncol 9:326–332.

[16] Gianfelice D, Khiat A, Amara M, Belblidia A, Boulanger Y (2003a) MR imaging-guided focused ultrasound surgery of breast cancer: correlation of dynamic contrastenhanced MRI with histopathologic findings. Breast Cancer Res Treat 82:93–101.

[17] Gianfelice D, Khiat A, Boulanger Y, Amara M, Belblidia A (2003b) Feasibility of magnetic resonance imagingguided focused ultrasound surgery as an adjunct to tamoxifen therapy in high-risk surgical patients with breast carcinoma. J Vasc Interv Radiol 14:1275–1282.

[18] Gianfelice D, Khiat A, Amara M, Belblidia A, Boulanger Y (2003c) MR imaging-guided focused US ablation of breast cancer: histopathologic assessment of effectiveness – initial experience. Radiology 227:849–855.

[19] Gordon R, Wirth M, Schellenberg J, Sivaramakrishna R (2004) Workshop on alternatives to mammography. 18–20 September 2004.

[20] Hall-Craggs MA (2000) Interventional MRI of the breast: minimally invasive therapy. Eur Radiol 10:59–62.

[21] Harms SE (2001) Percutaneous ablation of breast lesions by radiologists and surgeons. Breast Dis 13:67–75.

[22] Hayashi AH, Silver SF, van der Westhuizen NG et al (2003) Treatment of invasive breast carcinoma with ultrasoundguided radiofrequency ablation. Am J Surg 185:429–435.

[23] Hewitt PM, Zhao J, Akhter J, Morris DL (1997) A comparative laboratory study of liquid nitrogen and argon gas cryosurgery systems. Cryobiology 35:303–308.

[24] Holland R, Veling SH, Mravunac M, Hendriks JH (1985) Histologic multifocality of Tis, T1-2 breast carcinomas. Implications for clinical trials of breast-conserving surgery. Cancer 56:979–990.

[25] Huber PE, Jenne JW, Rastert R et al (2001) A new noninvasive approach in breast cancer therapy using magnetic resonance imaging-guided focused ultrasound surgery. Cancer Res 61:8441–8447.

[26] Hynynen K, Pomeroy O, Smith DN et al (2001) MR imagingguided focused ultrasound surgery of fibroadenomas in the breast: a feasibility study. Radiology 219:176–185.

[27] Izzo F, Thomas R, Delrio P et al (2001) Radiofrequency ablation in patients with primary breast carcinoma: a pilot study in 26 patients. Cancer 92:2036–2044.

[28] Jeffrey SS, Birdwell RL, Ikeda DM et al (1999) Radiofrequency ablation of breast cancer: first report of an emerging technology. Arch Surg 134:1064–1068.

[29] Jolesz FA, Hynynen K (2002) Magnetic resonance imageguided focused ultrasound surgery. Cancer J 8 [Suppl 1]: S100–S112.

[30] Kacher DF, Jolesz FA (2004) MR imaging-guided breast abla-

tive therapy. Radiol Clin North Am 42:947–962, vii.
[31] Kaiser WA, Zeitler E (1989) MR imaging of the breast: fast imaging sequences with and without Gd-DTPA. Preliminary observations. Radiology 170:681–686.
[32] Karasawa K, Obara T, Shimizu T et al (2003) Outcome of breast-conserving therapy in the Tokyo Women' s Medical University Breast Cancer Society experience. Breast Cancer 10:341–348.
[33] Kaufman CS, Bachman B, Littrup PJ et al (2002) Offi ce-based ultrasound-guided cryoablation of breast fibroadenomas. Am J Surg 184:394–400.
[34] Kaufman CS, Bachman B, Littrup PJ et al (2004) Cryoablation treatment of benign breast lesions with 12-month follow-up. Am J Surg 188:340–348.
[35] Kennedy JE, Ter Haar GR, Cranston D (2003) High intensity focused ultrasound: surgery of the future? Br J Radiol 76:590–599.
[36] Littrup PJ, Freeman-Gibb L, Andea A et al (2005) Cryotherapy for breast fibroadenomas. Radiology 234:63–72.
[37] Mirza AN, Fornage BD, Sneige N et al (2001) Radiofrequency ablation of solid tumors. Cancer J 7:95–102.
[38] Morin J, Traore A, Dionne G et al (2004) Magnetic resonance-guided percutaneous cryosurgery of breast carcinoma: technique and early clinical results. Can J Surg 47:347–351.
[39] Mulkern RV, Panych LP, McDannold NJ et al (1998) Tissue temperature monitoring with multiple gradient-echo imaging sequences. J Magn Reson Imaging 8:493–502.
[40] Mumtaz H, Hall-Craggs MA, Wotherspoon A et al (1996) Laser therapy for breast cancer: MR imaging and histopathologic correlation. Radiology 200:651–658.
[41] Neubauer H, Li M, Kuehne-Heid R, Schneider A, Kaiser WA (2003) High grade and non-high grade ductal carcinoma in situ on dynamic MR mammography: characteristic findings for signal increase and morphological pattern of enhancement. Br J Radiol 76:3–12.
[42] Pfl eiderer SO, Freesmeyer MG, Marx C, Kuhne-Heid R, Schneider A, Kaiser WA (2002) Cryotherapy of breast cancer under ultrasound guidance: initial results and limitations. Eur Radiol 12:3009–3014.
[43] Pfl eiderer SO, Reichenbach JR, Azhari T, Marx C, Wurdinger S, Kaiser WA (2003a) Dedicated double breast coil for magnetic resonance mammography imaging, biopsy, and preoperative localization. Invest Radiol 38:1–8.
[44] Pfl eiderer SOR, Reichenbach JR, Wurdinger S et al (2003b) Interventional MR-mammography: manipulator-assisted large core biopsy and interstitial laser therapy of tumors of the female breast. Z Med Phys 13:198–202.
[45] Pfl eiderer SO, Marx C, Camara O, Gajda M, Kaiser WA (2005) Ultrasound-guided, percutaneous cryotherapy of small (≤ 15 mm) breast cancers. Invest Radiol 40:472–477.
[46] Robert-Koch Institut (2004) Entwicklung der überlebensraten von Krebspatienten in Deutschland, Brust. http:// www.rki.de. In, 2004; 1–6.
[47] Roubidoux MA, Sabel MS, Bailey JE, Kleer CG, Klein KA, Helvie MA (2004) Small (< 2.0 cm) breast cancers: mammographic and US findings at US-guided cryoablationinitial experience. Radiology 233:857–867.
[48] Seifert JK, Morris DL (1999) World survey on the complications of hepatic and prostate cryotherapy. World J Surg 23:109–113; discussion 113–104.
[49] Singletary SE (2001) Neoadjuvant chemotherapy in the treatment of stage II and III breast cancer. Am J Surg 182:341–346.
[50] Singletary SE (2002) Surgical margins in patients with earlystage breast cancer treated with breast conservation therapy. Am J Surg 184:383–393.
[51] Steiner P, Botnar R, Dubno B, Zimmermann GG, Gazelle GS, Debatin JF (1998) Radiofrequency-induced thermoablation: monitoring with T1-weighted and proton frequencyshift MR imaging in an interventional 0.5-T environment. Radiology 206:803–810.
[52] Vargas HI, Dooley WC, Gardner RA et al (2004) Focused microwave phased array thermotherapy for ablation of early-stage breast cancer: results of thermal dose escalation. Ann Surg Oncol 11:139–146.
[53] Veltman J, Boetes C, Wobbes T et al (2005) Magnetic resonance-guided biopsies and localizations of the breast:initial experiences using an open breast coil and compatible intervention device. Invest Radiol 40:379–384.
[54] Veronesi U, Cascinelli N, Mariani L et al (2002) Twenty-year follow-up of a randomized study comparing breast-conserving surgery with radical mastectomy for early breast cancer. N Engl J Med 347:1227–1232.
[55] Vogl TJ, Mack MG, Straub R et al (2002) MR-guided laserinduced thermotherapy with a cooled power laser system: a case report of a patient with a recurrent carcinoid metastasis in the breast. Eur Radiol 12 [Suppl 3]:S101–S104.
[56] Wu F, Wang ZB, Cao YD et al (2003) A randomised clinical trial of high-intensity focused ultrasound ablation for the treatment of patients with localised breast cancer. Br J Cancer 89:2227–2233.

下　篇

微创消融治疗策略

Treatment Strategies

第 8 章　肝细胞癌（HCC）消融治疗

Hepatocellular Carcinoma (HCC)

Thomas K. Helmberger　著
周建涛　译　张　肖　校

一、背景

肝细胞癌（HCC）是世界范围内常见恶性肿瘤之一，尤其在非洲和亚洲。在欧洲，HCC 的发病率为 10/10 万～15/10 万，每年约有 25 万人死于 HCC。全世界每年 HCC 死亡人数＞ 100 万。世界卫生组织曾预测，HCC 的发病率可能超过肺癌。HCC 发病率的增高很可能与慢性丙型肝炎（HC）和乙型肝炎（HB）病毒感染及其他导致慢性感染的疾病发病率增高有关（Befeler 和 Di Bisceglie，2002；Llovet 等，2003）。

在美国，估计约有 400 万 HC 病毒携带者，中欧地区的情况也相近。5%～10% 的 HC 病毒携带者将进展为 HCC。在非洲和东南亚，黄曲霉毒素 B_1 污染和 HB 病毒感染是引发 HCC 的主要原因。与许多其他肿瘤一样，肿瘤抑制基因 p53 的突变或缺失似乎在 HCC 的发生中具有重要作用，尤其是在黄曲霉毒素 B_1 的作用下。

此外，长期的病毒感染将导致肝脏组织硬化性改变，这与炎症、坏死和再生的持续性过程有关，同时伴随有原癌基因的激活和 p53 基因的潜在突变。Juengst 等（Juengst 等，2004）研究表明，电刺激引起的持续性氧化损伤可能诱发 HCC。

上述原因也在一定程度上解释了肝硬化与 HCC 之间的高度相关性，因为高达 60% 的 HCC 患者会伴随肝硬化。导致肝硬化进展的其他因素还包括长期酗酒和代谢性疾病（如 α–1 抗胰蛋白酶缺乏综合征、肝卟啉症和血色素沉着症），肝硬化患者有 30% 的风险进展为 HCC。

总之，任何病因（如病毒性肝炎和特发性血色素沉着症）导致的肝硬化均为 HCC 的主要危险因素（El–Serag 和 Mason，2000）。

未经治疗的 HCC 患者预后差，确诊后的平均生存时间仅为 3～8 个月，5 年生存率＜ 5%。然而，许多 HCC 患者因终末期肝硬化导致的肝衰竭而死亡，而非死于肿瘤（Llovet 等，1999a，2002a；Varela 等，2003）。

考虑到肝硬化中 HCC 的高发病率及晚期诊断预后不佳等，HCC 的治疗策略应包括及早诊断（对高危个体进行筛查）及合理定制治疗方案。

二、诊断

临床上，HCC 通常是通过超声、增强 CT 和 MRI 来评估。应基于病灶的潜在风险，对高危患者群体进行监测，判别恶性肿瘤发生的可能性。欧洲肝脏研究协会（EASL）提出的建议如下（Bruix 等，2001）。

- 肝脏病灶直径＜ 1cm，HCC 的可能性较低（＜ 50%），应每 3 个月行超声检查随访。
- 肝脏病灶直径 1～2cm，HCC 可能性较高，应通过活检进一步确诊。然而，活检假阴性结果占 30%～40%，对此应给予足够重视。
- 肝脏病灶直径 2～3cm，影像学检查证实动脉血管增生，患者甲胎蛋白升高（＞ 400ng/ml），恶性可能性高。
- 肝脏病灶直径＞ 3cm，恶性可能性极高，CT 和 MRI 可用于肿瘤分期。

有研究对轴位 CT 和 MRI 影像与术后标本进行对比分析，结果显示在 HCC 的诊断方面增强 MRI 比增强 CT 更具有优势，特别是对于直径 1～2cm 的病灶（Burrel 等，2003）。一般情况下，单纯血管造影和核医学检查不常用于原发性 HCC 的诊断。

然而，目前对于监测 HCC 高危患者的最佳影像学方法或最合适的分期系统仍存在争议。大多数分期系统，如 Child–Turcotte–Pugh、TNM、Okuda、法国分期（French staging classification）及意大利肝癌分期（CLIP）或香港中文大学预后指数（CUPI）等，仅评估肝脏疾病的某个关键方面，或主要适用于晚期肿瘤患者。相比之下，巴塞罗那临床肝癌（BCLC）分期更为全面，包含 4 个变量：肿瘤分期、肝功能损害程度、患者的身体状况和癌症相关症状（Llovet 等，2003），所有的肿瘤分期均与 BCLC 分期法相关联。

三、个体化治疗策略

肝癌的治疗有四种选择：移植、切除、消融和栓塞。

基于肝肿瘤的病理基础，肝移植被认为是可达到临床治愈（痊愈）的治疗方法。对患者的合理筛选是移植成功的关键。根据米兰分期标准，单个肿瘤直径＜ 5cm 或 3 个肿瘤每个肿瘤直径＜ 3cm 的患者相对可获得更理想的长期预后（Fuster 等，2005；Llovet 等，2005；Mazzafero 等，2004），5 年生存率可达 70%～80%，且复发率＜ 15%。然而，肝移植手术的局限性在于等待时间较长，器官短缺。肿瘤进展和（或）肝功能恶化的患者，如等待手术时间在 1 年以上，将有 20%～50% 失去手术机会。采用辅助治疗可在一定程度上控制肿瘤进展，条件允许时还可采用活体肝移植（Chui 等，2004；Fuster 等，2005；Llovet 等，2005）。虽然一些辅助治疗方式，如热消融、经动脉化疗栓塞和全身化疗临床易于进行，但它们对治疗结果的影响尚未明确，仍需进一步研究（Johnson 等，2004；Mazzafero 等，2004）。在一些移植中心，活体供者移植已成为尸体移植的替代方法，术后患者长期存活率高，但对供体发病率和死亡率的担忧仍存在（Befeler 和 Di Bisceglie，2002；Chui 等，2004；Llovet 等，2005）。

HCC 患者肝切除和肝移植术后 5 年生存率约为 70%，肝切除手术仅适用于 5%～30% 的患者，尤其是在西方国家，为防止术后肝衰竭，必须注意保留患者的肝功能（Poon 等，2002a，b）。肝脏的功能储备是主要的限制因素之一，符合以下标准的患者可满足手术要求：无肝硬化，孤立的小结节（直径≤ 2cm），肝功能正常（肝静脉压力梯度＜ 10mmHg，无静脉曲张，无脾大，血小板计数＜ $100000/mm^3$），胆红素正常。Child–Pugh A 级肝硬化的 HCC 患者可接受肝切除的比例达 50%，而在 Child–Pugh B 级和 C 级肝硬化的 HCC 患者中，这一比例分别为 20% 和 5%。此外，术后 5 年复发率＞ 70%，这些因素显著影响了手术切除率。这些高复发率很可能是由于分化程度、早期微血管侵犯、原发肿瘤的微卫星灶及潜在的弥漫性肝病进展引起的（Llovet 等，1999b）。

令人无奈的是，临床绝大多数肝癌患者不适合外科手术治疗。因此，必须重视辅助性、微创性治疗。

自 20 世纪 80 年代中期以来，经皮穿刺无水乙醇灌注（PEI）已广泛应用于临床，对于肿瘤直径≤ 2cm 且肝硬化分级为 Child–Pugh A 级的 HCC 患者，PEI 的有效率达 100%，术后患者 5 年生存率约为 60%。然而，肿瘤较大的患者其完全缓解率为 60%～70%，需要多次治疗，5 年生存率＜ 30%（Sala 等，2004）（表 8–1）。

肝癌的微创介入治疗方式已逐渐从 PEI 向 RFA 转变（图 8–1）。与 PEI 相比，RFA 的治疗时间更短，局部控制率更高。一项多变量分析显示，在大多数情况下，RFA 的成功率主要取决于肝癌的大小，而复发率则取决于 HCC 病灶的数目（Yamakado 等，2004）。然而，Poon 等（Poon 等，

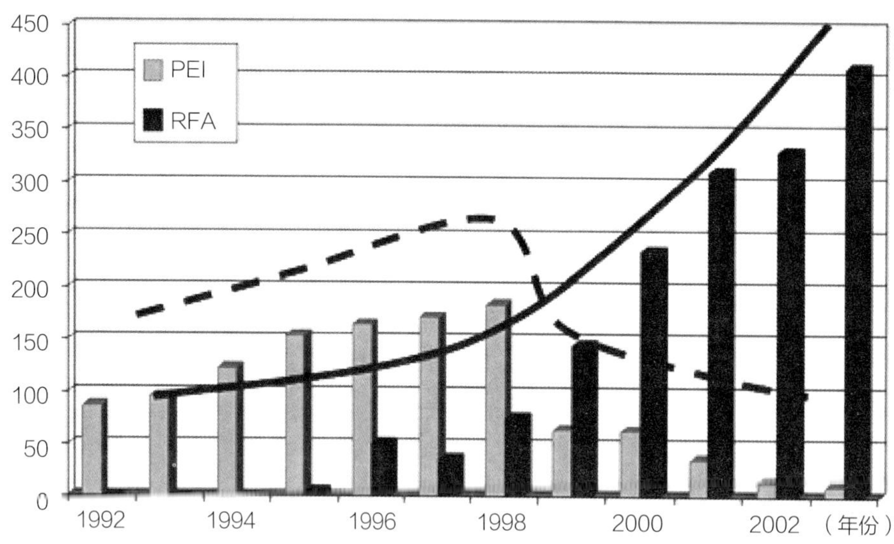

◀ 图 8-1　在 1992—2002 年发表的科研论文中已表明临床肝细胞癌（HCC）介入治疗从经皮无水乙醇注射至热消融的重大转变（MedLine 分析）

2004a）对比分析经皮、腹腔镜与开放式 RFA 治疗，发现 RFA 对于直径＜ 3cm（94%）和直径 3.1～8cm（91%）肿瘤的疗效具有统计学差异。同一研究团队通过学习曲线的影响和消融技术方面的差异解释了这一结果（Poon 等，2004b）。

正如预期的那样，轻、中度肝硬化（Child A 级和 B 级）的早期 HCC 患者相对可获得更好的预后（表 8-2）。Lencioni 等（Lencioni 等，2005）研究显示，Child A 级肝硬化的孤立性 HCC 患者 RFA 治疗后 1 年、3 年和 5 年生存率分别为 100%、89% 和 61%。在该组患者中，术后 1 年、3 年和 5 年肿瘤复发率（新发肿瘤）分别为 14%、49% 和 81%，局部肿瘤进展率分别为 4%、10% 和 10%。

对于无法接受手术和局部消融治疗的晚期 HCC 患者，经动脉化疗栓塞（TACE）是广泛应用的姑息性治疗选择。目前尚无 TACE 最佳药物选择的统一标准，但已有研究数据表明，经 TACE 治疗的 HCC 患者生存情况明显优于最佳支持护理下的自然病程 HCC 患者（Camma 等，2002；Llovet 等，2002b；Lo 等，2002）（表 8-3）。在 Child-Pugh A 级和 B 级肝硬化患者中，TACE 治疗后患者预后改善的因素为单结节或多结节直径＜ 8cm、有假包膜。在这种情况下，可选择经血管介入技术治疗。此外，应避免对肝功能失代偿的患者进行 TACE 治疗，因为 TACE 是通过诱导缺血性损伤达到肿瘤治疗的目的，肝功能失代偿的患者存在发生严重不良事件的潜在风险（Huppert 等，2004）。

此外，将 TACE 与 RFA 相结合可能会提高治疗成功率，并克服单一技术在关键环境中的局限性，如复杂的位置或怀疑有卫星灶（图 8-2）等。然而，这一理念尚需更多研究数据支持。

对于无法外科手术切除的较大肝脏肿瘤，美国食品药品管理局（FDA）已批准临床应用的 ^{90}Y 内照射治疗不失为一种新的、有前景的治疗方法。技术上，^{90}Y 内照射疗法可与 TACE 相媲美，但其疗效基于微栓塞与 β 射线内照射相结合。^{90}Y 内照射治疗肝癌和胰腺癌，由 Arial 于 1965 年首次提出。此后，相当数量的相关研究不断出现（表 8-4）。

已有研究表明，^{90}Y 在改善晚期原发性肝脏恶性肿瘤患者生存率方面具有积极作用，但仍需对该方法进一步验证，以确定更加合适的适应证、辐射剂量，并将其纳入多模式治疗。

相对于侵袭性局部消融疗法，采用氟尿嘧啶、多柔比星、表柔比星、依托泊苷、顺铂、米托蒽醌或干扰素、他莫昔芬、卡培他滨、沙利度胺和奥曲肽进行全身性激素、化疗、抗血管生成或受体导向治疗，亦可提高早期或进展期肝癌患者生存率，改善患者的生存质量（Aguayo 和 Patt，2001）。

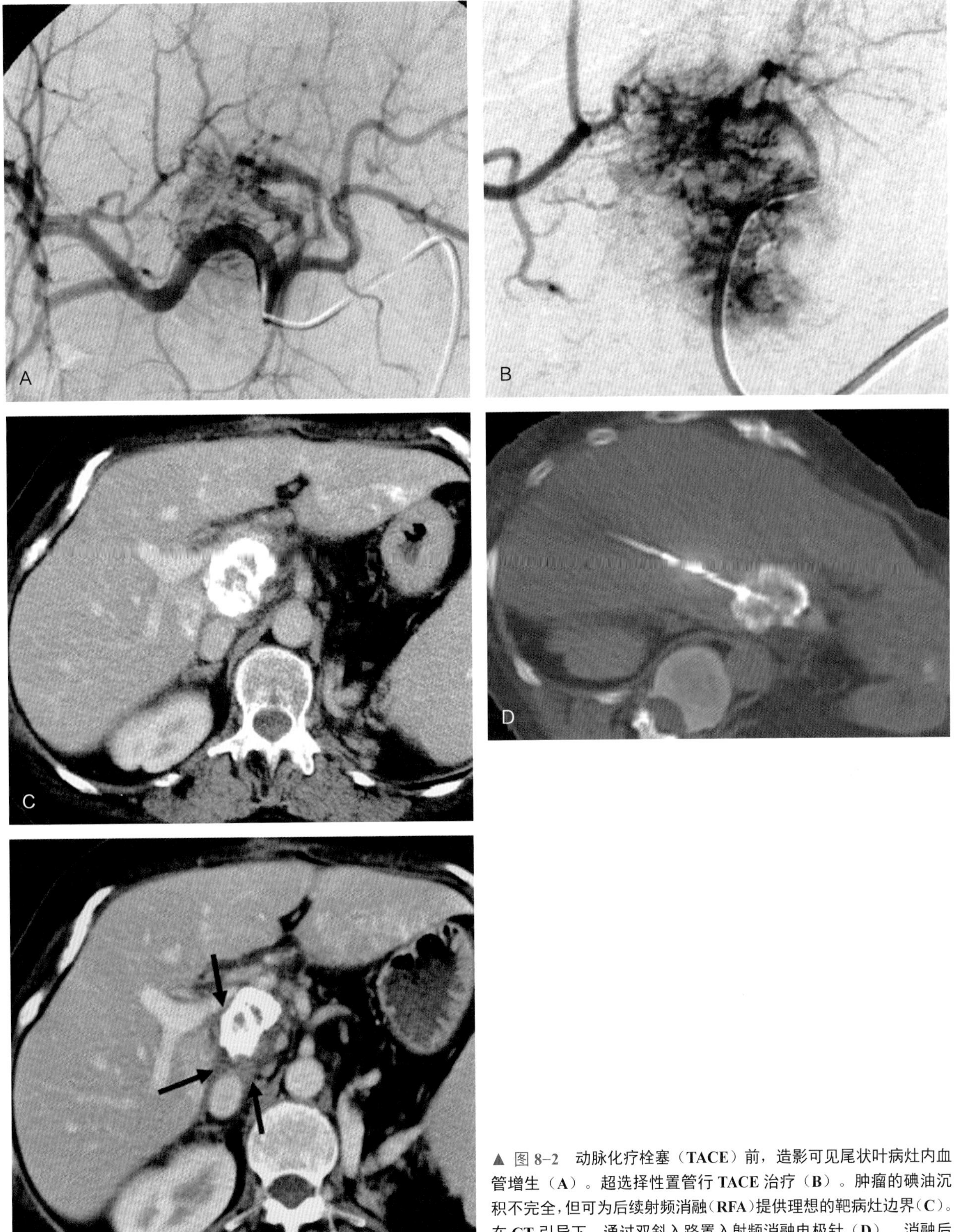

▲ 图 8-2　动脉化疗栓塞（TACE）前，造影可见尾状叶病灶内血管增生（A）。超选择性置管行 TACE 治疗（B）。肿瘤的碘油沉积不完全，但可为后续射频消融（RFA）提供理想的靶病灶边界（C）。在 CT 引导下，通过双斜入路置入射频消融电极针（D）。消融后 6 个月随访 CT 检查，肿瘤周围无强化，射频消融的安全范围和肿瘤体积缩小（箭）。仍可见碘油，证实肿瘤内血流完全阻断（E）

表 8-1 不同文献中肝细胞癌（HCC）患者单纯手术、PEI、RFA 治疗及 PEI 联合 TACE/TAE 治疗后生存率

作者（发表年）	样本量（例）	治疗方法	生存率（%）		
			1 年	3 年	5 年
Tateishi 等（1997）	61	OP（31）	89	73	64
		TAE+PEI（30）	93	73	42
Yamamoto 等（1997）	100	TACE（50）	93	20	—
		TACE+PEI（50）	95	50	—
Lencioni 等（1998）	48（CP A）	TACE+PEI	—	75	59
	38（CP B）		—	61	35
Tanaka 等（1998）	22（CP A）	TACE+PEI	—	100	75
	83（all）		—	68	35
Livraghi（2001）	293（CP A）	PEI	98	79	47
	149（CP B）		93	63	29
	20（CP C）		64	12	0
Lencioni 等（2003）	102	PEI（52）	96	88（2 年生存率）	—
		RFA（50）	100	98	—
Lin 等（2004）	157	PEI（52）	—	50	—
		HD PEI（53）	—	55	—
		RFA（52）	—	74	—
Sala 等（2004）	282	PEI	87	51	27
Shiina 等（2005）	232	PEI（114）	—	74（4 年生存率）	—
		RFA（118）	—	57（4 年生存率）	—

all. 全部患者；CP.Child-Pugh 分级；HD. 高浓度；OP. 手术治疗；PEI. 经皮穿刺无水乙醇灌注；RFA. 射频消融；TACE. 经动脉化疗栓塞；TAE. 经动脉栓塞

表 8-2 不同文献中肝细胞癌（HCC）患者射频消融（RFA）治疗后生存率

作者（发表年）	样本量（例）	分 期	生存率（%）		
			1 年	3 年	5 年
Choi 等（2004）	45	HCC 肿瘤残留	81	54	—
Livraghi 等（2004）	210	早期 HCC	90	83	43
	164	晚期 HCC	68	49	28
Lencioni 等（2004，2005）	187	早期 HCC	97	71	48
Chen 等（2005）	205	全部 HCC	90	60	—

表 8-3　涉及 13 项研究的 2140 例 HCC 患者 TACE 治疗的 Meta 分析中不同肿瘤大小、数目及肝硬化 Child-Pugh 分级患者的生存率

项　目	生存率（%）		
	1 年	3 年	5 年
肿瘤大小及数目			
直径＜ 5cm，单发肿瘤	85～100	45～78	30～38
直径＞ 5cm，多发肿瘤	54～80	11～24	0～15
肝硬化 Child-Pugh 分级			
A 级	83～87	39～44	10～20
B 级	51～55	15～27	0～16

13 项研究：Akashi 等，1991；Alvarez 等，2000；Hatanaka 等，1995；Hsieh 等，1992；Ikeda 等，1991；Mondazzi 等，1994；Poon 等，2000；Savastano 等，1999；Shijo 等，1992；Takayasu 等，2001；Yamamoto 等，1992；Yamashita 等，1991；Yoshioka 等，1997）

表 8-4　不同文献中钇 -90 内照射治疗对中晚期肝细胞癌（HCC）的疗效

作者（发表年）	样本量（例）	疗　效	生存期
Lau 等（1998）（CR 完全反应、PR 部分反应）	71	26.7% PR（CT 检查） 100% PR（AFP 指标）	—
Dancey 等（2000）	22	20%（PR+CR）	1 年
Carr （2004）	65	38.4% PR（CT 检查）	649 天（Okuda Ⅰ）；302 天（Okuda Ⅱ）
Geschwind 等（2004）	80	—	628 天（Okuda Ⅰ）；384 天（Okuda Ⅱ）
Liu 等（2004）	11	72% PR（9% 通过 CT 检查判定，75% 通过 AFP 指标判定）	—
Goin 等（2005）	121	—	466 天（低风险组）；108 天（高风险组）

AFP. 甲胎蛋白；CR. 完全缓解；PR. 部分缓解

四、结论

肝癌的治疗方法多种多样，现代治疗应以多学科、个性化的治疗理念为指导。目前尚缺乏公认的 HCC 治疗指南，但 BCLC 分期作为一个非常实用且有效的 HCC 分期方法，对临床治疗具有重要的指导价值（图 8-3）。对于肝功能正常的单发 HCC 患者，早期适合手术切除，对于进展期肝硬化孤立性肿瘤（直径＜ 5cm）或多发（≤ 3 个）小肿瘤（直径＜ 3cm）患者可选择肝移植治疗。在 5 年生存率方面，HCC 小肿瘤患者经皮消融治疗与手术治疗相当。对于多结节、无症状的 HCC 和伴有代偿性肝病的 HCC 患者推荐行 TACE 治疗。进展期肿瘤和肝功能受损的患者可在研究条件下进行新的实验性疗法，如选择性内放射治疗或抗原性和抗血管生成治疗等，而对于终末期疾病患者则以对症治疗为主。

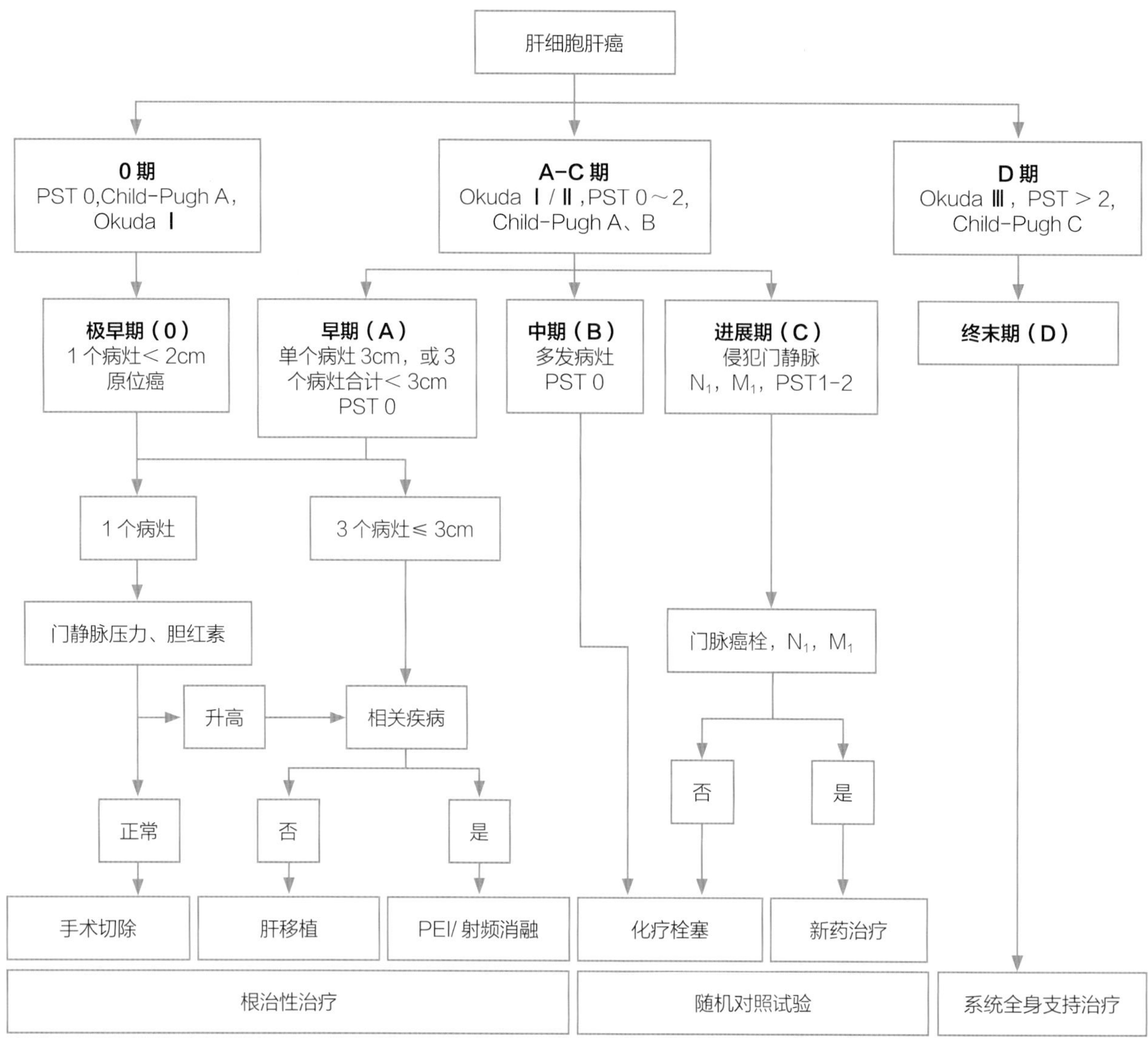

▲ 图 8-3 巴塞罗那临床肝癌（**BCLC**）分期各期 **HCC** 患者的临床治疗，应基于患者的一般状况、肝功能不全的严重程度和治疗效果来制定阶段性的治疗方案（**Llovet** 等，**2003**）

参考文献

[1] Aguayo A, Patt YZ (2001) Nonsurgical treatment of hepatocellular carcinoma. Semin Oncol 28:503–513.

[2] Akashi Y, Koreeda C, Enomoto S et al (1991) Prognosis of unresectable hepatocellular carcinoma: an evaluation based on multivariate analysis of 90 cases. Hepatology 14:262–268.

[3] Alvarez R, Banares R, Echenagusia A et al (2000) [Prognostic factors for survival following transarterial chemoembolization in advanced hepatocellular carcinoma.] Gastroenterol Hepatol 23:153–158.

[4] Ariel I (1965) Treatment of inoperable primary pancreatic and liver cancer by the intra-arterial administration of radioactive isotopes (Y90 radiating microspheres). Ann Surg 162:267–278.

[5] Befeler AS, Di Bisceglie AM (2002) Hepatocellular carcinoma: diagnosis and treatment. Gastroenterology 122:1609–1619.

[6] Bruix J, Sherman M, Llovet JM et al (2001) Clinical management of hepatocellular carcinoma. Conclusions of the Barcelona-2000 EASL conference. European Association for the Study of the Liver. J Hepatol 35:421–430.

[7] Burrel M, Llovet JM, Ayuso C et al (2003) MRI angiography is superior to helical CT for detection of HCC prior to liver transplantation: an explant correlation. Hepatology 38:1034–1042.

[8] Camma C, Schepis F, Orlando A et al (2002) Transarterial chemoembolization for unresectable hepatocellular carcinoma: meta-analysis of randomized controlled trials. Radiology 224:47–54.

[9] Carr B (2004) Hepatic arterial 90Yttrium glass microspheres (Therasphere) for unresectable hepatocellular carcinoma: interim safety and survival data on 65 patients. Liver Transpl 10(2) [Suppl. 1]:107–110.

[10] Chen MH, Yang W, Yan K et al (2005) Treatment efficacy of radiofrequency ablation of 338 patients with hepatic malignant tumor and the relevant complications. World J Gastroenterol 11:6395–6401.

[11] Choi D, Lim HK, Kim MJ et al (2004) Recurrent hepatocellular carcinoma: percutaneous radiofrequency ablation after

hepatectomy. Radiology 230:135–141.
［12］ Chui AK, Rao AR, Island ER et al (2004) Multimodality tumor control and living donor transplantation for unresectable hepatocellular carcinoma. Transplant Proc 36:2287–2288.
［13］ Dancey JE, Shepherd FA, Paul K et al (2000) Treatment of nonresectable hepatocellular carcinoma with intrahepatic 90Y-microspheres [In Process Citation]. J Nucl Med 41:1673–1681.
［14］ El-Serag HB, Mason AC (2000) Risk factors for the rising rates of primary liver cancer in the United States. Arch Intern Med 160:3227–3230.
［15］ Fuster J, Charco R, Llovet JM et al (2005) Liver transplantation in hepatocellular carcinoma. Transpl Int 18:278–282.
［16］ Geschwind JF, Salem R, Carr BI et al (2004) Yttrium-90 microspheres for the treatment of hepatocellular carcinoma. Gastroenterology 127:S194–S205.
［17］ Goin JE, Salem R, Carr BI et al (2005) Treatment of unresectable hepatocellular carcinoma with intrahepatic yttrium 90 microspheres: a risk-stratification analysis. J Vasc Interv Radiol 16:195–203.
［18］ Hatanaka Y, Yamashita Y, Takahashi M et al (1995) Unresectable hepatocellular carcinoma: analysis of prognostic factors in transcatheter management. Radiology 195:747–752.
［19］ Hsieh MY, Chang WY, Wang LY et al (1992) Treatment of hepatocellular carcinoma by transcatheter arterial chemoembolisation and analysis of prognostic factors. Cancer Chemother Pharmacol Suppl 31:S82–S85.
［20］ Huppert PE, Lauchart W, Duda SH et al (2004) Chemoembolization of hepatocellular carcinomas: which factors determine therapeutic response and survival? Rofo 176:375–385.
［21］ Ikeda K, Kumada H, Saitoh S et al (1991) Effect of repeated transcatheter arterial embolization on the survival time in patients with hepatocellular carcinoma. An analysis by the Cox proportional hazard model. Cancer 68:2150–2154.
［22］ Johnson EW, Holck PS, Levy AE et al (2004) The role of tumor ablation in bridging patients to liver transplantation. Arch Surg 139:825–829; discussion 829–830.
［23］ Jungst C, Cheng B, Gehrke R et al (2004) Oxidative damage is increased in human liver tissue adjacent to hepatocellular carcinoma. Hepatology 39:1663–1672.
［24］ Lau WY, Ho S, Leung TW et al (1998) Selective internal radiation therapy for nonresectable hepatocellular carcinoma with intraarterial infusion of 90yttrium microspheres. Int J Radiat Oncol Biol Phys 40:583–592.
［25］ Lencioni R, Paolicchi A, Moretti M et al (1998) Combined transcatheter arterial chemoembolization and percutaneous ethanol injection for the treatment of large hepatocellular carcinoma: local therapeutic effect and longterm survival rate. Eur Radiol 8:439–444.
［26］ Lencioni RA, Allgaier HP, Cioni D et al (2003) Small hepatocellular carcinoma in cirrhosis: randomized comparison of radio-frequency thermal ablation versus percutaneous ethanol injection. Radiology 228:235–240.
［27］ Lencioni R, Crocetti L, Cioni D et al (2004) Percutaneous radiofrequency ablation of hepatic colorectal metastases: technique, indications, results, and new promises. Invest Radiol 39:689–697.
［28］ Lencioni R, Cioni D, Crocetti L et al (2005) Early-stage hepatocellular carcinoma in patients with cirrhosis: long-term results of percutaneous image-guided radiofrequency ablation. Radiology 234:961–967.
［29］ Lin SM, Lin CJ, Lin CC et al (2004) Radiofrequency ablation improves prognosis compared with ethanol injection for hepatocellular carcinoma ≤ 4 cm. Gastroenterology 127:1714–1723.
［30］ Liu MD, Uaje MB, Al-Ghazi MS et al (2004) Use of Yttrium-90 TheraSphere for the treatment of unresectable hepatocellular carcinoma. Am Surg 70:947–953.
［31］ Livraghi T (2001) Percutaneous ethanol injection in the treatment of hepatocellular carcinoma in cirrhosis. Hepatogastroenterology 48:20–24.
［32］ Livraghi T, Meloni F, Morabito A et al (2004) Multimodal image-guided tailored therapy of early and intermediate hepatocellular carcinoma: long-term survival in the experience of a single radiologic referral center. Liver Transpl 10:S98–S106.
［33］ Llovet JM, Bru C, Bruix J (1999a) Prognosis of hepatocellular carcinoma: the BCLC staging classification. Semin Liver Dis 19:329–338.
［34］ Llovet JM, Fuster J, Bruix J (1999b) Intention-to-treat analysis of surgical treatment for early hepatocellular carcinoma: resection versus transplantation. Hepatology 30:1434–1440.
［35］ Llovet JM, Fuster J, Bruix J (2002a) Prognosis of hepatocellular carcinoma. Hepatogastroenterology 49:7–11.
［36］ Llovet JM, Real MI, Montana X et al (2002b) Arterial embolisation or chemoembolisation versus symptomatic treatment in patients with unresectable hepatocellular carcinoma: a randomised controlled trial. Lancet 359:1734–1739.
［37］ Llovet JM, Burroughs A, Bruix J (2003) Hepatocellular carcinoma. Lancet 362:1907–1917.
［38］ Llovet JM, Schwartz M, Mazzaferro V (2005) Resection and liver transplantation for hepatocellular carcinoma. Semin Liver Dis 25:181–200.
［39］ Lo CM, Ngan H, Tso WK et al (2002) Randomized controlled trial of transarterial lipiodol chemoembolization for unresectable hepatocellular carcinoma. Hepatology 35:1164–1171.
［40］ Mazzaferro V, Battiston C, Perrone S et al (2004) Radiofrequency ablation of small hepatocellular carcinoma in cirrhotic patients awaiting liver transplantation: a prospective study. Ann Surg 240:900–909.
［41］ Mondazzi L, Bottelli R, Brambilla G et al (1994) Transarterial oily chemoembolization for the treatment of hepatocellular carcinoma: a multivariate analysis of prognostic factors. Hepatology 19:1115–1123.
［42］ Poon RT, Ngan H, Lo CM et al (2000) Transarterial chemoembolization for inoperable hepatocellular carcinoma and postresection intrahepatic recurrence. J Surg Oncol 73:109–114.
［43］ Poon RT, Fan ST, Lo CM et al (2002a) Long-term survival and pattern of recurrence after resection of small hepatocellular carcinoma in patients with preserved liver function: implications for a strategy of salvage transplantation. Ann Surg 235:373–382.
［44］ Poon RT, Fan ST, Tsang FH et al (2002b) Locoregional therapies for hepatocellular carcinoma: a critical review from the surgeon' s perspective. Ann Surg 235:466–486.
［45］ Poon RT, Ng KK, Lam CM et al (2004a) Effectiveness of radiofrequency ablation for hepatocellular carcinomas larger than 3 cm in diameter. Arch Surg 139:281–287.
［46］ Poon RT, Ng KK, Lam CM et al (2004b) Learning curve for radiofrequency ablation of liver tumors: prospective analysis of initial 100 patients in a tertiary institution. Ann Surg 239:441–449.
［47］ Sala M, Llovet JM, Vilana R et al (2004) Initial response to

percutaneous ablation predicts survival in patients with hepatocellular carcinoma. Hepatology 40:1352–1360.

[48] Savastano S, Miotto D, Casarrubea G et al (1999) Transcatheter arterial chemoembolization for hepatocellular carcinoma in patients with Child' s grade A or B cirrhosis: a multivariate analysis of prognostic factors. J Clin Gastroenterol 28:334–340.

[49] Shiina S, Teratani T, Obi S et al (2005) A randomized controlled trial of radiofrequency ablation with ethanol injection for small hepatocellular carcinoma. Gastroenterology 129:122–130.

[50] Shijo H, Okazaki M, Higashihara H et al (1992) Hepatocellular carcinoma: a multivariate analysis of prognostic features in patients treated with hepatic arterial embolization. Am J Gastroenterol 87:1154–1159.

[51] Takayasu K, Muramatsu Y, Maeda T et al (2001) Targeted transarterial oily chemoembolization for small foci of hepatocellular carcinoma using a unified helical CT and angiography system: analysis of factors affecting local recurrence and survival rates. AJR Am J Roentgenol 176:681–688.

[52] Tanaka K, Nakamura S, Numata K et al (1998) The long term efficacy of combined transcatheter arterial embolization and percutaneous ethanol injection in the treatment of patients with large hepatocellular carcinoma and cirrhosis. Cancer 82:78–85.

[53] Tateishi H, Oi H, Masuda N et al (1997) Appraisal of combination treatment for hepatocellular carcinoma: longterm follow-up and lipiodol-percutaneous ethanol injection therapy. Semin Oncol 24:S6-81–S86-90.

[54] Varela M, Sala M, Llovet JM et al (2003) Review article: natural history and prognostic prediction of patients with hepatocellular carcinoma. Aliment Pharmacol Ther 17 [Suppl 2]:98–102.

[55] Yamakado K, Nakatsuka A, Akeboshi M et al (2004) Combination therapy with radiofrequency ablation and transcatheter chemoembolization for the treatment of hepatocellular carcinoma: short-term recurrences and survival. Oncol Rep 11:105–109.

[56] Yamamoto K, Masuzawa M, Kato M et al (1992) Analysis of prognostic factors in patients with hepatocellular carcinoma treated by transcatheter arterial embolization. Cancer Chemother Pharmacol Suppl 31:S77–S81.

[57] Yamamoto K, Masuzawa M, Kato M et al (1997) Evaluation of combined therapy with chemoembolization and ethanol injection for advanced hepatocellular carcinoma. Semin Oncol 24:S6-50–S56-55.

[58] Yamashita Y, Takahashi M, Koga Y et al (1991) Prognostic factors in the treatment of hepatocellular carcinoma with transcatheter arterial embolization and arterial infusion. Cancer 67:385–391

[59] Yoshioka H, Sato M, Sonomura T et al (1997) Factors associated with survival exceeding 5 years after transcatheter arterial embolization for hepatocellular carcinoma. Semin Oncol 24:S6-29–S26-37.

第9章 骨肿瘤消融治疗

Bone

Thomas K. Helmberger　Ralf-Thorsten Hoffmann　著

周建涛　译　张　肖　校

一、背景

骨肿瘤的患者典型临床症状包括疼痛、骨制破坏和结构不稳定、活动受限、神经功能受损，最终发展为功能障碍。原发性恶性骨肿瘤较罕见，仅占所有恶性肿瘤的0.2%。良性原发性骨肿瘤也非常罕见，且患者大多无明显临床症状。良性骨肿瘤中最常见是骨样骨瘤，发病率为1∶2000。

相反，继发性恶性骨肿瘤可能发生在30%～70%的恶性病变患者中。例如，在乳腺癌和前列腺癌患者中，发生骨转移者分别约占70%和60%。骨转移的发生与红骨髓的存在密切相关。因此，骨转移病灶多见于脊柱（69%）、骨盆（41%）、股骨（25%）和颅骨（14%）。

缓解疼痛和维持骨性结构稳定是治疗骨肿瘤的首要目标。外科手术作为经典的治疗方法能够提供不同程度的治疗效果：在最理想的情况下，能够实现肿瘤切除和完全功能重建；然而，在大多数实际情况下，只有切除（截肢）和（或）姑息性治疗以控制病情是可以实现的。因此，在大多数手术不适用时，建议根据原发肿瘤实施放射治疗和（或）化疗，也包括激素治疗。但是，这些方法的疗效仍然有限，且有较高的复发风险。这一问题促使人们采用靶向性更强、侵袭性更小和更微创的技术（如局部热消融），并已在治疗实体性器官肿瘤方面取得良好的效果。

二、适应证

骨肿瘤热消融的适应证首先是疼痛难以有效控制的患者。其次，局部肿瘤的损毁会伴随肿瘤基质的破坏，这可能会增强骨质修复过程，从而延长功能的保留。在这种情况下，热消融可单独作为一种解决症状的姑息性治疗，也可与其他疗法（如切除、放射治疗或化疗）相结合。与恶性骨肿瘤的治疗不同，局部热消融被认为是治疗症状性良性骨肿瘤（如骨样骨瘤）的首选方法。

三、骨样骨瘤热消融治疗

骨样骨瘤是一种病因不明的良性病变。典型的表现是由中央的血管化病灶及周围直径小于2cm的反应性硬化带构成，这与较大的骨母细胞瘤形成对比。由于病变中央的结构，血管畸形被认为可能是这些病变的起因大多数骨样骨瘤发生在30岁前，患者以男性多见（男女发病比例为2∶1）。骨样骨瘤可发生在身体的任何骨骼部位，脊柱为最好发部位，50%的骨样骨瘤发生在腰椎，且其中75%发生在椎弓根。骨样骨瘤其他好发部位还包括股骨、桡骨、膝关节和踝关节。

临床骨样骨瘤患者的主要症状是定位清晰的剧烈疼痛，且疼痛主要发生在夜间。多数情况下，服用乙酰水杨酸类药物后疼痛明显缓解。发病5～6年后，疼痛可自然缓解（Klein等，1992；Shankman等，1997）。

在 X 线平片中，骨样骨瘤通常无法观察到，或只能观察到皮质增厚。病灶周围象牙状致密骨化是骨样骨瘤的主要 CT 征象。骨放射学成像可能有助于识别骨样骨瘤本身，但所示病变区域通常是成骨细胞活动增强的区域，而非实际病灶。骨样骨瘤病灶 MR T_2WI 表现为高信号的小结节状区域，周围骨硬化区呈低信号或无信号。

通过骨样骨瘤的典型影像学表现、临床症状和阿司匹林试验阳性结果（疼痛缓解），可证实临床诊断（Klein 和 Shankman，1992；Shankman 等，1997；Pinto 等，2002）（图 9-1 和图 9-2）。

一般来说，骨样骨瘤的瘤巢是引起疼痛症状的主要原因，在病灶灭活后即可治愈。这可通过完全切除病变或破坏病灶来实现。

因为瘤巢通常无法通过肉眼发现，所以通过外科手术将骨样骨瘤整体切除被认为是首选治疗方法。但在开放手术中，过度硬化的肿瘤通常不能被准确地识别出来，必须切除大量的骨组织，而这可能会导致一系列并发症的发生，如骨应力弱化所致的骨折等。此外，因高复发率或肿瘤残余造成的无效手术并不少见。此外，C 形臂透视引导下骨样骨瘤病灶钻孔通常难以成功，因为成像系统提供的图像质量通常不足以识别病灶。钻孔设备的尺寸（内径 3～10mm）选择不当也可能导致并发症，如切除不彻底导致肿瘤复发、穿刺点皮肤烧伤、血肿、感觉障碍、感染和骨折等。

开放性手术的自身限制和缺点促进了微创介入技术的应用与发展，包括影像引导下钻孔、无水乙醇灌注、射频消融和激光消融等。射频消融和激光消融治疗因其操作简单、成功率高而在临床广泛应用，而无水乙醇灌注治疗由于无法精确控制损伤范围和形态及术后复发率较高等原因，受到较大限制（Rosenthal 等，1998，2003）。

利用 CT 则易于识别骨样骨瘤病灶，从而引导微创介入治疗。在某些情况下，病灶会被周围的反应性硬化骨“包裹”，难以将消融电极针穿透骨骼置入瘤巢内。在这种情况下，必须钻孔建立进入瘤巢的路径。一般来说，使用骨活检套管针较为合适，但由于周围骨硬化一般较为严重，需要一个机械钻孔装置来辅助建立路径（图 9-1）。当通路建立后，电极针尖端即可到达指定位置。

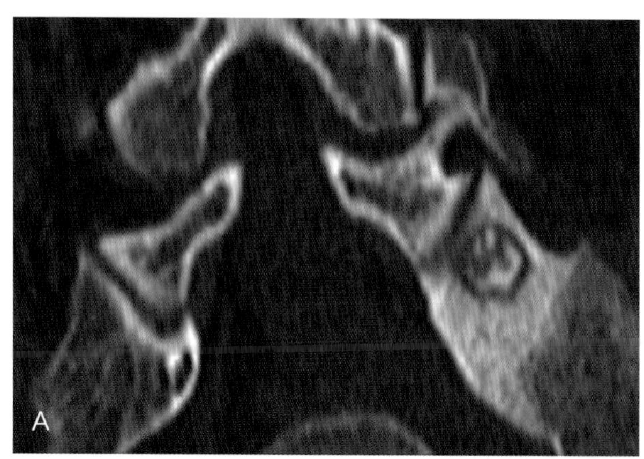

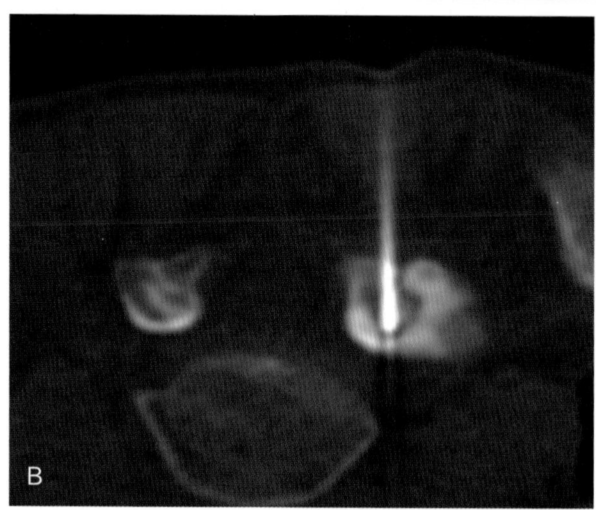

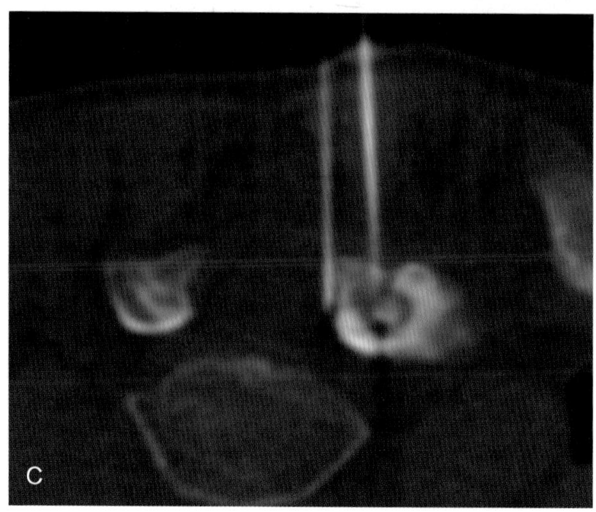

▲ 图 9-1　**女性，11 岁，第 6 胸椎椎弓根骨样骨瘤**

A. 可见部分硬化的病灶和周围致密的骨质增生；B. 活检套管穿过致密的皮质进入病灶；C. 在病灶内放置一个消融有效距离为 1cm 的单电极射频探针。为保护邻近的髓鞘结构，以 21G 针进行硬膜外腔生理盐水灌注

建立进入靶点的通路并置入射频电极针的过程将会导致剧烈疼痛，因此需要进行充分的疼痛管理。根据笔者的经验，清醒镇静加之全身/局部麻醉下成年患者通常能够很好地耐受消融治疗；而对于儿童，通常要进行全身麻醉。另有在全身麻醉或局部神经阻滞下进行激光或射频消融的研究报道（Gangi 等，2007）。

通常瘤巢的体积较小，使用不同消融设备时需要选择尖端消融范围与之相匹配的探针。如果尖端（射频或激光设备）有效范围过大，则可能会对邻近的皮肤、软组织造成不必要的损伤。

一般情况下，只需要较低的消融能量就能够损毁瘤巢，以 3～10W 的功率消融 4～10min（即 500～6000J 的能量）即可。更高的消融能量，尤其是在消融开始时，可能会导致电极针尖端周围炭化，使消融范围更为局限。

为避免对骨样骨瘤附近的结构造成二次伤害，必须特别注意靠近关节、神经孔和神经血管束的病变，尤其是在病灶与邻近结构之间缺少骨组织的情况下。用生理盐水或葡萄糖冷却可防止邻近神经结构的热损伤（图 9–2）。因此，必须避免经关节入路，远离邻近关节间隙和神经孔。在病变与皮肤之间只有一层非常薄的软组织层时（如胫骨骨样骨瘤），为保护皮肤，建议在电极针周围放置冰袋（Venbrux 等，2003；Cantwell

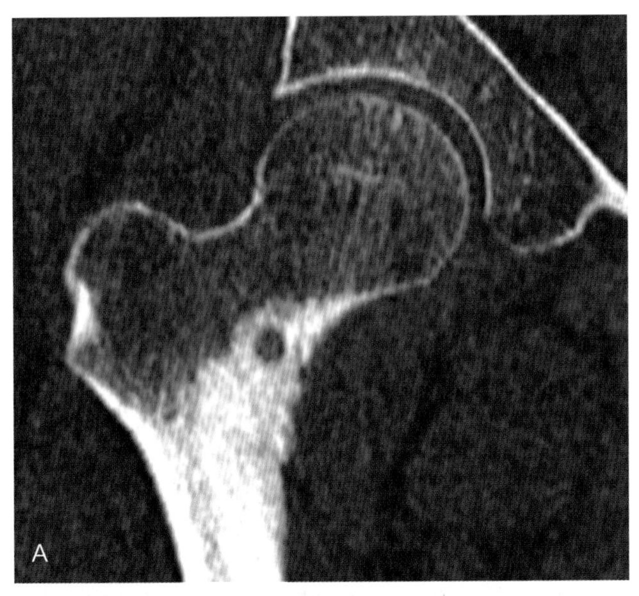

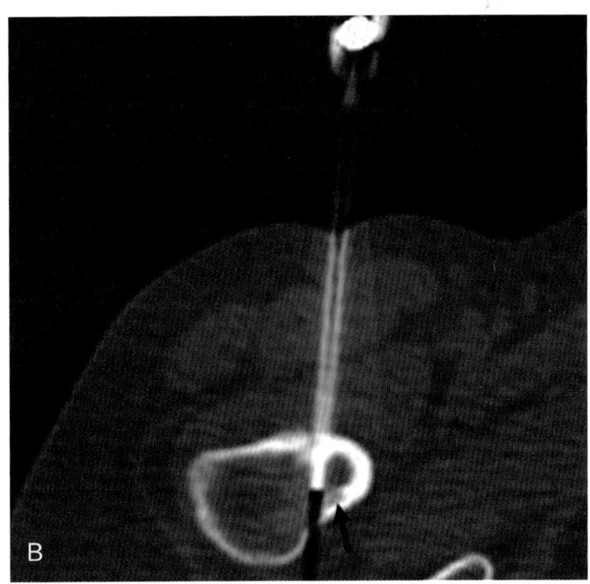

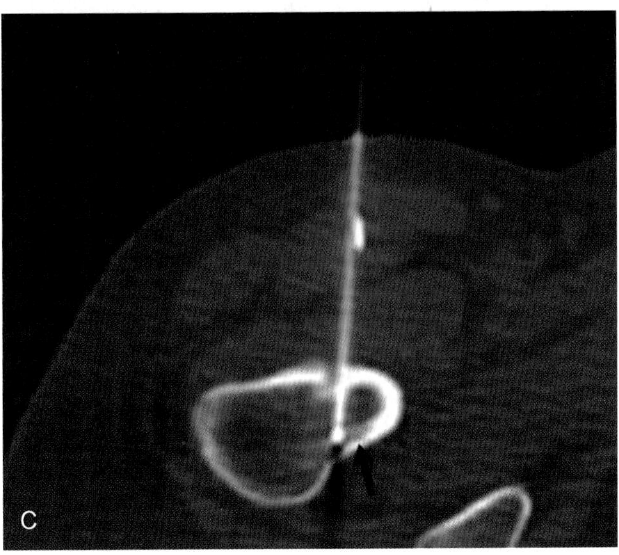

▲ 图 9–2 男性，32 岁，股骨干骨样骨瘤，患者在过去 12 个月内表现为典型的夜间疼痛发作，服用水杨酸盐药物后疼痛有轻度到中度缓解

A. 注意反应性硬化骨完全包裹软组织结构，形成致密性病灶；B. 无法直接穿透病灶周围的致密硬化，因此选择相反方向入路。需注意，钻头的尖端位于瘤巢旁（箭）；C. 射频电极针在病灶旁偏心地穿过皮质钻孔。由于针尖周围射频穿透深度约为 10mm，病灶仍在消融区范围内，在功率为 7W、消融时间为 9min 的条件下成功消融

等，2004；Cioni 等，2004；Rimondi 等，2005；Gebauer 等，2006；Ghanem，2006；Albisinni 和 Malaguti，2007；Gangi 等，2007）。

四、骨样骨瘤的消融疗效

首次消融治疗后，骨样骨瘤患者疼痛缓解率为 60%～85%，在第二次消融治疗后可达 90%～100%（Woertler 等，2001；Ghanem 2006；Simon 和 Dupuy，2006；Gangi 等，2007）（表 9-1）。消融效果与传统外科手术治疗的效果相当，甚至更优。Ronkainen 等（Ronkainen 等，2006）研究表明，MRI 引导激光消融治疗的费用低于手术治疗，无论是病灶位置表浅还是位置较深的患者，介入治疗的住院天数、平均费用均少于手术治疗（Ronkinen 等，2006）。

五、恶性骨肿瘤热消融治疗

虽然原发性恶性骨肿瘤少见，但骨转移在所有恶性肿瘤中较为常见。骨转移患者中，＞ 50% 的患者会出现以疼痛为主的临床症状，严重影响其生存质量。

传统的肿瘤治疗方法，如手术、化疗、放射治疗和对症治疗（止痛）等，也可用于骨转移的治疗。在这种情况下，任何治疗的时间、努力及其直接后果，例如恢复期、发病率和死亡率等必须与患者总体预期寿命和质量的短期和中期效益相关。近年来，临床更倾向于选择多种形式的序贯疗法。某些肿瘤可能对化疗并不敏感，而放射治疗受限于最大适用辐射剂量；且由于不良反应风险高，支持性镇痛治疗的应用也受到限制。多种形式的序贯治疗通常可有效延长患者的生存时

表 9-1　不同文献中初次及再次消融治疗骨样骨瘤的成功率与并发症

作者(发表年)	接受消融治疗的患者数 / 患者总数	首次消融成功率 (%)	第二次消融成功率 (%)	消融治疗总体成功率 (%)	并发症	术后随访时间 (月)
Barei 等（2000）	11/11	90.9（10/11）	—	90.9（10/11）	—	18.7
Lindner 等（2001）	58/61	94.8（55/58）	100（3/3）	100（58/58）	灼伤（1 例）	23（6～41）
Vanderschueren 等（2002）	97/121	76.3（74/97）	65.2（15/23）	91.8（89/97）	烧伤（1 例），断针（1 例）	41（5～81）
Rosenthal 等（2003）	263/271	91.5（107/117）	—	88.9（112/126）	麻木(1 例),交感神经萎缩(1 例)，蜂窝织炎（1 例）	24
Cioni 等（2004）	38/44	78.9（30/38）	83.3（5/6）	92.1（35/38）	烧伤（1 例），骨髓炎（1 例）	35.5(12～66)
Martel 等（2005）	38/39	97.4（37/38）	100（1/1）	100（38/38）	烧伤（1 例），肌腱炎（1 例）	3～24
Rimondi 等（2005）	97/114	84.5（82/97）	86.7（13/15）	97.9（95/97）	烧伤（1 例），静脉炎（1 例）	3～12
Gangi 等（2007）	114/114	99.1（112/114）	—	99.1（113/114）	喉返神经萎缩（1 例），痛觉过敏（1 例），感觉过敏（1 例），血管收缩障碍（1 例）	58.5(13～130)
合计	717/775	88.8	87.0	95.1	发生率 3.4%（26/775）	33.5(3～130)

间，但相关的支持治疗也是必要的，特别是在对症治疗方面。局部消融疗法（如射频消融和激光消融）及局部骨水泥注射成形术（Kelekis 等，2005）作为减轻骨肿瘤所致疼痛的有效手段被越来越被广泛地应用于临床（Goetz 等，2004；Callstrom 和 Charboneau，2005；Gangi 等，2005），尽管局部消融与骨成型术在作用方式上有很大不同。

六、恶性骨肿瘤的消融疗效

近年来，已经出现了一些治疗恶性骨肿瘤疼痛的微创方法。大多研究数据基于骨或骨水泥成形术其次是射频消融。在一些联合治疗的研究中，如骨成形术联合放射治疗或射频消融（表 9–2），术后即刻疼痛缓解成功率约为 90%，但联合治疗与各种单一技术之间似乎无明显差异。然而，在疼痛缓解的作用机制方面，不同的治疗方式之间有很大的差异，需进一步分析研究。在热消融中，骨膜疼痛感受器可能会被热能所破坏；而在骨水泥成形术中，细胞毒性作用和水泥成分聚合产生的热量会影响神经元结构。此外，骨水泥的稳定性可减少或消除受病灶影响骨质的宏观和微观失稳，从而降低骨膜神经丛的机械应力。坏死因子和白细胞介素的释放及破骨细胞对于疼痛缓解的影响仍有待阐明。

热消融联合骨质成形术是否优于单一疗法尚不明确（图 9–3）。然而，少数导致疼痛的骨肿瘤，其间质致密，会阻碍骨水泥的注射。在这种情况下，热消融可软化肿瘤间质，为随后进行水泥灌注争取机会（Schaefer 等，2002；Fourney 等，2003；Hierholzer 等，2003；Masala 等，

表 9–2　不同文献中各种消融技术治疗恶性骨肿瘤疼痛的近期及远期有效率与并发症

作者（发表年）	接受消融治疗的患者数 / 患者总数	治疗方法	近期有效率（%）	远期有效率（%）	并发症	术后随访时间（月）
Weill 等（1996）	37/52	OP	94	73	神经损伤（3 例）	13
Alvarez 等（2003）	18/21	OP+R（15） surgery（3）	81	—	神经炎（1 例）	5.6（1～18）
Fourney 等（2003）	56/97	OP/KP	84	—	—	4.5（1～19.7）
Goetz 等（2004）	43/43	RFA	95	—	烧伤（1 例），短暂性尿失禁（1 例），骨折（1 例）	16
Jagas 等（2005）	21/21	OP+R	100	—	—	1～8
Jang 和 Lee（2005）	28/72	OP+R	89	—	—	1～9
Kelekis 等（2005）	14/23	OP	92	—	渗漏（1 例）	9（1～24）
Mont' Alverne 等（2005）	12/12	OP	80	—	神经损伤（2 例）	6.9
Toyota 等（2005）	17/23	RFA+OP	100	82.4	血肿（1 例）	1～30
Callstrom 等（2006）	14/22	Cryo	67	86	—	3～24
Calmels 等（2007）	52/59	OP	86	92	神经损伤（4 例）血气胸（1 例），肺栓塞（2 例）	17
Hoffmann 等（2007）	22/28	RFA+OP	90.9	100	—	7.7（3～15）
合计	337/428	—	88.2	86.7	17/428（4.0%）	8.5（1～30）

Cryo. 冷冻疗法；KP. 后凸成形术；OP 骨成形术；R. 放射治疗；RFA. 射频消融；Surgery. 手术治疗

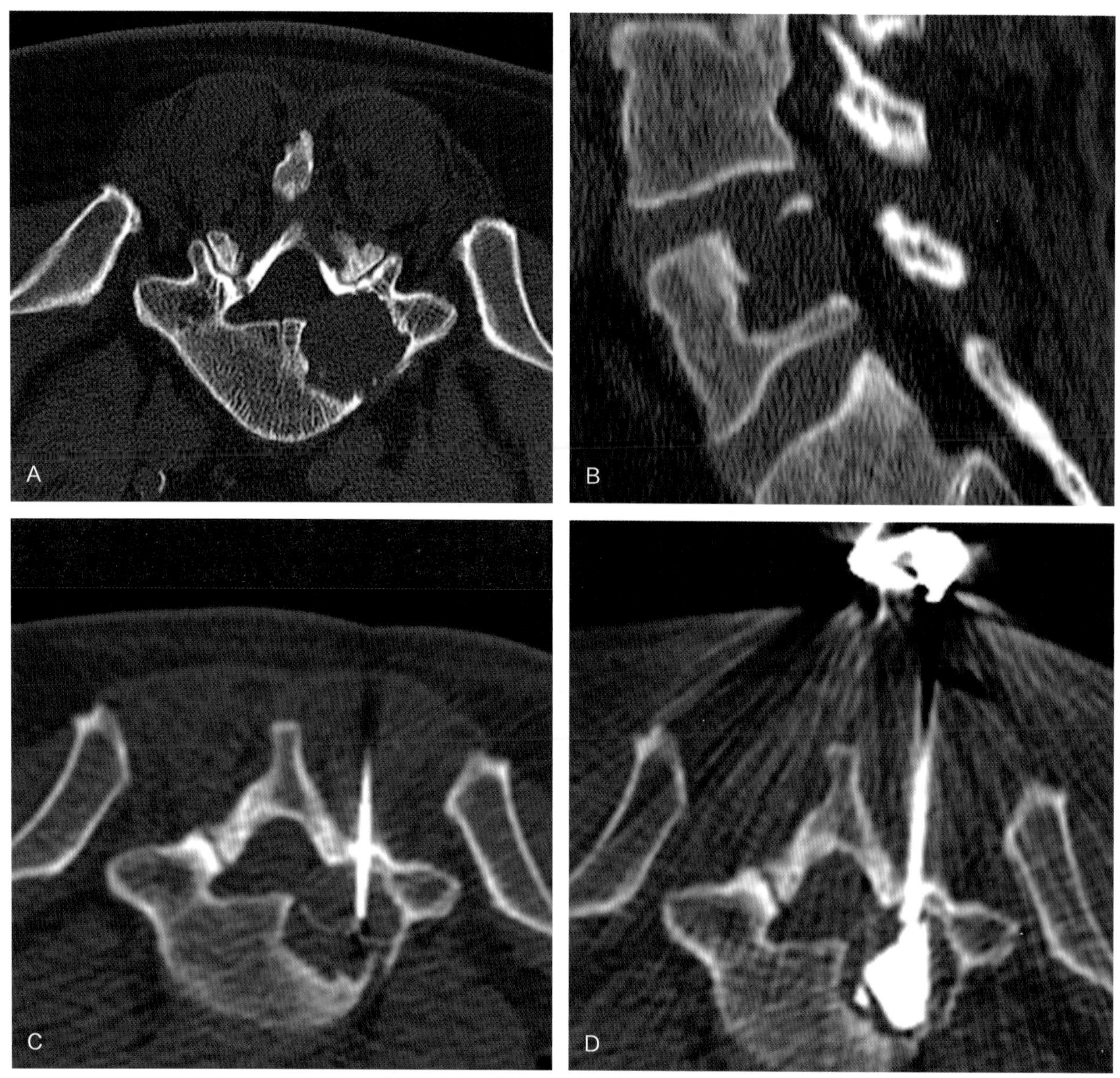

▲ 图 9–3　**男性，58 岁，肾癌，症状性腰椎转移**

A.CT 检查可见椎体后缘及椎板骨质破坏；B. 矢状位重建图像清晰显示病变范围；C. 伞状电极通过椎板骨质置入病灶，伞端可在肿瘤腔内展开，在患者无任何神经感觉的有意识镇静状态下，进行消融（功率 10W，消融时间 10min），直至阻抗显著上升，中止能量输送；D. 在同一疗程中，将椎体成形针置入肿瘤腔内，并在 CT 下注射 2.5ml 骨水泥。术后 24h 内患者无疼痛症状，随访 30 个月无肿瘤复发或疼痛

2003；Wenger，2003；Halpin 等，2004；Masala 等，2004；Halpin 等，2005；Mont'Alverne 等，2005；Cheung 等，2006；Brodano 等，2007；Calmels 等，2007；Jakobs 等，2007）。

七、并发症

良性及恶性骨肿瘤微创介入治疗的总体并发症发生率＜ 4%，且无严重并发症发生（表 9–1 和表 9–2）。常见的并发症或不良反应通常为自限性，包括穿刺点部位出血、皮肤烧伤，以及直接热损伤（如靠近神经或关节处）或机械损伤（如骨水泥渗漏）引起的神经症状。不同的并发症与具体的介入治疗方法有关，如水泥灌注可能引起肺栓塞，这主要取决于技术过程，而非治疗的适应证。由于需要采取进一步的措施（Cioni

等，1995），消融不彻底和有残留或复发也应被视作并发症（Cioni 等，2004；Cribb 等，2005；Guglielmi 等，2005；Barragan Campos 等，2006；Weber 等，2006；Gangi 等，2007）。

八、结论

目前，局部热消融和（或）辅助性热消融的经验非常有限。然而，协同和互补的综合性介入治疗显示出较大的潜力，既有助于提高现有疗法的疗效，又可在现有方案不再适用的情况下作为替代治疗方案（Poggi 等，2003；Goetz 等，2004；Kelekis 等，2005；Simon 和 Dupuy，2006）。

热消融和骨水泥填充术的优点在于操作便捷、成功率高、并发症少、无绝对禁忌证，易于重复进行，且可与放射治疗或手术等其他治疗相结合。

热消融治疗骨样骨瘤取得了良好的效果，甚至优于手术切除，这意味着其有望成为临床治疗骨样骨瘤的首选方法。

此外，对于恶性骨肿瘤患者的治疗，当手术和（或）放射治疗不适用时，这些方法提供了一种新的且非常有效的疼痛治疗选择。在众多的微创介入治疗方案中，消融治疗的作用突出，但仍需获得更多的研究数据支持。

参考文献

［1］ Albisinni U,,Malaguti C (2007) An unusual complication of radiofrequency ablation treatment of osteoid osteoma. Clin Orthop Relat Res [Epub ahead of print].

［2］ Alvarez L, Perez-Higueras A, Quinones D et al (2003) Vertebroplasty in the treatment of vertebral tumors: postprocedural outcome and quality of life. Eur Spine J 12(4):356–360.

［3］ Barei DP, Moreau G, Scarborough MT et al (2000) Percutaneous radiofrequency ablation of osteoid osteoma. Clin Orthop Relat Res 373:115–124.

［4］ Barragan-Campos HM, Vallee JN, Lo D et al (2006) Percutaneous vertebroplasty for spinal metastases: complications. Radiology 238(1):354–362.

［5］ Brodano GB, Cappuccio M, Gasbarrini A et al (2007) Vertebroplasty in the treatment of vertebral metastases: clinical cases and review of the literature. Eur Rev Med Pharmacol Sci 11(2):91–100.

［6］ Callstrom MR, Charboneau JW (2005) Percutaneous ablation: safe, effective treatment of bone tumors. Oncology (Williston Park) 19 [11 Suppl. 4]:22–26.

［7］ Callstrom MR, Atwell TD, Charboneau JW et al (2006) Painful metastases involving bone: percutaneous imageguided cryoablation – prospective trial interim analysis. Radiology 241(2):572–580.

［8］ Calmels V, Vallee JN, Rose M et al (2007) Osteoblastic and mixed spinal metastases: evaluation of the analgesic efficacy of percutaneous vertebroplasty. AJNR Am J Neuroradiol 28(3):570–574.

［9］ Cantwell CP, Obyrne J, Eustace S (2004) Current trends in treatment of osteoid osteoma with an emphasis on radiofrequency ablation. Eur Radiol 14(4):607–617.

［10］ Cheung G, Chow E, Holden L et al (2006) Percutaneous vertebroplasty in patients with intractable pain from osteoporotic or metastatic fractures: a prospective study using quality-of-life assessment. Can Assoc Radiol J 57(1):13–21.

［11］ Cioni R, Armillotta N, Bargellini I et al (2004) CT-guided radiofrequency ablation of osteoid osteoma: long-term results. Eur Radiol 14(7):1203–1208.

［12］ Cribb GL, Goude WH, Cool P et al (2005) Percutaneous radiofrequency thermocoagulation of osteoid osteomas: factors affecting therapeutic outcome. Skeletal Radiol 34(11):702–706.

［13］ Fourney DR, Schomer DF, Nader R et al (2003) Percutaneous vertebroplasty and kyphoplasty for painful vertebral body fractures in cancer patients. J Neurosurg 98 [1 Suppl.]:21–30.

［14］ Gangi A, Basile A, Buy X et al (2005) Radiofrequency and laser ablation of spinal lesions. Semin Ultrasound CT MR 26(2):89–97.

［15］ Gangi A, Alizadeh H, Wong L et al (2007) Osteoid osteoma: percutaneous laser ablation and follow-up in 114 patients. Radiology 242(1):293–301.

［16］ Gebauer B, Tunn PU, Gaffke G et al (2006) Osteoid osteoma: experience with laser- and radiofrequency-induced ablation. Cardiovasc Intervent Radiol 29(2):210–215.

［17］ Ghanem I (2006) The management of osteoid osteoma: updates and controversies. Curr Opin Pediatr 18(1):36–41.

［18］ Goetz MP, Callstrom MR, Charboneau JW et al (2004) Percutaneous image-guided radiofrequency ablation of painful metastases involving bone: a multicenter study. J Clin Oncol 22(2):300–306.

［19］ Guglielmi G, Andreula C, Muto M et al (2005) Percutaneous vertebroplasty: indications, contraindications, technique, and complications. Acta Radiol 46(3):256–268.

［20］ Halpin RJ, Bendok BR, Liu JC (2004) Minimally invasive treatments for spinal metastases: vertebroplasty, kyphoplasty, and radiofrequency ablation. J Support Oncol 2(4):339–351; discussion 352–355.

［21］ Halpin RJ, Bendok BR, Sato KT et al (2005) Combination treatment of vertebral metastases using image-guided percutaneous radiofrequency ablation and vertebroplasty: a case report. Surg Neurol 63(5):469–474; discussion 474–475.

［22］ Hierholzer J, Anselmetti G, Fuchs H et al (2003) Percutaneous osteoplasty as a treatment for painful malignant bone lesions of the pelvis and femur. J Vasc Interv Radiol 14(6):773–777.

［23］ Hoffmann RT, Jakobs TF, Trumm C et al (2007) Radiofrequency ablation in combination with osteoplasty for the treatment of bone malignancies. J Vasc Interv Radiol (in press).

[24] Jagas M, Patrzyk R, Zwolinski J et al (2005) Vertebroplasty with methacrylate bone cement and radiotherapy in the treatment of spinal metastases with epidural spinal cord compression. Preliminary report. Ortop Traumatol Rehabil 7(5):491–498.

[25] Jakobs TF, Trumm C, Reiser M et al (2007) Percutaneous vertebroplasty in tumoral osteolysis. Eur Radiol 17(8):2166–2175.

[26] Jang JS, Lee SH (2005) Efficacy of percutaneous vertebroplasty combined with radiotherapy in osteolytic metastatic spinal tumors. J Neurosurg Spine 2(3):243–248.

[27] Kelekis A, Lovblad KO, Mehdizade A et al (2005) Pelvic osteoplasty in osteolytic metastases: technical approach under fl uoroscopic guidance and early clinical results. J Vasc Interv Radiol 16(1):81–88.

[28] Klein MH, Shankman S (1992) Osteoid osteoma: radiologic and pathologic correlation. Skeletal Radiol 21(1):23–31.

[29] Lindner NJ, Ozaki T, Roedl R et al (2001) Percutaneous radiofrequency ablation in osteoid osteoma. J Bone Joint Surg Br 83(3):391–396.

[30] Llovet JM, Burroughs A, Bruix J (2003) Hepatocellular carcinoma. Lancet 362(9399):1907–1917.

[31] Martel J, Bueno A, Ortiz E (2005) Percutaneous radiofrequency treatment of osteoid osteoma using cool-tip electrodes. Eur J Radiol 56(3):403–408.

[32] Masala S, Fiori R,Massari F et al (2003) Vertebroplasty and kyphoplasty: new equipment for malignant vertebral fractures treatment. J Exp Clin Cancer Res 22 [4 Suppl.]:75–79.

[33] Masala S, Lunardi P, Fiori R et al (2004) Vertebroplasty and kyphoplasty in the treatment of malignant vertebral fractures. J Chemother 16 [Suppl. 5]:30–33.

[34] Mont' Alverne F, Vallee JN, Cormier E et al (2005) Percutaneous vertebroplasty for metastatic involvement of the axis. AJNR Am J Neuroradiol 26(7):1641–1645.

[35] Pinto CH, Taminiau AH, Vanderschueren GM et al (2002) Technical considerations in CT-guided radiofrequency thermal ablation of osteoid osteoma: tricks of the trade. AJR Am J Roentgenol 179(6):1633–1642.

[36] Poggi G, Gatti C, Melazzini M et al (2003) Percutaneous ultrasound-guided radiofrequency thermal ablation of malignant osteolyses. Anticancer Res 23(6D):4977–4983.

[37] Rimondi E, Bianchi G, Malaguti MC et al (2005) Radiofrequency thermoablation of primary non-spinal osteoid osteoma: optimization of the procedure. Eur Radiol 15(7):1393–1399.

[38] Ronkainen J, Blanco Sequeiros R, Tervonen O (2006) Cost comparison of low-field (0.23 T) MRI-guided laser ablation and surgery in the treatment of osteoid osteoma. Eur Radiol 16(12):2858–2865.

[39] Rosenthal DI, Hornicek FJ, Wolfe MW et al (1998) Percutaneous radiofrequency coagulation of osteoid osteoma compared with operative treatment. J Bone Joint Surg Am 80(6):815–821.

[40] Rosenthal DI, Hornicek FJ, Torriani M et al (2003) Osteoid osteoma: percutaneous treatment with radiofrequency energy. Radiology 229(1):171–175.

[41] Schaefer O, Lohrmann C, Herling M et al (2002) Combined radiofrequency thermal ablation and percutaneous cementoplasty treatment of a pathologic fracture. J Vasc Interv Radiol 13(10):1047–1050.

[42] Shankman S, Desai P, Beltran J (1997) Subperiosteal osteoid osteoma: radiographic and pathologic manifestations. Skeletal Radiol 26(8):457–462.

[43] Simon CJ, Dupuy DE (2006) Percutaneous minimally invasive therapies in the treatment of bone tumors: thermal ablation. Semin Musculoskelet Radiol 10(2):137–144.

[44] Toyota N, Naito A, Kakizawa H et al (2005) Radiofrequency ablation therapy combined with cementoplasty for painful bone metastases: initial experience. Cardiovasc Interv Radiol 28(5):578–583.

[45] Vanderschueren GM, Taminiau AH, Obermann WR et al (2002) Osteoid osteoma: clinical results with thermocoagulation. Radiology 224(1):82–86.

[46] Venbrux AC, Montague BJ, Murphy KP et al (2003) Image-guided percutaneous radiofrequency ablation for osteoid osteomas. J Vasc Interv Radiol 14(3):375–380.

[47] Weber CH, Krotz M, Hoffmann RT et al (2006) [CT-guided vertebroplasty and kyphoplasty: comparing technical success rate and complications in 101 cases.] Rofo 178(6):610–617.

[48] Weill A, Chiras J, Simon JM et al (1996) Spinal metastases: indications for and results of percutaneous injection of acrylic surgical cement. Radiology 199(1):241–247.

[49] Wenger M (2003) Vertebroplasty for metastasis. Med Oncol 20(3):203–209.

[50] Woertler K, Vestring T, Boettner F et al (2001) Osteoid osteoma: CT-guided percutaneous radiofrequency ablation and follow-up in 47 patients. J Vasc Interv Radiol 12(6):717–22.